물리치료 경영 및 행정

Management *in* Physical Therapy Practices

물리치료 경영 및 행정

Management in Physical Therapy Practices

Catherine G. Page, PT, MPH, PhD
Professor
School of Physical Therapy and
Rehabilitation Sciences
University of South Florida
Tampa, Florida

영 문 출 판 사

■ **옮긴이** (가나다순)

김명준 경동대학교 물리치료학과 교수
김창규 주은라파스병원 물리치료실
김택연 대전대학교 겸임교수
김희라 클라시온, 을지대학교 교수
박지환 대전보건대학 물리치료과 교수
서병도 경운대학교 물리치료학과 교수
심재훈 백석대학교 물리치료학과 교수
윤태영 동서대학교 보건행정학과 교수
윤성익 한양대학교병원 물리치료 실장
오덕원 대전대학교 물리치료학과 교수
전재국 청담우리들병원, 경복대학교 외래 교수
허진강 한림성심대학 물리치료과 교수

Management in Physical Therapy Practices
by Catherine G. Page, PT, MPH, PhD

The original English language work has been published by:
The F. A. Davis, company, Philadelphia, Pennsylvania.

기본 및 임상연구, 권장되는 치료 및 약물치료를 통해 새로운 과학정보가 사용되어질 수 있음에 따라 변화를 겪는다. 저자 및 출판자는 이 책의 모든 것을 가능한 한 정확하고, 최신에 가깝게, 그리고 기준에 조화하게 했다. 작가, 편집자, 그리고 출판자는 실수나 생략, 책의 적용에 대한 결과를 책임지지 않으며 이 책의 내용물에 관하여 표현되거나 함축된 것을 보장하지 않는다. 이 책에서 설명된 연습은 각 상황에 적용할 수 있는 독특한 상황에서 사용되는 치료의 전문적인 기준에 따라 독자에 의해 적용되어야 한다. 독자는 항상 어떤 약을 투여하기 전에 상품에 관한 새로운 정보(포장삽입)와 금기를 검사하도록 조언된다. 특히 새로운 약이나, 가끔 주문되는 약을 사용할 때 주의사항을 참고해야 된다.

물리치료 경영 및 행정

2011년 9월 26일 초판인쇄
2011년 9월 30일 초판발행

지은이 : Catherine G. Page
옮긴이 : 김명준 외
발행인 : 박 병 조
발행처 : 도서출판 영문출판사
등 록 : 1987년 12월 21일 제2-419호
주 소 : 서울시 강남구 삼성동 69-1
전 화 : (02) 514-5590, 776-5590
팩 스 : (02) 756-8943
E-mail : yeongmunsa@empal.com
정 가 : 24,000원
ISBN 978-89-7224-264-2

※ 파본은 교환해 드립니다.

책을 쓴다는 것은 저녁 먹으러 오신 골치 아픈 삼촌이 절대로 가지 않는 것과 같다는 것을 난 단 번에 알아차렸다. 이 책이 그런 식으로 내가 가족에게 영향을 끼칠 것 같다. 그래서 남편 잭과 여동생 발레리아 그리고 엄마 루이스의 도움에 감사한다. 그리고 집필이 내 모든 생활의 전부였을 때 잘 참아 준 것에 대하여 감사한다. 마침내 골치 아픈
삼촌은 떠나게 되었다.

서 문

책은 마음을 또 다른 마음으로 전하는 것, 마치 생명의 꽃가루를 나르는 꿀벌과 같다.

James Russell Lowell

많은 교과서 저자들과 같이, 나도 이 책의 저술에 나의 교수시절 경험들이 바탕이 되어 졌다. 또한, 내용에 교수와 프로그램 감독의 학술적 지지를 통한 물리치료사 및 파트 팀장들의 임상적 경험이 책 범위에 포함되어 있다. 나의 초년시절 때 첫 직장에서 일찍이 경영책임의 교육으로 많은 도전과 경험의 계기가 되었으며, 나름대로 성공을 하게 하였다. 도전은 물리치료과 학생들을 위한 관리, 경영 코스 교육이 있었기 때문인데, 이것은 이런 교육을 그리 중요하게 강조 하지 않았던 이후부터 있었던 것이다.

나의 교육 경험과 그리고 전문 진료원(professional practice) 운영 경험을 통하여 두 가지를 알게 되었다. 많은 물리치료사들은 순조롭고 성공적으로 경영하기위한 많은 준비, 또는 새로운 의무에 대한 자각도 없이, 경영책임과 의무를 임상적으로 막연하게 어떤 추세를 만들어 왔다. 또한, 종종 물리치료사들(학생들)은 경영의 기회를 피하기만 하는 것 같은데, 이는 환자를 직접 치료해야만 한다는 의무감, 또는 치료에 대한 흥미 외에 경영의 무지(unknown)로 인한 공포 때문이다.

물리치료 진료원(Physical Therapy Practices) 경영학은 두개 그룹을 위해 편집 발간되었다. 발전계획은 진료원 위치 선정을 위한 것이 포함되어 있다. 여러 가지 이유로 다른 사항을 고려하지 못하고 마음에 내키지 않아하는 관리인과 연구자들에게 프로페셔널한 물리치료를 위한 광범위한 가능성에 대한 안목 기회를 역시 제공해 준다. 외국으로부터 미국으로 온 물리치료사들은 환자를 직접 치료하는 것은 잘 준비되어 있지만, 물리치료경영등 전반적인 시스템을 위한 준비가 부족하여, 이 책은 관리직 이든 아니든 그들의 직업을 좀 더 이해를 시키는데 사용 될 수 있다. 경영과 관리직을 꿈꾸는 물리치료사들이나 물리치료사를 도와주는 사람들, 경영자들, 그리고 학생을 가르치는 교직원 역시 이 책에서 그들에게 꼭 필요한 방향을 찾게 될 것 이다.

이 책은 경영에 있어 입문 교과서로서의 존재보다는 오히려 모든 건강관리 시설을 운영하는데 필요한 물리치료사를 위한 경영 도약판(springboard)과 같이 그런 목적으로 쓰여진 책이다. 전형적으로, 서로 다른 의견과 반대의 입장을 유발하게 될 것이기 때문에 이러한 경우 올바른 안내서나 명확함이 없는 상황 때문에 리더들이 중요한 경영결정을 하게 하는 훈련 또한 가능케 하는 책이다. 경영활동은 스스로의 경험적인 일과 다양하게 광범위한 건강관리 시설(health-care settings) 운영이 기초가 된다. 이러한 활동에 임하면서 다른 사람들과 토론을 통하여, 리더들은 다른 시각에서 만들어진 결정에 영향을 줄 기회를 갖게 된다. 생각만큼 어렵지 않으며 빠르게 수정한 답을 얻을 수 있을 것이다. 물리치료원 개원에서 환자관리에 영향을 미치는 중요한 경영 판단의 가치를 판단하고, 지휘하며, 프로다운 능력을 발전시키는 것이 주된 목적이다.

이 책은 다른 활동을 통하여 어떤 논제를 좀 더 깊게 탐구 하도록 리더들은 안내하고 있다. 그리고 종종 부수적인 것들로 중요한 포인트의 해명을 제공하며, 온라인 자원이나 다른 정보들, 그리고 프로다운 역할과 전문직에 영향을 주는 정책이나 주제를 가진 흐름을 줄 수 있는 정보들을 제공하고 있다. 왜냐하면, 건강관리 정책과 그와 관련된 전문직들과 관련이 있고, 이러한 정보들은 리더들을 위하여 진행되고 있는 자원과 같은 것들을 공급해주는 잠재성을 가지고 있기 때문이다.

1편 제 4장의 건강관리 물리치료 경영학 소개는 문화와 건강관리 사업, 조직의 복잡함 그리고 관리자와 리더들의 역할을 고려하여야 한다. 엄선된 최신 건강관리 주제들이 적혀 있는데, 차별성의 주제와 물리치료사의 문화, 지속적인 리더십 관리, 그리고 물리치료 건강보험에 관한 주제들이 포함되어 있다. 리더들은 성공 목표와 같은 경영의 현 시각을 시험하는 질문을 받게 된다.

2편 제5장~13장은, 물리치료 경영의 책임은 건강관리 경영의 핵심 책임을 역점으로 각각 다루었다; 비젼, 미션, 그리고 목표; 정책과 과정; 마케팅; 관리자; 환자 케어; 회계; 법률 그리고 윤리; 위험 관리; 그리고 소통. 전략적 계획을 위한 모델을 소개하고 전문 기술을 숙달시키는 경영적 결정을 향상시키는데 자신감을 갖도록 교과서를 주로 서술했다. 이 장에서 다룬 내용들은 좀 더 깊이를 더하는 의미에서 경영책임의 각 영역별로 저술되었다. 이 장은 14장을 위한 기초로써 도움을 주거나 또는 독단적으로 참고 될 수 있다.

14장은, 가능성 지도 연구 등으로, 입문 교과서가 아닌 소송의 예외가 있다. 14장의 모든 성취와 대조에서 독자들은 앞을 향해 인도해 왔던 2파트의 마지막 산물을 손에 넣게 될 것이다; 이것은 전세계의 실존하는 물리치료원을 위한 실행할 수 있는 가능성 연구를 말한다. 사업적 계획을 위한 가능성 연구에 대한 확장을 논하였다.

3파트의 각 장에서는 서로 다른 사안에 대한 물리치료 경영을 설명하였다 : 장기간 관리, 외래환자 센터, 학교 특별교육, 가정 건강 전담팀, 그리고 자선시설. 다각적인 학문재활경영의 중요성에 대하여 소개되어 있다. 3파트의 각 장은 두 개로 나누어져 있다. 첫 번째에서는 최신 주제의 물리치료 현황을 고찰하였고, 두 번째는 2파트에서 제시된 책임의 핵심을 중점적으로 다루었는데, 각 장에서 논의된 경영문제를 확인하고 있다. 장의 끝 내용은 회의실 토론과 담당 임무를 통한 전문기술 훈련의 관리적 결정을 향상시킬 수 있는 기회들을 다루었다.

마지막 장은, 경영인으로써의 물리치료사 논평, 우리가 알아 두어야 할 것들과 물리치료원 경영에 관한 지식을 논하였다. 직업의 미래와 독립적이고 프로다운 경영 기술의 중요성이 서술되어 있다.

교과서 형식은 흥미 있는 활동들을 통하여 최신 물리치료원을 반영한 상호 체제로 했으며, 사용자에게 필요한 종합 경영법을 제시하였다. 나의 의도는, "busy-little-bee" 이 책이 열정 넘치는 꽃가루를 넓게 뿌리면서, 경영지위를 찾길 열망하는 사람의 숫자가 늘어나서 물리치료사 마음을 자극하고 흥미를 돋우는데 있다. 또한 나의 기대는 이 책을 대하는 독자들 자신들이 자기 경력과 직업의 중요성을 자각하고, 준비된 전문경영인으로서 전문적 치료원을 확장시키는 것이다. 나는 인정받을 만한 경력을 가지고 경영관리인이 되었기 때문에 나의 독자들도 똑 같이 이루길 희망한다.

Catherine G. Page, PT, MPH, PhD

감수자

Lois E. Benedetti, PT, MS, DPT
Instructor
Boston University Sargent College of Health and Rehabilitation Sciences
Boston, Massachusetts

Diane M. Davis, PT, CLT
Director, Therapy Services
University of Chicago Medical Center
Chicago, Illinois

Lydia M. Gomez-Bamford, DPT, MBA
Vice President, Paradise Rehab Solutions
Adjunct Instructor, University of South Florida
Tampa, Florida

Scott S. Harp, PT, PhD
Executive Director
METT Therapy Services
Joliet, Illinois

Amy Maxeiner
University of Illinois at Chicago
Chicago, Illinois

Gina Maria Musolino, PT, MSEd, EdD
Associate Professor & Director of Clinical Education
School of Physical Therapy & Rehabilitation Sciences
University of South Florida College of Medicine USF Health
Tampa, Florida

William L. Roberts, PT, PhD
Land O Lakes, Florida

Sharon D. Weil, PTA, MEd
Academic Coordinator of Clinical Education, Physical Therapist Assistant Program
Indian River Community College
Fort Pierce, Florida

검토자

Denise G. Bender, JD, PT, GCS
Associate Professor
Rehabilitation Sciences
University of Oklahoma Health Sciences Center
Oklahoma City, Oklahoma

Suzanne R. Brown, MPH, PT
Consultant
Mesa, Arizona

Susan Callanan, DPT
Instructor
Physical Therapist Assistant
North Iowa Area Community College
Mason City, Iowa

Tracey L. Collins, PT, PhD, MBA, GCS
Assistant Professor
Physical Therapy
University of Scranton
Scranton, Pennsylvania

Linda T. Coultas, PT, MHA
Director
Rehabilitation
Cambridge Health Alliance
Medford, Massachusetts

Jim Dronberger, PT, DPT, OCS, MBA
Associate Professor
Physical Therapy Education
Rockhurst University
Kansas City, Missouri

Charles J. Gulas, PT, PhD, GCS, CWS
Dean, School of Health Professions
Associate Professor, Physical Therapy
Maryville University
St Louis, Missouri

Vicky N. Humphrey, PT, MS
Lecturer
Physical Therapy
The Ohio State University
Columbus, Ohio

Dianne V. Jewell, PT, PhD, DPT, CCS
Assistant Professor
Physical Therapy
Virginia Commonwealth University
Richmond, Virginia

Stephanie Johnson, PT, MBA, EdD
Director, Assistant Professor
Physical Therapy
Simmons College
Boston, Massachusetts

David A. Krause, PT, MBA, DSc, OCS
Instructor
Physical Medicine and Rehabilitation
Mayo Clinic
Rochester, Minnesota

Rosalie B. Lopopolo, PT, PhD, MBA
Professor
Physical Therapy
Arcadia University
Glenside, Pennsylvania

Sandra Marden-Lokken, PT, MA
Assistant Professor
Physical Therapy
College of St. Scholastica
Duluth, Minnesota

Debora L. Miller, PT, MBA, FACHE
Vice Chair, Assistant Professor
Physical Therapy
University of Pittsburgh
Pittsburgh, Pennsylvania

Aaron Rindflesch, PT, PhD
Director, Clinical Education
Assistant Professor, Physical Therapy
Mayo Clinic–College of Medicine
Rochester, Minnesota

Jeff Snodgrass, PhD, MPH, OTR/L, CWCE, CEES
Program Director, Associate Professor
Occupational Therapy
Milligan College
Milligan College, Tennessee

Valerie Strunk, PT, MS
Director, Clinical Education
Lecturer, Physical Therapy
Indiana University
Indianapolis, Indiana

Denise Wise, PT, PhD
Chair, Associate Professor
Physical Therapy
The College of St. Scholastica
Duluth, Minnesota

Steven Ziegler, PT, OCS, MMgt. Cert. MDT
Assistant Professor
Physical Therapy
University of Mary
Bismarck, North Dakota

차 례

제3장 리더십, 관리, 물리치료 37
(Leadership, Management, and Physical Therapy)

제4장 단위 보험–중심 비즈니스로서의 건강보험 소개 53
(Introduction to Health Care as a Unique Insurance-Based Business)

제2부 물리치료 매니저의 책임 71
(Responsibilities of the Physical Therapy Manager)

제5장 비전과 사명, 그리고 목표설정 75
(Responsibility for Vision, Mission, and Goal Setting)

제6장 정책과 절차에 대한 책임 87
(Responsibility for Policies and Procedures)

제7장 마케팅 책임 95
(Marketing Responsibility)

제8장 인력배치 105
(Staffing Responsibilities)

제9장 환자 진료의 책임 121
(Responsibility for Patient Care)

제10장 재정적 책임 (Fiscal Responsibilities) 133

제11장 위험관리에 대한 책임 (Responsibility for Risk Management) 147

제12장 법적 윤리적 책임 (Legal and Ethical Responsibilities) 173

제13장 의사소통의 책임 181
(Communication Management)

제14장 타당성 조사 수행 205
(Conducting a Feasibility Study)

제3부 특정 물리치료 환경에서의 관리 221 (Management in Specific Physical Therapy Settings)

제15장 장기 치료의 쟁점 관리 223 (Management Issues in Long-Term Care)

제16장 외래환자 센터에서의 관리 쟁점 251 (Management Issues in Outpatient Centers)

제17장 경영관리 이슈-학교 기반 281
(Management Issues in School-Based Services)

제18장 가정치료 조직의 경영 301
(Management Issues in Home Care Organizaions)

제19장 입원환자 병원과 보건 체계에서 관리 문제들 323
(Management Issues in Inpatient Hospitals and Health systems)

제20장 관리자로서의 물리치료사의 논평 331
(Commentary on the Physical Therapist as Manager)

1부

보건의료 경영의 최신 경향
Contemporary Issues in Health-Care Management

1부에서는 현재 보건의료 조직의 경영관리를 담당하고 있거나, 앞으로 하게 될 물리치료사들이 직면하게 될 문제들을 소개하고자 한다. 치료경력이 있어 중간 관리자 수준의 경영을 할 수 있거나, 최고 경영자가 될 잠재적 가능성의 요소들을 제시한다.

이러한 가능성과 더불어 세계보건의료 조직의 복잡한 문제들을 소개하고자 한다. 문화와 사회의 조직 및 운영에서 관리자의 역할은 갈수록 매우 강조되고 있다. 보건의료 경영에서 리더와 관리자는 자신의 역할에 대한 다양한 이론들을 학습하고, 이 역할들이 어떻게 변화되는지 이해하여야 한다. 종반부에서는 보건의료 분야에서 주요 이해관계자들의 상호관계를 나타내는 그림 S1.1과 함께, 마지막 장에서는 환자 치료에 미치는 질적인 요인과 상호간의 관점을 포괄적으로 발전시키기 위해 관리자들에게 요구되어지는 특수한 업무로서 보건의료를 소개하면서 건강보험정책의 유형과 정의들을 제시할 것이다. 그림 S1.1을 통하여 서로의 관계를 보완하는 중간 관리자의 중요성이 분명하게 이해될 것이다.

보건의료분야에서 중간 관리자의 궁극적인 책임은 두 가지가 있다: 자신의 환자에게 양질의 치료를 제공할 방법을 파악하고 시행하기 그리고 원만한 치료를 제공할 수 있도록 조직의 관심거리를 모아 공동의 목표에 기여하게 만드는 임무이다. 이러한 책임의 균형감각과 협동성은 경영적 기회; 조직, 리더십, 재정적 확립; 보건의료의 특별한 사업적 인식을 찾아 실천하는 관리자(실장)의 능력에 기초한다. 그 기초의 이해가 1부에서 시작된다.

또한 행정 관리자가 아닌 임상관리자를 위하여 자신의 업무와 조직의 발전과 같은 중요한 사안들을 다른 부서의 관리자와의 토의를 활성화시킬 수 있는 정보들을 여기서 제공한다.

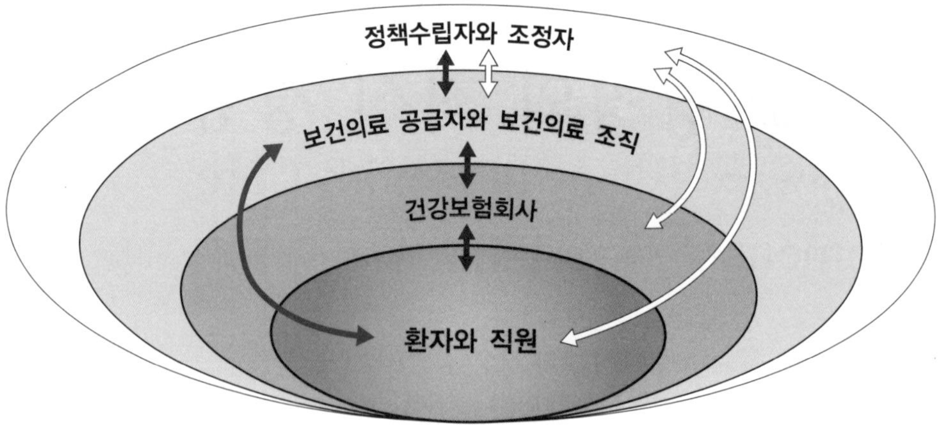

그림 S1.1 보건의료경영과 리더십의 요소들

제 1 장

보건의료 경영
Management in Health-Care

학|습|목|표

- 경영학 전공이나 임상 경험이 없는 보건의료 관리자의 자질을 대조 비교한다.
- 공식적인 경영책임을 진 리더 자질의 찬반양론을 토의한다.
- 임상에서 경영으로 역할 전환 시 물리치료사의 멘토링 역할을 결정한다.
- 직책에 상관없이 물리치료사의 환자치료와 경영기술과의 관계에 대해 토의한다.
- 보건의료 조직에서 중간관리자와 경영자의 책임 유형들을 결정한다.
- 보건의료 조직의 여러 유형에서 부딪히는 경영적 기회 유형들을 결정한다.
- 의사소통 기술, 예지력, 근면성을 지닌 새로운 관리자의 필요성에 대해 토의한다.
- 대표이사의 필요성과 적절성을 판단한다.
- 경영자의 수평적, 수직적 의사소통 기법들을 구별한다.
- 직무의 성격, 다양한 직원, 환자와의 관계에서 나타나는 사업계획과 재정결과를 포함하여 보건의료 중간관리자에게 대두되는 최신 경향들을 토의한다.

학습목표

관리자 되기 (Becoming a Manager)

보건의료 조직의 형태와 상관없이 물리치료사들은 자신의 업무에서 관리적 역할 또는 다양한 수준의 경영적 역할을 수행할 기회가 언제든 반드시 주어진다. 고위직 수준의 경영자 또는 중간 관리자의 위치에서 업무를 시작하더라도, 이들 중 일부는 병원에서 보건의료의 범위 안에서 환자에 대한 치료 제공자 역할을 동시에 수행한다. 이런 유형의 의료인들은 새로운 경영 관리적 의무를 맡다보니 환자 치료에 있어 종종 직업적인 역할을 잃어버리는 경우가 생긴다. 개업을 한 물리치료사들은 자신의 업무시간을 사무와 환자치료로 나누어야 한다.

일단 관리자가 되면 병원조직에서 대부분의 임상가들은 최종 경영자이거나 중간 관리자의 위치로서 직장업무에 활동하는 것이 일반적이다. 그렇지만 실제로는 아직도 많은 병원에서는 환자의 보건의료 수준을 향상시키기 위한 경영적인 요소들의 중요성을 경시하고 실내 훈련 프로그램이나 치료 프로그램만을 제공할 것을 요구하고 있다. 아주 큰 대기업의 병원이나 경영적인 요소의 중요성을 인식하고 있는 조직에서는 보건의료 분야의 경영학 학위를 소지하고 있거나 보건의료 서비스 관리직에서 경영 경험이 있는 사람, 특히 경영자 수준의 경험이 있는 관리자를 고용하기를 선호한다. 채용이 되는 예를 Activity 1.1에서 확인할 수 있다.

Activity 1.1
누가 채용될 것인가?(Whom would you hire?)

지역사회 보건의료 시스템의 환자 치료서비스 부회장 자리에 두 명의 후보가 지원했다. Shannon Silverman은 UCLA의 보건의료관리 석사학위를 가지고 있다. 그녀는 자신의 지도 아래 환자의 치료와 삶의 질을 향상시키는 기관에서 종사한 경험을 바탕으로 현재 부회장 자리에 지원하였다. Jessie Fowler는 2년 동안 물리치료사로 일했으며 4년 동안 지역사회 보건의료 시스템의 재활실장(관리자)으로 일했다. 그는 환자 치료에 매우 뛰어난 역량을 발휘하였다. 그의 리더십으로 재활 서비스는 최근 2년 동안 보건의료 시스템에서 뛰어난 임상 서비스를 제공하였다. 지역사회 보건의료 조직 이사회에서 두 사람의 역할과 적임자 선임에 대해 토의하였다. 환자 치료 서비스 관리에 있어서 Shannon 또는 Jessie 중 누가 더 좋은 후보인가? 그러한 선택을 한 이유는 무엇인가?

많은 보건의료인들은 왜 보건의료 경영자가 되고 싶은지 자신에게 물어보아야 한다. 업무의 복잡함과 도전은 두려운 일이지만, 경영자는 많은 환자들과 지역사회에 긍정적이고 좋은 영향력을 끼칠 수 있기 때문이다. 경영자의 역량은 곧 수많은 환자의 치료만족도를 증대시킨다. 중간관리자는 병원의 구성원과 공동 작업을 통해 조직의 목표를 달성함으로써 환자 치료와 폭넓은 치료서비스 제공에 필연적인 좋은 영향을 미친다.

문제를 더 나은 방법으로 처리하는 "고위 경영진"의 현명한 결정은 혼란스러워 하는 많은 구성원들에게 확실한 동기부여를 제공한다. 직원들로 하여금 각자 자신의 업무에서 새로운 책임과 기술을 습득할 준비를 할 기회를 부여한다. 자신의 일을 전공(물리치료)분야로 한정시키기 보다는, 경영업무로의 전환으로 더 넓은 범위의 직무기회를 가지게 될 것이다. 중간 관리자의 위치를 통하여 보건의료 전문분야에서 다양한 방향으로 성공 할 수 있다. 이러한 물리치료사들은 자기 분야의 관리자가 되어 차차 분야별 프로그램의 리더가 되거나 더 큰 보건의료 조직의 간부가 되기도 한다. 이러한 기회들은 물론, 물리치료라는 자신의 고유 업무를 수행하는 동안 치료사의 역할과 성실한 책임을 기반으로 승진한다.

환자 치료에서 경영으로 전환 (Transitional from patient care to management)

소수의 물리치료사들만이 신중하게 경영진 위치를 생각하거나 독립적으로 일할 곳을 찾는다. 대부분의 물리치료사들은 외부적 압력이나 명령에 의하여 경영진 역할을 마지못해 받아들이는 경향이 있다. 이런 경우 모두 비슷한 업무의 전환문제에 직면한다. Lombardi는 이러한 직업적 위치의 전환에 대해 다음과 같이 기술하였다.

- ***이타적 서비스에 대한 자기 통제.*** 경영적인 업무를 고유한 전문적 업무에 비해 매우 다양하고 예측 불가능한 요소에 의존하여 자신의 업무를 수행한다.

- ***환경통제에 대한 자율 통제.*** 경영자의 일이란 틀에 박혀 있다고 생각하여 생산적인 기대보다는 예측 불가능한 환경변화와 상황에 의존한다. 융통성이 좀 더 많이 필요하다.
- ***질적 결과에 대한 양적 결과.*** 경영자의 노력에 대한 결과를 규정된 방법보다는 통찰에 의존한다. 뛰어난 업무수행에 대한 즉각적인 자기만족과 보상으로 연결시켜 생산적인 목표와 치료결과 측정치에 도달하게 만든다.
- ***전체적인 목표에 대한 정확한 임상적 기준.*** 효율적인 경영을 위한 업무수행 기준은 조직의 변화에 따라 유연성이 있어야 하고, 경영자의 책임은 조직의 요구에 따라 변화되어야 한다. 조직의 애매모호한 기대치는 의료인들의 업무에 대한 정확한 임상적 기술로 대치한다.

다시 말하면, 보건의료 전문가들은 질적인 환자치료를 위한 지속적인 기술개발에 기반 한 환자 개인의 임상적 의사결정에 초점을 맞춘 경영으로 전환하여야 한다는 사실이다. 경영자로서의 물리치료사는 환자와 개인별 치료결과를 포함한 다른 사람들과 더 넓은 보건의료 조직의 체계에 초점을 맞추어야 한다. 즉 물리치료의 목표를 환자를 돕는 것에서 다른 사람들을 도와 경영적 보상(결과)까지 달성하는 것으로 업무수행의 목표를 변경, 확장시키는 것이다.

물리치료에서 경영으로의 전환은 새로운 업무를 수행하기 위한 새로운 기술획득의 기회를 갖게 된다. 물론 그동안 일해 왔던 업무환경과 치료의 패러다임을 버려야 하는 불편하고 낯선 과정이 있을 수 있다. 전문적 물리치료 업무의 확장과 강화를 위한 경영의 기회는 일시적으로 두려울 수는 있지만, 물리치료사의 새로운 역할을 지지하는 경영자들의 의해 곧 조직이 성장할 것이다.

선택에 의한 경영이던지 아니면 명령에 의한 경영이던지, 보건의료 전문가들은 병원의 경영과 관리를 위해 경영학을 학습하거나 관리기술을 배우거나 혹은 자기 스스로 역량을 갖출 필요가 반드시 있다. 이러한 준비전략은 일반적으로 몇 가지가 조합된다. 공식적인 경영학 프로그램의 학습결정은 매우 중요하다. 활동 1.2에서는 경영학 프로그램을 선택하기 위한 몇 가지 아이디어를 제공한다.

Activity 1.2
경영학 교육/준비(Management education/preparation)

그룹 토의 질문 :

1. 정규 경영학 프로그램을 수강하는 사람들은 어떤 사람들인가?
2. 이수자의 가능한 학위는 무엇인가? 보건의료 경영자를 위한 MBA나 MPA인가? 기타 학위의 선택은 있는가? 선택은 당신이 한다.
3. 보건의료 경영에 대해 아래 조직들은 무엇을 하는가?
   American College of Health Care Administrators at http://www.achca.org/
   Medical practice management at http://www.mgma.com/about/default.aspx?id=242
   Descriptions of medical and health service managers at http://www.bls.gov/oco/ocos014.htm
   American College of Healthcare Executives at http://www.ache.org/
   Commission on Accreditation of Health Care Management at http://www.cahmeweb.org/
   Association of Programs in Health Administration at http://www.aupha.org//i4a/pages/index/cfm?pageid=1
4. 적어도 두 개 이상의 경영학 프로그램을 비교 확인하라. 커리큘럼과 학비 그리고 졸업자 취업정보를 대조하라. 정식 허가는 받았는가? 어떤 프로그램이 매력적인가? 그 이유는?
5. 자체 경영개발 프로그램이 있는 보건의료 조직이나 대학인지 확인하라. 학습 경험이 있는 물리치료사와 이야기해 보라. 각 프로그램의 장단점은 무엇인가? 그 프로그램이 인사관리 또는 재정관리 어느 쪽을 강조하고 있는지 알아보라. 문제가 있는가? 그 이유는?

멘토링 (Mentoring)

임상 물리치료에서 경영 업무로 전환 시 또 다른 주요 고려 사항은 경영관리 절차를 도와 줄 멘토를 찾는 것이다. Morton Cooper는 보건의료 업무의 중요성을 인식하고 가장 최고의 임상위치에서 경영의 역량을 지닌 멘토를 구한 후 업무를 시작할 것을 제안하였다. 그는 멘토가 될 사람은 오랫동안 친숙하고 인간적인 관계유지가 가능한 사람이 바람직하다고 하였다. 형식적으로 사람을 평가해서는 안 되며 멘토는 중요한 사회-정치적 네트워크가 요구되는 교육과 시스템을 촉진하며 사회화에 지속적으로 기여할 자원을 선택하여야 한다.

새로운 경영업무에 임할 경우, 경영의 멘토링은 임상 멘토 보다 더욱 비판적이어야 한다. 경영자의 역할과 수행기대는 예측불가능하고 조직의 요구 변화에 크게 의존하기 때문에 "생각을 말하는"는 멘토의 지원은 장기간의 경영과 매일의 관리학적 과제해결에 있어서 매우 중요한 자산이다.

멘토링의 또 다른 모델은 조직 안에서의 멘토링 업무이다. 조직(병원)은 새로 고용된 직원들에게 멘토를 제공한다. 이 모델의 멘토는 직원들의 위치에서 기술적이고 기능적인 부분을 "어떻게 하는지 보여줄 수" 있어야 하고 조직 문화를 소개할 책무가 있다. 이러한 공식적인 프로그램은 멘토를 통해 조직의 감정적 유대를 발전시키고 채용된 직원들이 조직에 오래 적응할 수 있는 능력을 향상시킨다. 결과적으로 증가된 직업 만족도와 생산성이 결과로 표현된다. 하지만 이러한 모델에서는 조직 안팎으로 인간적인 멘토링 관계를 유지하는 것을 강조하지는 않는다. 멘토링에 대한 더 많은 정보를 위해 Sidebar 1.1과 1.2를 설명한다.

> *Sidebar 1.1*
>
> **멘토의 역할** (Roles og a Mantor)
>
> 특히 보건의료에서 승진하는 경영자나 관리자가 되는 물리치료사는 다른 업무분야로 부드럽게 이행하기 위해 멘토의 필요성이 절실하다. 여러 유형의 멘토를 아는 것은 업무의 첫 단추를 꿰매는데 있어서 매우 중요하다.
>
> - **후원자** : 새로운 경영이나 관리의 문을 열어준다.
> - **코치** : 새로운 역할의 "방법"에 대해 알려준다.
> - **보호자** : 부정적 경험을 완충한다.
> - **제안자** : 새로운 기회를 제공한다.
> - **도전자** : 경영자의 새로운 기술과 직무범위를 넓혀준다.
> - **역할 모델** : 새로운 방법을 제시한다.
> - **상담자** : 노력을 인정하고 친밀감을 제공한다.

> *Sidebar 1.2*
>
> **멘토링과 APTA (미국물리치료사협회)**
>
> APTA(http://www.apta.org/)에서 멘토링 프로그램을 이용할 수 있다.

경영과 관련된 역할이행과 멘토링은 모든 분야에서 찾아볼 수 있다. 보건의료 분야 업무의 특성상 경영의 특별한 기술이 요구되는 차이점들-지역사회 주민들을 위한 효율적이고 효과적인 보건의료서비스를 제공하는 반면, 비용의 증가와 제공한 서비스에 대한 보상의 조절 문제가 발생한다. 경영은 모든 조직에서 회사의 크기와 복잡성으로 인한 다양한 수준의 문제들을 다룬다.

거대 보건의료 조직들 (Large health-care organizations)

거대한 보건의료 조직이나 병원 종사자들은 재정, 구매, 인사, 마케팅, 시설, 환자 치료, 의료 서비스 등 관리를 총괄 담당하는 최고 경영자나 부회장 같은 높은 경영자들과 매일 직접 마주칠 기회가 상대적으로 적다. 조직이 커질수록 보건의료 분야의 보상과 규정, 새로운 치료기술 등 외적 요구사항들에 대한 변화에 대응하기 위해 경영 기능들이 더욱 세분화되어진다. 높은 경영자에게 빈번히 일어나는 이러한 일들은 조직의 관료주의 구조가 무너지는 한편 중간 관리자의 부족현상으로 매우 힘든 상황이 된다. 이 부분은 다음 장에서 자세히 다루어질 것이다.

보건의료 조직을 유지하는 중간 관리자들은 그들이 감독하는 직원들과 상호작용을 통한 협동이 환자치료에 절대적인 영향을 미친다. 이러한 경영의 수준은 재활, 약학, 간호, 시설관리, 식사, 원무 파트로 구성되거나, 심장센터나 뇌졸중 팀처럼 환자 치료에 특화된 여러 전문분야의 팀으로 구성된다. 수많은 거대한 보건의료 조직들은 다음 장에서 논의 될 두 가지 이상의 복합모델로 나아간다.

보건의료 환경의 관리 (Management of health-care setting)

비교적 작은 보건의료 조직(의원)에 고용된 사람들은 매일 최고위 경영자와 같이 일할 기회가 많다. 노인장기요양시설의 간호팀이 좋은 예이다. 요양시설 관리자는 몇몇 구성원에 의해 운영되는 조직의 기능에 직접적인 책임이 있다. 그러므로 이러한 관리자들은 환자 치료서비스와 관련된 간호와 재활의 관리자들이 협력하여 일한다. 또한 그들은 인사, 급여, 보상, 청구 등을 다루는 직장의 경영자와 가까이 일한다. 만일 요양시설이 거대한 회사의 일부라면 지원을 담당하는 "본사" 관리자에게 직접 보고하기도 한다. 요양시설 경영의 규모나 발전은 시설관리자의 직접적인 책임으로 내부의 요인에 의해 크게 영향을 받게 된다.

혼자 일하는 물리치료사는 최고 경영자와 중간 관리자의 업무를 모두 책임지고 환자치료까지 책임져야 하는 또 다른 형태의 보건의료 경영자이다. 대부분의 병의원에서는 환자의 물리치료비 청구와 계산, 심사, 보상협상 등 업무를 지원하는 원무과 직원들이 있다. 그렇지만 이러한 지원에도 불구하고 조직의 시작과 끝은 한 사람에게서 비롯된다.

거대 보건의료 조직과 홀로 일하는 물리치료사 사이에는 보건의료의 다른 구성 요소가 있다. 가정방문 물리치료사, 단체나 학교의 특수 치료교육 시스템이 다양한 경영 시스템의 한 예이다. 예를 들어, 물리치료사는 혼자 일을 하지만 특수학교 재활 서비스를 제공하는 팀과 전국에 걸쳐 협력하여 직무를 수행해야 할 것이다. 보건의료 환경의 여러 유형의 도전은 2절과 3절에서 다루겠다.

중간 관리자 (Mid-level manager)

물리치료사와 보건의료 전문가들에게 반가운 소식은 다른 분야와 달리 중간 수준의 보건의료관리자들이 성공적인 경영자들의 강점인 많은 시간(약 65%)들을 직접 사람관리에 사용할 수 있다는 점이다. 10%의 시간만을 회계 관리에 사용하며 기타 나머지 시간을 특별한 프로젝트와 "사소한 관리"에 사용한다. 물리치료사에게 인사관리의 장점은 경영과 관리의 측면에서 더욱 매력적이고 덜 위협적이다. 이미 검증된 사람들과 관련된 기술을 구성원과 상호작용 하는 수준으로 이동하는 것은 매우 자연스러운 현상인 것이다.

물론 많은 사람들을 조화롭게 다룬다는 것은 굉장히 까다로운 일이고 도전이 될 것이다. 최고의 경영자들–특히 보건의료 전문가들은 스스로를 관리하기 위해 사람을 먼저 이해하고 충분히 주의한다. 우리는 무슨 일을 해야 할지 누구에게 굳이 말하지 않기를 좋아한다. 사실 경영자들은 환자 치료의 고유권한을 보건의료 전문가들에게 강요할 수 없으며, 환자 치료에 대해 모든 것을 알 수 없을 뿐더러, 환자의 치료목표에 도달하기 위해 새로운 방법을 만들어내라고 강제로 요구 할 수도 없다. 병원의 경영자가 할 수 있는 일은 업무수행에 있어 개개인의 흥미와 질적 수준을 유지하고, 구성원 모두가 원하는 방향으로 조직의 목표를 설정하는 것이다. 경영자는 보건의료 조직 전체의 요구와 양질의 치료를 제공하기 위해 구성원들의 요구사항을 경청하고 긴장을 풀어 주어야만 한다. 보건의료 직종은 이러한 연결 고리를 구축할 경영자에 의존하여 조직과 구성원들 사이에 좋은 관계를 만들고 모두가 동일한 공동의 가치를 공유해야 한다.

중간 관리자는 조직의 문화와 함께 구성원들의 기대와 개인의 가치를 조화시킬 책임이 있는 사람이다. 관리를 책임진 사람들은 조직에 대한 태도, 가치, 믿음에 대해 일관성이 있어야 한다. 바꿔 말하면, 관리자는 구성원과 조직 사이의 문제를 해결하기 위해 "말한 것을 실천"해야 한다. 이들은 고용인과 조직의 행복을 보장해야 할 사람이다. 구성원의 이러한 행복에 도달하는 것은 아래 역량과 기술을 지닌 경영자에게 달려있다.

- 신뢰성과 믿음
- 권한과 위임
- 결정의 일관성과 멘토십

사람 경영 (People management)

열정적으로 준비가 되어있는 중간 관리자들은 사람을 효과적으로 관리하고 원활한 의사소통을 이끌어 내기 위해 각자 구성원들의 능력을 이끌어내는 "how–to"의 시야가 좁아서는 안 된다. 아래 주제들은 관리자들에게 중요한 팁을 제공한다. 예를 들어, Magretta와 Stone은 고용인이 정말 무엇을 원하는지 아는 경영자가 강점을 지니고 있다고 말하였다. 중간 관리자는 보건의료 전문가가 자신들의 환자와 원활하게 소통하기 위해–경영의 또 다른 형태로서 아래 관리자의 사람경영 자질을 제안한다.

- 친절하고 존중하라.
- 매사에 공정하라.
- 말한 것을 실천하고 의미를 부여하라.
- 사람들에게 영감을 주고 능력을 이끌어내라.
- 사람들은 충성하길 원한다.
- 사람들은 신뢰받길 원한다.
- "너 자신을 알라"를 만들어 사람들이 스스로 자신을 관리하게 하라.
- "왜 일을 하는가?"와 같은 중요한 질문을 종종 하라.
- 누구의 일이 얼마나 더 힘든지 아는 것 보다는 일의 결과에 초점을 맞춰라.
- 서로 의견이 일치하지 않더라도 함께 일하기를 즐겨라.
- 경영과 관리는 타협되지 않는 사안의 균형을 맞추는 기술이다.
- 경영자는 모든 사람에게 모든 것을 해줄 수 없다.
- 조직(병원)에서 하는 일이 조금 힘들어도 그대로 계속하라.

Lombardi 또한 새로운 관리자가 필요한 덕목 세 가지- 예지력, 근면함, 원활한 의사소통 기술을 제시하였다. 부하 직원들은 이전의 관리자에게 주목을 받고 있었으며 지금은 새로운 관리자에게 보고를 해야 하므로, 인간관계와 심리적 역할개선을 방해할 요소들을 주의해야 한다. Lombardi의 관점은 모든 고용인들이 공정한 임금, 작업 지시, 존중, 자신의 작업 수준에 대한 정당한 인정을 원한다는 것이다. 그러므로 구성원들을 위해 무언가를 할 수 있는 관리자는 부하 직원들의 경영적 노력이 성공적이고 기분 좋게 피드백 되도록 노력해야한다. Activity 1.3은 이러한 경영적 도전에 대한 사례를 보여준다.

Activity 1.3
그들이 원하는 것을 들어주기(Giving them what they what)

Sam Thompson은 물리치료사 3명, 보조 물리치료사 3명, 작업치료사 3명, 보조 작업치료사 3명, 언어치료사 1명이 있는 재활서비스센터의 새로운 실장이다. 4명의 물리치료사와 2명의 작업치료사가 인턴사원으로 일하고 있다. 새로운 보건의료 시스템의 실행과 무능한 치료사들을 교체하기 위해, Sam은 직원명부를 다시 작성하고 이에 적합한 치료사들을 구했다. 새로운 계획을 수행하기 위해 실장은 무엇을 해야 하는가? 얼마나 오래 걸릴 것인가? 그의 직원들로부터 어떤 정보를 얻어야 할 것인가? 치료사들에게 어떤 질문을 기대할 것인가? Sam은 치료사들이 가장 중요한 것으로 예상하는 사항은 무엇이라 생각하는가?

관리자의 예지력과 근면성 (A manager' s sense of perspective and industriousness)

문제를 해결하거나 어떠한 결정을 내릴 때, 중간 관리자는 성공적인 결과를 위해 모든 이해관계자들의 관점을 고려하여야 한다. 특히 환자의 전망은 보건의료시장에서 가장 중요하고 깊이 논의되어야 할 것이다. 그러나 특별한 문제-경영자는 어떻게 생각할까?, 우리 팀 사람들은 어떻게 생각할까?, 다른 부서의 관리자들은 어떻게 생각할까?-에 관한 전망은 혼자 결정한 것보다 여러 사람의 의견을 들어 결정하는 것이 오류를 범하지 않을 중요한 절차이다. 향후 전망의 실패는 구성원의 조화 못지않은 위험한 실패요인이다.

근면성은 중간 관리자가 가져야 할 또 다른 중요한 덕목이다. 난관의 극복, 양심적인 행동, 활기찬 원내생활 등 관리자의 솔선수범 역할모델은 부하 직원들이 환자 치료목표를 성공적으로 달성하는데 있어서 구성원들이 실장에게 바라는 모델이다. 이는 또한 적극적인 업무추진과 더불어 때에 따라 효율적으로 업무를 위임하는 것을 의미한다. 이 말은 혼자서 모든 일을 하거나 모든 것을 부하 직원에게 위임한다는 것을 의미 하는 것은 결코 아니다. 업무를 왜 그리고 얼마나 위임해야 하는 문제는 효율적인 관리를 결정하는 중요한 요소이다. 위임에 대한 이야기를 Sidebar 1.3에서 제시하였다.

근면함이란 직장의 업무를 다하기 위해 모든 일을 성취하려고 주당 80시간 일하는 것을 의미하지는 않는다. 일의 우선순위의 설정과 시간의 적절한 관리를 통한 균형 감각을 지닌 관리자가 본보기로 삼을 모델이 된다. 관리자의 부재 시에서도 책무의 위임이 이미 확보 되어 있기 때문에 물리치료실의 일이 잘될 거라 기대할 수 있으며, 부하 직원들이 수긍할 수 있는 효과적 물리치료실 운영의 암시로 직원들은 휴가에 대해 그리 큰 걱정을 갖지 않을 것이다. 다시 말하면 일상화 된 운영방법이 조직의 공동목표를 함께 달성할 수 있게 만든다. 이러한

Sidebar 1.3

위임해야 할 사항과 하지 말아야 할 사항 (Things to Delegate and Not to Delegate)

위임해야 할 때...

- 공동업무를 위한 필수적인 정보들은 위임 및 이용 가능하여야 한다.
- 계획이나 조직구조보다 작업에 대한 책무
- 관리자의 강점이 아닌 다른 직원들의 질적이고 필수적인 기술
- 사람들의 성장과 도전에 필요한 업무
- 평가와 추천이 요구되는 업무
- 일상적이고 사소한 결정이 요구되는 업무
- 명백한 직무분석(표)과 일의 기대치
- 한 곳에서 완성할 수 있는 추가계획

위임하지 말아야 할 때...

- 계획과 목표를 결정하는데 있어 리더십이 필요한 경우
- 계획과 새로운 문제해결에 관련된 업무
- 팀의 발전 업무
- 지도와 동기부여가 필요한 경우
- 부하 직원 평가 및 절차
- 업무(교육) 보상
- 관리자가 직접적으로 끝내야 하는 일
- 누군가가 이미 시작한 일; 단, 일의 중복 금지

목표달성은 누가 가져다주는 것이 아니며, 더욱이 한 사람의 치료사가 할 수 있는 일은 아니다.

직장의 비전을 성취하기 위한 목표설정에 따른 조직의 무게가 종종 중간 관리자에게 부담이 될 수 있다. 이는 일의 양을 말하는 것이 아니라 마감일이 다가오거나 다양하게 변화하는 상황으로 인해 경영자가 받는 스트레스처럼 예측 불가능한 업무의 특성을 의미하는 것이다. 주어진 일을 마치기 위해 심사숙고하여 세운 계획이 경영자나 관리자가 미처 알아차리지 못한 일로 긴급회의나 일정 변경으로 다른 방향으로 흘러가 버리기도 한다. 이것은 시간경영이 아닌 위기경영인 것이다. 다가오는 모든 상황이 위기가 되는 것처럼 보인다. “이 상황과 일”을 관리하는 것은 빠를수록 좋으며, 가능한 간단하여야 하기 때문에 예상하거나 계획된 업무에서 시간이 더 필요해진다.

근면함은 시간을 통제하는 것보다 더욱 적합한 방법이다. 정해진 시간에 일을 끝마치기 보다는 같은 일에 투자하는 시간을 반복하는 유혹을 피하는 것이 성공과 정확함을 위해 필요한 경영기술이다. 정해진 시간 동안 다른 중간 관리자, 최고위 경영자 또는 조직의 목표를 달성하는데 직접적인 도움이 되는 사람들과의 상호작용을 위한 의사소통기술은 경영자에게 필수적이라 하겠다.

수평적 의사소통 (Horizontal communication)

다른 부서의 중간 관리자들과의 의사결정은 새로운 경영을 위한 업무시작에서 가장 중요한 요소이다. 이들과 시간을 함께 하거나, 공동의 경영목표를 설정하거나, 특별한 환자의 문제에 대해 서로 공유하는 것은 중요하다. 이러한 수평적 상호작용은 중간 관리자들이 운영하고 이끌 일에 영향을 미칠 보건의료 정책에서 조직의 현 상태를 유지하는 한 방법이다.

잘 설계된 시스템이라 할지라도 중간 관리자가 지속적인 관심을 갖기 어렵고, 해결되어야 할 작은 일상의 일들이 계속해서 발생하므로 계획과 생각에 대한 시간을 따로 가져야 한다. 조직은 직장의 목표를 달성하는데 있어서 의사소통과 협동이

불가능할 정도로 너무 많지 않으면서도 각자에게 부여된 임무가 크게 부담이 가지 않도록 적절한 수의 중간 관리자들을 배치해야 한다. 계획에 대한 시간을 따로 배려하지 않으면 사소한 일을 해결하기 어렵다. 그 결과, 위기경영은 사람경영으로 대치된다. 중간 관리자가 많지 않는 조직에서는 스스로 문제를 해결하면서 집단에서 관리자가 의사결정을 내릴 수 있는 권한의 강화가 중요하다.

보건의료 시스템에서는 효율성을 증진시키기 위해 중간 관리자에게 다양하게 접근을 해야 한다. 예를 들어, 비임상적(시설관리, 병원규정, 시설유지 등)인 부서의 중간 관리자들은 전반적인 시스템의 다양한 시설과 위치 서비스에 대한 책임이 있다. 그렇지만 임상 서비스는 비슷한 위치에 있거나 있지 않은 다양한 사람들로 구성된 보건전문 조직 임상관리자와 함께 해야 하는 시스템간의 구조적 문제가 발생한다.

예를 들어, 작업치료사 관리자는 입원환자, 재활시설, 병원, 요양, 외래센터, 가정요양 서비스들을 제공하기 위한 치료의 6가지 분야별 재활서비스의 총감독이 된다. 한편 임상서비스는 하나의 특별한 시스템 안에서 분야별 팀의 협동이 필요한 구조로 조직되기도 된다. 동시에 재활서비스의 감독은 부서의 한 노동자를 구하기 위해 각 시설의 다양한 시설관리자와 의사소통을 하면서 인사과에게 의존하기도 한다. Activity 1.4를 참고하라.

수직적 의사소통 (Vertical communication)

중간 관리자에게 수직적 의사소통 또한 중요하다. 무엇보다도 구성원들은 바로 위 상사와 수시로 상의하여 자신이 맡은 책무, 일의 순서, 권한수준에 대해 명확히 이해를 할 필요가 있다. 의사소통 방법과 횟수에 관한 설정이 필수적이다. 그 조직의 위기 때 가장 필요한 것이 무엇이며 수행한 업무에 대한 피드백 또한 중요하다.

중간 관리자는 많은 구성원들이 책임자인 자신에게 보고하거나 시간을 절약하기 위해 의사소통 시 초심을 유지하고 일관성이 있어야 한다. 실무 환자 치료에 있어서 자주 일어나는 변화와 보건의료의 변덕스러운 특성 때문에 상위 경영자와의 지속적인 의사소통이 매우 중요하다. 지속적으로 의무와 책무를 분류 및 보고서를 작성하고 피드백을 위한 시간을 따로 내는 것은 매우 중요하며, 조직의 문제를 빠르게 해결하고 조직의 성장과 성공을 위해 올바른 의사결정과 행동을 수행한다.

중간 관리자는 관리의 대상이 되는 사람들과 의사소통 시 일정한 원칙을 고수한다. 부하 직원들은 관리자들로부터 그들의 책무와 언제 무엇을 상

Activity 1.4
수평적 경영(Horizontal management)

Rebecca Levin은 Good Shepard Health Care System의 물리치료실 실장이다. 그녀는 효율적으로 일을 집중하기 위해 조직 내에서 그녀와 다른 관리자간의 상호작용에 대해 분석하길 원한다. Rebacca와 상호작용을 기대할 수 있는 모든 관리자(임상과 지원서비스)의 목록을 일단 작성한다. 아래 척도를 사용하여 그녀와 각 관리자간 상호작용을 측정하라. 당신이 의사결정하게 될 사안에 대해 논의하라. 대면과 의사소통이 상호작용에 어떻게 기여 할지 예측하라. 상호작용이 계획수립과 위기경영에 얼마나 기여할지 측정하라. 상호작용의 횟수가 성공적인 재활서비스에 얼마나 도움이 되는가?

5 = 하루에 두 번 이상 상호작용
4 = 하루에 한 번 상호작용
3 = 적어도 한 주에 3번 상호작용
2 = 매주 상호작용
1 = 한 주에 한번 미만
0 = 상호작용 없음

사에게 보고해야 하며 어떻게 수행 하는지 명확하게 듣기를 원한다. 뿐만 아니라 자신이 늘 하고 있는 일에 대해 익히 잘 알고 있을지라도 지속적인 의사소통을 원한다.

예를 들어, 물리치료사들에게 물리치료 이외 맡겨진 부수적인 업무가 결정되었다고 하자. 이들은 생산성과 환자치료 결과에 대해 실장의 피드백을 받기를 원하며 변화된 업무에 대해 명확히 전달받기를 원한다. 물리치료사들이 상사와 일상적인 의사소통과는 달리, 중간 관리자와 늘어난 회의회수는 일의 안정성을 떨어뜨릴 수도 있다. 그렇지만 어떤 경우든지 물리치료실장은 의사소통을 시작하고 지속적으로 유지할 책임이 있는 것이다.

직장 조직의 중개자와 물리치료사들의 관리자로서, 중간 관리자는 조직 전체의 공식, 비공식인 정보들을 걸러내야 한다. 정보의 무엇을 공유하고 언제 공유할지 파악하는 것은 섬세한 절차이다. 누구도 가장 늦게 조직의 정보를 알기 원하지는 않지만, 반면 너무 많은 정보는 혼란과 지장을 초래할 수 있다. 관리자가 최고위 경영자의 비밀로부터 알게 된 정보들의 제공이 구성원에 대한 의심으로 불신이나 신분 불안으로 이어진다면 고용인들은 중간 관리자의 정보들을 더 이상 신뢰하지 않을 것이다.

한편 중간 관리자는 부하 직원으로부터 들은 정보들을 상사에게 전달하거나 똑같은 질문을 해야 할 경우가 생긴다. 최고 경영자에게 보고하지 않고도 내가 처리 할 수 있는 (작은) 문제들은 무엇인가? 꼭 보고해야 할 문제는 무엇인가? 중요한 문제의 선택은 중간 관리자의 능력이다. Activity 1.5와 Sidebar 1.4를 참고하라.

기타 인사경영
(Other contemporary people management issues)

일반적으로 직장에서의 큰 변화인 인사발령은 보건의료의 중간 관리자에게 몇가지 주의를 요하는 요소들이 있다. 계획된 업무, 보건의료 종사자의 다양성, 계획의 실행, 수입과 지출의 결과보고는 모두

ACTIVITY 1.5
중간 관리자(The preson in the middle)

시나리오 1: Jackie Janowitz는 큰 의학센터의 재활서비스 실장이다. Jackie는 월요일 오후 3시에 15분간 Clinical Service의 부회장인 Paula Johannson과 회의를 하였다. 회의내용을 "회의결과보고서(debriefing)"로 작성한다. 그들은 환자치료와 직원문제에 대하여 정기적으로 매주시간을 낸다. 그 외에 비정기적으로 시간을 내어 Paula는 Jackie에게 경영계획과 실행사안을 제공하고, Jackie는 그녀가 생각하기에 Paula에게 필요할 것이라고 생각하는 운영의 "수다스런(hallway)" 보고를 한다.
매주 이러한 의사소통의 절차는 작년에 이어 지금까지 효과가 있었다. 그러나 최근 3주 동안 Paula는 다른 일 때문에 회의를 취소하였다. Jackie는 무엇이 이런 상황을 만들었는지 의심한다. 당신은 어떻게 생각하는가? 당신이 Jackie이라면 지난 3주간 무엇을 했을 것인가? 지금 당신은 무엇을 해야 할 것인가?

시나리오 2: Jackie는 시설관리부장으로부터 이메일로 뜻하지 않은 메시지를 받았다. 외래환자의 방사선실 공간 확장을 위해 오늘부터 2주에 걸쳐 재활팀의 물리치료실을 지하로 옮긴다는 것이다. 당신이 jackie라면 어떤 반응을 보일 것인가? 그녀는 다음에 무엇을 할 것인가?
시나리오 3: Jackie는 매주 수요일 오전 11시 30분부터 12시까지 모든 직원들을 모아 직원회의를 연다. 그녀는 직원들에게 유효한 것을 알고 매일 그들에게 칭찬하는 매우 좋은 의사소통 능력을 지니고 있다. 이 회의에서 직원들에게 결정과 실행계획 등을 제공한다. 그녀는 새로운 장소로 옮길 것인지, 이메일로 의사소통 할 것인지, 다음 주 회의까지 기다릴 것인지 아니면 긴급회의를 이번 주에 열 것인지를 결정하려고 고민하고 있다. 당신은 어떻게 생각하는가?

> Sidebar 1.4
>
> **간단한 질문 (Six Simple Words)**
>
> "오늘 내가 당신을 어떻게 도와드릴까요?"라는 질문은 환자치료 만큼 성공적인 수직적 수평적 의사소통을 하기위한 중요한 열쇠이다. 이러한 질문은 사람들에게 서로간의 상호작용과 중요성을 확인하기 위한 좋은 기회를 제공한다. 경영자와 관리자들은 매순간마다 보건의료에서 가장 중요한 일들을 인식 및 촉진하는데 초점을 맞추도록 해야 한다.

보건의료 경영자-환자 치료의 책무에 있어서 중요한 영향을 미치는 요소들이다.

업무의 특성 (The nature of work)

현 구성원들의 보건의료관련 업무특성들은 중간 관리자들에게 효율적인 인사경영과 의사소통 기술을 연마할 기회를 제공한다. 옛날처럼 자신의 업무자체에 모든 시간을 투자하는 직원들은 거의 없을 것이다. 독립적인 계약이나 일시적 고용으로 잠시 일하는 보건의료 직원들은 많지 않다.

이렇게 보건의료 경영에서는 예측 불가능하고 임시직에 비해 임금이 많은 근로자에게 의존도가 큰 병원 업무의 특성이 주요과제 중 하나로 대두되고 있다. 또한 제3자 관리단체(third-party utilization management)에 의해 종사자들의 끊임없는 요구사항들이 들어오고 있는 상황이다. 예를 들어, 환자를 위한 재활 과정이 취소되면 퇴원 계획에 있어 잠재적으로 부정적인 영향을 미칠 수 있기 때문에 하루 이상 지연시킬 수 없다. 그 결과 효율적이고 효과적인 환자치료를 일주일 내내 제공하기 위해 경영자에게 요구 되는 사항은 눈에 띄게 증가된다. 인력 부족으로 인한 시간을 어떻게 배분할 것인지 빨리 파악하고, 다른 중간 관리자와 수평적인 관계를 유지하면서 인사경영을 고려해야 할 것이다.

노동력의 다양성 (Workforce diversity)

보건의료에서 직원들을 관리하는 또 다른 고려사항은 다양성의 문제이다. 비록 조직(병원)이 다양한 그룹 사람들의 요구를 충족하는 문화적 역량에 주의를 기울인다 할지라도 다양한 직원들의 실제적인 효과에 대해 아는 사람은 그리 많지 않다. 사실 그 효과의 가치에 대한 논란이 분분하다. 다양한 인종에 따른 다른 범위의 요구에 대한 문화충족이 어느 사회에서든지 나타나는 현상이고 오히려 경영적인 문제해결에서 매우 유용한 요소가 될 수 있기 때문에 다양한 노동자들의 근무가 바람직하다는 관점이 있다. 그렇지만 이러한 관점은 지지되지 않을 뿐만 아니라, 다양한 그룹의 노동자는 의사소통이 적은 편이고 잘 통합이 되지 않는다는 사실을 발견하였다. 이러한 결과는 다양한 노동자들 간의 문화적 갈등을 더욱 증폭시킨다.

인종/민족적 다양성 (Racial/Ethnic Diversity)

보건의료 조직의 남성 최고위 경영자들은 백인의 우월성에 대한 도전과 인종 다양성에 대한 해결방안으로서 낮은 수준의 지위에 대한 고용을 폭넓게 바라보아야 한다. 이들은 조직을 와해시킬 수도 있는 인종적 민족적 긴장을 우선 이해하여야 한다. 보건의료 노동자들과 환자의 다양성 이해에 관한 연구들이 활발해야 한다. 질적인 연구들의 결론을 정리하면 :

- 조직의 다양한 목표달성을 위해 다양한 그룹의 문화적 역량과 중재의 효율적 경영을 구사하여야 한다.
- 최고위 경영자의 초점은 단순한 환자치료 수준 보다 더 넓은 수준의 다양성을 관리하는데 관심을 두어야 한다.
- 중간 관리자는 노동자간 복잡하고 일치하지 않는 의견과 환자의 문화적 역량을 배려하는 업무수행과 부서별 수준의 인종 다양성 관리 부문에서 좀 더 자유로워야 한다.
- 중간 관리자는 인종에 따른 직원들의 다양한 문제들을 알고 있어야 하지만, 이러한 문제들이 모든 조직에 미치기 보다는 그 개인의 문제임을 인식해야 한다. 관리자가 노동자 개인의 산만한 걱정거리 보다는 요구사항을 이해하고 있으며 부서 내 동료들 간의 조화능력에 관심을 갖고 있다는 점을 주지시킨다.
- 말단 노동자들은 다양한 환자 분포에 대한 업무수행에 화를 낼 수도 있다. 그들이 느끼는 문화적 고정관념과 인종주의는 변하기 어려워 그들의 일에 영향을 미친다.
- 양질의 치료를 통해 환자들에게 받은 감동은 고용인들이 인종적 민족적 그룹의 한 멤버로서 대우 받았던 열등감을 어느 정도 보상한다.
- 두 가지 언어를 구사할 수 있는 노동자는 자신의 맡겨진 업무로 부터 벗어난 번역 업무를 때로 요구 받을 것이다. 비공식적인 시스템에 의존하는 번역 업무는 부적절하다.
- 인종이 다른 직원과 환자는 다양성과 문화적 차이에 대한 동료들의 립 서비스만으로는 편견을 버릴 수 없다.

같은 인종, 같은 민족적 그룹에 있는 직원들과 일하기를 좋아하는 경영자들은 직무분석, 실행계획, 기타 경영결정을 내릴 때 투명하고 유기적인 의사결정에서 문제가 된다. 조직의 구성원이 다문화 그룹일수록 공정성과 신뢰성을 줄 수 있는 행동과 결정들을 증명하는 것이 중요하다. 새로운 결정들이 고용인들의 개인적 신분을 위협하지 않도록 안심시켜야 한다. 경영자는 다양한 인종의 고용자들을 관찰을 하는데 시간을 할애하고, 직장에서 발생하는 불가피한 갈등들이 개인적인 차이인지 문화적 차이의 문제인지 결정하기 위해 그 동료들과 상의해야 한다.

세대 차이 (Generation Gaps)

다양성에 대한 또 다른 고려사항은 노동자간의 세대차이다. 비록 논란의 여지는 일부 있지만, 세대 차이는 최근 인간관계에서 문제가 된다. 예를 들어, 세대에 대해 연구한 Zemke, Raines, Filipczak는 재향군인 세대, 베이비붐 세대, X 세대, Nexters 세대로 나누어 각 그룹의 지도자적 성향들을 규정하였다. 각 세대의 정의에 대해 간단히 요약하면,

- 재향군인 세대(1922–1943 출생) : 충성을 최고의 가치로 여기고 권위와 계층적 관계에 대한 믿음을 지님. Franklin D. Roosevelt와 Dwight D. Eisenhower가 대표적 인물
- 베이비 붐 세대(1944–1960 출생) : 참여를 선호하며, 대학에서 책임과 존중을 상호 공유함. John F. Kennedy와 역할모델 그룹들이 대표적 인물
- X 세대(1961–1980 출생) : 다양함과 변화에 가치를 두고 자유롭고 재미있으며 권위를 존중하지 않음. 단체 행동을 선호함. Ronald

Reagan과 Bill Gates가 대표적 인물

- Nexters 세대(1981–2000 출생) : 권위와 함께 공손한 관계를 선호하고 강력한 지도자가 사람들을 이끌어주기를 원함. 단체행동으로 변화 가능성을 믿음. 시민의 주어진 의무 안에서 낙관적이고 자신감 있음. Tiger Woods와 Bill Clinton이 대표적 인물

경영자는 세대 간 차이의 잠재적인 가치와 보건의료에서 그 효과성을 찾아야 한다. 각 그룹의 강점을 알아내는 것은 노동자간 잠재적 갈등을 완화할 수 있는 열쇠가 될 것이다. Activity 1.6의 예를 보라.

Activity 1.6
직원배치(Staffing)

Shady Pines Nursing Home의 재활실장은 단 한명의 물리치료사인 Bab Crowford와 함께 간호사, 작업치료사, 시간제 언어치료사에게 회의를 요청하였다. 회의의 내용은 환자치료에 있어서 환자 스케줄, 업무수행에 따른 직원 간 갈등해소, 간호와 재활의 협동방안, 봉급과 휴가계획의 불공정성을 주제로 하였다.

약 85%의 정규간호조무사(CNA)가 아이티인이이고, 준간호사(LPN)의 60%는 아프리카계 미국인이고, 공인간호사(RN)와 모든 치료사, 실장은 백인이다. 보조물리치료사는 푸에르토리코인이고 두 명의 보조작업치료사는 자메이카인이다. 관리자인 실장은 30대 초반이지만 회의에 참가한 다른 부서의 직원들은 모두 50대이다.

한편 장기 환자들은 여러 민족이며 10% 미만의 환자들이 유색인종이고, 1%가 스페인어를 사용한다. 재활을 위해 입원하고 몇 주후 퇴원할 단기 환자들은 대부분 가톨릭교인이다.

이 직장의 긴장을 해소할 수 있는 좋은 아이디어를 생각해 보라.

중간 관리자의 재정운영 문제 (Financial issues for mid-level manager)

중간 관리자에 대한 내재적인 오해는 효율적인 재정업무에 있어서 경영학석사(MBA) 학위가 필수라고 생각하는 것이다. 마치 관리자의 재정업무가 조직 전체의 예산 수립, 시행절차, 재정보고와 집행, 결산에 일정한 능력의 제한이 있다고 여기는데서 생긴다. 예산의 요청은 중간 관리자의 실체적 책무가 아니며, 조기의 예산결정에 영향을 미치는 재정적인 능력보다 협의적인 사안이다. 일반적으로 고가의 장비와 시설보수에 대한 요청은 최소한 차상위 명령권자에게 승인을 받는다.

중간 관리자에게 중요한 사안은 부서의 방향을 예상하고 이들 직원과 부서업무에 대한 수입과 지출을 이해하는 일이다. 실장은 상사에게 설명해야 할 환자 치료의 경향과 변수를 파악하고 분석하는 능력이 요구된다. 물리치료실 고용인들을 위한 임금과 업무수행에 따른 보상부분은 치료결과와 수익창출 양 방향에 의한 수직적 경영진에서 결정된다. 개업한 물리치료사들은 재정 관리의 도움을 받기 위해 보통 세무사나 사무재정 전문가에게 의존한다. 개업한 치료사들은 이러한 전문가들과 충분한 토의를 하여 재정규모를 결정하는 것이 필요하다.

계획의 실행 (Implementation of plans)

중간 관리자의 또 다른 책무는 상위 경영자가 계획한 많은 결정에 대해 실행 할 책임이 있다는 것이다. 경영진의 계획 실패의 주요 원인은 결과

를 달성하기 위해 반드시 완료되어야 할 일련의 업무가 부적당하게 실행되었기 때문이다.

보건의료에서 이러한 업무의 구체적인 실행조직화가 중간 관리자에게 주어진다. 업무를 명료하게 만들고 일의 순서화를 정한 후 관리자는 실행절차들을 진행한다. 보건의료의 작업 절차를 표준화하면서도 변화에 대한 수정적용을 수행하는 능력은 중간 관리자의 주요 도전 과제이다. 동시에 새로운 의료시장의 요구, 변화된 일의 특성에 따른 새로운 기술습득, 조직의 성장을 위한 계획수립은 경영적 업무를 자극적이고 도전적으로 만든다.

경영자와 환자
(Managers and patients)

조직의 재정적인 핵심은 실제로 지역사회가 제공하는 환자의 보건의료 만족도와 관련하여 고려되어야 한다. 경영자가 감독하는 계획의 실행은 보건의료에서 가장 중요한 운영 책무인 환자치료의 다양성과 연관되어 있다.

보건의료에서 대부분의 경영자는 자신들이 감독하는 치료사들에 의한 직접적인 환자치료 서비스 부분에서 제외된다는 사실이다. 이는 의료서비스 조직의 이해를 위한 Anderson의 직무 틀의 관점인 환자-치료사-경영자의 삼각구조를 형성한다. 예를 들어, 경영자는 Anderson의 지위 중 하나인 저조한 치료 결과를 초래하는 치료사들의 불공정성 부분을 찾아내는 일이다. 경영자와 고용인의 관계가 좋을 때에는 긍정적인 작업결과가 나온다. 경영자-치료사 관계의 작은 변화는 곧 치료사와 환자의 관계에서 매우 큰 영향을 미친다. 바꿔 말하면, 환자-제공자의 관계는 곧 제공자-경영자의 관계를 반영한다는 것이다.

중간 관리자가 직원들과의 긍정적인 보상을 할 상호작용을 찾으면 상호작용의 결과로서 그들이 만족하는 진정한 원인을 유지하여 환자치료에 간접적 영향을 미친다. 중간 관리자와 경영자가 함께한 모든 의사소통, 협응, 공동작업 노력의 결과는 환자에게 서비스의 질로 전달된다.

경영자-치료사-환자의 삼각관계 틀은 일반 직종 분야에 적용되는 경영과 보건의료 경영을 구분 짓는다. 다른 분야의 경영 서비스는 설명하기 어렵고 표준화하기 쉽지 않으며, 생산과 소비가 동시에 이루어지기 때문에 경영적인 성공을 서비스로 평가하기는 어렵다. 심지어 흑백구분에서 구성원 노력의 결과가 회색에 가깝다면 어느 날이 날씨 좋은 날인지 구별하기 어렵다. 경영의 성공여부를 측정하는 것은 매우 중요하다. 보건의료분야에서는 요구된 업무의 수행측정만으로 성공여부를 결론짓는 경향은 피해야 한다. Activity 1.7을 보라.

> **Activity 1.1**
> **환자 치료 경영(Managing pataent care)**
>
> Pat Fletcher는 Oakmont Medical center에서 재활서비스의 관리를 책임진 작업치료사다. 그는 소속 분야별 직원들이 어떻게 일하는지 확인하기 위해 매일 3층으로 구성 된 병원의 재활부서를 둘러본다. Pat은 물리치료사도 아닌 작업치료사가 환자치료 상태를 확인하고 다니는 것에 대해 몇몇 물리치료사들이 화내는 상황에 마주친다. 경영자-치료사-환자의 삼각관계에서 이 상황을 분석하라. 당신이 Pat이라면 어떻게 할 것인가?

보건의료 조직의 이사
(Executive managers in health care)

병원의 많은 이사나 경영자들은 중간 관리자들

이 직접적인 환자치료에서 떨어져 있다고 느낄 것이다. 그 이유는 실장들이 더 높은 간부직을 열망할수록 이러한 지위는 오히려 자신과 환자사이에 간격을 벌려 더 이상 전문분야의 필요성을 크게 느끼지 않게 되기 때문이라고 생각하고 있기 때문이다. 큰 병원에서 이러한 관리적 임상가들을 마지못해 선택하는 이유는 환자치료의 경험이 좀 부족하지만 경영학학위를 가진 사람이 보건의료의 관리에 유용하다 판단하여 간부직을 맡기는 이유가 될 것이다.

일반적으로, 보건의료 조직의 직원들은 정기적으로 만나지 않더라도 자신의 간부가 누구인지 잘 알고 있다. 경영본부는 독립되어 있거나 적어도 환자 치료와는 떨어져 있다고 생각된다. 일반적으로 말하는 사람들의 생각과는 달리, 이러한 숨겨진 경영간부들은 최종적인 의사결정권자는 아니다. 정확히 말하면 경영관리의 중개인이다. 그들은 조직의 모든 사람들에게 지지된 결정들을 구조 및 설계하고 절차를 실행하는 사람들이다.

중요한 간부의 책무는 이차적인 조직-토론을 위해 구성된 기획그룹, 이사회, 즉석그룹들을 효율적으로 잘 가동시키는 것이다. 이러한 그룹의 목적은 일반적인 조직(병원) 문제에 대해 책임을 지고 갈등과 혼란을 제거하는데 있다. 이들 중 몇몇은 특별한 문제해결을 위해 구성되고, 다른 이사들은 장기위원회를 위해 구성될 것이다. 이사들은 조직의 전략적 결정에 따른 세부실행을 위해 이러한 그룹들의 능력 있는 멤버들을 파악하고 선별할 책임이 있다.

보건의료에서 많은 간부들에게 주어지는 도전은 사무보다 보건전문 분야만을 다루는 보건전문가를 요구하는 것이 아니라는 사실이다. 비록 간부의 능력이 필요한 의료기술과는 좀 거리가 먼 전체적인 경영전망을 보고 수행하는 것이기 때문에 전적으로 환자들만 대하는 임상가들은 보건전문가가 아닌 직장상사가 어떻게 환자 치료를 알 수 있는지에 대해 화를 낼 경우가 생긴다. 의료 환경이 날로 복잡해지기 때문에, 보건의료 환경의 모든 유형을 물리치료 또는 간호에서 외래환자의 관리와 전문적인 경영으로 옮긴 간부의 선택에 그리 놀랄 필요는 없다.

하지만 간부는 보건의료사업의 중요성과 특성 때문에 임상전문가들과 어느 정도 동업자가 되는 것이 필요하다. 예를 들어, 일부 보건의료 환경에서는 간부들은 조직의 주 고객으로서 물리치료사를 연관시키는 동시에 그들을 보건의료사업의 동등한 동업자로 대한다. 간부와 치료사 사이의 조직적인 관계임에도 불구하고, 현실적으로 환자들은 치료사만이 자신을 치료해주는 존재로 생각한다. 보건의료조직에서 행정과 임상 간의 화합과 협동부문에서 임상경영진과 행정경영진 사이에 약간의 긴장이 조성된다. 그렇지만 그들은 올바른 환자 치료와 장소, 시설, 시간을 제공하기 위해 서로 크게 의존하고 있다.

보건의료 환경의 크기와 유형에 상관없이 Ross는 비록 의료 환경에 따라 책무의 정도와 주어진 시간에 따른 해결과제들이 변할지라도 변하지 않아야 할 간부경영의 3가지 기본원칙에 의해 해결되어야 한다고 주장했다. 이 3가지 원칙은 :

- ◆ 인사, 재정, 원가산출, 자료의 수집과 분석, 전략, 마케팅 등을 통한 효율적인 재정적 안정성 확보
- ◆ 기본적인 공적서비스의 제공-의료 취약계층에 대한 대비
- ◆ 조직에서 경쟁의 가치가 있는 다양한 전문그

룹의 중재자로서 활동하여 환자들을 위해 지지되고 봉사하는 도덕성과 사회질서의 유지

이러한 원칙은 지속적으로 변하는 의료 환경에서 때로 갈등과 모순을 일으킨다. 증가된 물가상승으로 재정을 감축시켜 보건의료 종사자들의 고용이 줄어들 때 증가하는 환자의 요구를 간부들은 보건의료행정으로 지속적인 균형을 맞추는 작업이 부분적으로 필요하다. 비록 직접적이지 않고, 거리가 있으며, 눈에 보이지 않고, 조직 내에서 어려운 위치에 있을지라도 간부의 힘든 희생이 개인과 지역사회 전체에는 커다란 만족과 행복을 가져다 줄 것이다.

결론 (Conclusion)

물리치료사와 보건의료 전문가들은 어느 유형의 조직(병원)이든지 경영적 역량을 발휘할 많은 기회들이 기다리고 있다. 환자 관리를 더욱 철저하게 만들 필요가 있을 경우, 효율적인 의사소통과 사람관련 기술들은 중간 관리자의 경영능력으로 그 책무를 성취하게 만든다. 이러한 이해를 바탕으로 물리치료사들이 자신의 흥미와 관심을 단순 환자의 치료에서 더 넓은 범위의 양질의 치료를 위한 경영적 관리자로 전환시키는 첫 기회가 될 것이다.

참|고|문|헌

1. Lombardi DN. *Handbook for the New Health Care Manager: Practical Strategies for the Real World.* San Francisco, CA: Jossey-Bass/AHA Press Series; 2001.
2. Haddock CC, McLean RA, Chapman RC. *Careers in Healthcare Management: How to Find Your Path and Follow it.* Chicago, IL: Health Administration Press; 2002.
3. Morton-Cooper A, Palmer A. *Mentoring, Preceptorship, and Clinical Supervision.* 2nd ed. Malden, MA: Blackwell Science Ltd; 2000.
4. Kane-Urrabazo C. Management's role in shaping organizational culture. *Journal of Nursing Management.* 2006;14:188–194.
5. Magretta J, Stone N. *What Management Is: How It Works and Why It's Everyone's Business.* New York, NY: The Free Press; 2002.
6. Griffith JR, White K. *The Well-Managed Health Care Organization.* 5th ed. Chicago, IL: Health Administration Press; 2002.
7. Shortell SM. *Remaking Health Care in America: Building Organized Delivery Systems.* San Francisco, CA: Jossey-Bass; 2000.
8. Tongue JR, Epps HR, Forese LL. Communication skills for patient-centered care: Research-based, easily learned techniques for medical interviews that benefit orthopaedic surgeons and their patients. *Journal of Bone and Joint Surgery-American Volume.* 2005;87-A:652-658.
9. Aries NR. Managing diversity: The differing perceptions of managers, line workers, and patients. *Health Care Management Review.* 2004;29:172–180.
10. Zemke R, Raines C, Filipczak G. *Generations at Work: Managing the Clash of Veterans, Boomers, Xers, and Nexters in Your Workplace.* New York, NY: AMACOM; 2000.
11. Arsenault PM. Validating generational differences: A legitimate diversity and leadership issue. *The Leadership and Organization Development Journal.* 2004;25. Available at: http://www.emeraldinsight.com/0143-7739.htm. Accessed May 1, 2007.
12. Pechlivanidis P, Katsimpra A. Supervisory leadership and implementation phase. *The Leadership and Organization Development Journal.* 2004;25. Available at: http://www.emeraldinsight.com/0143-7739.htm. Accessed May 1, 2007.
13. Anderson JR. Managing employees in the service sector: A literature review and conceptual development. *Journal of Business and Psychology.* 2006;20:501–523.
14. Corrigan JM, Eden J, Smith BM. *Leadership by Example: Coordinating Government Roles in Improving Health Care Quality (Quality Chasm Series).* Washington, DC: National Academies Press; 2003.
15. Ross A, Wenzel FJ, Mitlyng JW. *Leadership for the Future: Core Competencies in Healthcare.* Chicago, IL: Health Administration Press; 2002.

제 2 장

헬스케어 조직들과 물리치료
Health-Care Organizations and Physical Threapy

학|습|목|표

- 조직문화의 인위적 결과 확인
- 건강관리의 문화의 특색 결정
- 각문화간 상호관계들과 소통의 수준 간의 관계들을 결정
- 내조직과 외조직의 비교와 하위문화와의 관계
- 전문적인 물리치료의 문화를 결정
- 전문적이고 조직적인 문화 간의 상호작용을 증명
- 형식적 그리고 비형식적인 사회화 과정을 비교
- 조직에서 사회화의 중요성 결정
- 조직 문화에서 급격한 변화를 다루기 위한 관리적 전략을 결정
- 조직적 이론의 발전에서 중요한 단계 토론
- 건강관리 조직과 물리치료 훈련의 종류와 구조 비교
- 관리(management)로부터 관리(administration)를 구별
- 건강관리 조직들에게 조직의 미래에서 MIT 성명서 적용
- 동시대의 건강관리 조직들에서 가장 중요한 이슈를 토론
- 조직들을 분석하기 위한 워크시트 발달

소개 (Introduction)

많은 물리치료사들은 높은 초봉, 좋은 복리후생, 완벽한 위치, 흥미 있는 직업할당 같은 동기부여적인 요소들을 조사함으로써 관리적인 위치를 받아들인다. 많은 사람들은 그들이 일하려고 하는 조직을 어떻게 이해하는지에 대해 시간을 소비하지는 않는다. 이런 이해의 부족은 고용인들이 조직에 편하게 사회적 행동을 요구하는 것과 고용인들이 그들의 조직에서 편하길 원하는 요구 사이에서 불편한 밀고 당기기를 해야 하는 결과를 낳는다. 고용인들은 가능한 고용주들이 잠재적인 지원자들을 경쟁시켜 평가하여 예비 고용인들을 얻기 위할지도 모른 다는 것에 대해 몰라서는 안된다. 같은 시기에 고용인들은 그들의 과제를 수행하여 입사 준비하기위해 중요한 결정들 중에 하나를 동

등하게 준비하게 된다. 이 장은 건강기관의 관점을 제공하는데, 이는 준비단계에서 이해하는 것에 대해 도움을 줄 것이다. 예를 들어, 활동들은 직장에 대한 만족도 증가 혹은 직장선택결정을 위한 조직에 대한 가치 있는 습득을 위한 워크시트의 시스템적 발달로 이끌 것이다.

어떤 종류의 조직에서 일을 했거나 혹은 그들의 일의 미래와 현재간의 불협화음을 아는 다른 사람들의 이야기를 들은 어떤 누구든지 고용주와 고용인의 주목, 배려의 큰 처리를 소모한다. "왜 우리가 이런 것을 여기서 하지?" "이것은 우리가 이곳에서 단지 하는 것인가"라는 고용인들의 설명이 있다.

조직문화 (Organizational Culture)

조직을 대하는 좋은 시작점은 문화이다. 문화는 나누어진 태도, 경험, 신뢰, 그룹의 가치 (예를 들면 조직) 같이 목적을 위해 설명된다. 문화는 또한 "여기에 있는 방식" "게임의 법칙" 같이 표현되기도 한다. 물어보는 것 보다 문화처럼 조직의 숙고가 가장 좋은 방법이다. 조직 문화는 무엇인가? 이 관점으로부터, 새로운 직업에서 사회적으로 되는 것은 새롭거나 비슷한 나라로 이동하는 것과 같고, 조직의 목표 혹은 목적의 큰 변화는 정치적 혹은 사회적 격변을 경험하고 있는 나라에서 사는 것과 같다.

문화는 작용과 외부 리더와의 관계에 대한 건강관리 조직의 결정의 모든 면을 추구한다. 그룹 혹은 하위그룹의 행동처럼 문화의 신비와 힘은 과소평가 되어서는 안된다. 행동 2.1은 문화 (특히 조직 문화)의 정보를 수집을 위해 발전된 첫 번째 단계이다. 운동은 중요한 직업결정을 위한 준비 특히 새로운 관리역할 같은 건강전문가들을 위한 준비에서 발전되어진 일반 인터뷰 질문을 능가하는데 유용할 수 있다.

조직내 각문화간의 소통 (Intrecultural Communication in Organizations)

문화적 소통 연구방법은 다른 사람들과 상호 교류하는 문화를 이해하는데 유용한 모델이다. 이 모델에서 세 가지 수준의 상호교류는 조직문화의 이해에 적용 될 수 있다. 수준 1은 가치, 신념, 규범 등의 문화에 대해 수집된 정보를 폭 넓게 기반으로 하고 있다. 수준 2는 문화 내에서 사회적 그룹 혹은 역할에 대한 정보에 의해 영향 받는다. 이는 직업, 성별, 나이 카테고리를 포함한다. 수준 3은 수준 2 사회적 하위 그룹에서 개인에 대한 개인적 정보를 바탕으로 한다. 이 정보는 그들이 전체 조직 문화의 한 부분이라는 기대 속에 얼마나 사회적 하위 그룹의 고정관념이 개인과 맞는지를 결정한다. Figure 2-1은 건강관리 조직과 그들이 만나는 환자들에게 적용하는 세 가지 수준을 보여준다.

수준 1 상호작용은 보통 아프거나 다친 사람들을 돕는 것과 관련된 가치와 규범을 가진 건강조직 문화에 대한 것이다. 수준 2 상호작용은 의사, 보조 간호사 물리치료사, 특히 지역사회 혹은 인종적 그룹의 환자 같은 하위 그룹에 따라 기초 할 수 있는 고정관념을 밝힐 수도 있을지 모른다. 건강관리 조직 사람들은 특히 짧은 기간에 다른 사람들과의 상호 교환할 때 복잡한 정보를 잘 대처하는 것과 같이 이 문화와 하위문화를 신뢰한다.

그래서 그들은 행동과 행동에 관한 반응에 대해 예측할 수 있다. 그러나, 수준 3 상호작용에서 관계가 오랜 기간이면, 수준 3 상호작용에서 개인에 대해 알아가는 것은 건강관리조직에서 환자-제공자 관계를 강하게 하는 것이 더욱 중요해 진다.

건강관리 조직 관리자들은 스텝들이 받아들이고 그들이 제공하는 지역사회의 규범과 가치를 이해하고 조직의 규범과 가치를 확실히 하는 기회를 제공할 필요가 있을지 모른다. 개인 정보를 모으는 것은 특정 개인에게서 사회적 영향과 문화적 중요성에 대한 가정으로부터 생긴 오해를 피할 수 있다 예를 들면 물리치료사가 근거 중심적으로 평가하거나 재활에 대한 같은 방식으로 느끼는 특정 종교적 신념을 가진 환자들 모두를 많은 관리자들은 아마도 스텝들과 환자의 다른 상호관계를 나타낼 것이다. 특별한 종교적 혹은 사회적 그룹의 모든 환자를 치료하는 건강관리 직원들의 치료적 목적을 달성하기 위한 효과적 관계를 만들 수 없을 것이다.

관리자들은 건강전문가 사이에서 같은 상호작용의 세 가지 수준이 발생한 다는 것을 알아야 한다. 수준 1 상호관계들은 몇몇 직원이 일정을 유지하지

Activity 2.1
조직문화를 이해하는 단계(A strategy for understanding organizations)

조직에 대해 배우는 발전된 단계입니다. 이 과정을 시도할 때, 당신의 주변을 돌아보시오. 방에 있는 것들의 리스트(개인적 혹은 그룹)를 작성하고, 태도, 경험, 신뢰를 나누고 이들 문제에 반영할 것을 생각하고 평가하시오. 예를 들면,

- 교실
  - 학생 책상이 줄 맞춰 정리되어 있거나 학생들이 테이블에 함께 앉아 있는가?
    이 책상을 정리하게 한 제안은 무엇인가? 어떤 경험이 나누어졌을까?
  - 정교화 된 청각적/시각적(시청각) 기구가 있는가?
    물리치료 학교 문화에 대해 시청각 기구가 제안하는 것은 무엇인가?
  - 방에 깃발이 걸려 있는가? 쓰레기를 던지는 것은 어떤가? 수업중이 아닐 때 학생들이 교실을 사용하는가?
- 개인적인 장소 혹은 집
  - 어떻게 가구가 놓여져 있는가? 방은 보편적인 형태 입니까 아니면 캐주얼 한가? 무엇이 가구 배치를 제안했나? 어떤 경험이 나누어지고 있나?
  - 개요의 색이나 개요는 무엇인가? 정교한 기술이 있는가? 사람들이 있는 공간의 문화에 대해 공간이 내용과 외형이 무엇을 제안했나?
  - 쓰레기를 던지는 것에 대해 어떤가? 불빛은 어떤가? 방은 얼마나 누가 이용하나?
- 방에 있으면서 다른 경험 혹은 인지 한 것은 무엇인가? 이 관찰 때문에 이 문화에 대한 당신의 가정(가설)은 무엇인가? 다른 말로, 이문화의 일원들을 평가하고 믿는 것은 무엇인가? 그들이 나눈 태도, 사고방식 혹은 규범은 무엇인가? 당신이 본 것에 의해, 무슨 행동규범이 제안 되었는가?
- '왜' 라는 질문은 이 과정에서 도움이 이 과정에서 도움이 됩니다. 예를 들어, 수업이 있는데도 불구하고 왜 아무도 없는가? 왜 사람들은 집의 주방에서 모이는 것 같은가? 만약 방이 수업 사이에 잠겨있다면 문화에 대한 무슨 제안을 할 것인가? 왜 의자들은 이 방법으로 정리 되어 있는 것인가?
- 다음은, 우리가 익숙해 하는 것에 함께 있는 건강관리조직으로 이동이다. 당신이 건강관리조직이라 불리기 원하는 것의 리스트를 수집해 보자. 몇 가지 제안들로는 다음과 같습니다.
  - 고용인들이 무엇을 입는가?
  - 어떻게 환자들이 불리나? 이름으로 불리나 성까지 다 불리는가?
  - 벽에 oil painting이 걸려 있는가?
  - 프레임이 있는가? 누가 걸었는가?
  - 조직의 선교에 반영된 가치와 신념은 무엇인가?
  - 안내데스크에 고용인이나 자원봉사자가 있나?
  - 주차는 무료인가?
  - 홈페이지가 있는가? 무슨 내용이 있는가?
  - 대기실에 어떤 잡지가 있는가?
  - 환자들이 듣는 은어는 무엇인가?
  - 방이 따뜻하고 집같은 느낌인가 아니면 차갑고 사무적인 느낌인가?
  - 어디에 물리치료실이 있는가? 시설이 어떻게 되어있는가?
  - 조직에 대해 또다른 설명은 무엇인가?
  - 건강관리인 문화에서 정보수집하는 경험에서 주목하려고 생각하는 것은 무엇인가
  - 당신의 가설에 대해 요약해보라
  - 당신의 가설을 어떻게 확인 할 것인가?

	건강관리	환자들
수준 1 예시	아픔, 기술, 조사, 팀워트를 위한 관리	열심히 일함, 신뢰-기반, 절약, 안전한 지역사회
수준 2 예시	(보조)간호사, 의사, 물리치료사, 작업치료사, 가정부, 관리자, 정형외과 팀, 신생아 중환자팀	노인, 침례교인, 계절 노동자, 미혼모들, 축구팀
수준 3 예시	Ann Black, Carson Dolye, Ella Ferguson, Gloria Hernandez, Inez Jonasson, Karl Lanford, Morton Neimitz, Olga Perry, Quentin Ramivitz, Sam Thelein, Ursula Valentino, Wes Xavier, yolanda Zambrito	Andrew Bach, Carol Davisun, Edmund Fuentes, Gus Henry, Ivan Jacobs, Kathy Lee, Michael Nogales, Owen Printze, Qnanti Ray, Sabrina Twarsinski, Umte Valewugy, Wanda Xyclica, Yves Zacaranac

그림 2.1 건강관리 에서 상호관계의 수준

못하거나 불필요한 보조의 기대되지 않은 규범에 따르는 실패를 평가하지 못할 때 발생한다. 수준 2 상호관계는 만약 간호사들이 물리치료사나 작업치료사에 대한 사회적 편견에만 의존할 때 발생한다. 팀에서 전문 치료사들을 너무 이용하거나 충분히 이용하지 못하는 것은 결과가 나타날 수 있다. 팀들 사이에서 서로에 대해 알아가기 위한 수준 3 상호관계를 위한 기회를 확인하는 것은 아마도 환자 치료와 직업 만족의 효율성을 증가시킬 수 있다. 일시적인 직원들에 너무 의지하는 조직의 관리자들은 조직의 일에서 가지고 있는 잠재적인 영향 때문이 세 가지 수준에서 하위 그룹의 상호관계에 특별한 관심을 가져야 할 필요가 있다.

내조직과 외조직
(In-Group and Out-Group)

거대한 조직 내에서, 조직원들의 역할과 그들의 일의 특별한 순리에 영향 받는 몇몇의

소그룹들이 있다. 예를 들면, 대형 병원의 행정직의 소 문화는 간호적 소문화나 마케팅 부서의 소 문화, 의료스텝의 소 문화와는 다르다. 건강관리에서 내조직들을 모든 내조직들과 같다. 이 조직원들은 비슷하게 생각하고 행동하며, 공정한 돌아옴을 기대하지 않고 협력하길 기대되어 진다. 그들은 내조직에서 감정적 고려는 존재하지 않는 모든 다른 그룹인 외조직의 모아진 관점 때문에 조직 내에서 편하길 원하며, 내 조직에 의해 협력을 위한 동등한 돌아옴을 찾는다. 내조직과 외조직을 나누는 것은 인간 그리고 예를 들면 종교, 사회적 위치, 직업 역할 같은 것들에 기초로 한 많은 내조직에 포함되어 있는 개인들에게 방대하다. 내조직의 영향력은 강력하기 때문에 내조직으로 부터 분리 혹은 소외는 아마도 불안을 초래할 것이다.

몇몇 케이스에서, 물리치료들은 내조직이였다. 또 다른 케이스들에서는, 물리치료의 조직은 소문화에서 내조직과 외조직 이었다. 병원의 외래 환자센터에서 일하는 물리치료사들은 외조직 같은 내래 환자센터에서 일하는 물리치료사들에 대해 생각한다. 그들은 아마도 다른 시설이나 서로 최소한으로 상호작용하는 곳에서 일하는 것을 꺼릴지도 모른다. 외래환자팀은 아마도 각자의 환자의 결과에 전념하기 때문에 서로간 환자의 요구를 맞

추기 위해 도우려고 애쓴다. 그들은 일을 하는 방식과 치료 하는 많은 부분에서 동의 할 것이다. 그러나 많은 물리치료사들은 치료하는 것에 대한 추가적 보상 형태가 있더라도 내래 환자 센터에서 일하는 물리치료사들은 서로 도우려고 애쓰지는 않는다. 그들은 환자를 치료하고 환자의 결과에 대한 접근에 대해 그렇게 동의 하지는 않는다. 이 상반된 시나리오는 또한 사실이다.

이 두 개의 케이스 안에서, 내조직/외조직의 유동성들을 방해하는 관리자들은 아마도 스텝 사이에서 적대감의 능숙하게 처리 할 것이다. 조직에서 모든 물리치료사들을 위한 기회를 만드는 것은 큰 건강관리 조직 안에서 물리치료의 목적을 달성하는데 매우 중요하게 될 것이다. 관리자들은 조직의 기대되는 행동들과 태도들이 세계의 개인적이고 전문가적으로 양립할 수 있는 결정하는 조직문화의 요소들에서 찾아야할 필요가 있다.

Activity 2.2
물리치료의 문화(Physical therapy culture)

다음에 대해 논하시오.

- 모든 업무를 수행함에 있어 "보편적인" 물리치료의 직업적인 문화가 있는가? 그 문화에 대하여 기술하시오. 예를 들어, 무엇이 물리치료사에게 있어서 기대되는 행동인가? 물리치료사는 무엇을 기리는가(기념하는가)? 그들은 어떤 식으로 의사소통을 하는가? 그들이 공유하는 은어는 무엇인가? 물리치료의 상징은 무엇인가? 물리치료 영역에 있어서의 규범은 무엇인가? 직업적인 문화를 어떻게 배우는가? 또한 그것을 어떻게 강화해 나가는가?
- 어떤 식으로 조직문화가 직업문화에 있어 좋은 영향을 주는지 반대로 나쁜 영향을 주는지 논하시오.
- 물리치료에 있어 소문화는 무엇인가? 또한 서로 간에는 어떻게 다른가? 예를 들어, 물리치료의 개별적인(독립적인) 업무수행에 있어 소문화가 대형 의과대학 부속병원에 있는 물리치료과의 업무수행에 있어서의 소문화와 같은가?
- 물리치료요법에 있어 배타적인 내조직과 외조직이 있는가? 물리치료사들은 어떤 배타적인 내조직에 속해있는가?
- 물리치료에 있어서 직업적인 문화가 언어병리학자, 직업치료사와 같은 여타 재활시설 전문가조직의 문화와 어떤 식으로 다르고 또한 어떤 식으로 유사한가?
- 소문화와 배타적인 내조직에 대하여, 또한 물리치료의 문화에 대하여, 당신은 2.1장의 "건강관리 조직 워크시트"에 무엇을 추가할 것인가?

조직의 사회화
(Organizational Socialization)

비록 신입사원이 실제적인 문화충격을 경험하더라도, 그들은 소속에 대한 기본적인 강한 필요와 이와 같은 문화충격이 줄어들기 시작할 때 나타날 수 있는 세 가지 경우의 수를 가지게 된다. 그들은 그들이 수긍할 수 있는 게임의 법칙을 배우기도 하고, 절대로 수긍할 수 없는 게임의 법칙을 배우기도 하며, 일부는 수용할 수 있으나 일부는 조직을 변화시키기 위한 시도로 이를 수용할 수 없을지도 모른다. 조직을 변화시키기 위한 시도는 조직을 위해서 반드시 나쁜 것은 아니다. 그러나, 그들이 변화시키기를 원하는 조직이 그들의 잠재적인 수입원일 경우, 일부 사람들은 해당 시스템에 대하여 강력히 개혁을 요구함에 있어 어려운 의사결정들에 직면할 지도 모른다. 그들은 기성 문화를 변화시키는 것에 있어 이들을 압도할 수 있어 보이는 다른 요소들에 직면할 수도 있으며, 만일 돌아갈 수 있는 다른 취업기회가 없다고 한다면(이직기회가 없다고 한다면), 그들에게 매우 부정적인 경력을 만들어 줄 수 있는 변화에 대한 시도는 실패로 돌아갈 지도 모른다.

문화충격과 이에 대해 적응하는 것은 조직의 사회화와 관련이 된다. 조직원들이 조직의 규범, 가치, 태도, 신념, 그리고 이에 대하여 기대되는 행동 같은 조직문화를 배우는 역동적이고 지속적인 과정인 것이다. 이와 같은 과정은 이해하기 어려우나 강력하고 중요한 주제인 문화화의 자체인 것이다. 이와 같이 조직원이 완전히 사회화가 되는 종점과 사회화가 되지 않는 종점간의 연속체로서의 사회화과정을 고려하는 것은 매우 도움이 된다. 어떤 시점에 어떤 부분에 대한 사회화 정도는 아마도 이와 같은 연속체 안에 어딘가에 존재할 것이다. 예를 들어 심지어 매니저급으로 조직 내에서 승진할 경우에도 조직원들은 결론적으로 조직 변화의 관점에서 그들의 역할로서 재사회화가 되어야 한다.

사회화란 사람들이 변화하고 그들의 사회적 규범이 변화하고 조직문화가 변화해 나가는, 계속해서 소용돌이 치고 확장해나가는 나사와 같다. 그러므로 종업원들은 조직이 변화하고 그들이 직업을 변화함에 따라서 실제적인 문화충격, 재교육과 재정비를 하는 지속적인 국면을 맞이할지도 모른다. 종업원들은 또한 이와 같은 조직문화에 동시적으로 영향을 미치는 그들 스스로의 개인적이고 전문적인 가치와 직업에 있어서의 규범들을 가지고 온다. 이와 같은 주요한 영향에 있어 상호적인 균형은 관리업무에 있어서 핵심이다.

예를 들어, 한 물리치료사가 외래환자 물리치료 보직에서 다른 쪽으로 이동을 하고, 비록 업무가 비슷하더라도 신규 보직에 있어서의 사회화는 여전히 일어날 것이다. 같은 조직 내에서 일반 직원 위치에서 관리자 위치로 이동하는 물리치료사는 새로운 관리자로서의 규범을 취하고 기존 환자를 대하던 규범을 버려야 비로소 재사회화가 될 것이다. 다른 예로는 피할 수 없는 실제적인 문화쇼크를 강제로 주게 되는 외래환자센터의 재사회화이다. 이와 같은 새로운 상황에 완전히 적응하는 데는 시간이 걸린다. 아무리 최고의 환경이라고 하더라도, 마찬가지로 신규 조직원이 조직에 합류하고 새로운 배타적 내집단이 형성됨으로써 재정비에 대한 필요를 경험할지라도. 실제로 일을 함에 있어, 일반적으로 조직원이 이와 같은 조직문화의 비실체성을 이해하는데 있어 어렵고 힘이 드는 것은 그리 놀랄 일이 아니다.

구체적인 방침의 수행과 근간이 되는 이유와, 가치와의 연결은 모든 일에 있어 근간이 된다. 그 이유는 그것이 아마도 복잡하거나 어려울지도 모르는 모든 일을 이끌기 때문이다. 사회화의 과정을 안내하는 것은 대부분의 조직에서 중간관리자의 책임이다. 이는 매우 구조적이고 형식화되어 있거나 또는 일시적인 재고(때늦은 생각)에 의할 수도 있다.

형식적인 사회화 (Formal Socialization)

조직이 커지면 커질수록, 사회화에 대한 과정은 더욱 형식화된다. 신규 직원들은 기존직원들이 하는 지속적인 직무능력향상 프로그램과 마찬가지로 개별적인 그리고 단체적인 오리엔테이션에 참여하게 된다. 이와 같은 오리엔테이션은 보통 맡은바 직무, 정책방향과 수행되는 과정 그리고 안전규율에 대한 발표를 포함한다. 이와 같은 직무능력향상 교육과정은 보통 몇몇 특정한 고객서비스 또는 교육과정의 주요 화제에 대한 대응방법을 안내해준다. 이와 마찬가지로 멘토들은 신규 직원들을 형식적으로 안내하도록 임무가 부여될지도 모른다. 여하튼간에 아마도 업무가 수행되어지는 방법에 대한 근본적인 "이유"가 조직목표로서 간단히 안내되어 질 것이고 가치와 규범에 대한 잠재적인 대립에 대한 기회는 거의 주어지지 않을 것이다. 오리엔테이션과정을 통한 사회화 같은 타입은 조직의 형식적인 규율을 습득할 수 있도록 하며, 따라서 그들이 이에 맞게 임무수행 할 수 있도록 하는 책임은 관리자들에게 있다.

비형식적인 사회화 (Informal Socialization)

사회화의 또 다른 구성요소는 비형식적인 사회화이다. 더욱 큰 조직에 있어서는, 비형식적인 사회화는 산발적이고 우연히 일어나거나 없어진다. 이와 같은 사회화 과정에 대한 책임은 동료들 간에 서로 맞춰가는 방법을 배우는 과정에서 시작되기 때문에 동료들에게 있다고 할 수 있다. 이와 같은 비형식적인 과정은 정보에 대한 필요가 생기거나, 기존직원들이 신규직원을 교육시킬 필요가 있을 때 발생하므로 상사나 부하직원들보다는 같은 동기들(동급직원)사이에서 보다 많이 일어난다.(상사와 오리엔테이션기간동안에 무엇을 들었던지 관계없이)

만일 특별한 소문화가 나타나거나 배타적 소조직에 대한 충성심이 전체 조직에 대한 충성심을 압도할 때 형식적인(공식적인) 과정에서 취득한 정보가 이에 상충되지 않는다면, 이와같은 비형식적인 사회화는 일관되게 일어나지 않을 수도 있다. 이와같은 비형식적인 사회화는 명문화된 미션과 목표보다는 조직 내 규범과 가치에 대하여 좀 더 진솔하게 반영하고 있을지도 모른다.

비공식적인 사회화의 중요성을 이해하고 이를 권장하는 관리자는 큰 조직이든 작은 조직이든 모두에 있어서 좋은 이점을 가지게 된다.

소조직 안에서의 사회화 (Socialization in small Organizations)

소조직 안에서의 형식적인 사회화는 최소한의 방법일지도 모른다. 직원들은 그들 스스로 업무요령을 터득하면서 스스로 업무에 매진하는 자기 자신을 발견할지도 모르거나 또는 하루하루 업무를 하면서 비형식적인 사회화가 수행될지도 모른다. 여기에 소조직 내에서의 가능한 두 가지 시나리오가 있다. 첫 번째 시나리오는, 일전에 고도화된 간호시설에서 일해본 적이 없는 물리치료사가 단지 물리치료사이기 때문에 도전적 측면에서 어떤 보직을 맡는 것이다. 왜냐하면 이에 대한 형식적인 사회화과정은 존재하지 않을 수 있으며, 또한 물리치료사에 대한 필요보다는 간호하는 것에 대한, 즉 간호케어가 주된 목적이 있을 수 있기 때문이다. 비형식적인 사회화는 물리치료사가 조직에 가져다주는 규범과 가치에 연관성이 없거나 없을 수 있는 집에서 간호업무를 수행하는 다른 건강관리 제공자들을 통하여 이루어질 것이다.

두 번째 시나리오는, 물리치료사가 소규모의 개인 물리치료 업무에 대한 보직을 맡고 매우 색다른 경험을 하는 것이다. 업무수행과 전문성에 있어서 사회화과정이 좀 더 심도있고 하루하루 업무에 통합되어 나타날 지도 모른다. 왜냐하면 전체적인 조직자체가 배타적인 소그룹이기 때문이다.

사회화의 효과 (Effects of Socialization)

이와 같은 형식적이거나 비형식적인 사회화과정은 그것이 그 자체 목표를 성취하려는 시도과정이기 때문에 조직에 있어서 필수적인 요소이다. 예를 들어, 업무수행에 있어 다음과 같은 측면은 직원들의 사회화 과정에 의해 영향을 받는다.

- 업무가 진행되기 위하여 고용자들에게 필요한 직원들의 협동심과 응집력

- 업무 만족도와 직업 변경
- 개개인 직원들의 도덕성과 생산성
- 직원과 그들의 감독관간의 상호작용

이와 같은 사회화 과정은 종종 진부한 내용으로 치부될지도 모른다. 클럽에 가입하고 적응하고 힘을 내고 줄을 잘 서고 서로서로 잘 어울리라는 항상 나오는 상투적인 말인 것처럼. 비록 이와 같은 과정이 어떻게 일어나는지 정의하기는 어렵지만, 직원들은 편안하고 쉬운 수준에서 다양한 변화가 일어난다는 것을 알고 있다.

건강관리 전문가들이 조직에 참여하면서 경험하게 되는 편안한 수준에 있어 요소들은 조직적인 사회화를 촉진시키거나 방해하는 동시다발적인 직업적인 사회화의 과정이다. 여전히 그들의 직업적인 규율을 규정짓는 신참 물리치료사들은 좀 더 발전적이고 직업적인 규율을 가진 숙련된 물리치료사보다 조직문화에 훨씬 많이 영향을 받는 자신들의 모습을 찾을 지도 모른다.

비록 배타적인 내 그룹 안에 조직에 영향을 줄 수 있는 영향력이 있다고 하더라도, 관리자들은 그들 스스로 하거나 변화에 있어 마지못해 할 수도 있는 개개인의 영향력을 과대평가할 수는 없다. 조직의 성공과 실패 그리고 직업의 성공과 개인의 성공과 실패에 대한 이해는 종종 업무를 수행하는 조직의 방법에 있어 개개인의 직업적이고 개인적인 가치를 정렬하는 능력을 요약시켜 보여준다. 타협에 있어 상호간의 자진해서 함은 필수적으로 되었다. 활동 2.3을 참고하시오.

ACTIVITY 2.3
프리젠트 글로브 물리치료(Pleasant grove physical therapy)

다음 시나리오를 읽고 질문에 대한 답변에 대해 논의하시오.

"프리젠트 글로브 물리치료"은 15년간 "프리젠트 글로브"라는 작은 마을에 오직 물리치료 업무에 있어 존재해 왔다. 소유주인, 물리치료사 주디 지미네즈와 그녀의 직원들(물리치료사인 수잔솔로몬, 물리치료사보조인 앤드류 빌리라키스)은 그 지역에 봉사하는 그들의 헌신에 대하여 자부심을 가지고 있었다. 그리고 그들에게 건강관리를 받기 위하여 상당한 먼 거리를 이동하여 프리젠트 글로브에 방문하는 지방 환자들에게는 교통수단의 부족을 배려하여 예약시간과 근무시간에 대한 유연성을 제공하는 것에 특별한 부심을 가지고 있었다.

주디는 퇴직하기로 결심하고 그녀의 사무소를 국가물리치료협회(NPTC)에 팔았다. 그녀는 거절할 수 없는 좋은 제안을 받았고 NPTC측에서 얘기하는 그녀가 얻을 수 있는 이득에 대해서 안심할 수 있었다. 그녀는 다른 NPTC 분점에서 물리치료사가 재배치 받을 때 까지 사무소에 머무는 것에 동의하였고 사무소를 인계하였다. 수잔과 앤드류는 NPTC의 직원이 될 것이고 비록 주디를 잃기는 했지만 그들의 봉급과 이득이 결과적으로 증가하는 것에 대해서 기뻐하였다.

6달 후, 수잔과 앤드류는 "노하우를 전수받기 위한" 점심식사에 주디를 초대하였다. 왜냐하면 주디는 은퇴이후 줄곧 여행을 다녔기 때문에 만날 기회가 없었기 때문이다. 그들은 새로운 "아웃사이더"인 상사가 그들의 업무시간에 대한 어려운 요구들을 하였고 생산적인 목표를 부과하였다고 말했다. 그들은 많은 사람들이 비록 더 멀더라도 물리치료를 위하여 다른 지역에 있는 병원에 가려고 한다고 말했다. 그들은 모든 것이 예전과 같지 않다고 느꼈다.

만일 당신이 주디였다면, 수잔과 앤드류에게 뭐라고 말하겠는가? 그들의 반응은 전통적인"프리젠트 글로브 물리치료"에 있어서의 변화 때문인가? 어떤 가치와 규범이 변화되었는가? 어떤 정책과 과정이 화제가 되었는가? 수잔과 앤드류에 대하여 어떤 성과물을 기대하는가? 어떤 형식적이거나 비형식적인 사회화 과정이 나타날 수 있겠는가? 관찰결과 그밖에 어떤 질문들을 당신의 활동 2.1로부터의 "건강관리 조직 워크시트"에 추가하기를 원하는가?

조직 (Organizations)

비록 모든 조직은 개인이 사회화가 된 문화이지만, 모든 조직이 같거나 또는 항상 같은 조직을 가지고 있지는 않다. 많은 조직에 대한 이론과 모델이 진화하였으나, 아직까지 조직에 대한 이해는 사회학, 심리학, 사업을 포함하여 다양한 분야에 있어 학문적으로 많은 도전이 꾸준히 이어지고 있다. 이와 같이 이론에 대한 요약된 역사적인 시각은 표 2.1에 나타나있다. 비록 다년간의 노력이 사업수행에 있어 통제되고 구조적인 접근을 피하도록 권장되어 졌지만 관료적이고 계통적인 모델의 영향은 지속되어져 왔다. 조직적인 이론을 나열하는 경향이 있는 관리와 리더쉽에 관한 모델들은 다음 장에 논의되어 진다. 이번 장에서는 건강관리 조직에 초점을 맞춘 조직에 있어서의 세 가지 카테고리를 알아보자.

공적, 영리, 비영리 건강관리 조직들 (Public, For-profit, and Nonprofit Health-care Organizations)

공적이거나 사적인 입장과는 상관없이 조직은 이론과 모델에 있어서 그들의 공통적인 역사적 견지를 공유하고 있다.

그러나 학문적으로 사적이고 공적인 조직은 MBA와 MPA에 있어 유사한 연구를 한다. 헬스케어 행정기관은 이와 같이 학교나 공공 건강에 대한 학문적인 전문성을 가지고 있을 것이다. 사적인 조직은 좀 더 나누어져있다. - 영리기관과 비영리기관으로. 비영리조직에 있어서의 경력을 통한 연구와 학문적 준비는 아마도 MBA,BPA 또는 MPH 학위를 취득하기 위한 집념의 영역일지 모른다. Sidebar 2.1을 참고하시오.

건강관리 조직은 다음과 같이 그들을 돋보이게 하는 특별한 원동력이 있다.

- 고통과 괴로움을 경감시키고 환자들을 건강하게 회복시키기 위한 그들의 사명
- 대내외적으로 그들이 활동함에 있어 복잡하고 높은 규제적인 환경
- 전문적인 문화(내과의사, 간호사, 헬스케어 매니저들)
- 빠르게 변화하는 헬스케어 시장

> Sidebar 2.1
>
> **관리자와 경영자** (Administrations and Managers)
>
> 비록 이 용어들이 종종 상호교환되며 사용되어질지라도, 관리와 경영을 구별짓는 것이 유용할 수 있다.
> '관리'를 어떠한 목표를 달성하기 위해 사람과 자원들을 조직화 하는 일반적인 과정으로 생각할 때 '경영'은 '관리'에 포함되는 개념이라 할 수 있다.
> '관리'는 큰 그림을 그리는 전략을 세팅하는 조직화의 수행에 달려 있다.
> 또한 관리는 관료를 암시하기도 한다.
> 경영은 일상적인 비젼의 목표를 성취하기 위한 과정들의 이행이다.
> 구별하는 것보다 좀 더 중요한 것은 조직화 하는 것에 있어서 사람들의 직위와 관계없이 양쪽 수준의 사람 모두 필요하다는 것을 인정하는데 있다.
> 작은 조직에서는 한 사람이 종종 관리자와 경영자 양쪽을 담당한다.
> 동사를 생각 하는 것이 명사를 생각하는 것보다 유용할 수도 있다.
> "관리하다"는 공식적으로 적용하는 것을 의미한다.
> "경영하다"는 지휘하다, 조절하다, 수행하다, 그리고 가져오다를 의미한다.

표 2.1 조직 이론에 대한 간략한 역사

연도	이론가	조직 이론에 있어서의 기여
1900년대	막스 웨버	관료적이고, 기계적이고, 논리적인 접근. 절대적인 권위와 노동에 있어서의 분리. 효율에 있어서의 근본적인 위협을 감소시키기 위하여 노동자들은 규율에 의해 지배를 받는다. 바퀴 안의 서브유닛들은 강한 상호작용을 하도록 서로 그물망으로 얽혀있어야 한다.
	헨리 파욜	전략적인 계획, 통제, 기획 등. 노동자를 통제하기 보다는 동기유발 시키도록 함
	프레드릭 테일러	공장에서 훈련시키는 방법과 일에 있어서의 기준정립. 전문가에 의해 최선의 방법이 결정된다.
	매리 파커 포렛	테일러의 아이디어를 거부함. 조직은 항상 변화하며, 더 큰 전체적인 요소들 간의 관계에 주목함.
1920년대	엘튼 마요	호손의 연구결과 참고. 인간의 천성은 외부적인 동기유발만큼 중요하다. 사무실에서의 상호작용과 우대관계가 중요함.
1930-1940년대	아브라함 마슬로우	사람들의 필요에 의한 계급구조. 사람들은 서로 다른 필요가 있고 서로 다른 인센티브가 필요함. 직장 만족도를 향상시키기 위한 금전적 보상을 제외한 필요들.
1940-1970년대	더글러 맥그래버	X이론(사람들은 지시와 보안이 약해지고 책임은 원하질 않음) Y이론(사람들은 약해지나 책임은 받아들인다. 스스로 잠재력을 받아들인다) 각각의 전망은 조직을 다르게 몰고 간다.
	1940~1950년대에 열린 막시 회의기간동안에 존 포프너 & 프랭크 서우드에 의하여 창안	개방되고 처방되는 시스템. 각각의 조직은 독특하다. 왜냐하면 상호 작용되는 독특한 문제는 부서단위보다는 프로세서상의 내부 시스템간의 상호작용에 의해서 해결되기 때문이다. 계층은 없다. 외부요인과 함께 우연한 이론을 이끈다.
1980년대	윌리엄오치 (에드워드 더밍)	Z이론. 높은 도덕성과 만족도를 통해 고용자들은 낮은 이직과 높은 생산성을 이끈다. 업무에 대한 책임과 필요가 서로 만나게 된다.
1990년대	피터 센지	배워가는 조직. 폭넓게 수용되는 것이 아니라 시스템 이론의 확장으로서 항시 그들 스스로 갱신이 된다.

세 가지 종류의 헬스케어 조직(공공의, 영리의, 비영리의)사이의 구별은 외부에서는 덜 명확하다. 왜냐하면 그들의 일반적인 조직적 특성 때문이다. 그들의 자금조달의 원천은(국립 병원에 대해서는 입법부) 어떤 병원이 다른 병원과 진정으로 구분될 수 있는 요소일지도 모른다. 자금조달과 이윤은 헬스케어에 초점을 맞추는 환자들에게 있어서는 별로 중요하지 않을 지도 모른다. 예를 들어, 대부분의 사람들은 병원의 종류에 대해서 심지어는 그런 것이 있는지도 모른다.

명백한 정부적, 관료적 차원의 통제를 제외하고는 모든 공공병원들이 사람들에게 동일하게 보여지지는 않을 것이다.

어떠한 사회에서든 영리적인 병원과 비영리적인 병원(그리고 좀 더 넓게는 건강치료시스템)은 둘 다 존재할 것이다.

그러나 모든 병원들의 약 70%는 비영리적인 조직들이다.

이렇게 비영리적인 조직이 더 많은 이유 중의 하나는 종교적인 영향으로 자선적인 성격의 기구들로부터 출발한 병원의 역사에 있다고 볼 수 있다.

그 병원들은 지역사회에서 그들의 공헌을 인정하는 댓가로 세금을 면제받았다. 그리고 건강관리에 대한 수요가 해마다 증가하게 됨에 따라 다른 비영리 단체도 만들어졌다.

비영리적인 건강 관리협회들이 만들어지는 다른 이유는 그들이 재산 부과세나 어떤 수입에 따른 세금으로부터 법에 의해 제외되어지기 때문이다.

이런 우호적인 세금 공제로 인하여, 이 비영리적인 병원들은 그들의 지역사회에 대해서 확실한 서비스를 제공할 것으로 기대되어졌다.

지역사회를 위한 서비스로 미납된 빚, 보험이 적용되지 않아 돈을 손실했을 때(심각한 화상 환자를 위한 프로그램들), 환자 교육과 같은 전문화 서비스 등을 제공해 주었다.

비영리적인 병원이 지역 사회의 필요를 충족시키기 위하여 의무적으로 세금 혜택을 받지만, 자선 치료의 수준은 변화하고, 수시로 혜택받은 세금 공제의 양이 제공된 자선 치료의 가치를 초과할지도 모른다.

반대로, 이익을 추구하는 병원들은 그들의 수익을 개인적인 투자자들에게 분배한다. 또한 간접적으로 세금을 지불하면서 사회에 공헌한다.

Sidebar 2.2를 보라.

개인적인 부분에서, 이 복잡한 조직적인 문제를 충족시키고자 하는 노력이 두 가지의 큰 조직적인 유형을 이끌어 냈다.

Activity 2.4
시사(Current Events)

Jennifer Atkinson은 그녀의 경력을 한걸음 발전하는 것에 관심이 있는 물리 치료사이다. 그녀는 조직에서 미래의 경영 자리를 위한 잠재적인 기회에 대해 조사하기를 원한다. 그녀가 그녀의 자리 혹은 국가적으로 보건업계와 병원에서 어떤 일이 일어나는지 어디에서 정보를 얻을 수 있을까? 그녀가 얼마나 자주 그 정보를 갱신할 필요가 있을까? 어디에서 이런 정보와 당신의 보건 기구 작업서를 연관할 것인가? 그룹토론을 통해 다른 사람과 정보의 출처를 공유하자.

다른 조직 들에서 일 (The Work in Different Organizations)

Henry는 건강관리 기구 같은 공공의 기관과 개인의 일 사이에 가치가 있을지도 모르는 것에 대한 전망을 내놓았다.

예를 들어 :

- ◆ 지위가 수입보다 중요한가?
- ◆ 주는 것보다 얻는 것이 더 중요한가?
- ◆ 다르게 만드는 것이 중요한가?
- ◆ 안정되고 장기적인 자리가 중요한가?

비록 1970년대에 만들어 졌지만, 경영학교 졸업생들의 이 연구 결과는 그들이 영리 혹은 비영리 직업을 선택하는지에 따른 질문에 대한 대답에 달려 있을 것이다. 연구 결과는 몇 가지 성격과 자료를 수집을 위해 사용된 몇 가지 기준화된 기구에 가치의 중요성이라는 두 가지 그룹으로 나누었다. 비영리 조직의 사람들은 좀 더 지배적이고 유연성 있고, 상대적으로 경제적인 부를 추구하는 영리 조직의 사람들보다 지위 지향적이다. 저자는 서로 다른 조직의 고용인들이 필요로 하는 것이 다르다는 것을 인지하는 것이 매우 중요하다고 주장한다.

조직의 미래 (The Future of Organizations)

MIT의 슬론 경영학교에서는 우리가 그들이 지

난 세기 초의 산업혁명 동안에 일어난 변화와 비견할 만하다고 믿는 세계적인 변화의 시대에 들어온 것만큼 조직의 미래에 심각한 관심을 갖는 주요한 노력을 보였다. 그들의 선언서에서, 오늘날의 조직들이 새 천년에 잠재적인 세계의 문제들에 대한 리더십을 가지기를 바라다고 권고한다.

그들의 권고는 :

- 세계 환경을 보존하기 위한 새로운 조직과 새로운 물건을 만들 것.
- 새로운 사회구조에 유산자와 무산자와의 차이를 줄이기 위한 조직을 만들 것.
- 고용인들의 일과 사생활의 균형보다는 통합하는 과정을 계발하여, 배타적이지 않고 가정생활에 있어서 일에 대한 성공과 만족시킬 것.
- 조직의 목표를 명백하게 구분하고 만들 것.
- 조직의 경제, 사회 그리고 환경의 3요소를 제시하는 질적인 판단을 포함하는 조직적인 성공을 위한 척도를 확장할 것.
- 고용과 투자를 결정할 수 있게 비교할 수 있게 만들어줄 수 있게 기관의 등급을 공적으로 매길 수 있게 할 것.
- 현존하는 전문 협회들, 졸업생 모임들, 전통적인 회사보다 점차 프로젝트 위주로 일하는 독립적인 계약자들을 만날 필요성이 있는 다른 조직들의 모임의 발전을 촉진할 것.

Activity 2.5 참조

Activity 2.5
일하는 곳(Where to Work)

보건기구 계획에서 잠재적인 경영자가 고려해야 하는 사항은 무엇일까? 개인과 공중 보건 문화에서 중요하게 생각되어지는 구성 요소는 무엇인가? 무엇이 당신의 직업결정에서 협상을 불가능하게 하는가? 무엇이 당신이 최선의 환경이 아닌 곳에서 살아가게 할 것인가? 작업서의 발전이 미래에 어떤 역할을 할 것인가? 당신은 MIT선언서를 보건기구에 적용할 것이라 생각하는가?

건강관리 시스템의 구조 (The Structure of Health-Care Systems)

Griffith and White는 수입을 버는 동안 모든 병원업계가 자원을 사회가 바라는 서비스로 바꾸는 필수적으로 시스템을 개방 할 것을 주장한다. 변화는 지속되기 때문에, 발전을 위한 지속적인 관심은 이해관계자들을 만나고 요구를 증가시키는 단 하나의 방법이다.(이해관계자들은 영리 병원에 있어 주요자본가이다.)

더욱 명백한 의료 시스템은 그것의 목적을 분명하게 할 수 있다. 나아가 이것의 요구에 답할 수 있는 기회이다. 조직의 진행효과는 3개의 기본적인 질문에 답하기 위하여 형식적인 계획과 신중함이 강화될 지도 모른다. 우리는 왜 여기 있는가?(혹은 우리의 목적은 무엇인가?) 왜 우리는 이 목적을 선택하였는가? 우리 목적을 달성하기 위하여 최선의 방법은 무엇인가? 이것들은 Activity 2.1에서 보건 기구 작업서를 포함하는 매우 중요한 질문일지도 모른다.

의료 시스템이 진화하듯이, 그들의 목적을 달성하기 위한 전략은 모든 종류 의료 조직의 산업화를 이끄는 것으로 나타났다. 경영 전문가들은 지금 의사들이 병원 관리의 감소로 인해 대부분의 건강전문가들의 일을 지시한다. 병원의 관리자는, 다른 우수한 기업경영자와 마찬가지로, 비용을 줄이고 이익을 늘리고 싶어 한다. 더 크고 복잡한 병원 시스템일수록, 효과적이고 효율적인 질적인 결과를 성취하기 위해 과학적 증거를 바탕으로 한 표준화된 과정을 더욱 더 필요로 한다. – 관료주의처럼.

그들의 산업화에 더하여, 병원과 보건계의 다른 특징은 그들의 조직적인 구조가 병렬적인 계층구조인 것이다. – 전형적으로 의료적 서비스 제공자인 의사가 있으면, 다른 쪽은 비 의료 적인 서비스 제공자인 것이다. 이런 조직 구조는, 다른 어느 것 보다도 의료업계를 고유하고 복잡하게 한다. 이 특별한 곳에 고전적인 조직이론과 모형의 적용은 결과적으로 혼란과 실패를 야기한다.

이사회 (Boards of Directors)

영리기업과 비영리기업은 모두 그들의 조직을 관리하기 위해 이해관계자(영리) 혹은 대중(비영리)을 대표하는 이사회를 가지고 있다. 이러한 '관리' 의 역할은 공공기관(정부)안에서 입법부의 역할과 비교하면 쉽게 이해할 수 있다. 위원회는 조직의 목적을 정의하는 것과 모든 측면에서 목적이 달성되었는지를 확인하는 책임이 있다. 어떻게 위원회가 지정되는지, 어떻게 위원회가 조직되는지 그리고 어떻게 그것이 수행되어 그들의 일이 그 조직의 복잡함만큼이나 복잡한 모델의 다양성을 반영한다. 그것은 모든 신용책임을 가지고 있는 합법적인 존재지만, 차이점은 있다.

예를 들어 영리기업의 위원회 구성원이 그들의 서비스에 돈을 지불하기 쉽다. 그들은 주주들에게 기업의 이익을 위한 노력을 운운하고, 아마 그들의 사업 건을 진전시키기 위한 로비활동에 의지할지도 모른다.

비영리적인 임원들은 조직의 공공 이해관계자들을 대표하여 지불되어 지는 게 거의 없을지도 모른다. 그리고 그들의 노력은 자비로운 기부금, 교부금 등을 통하여 나타난다. 조직의 이사회들 간에 다른 점은 그들이 얼마나 책임을 가지고 있냐는 것이고 경영자와 관리자와의 관계가 있는가 하는 것이다. 어떤 위원회들은 매일 즉각적으로 경영에 참여하는 반면 다른 위원회들은 아마 자신들의 에너지를 위원회에 주는 것처럼 경영에서 멀리 물러나서, 장기적인 전략수립과 외부 내깃돈 관리자들과의 관계–더 관리자적인 작용–의 진전에 신경 쓸지도 모른다. 어떤 이는 결정을 무턱대고 하는 사람도 있는가 하면, 다른 이는 심사숙고하여 결정을 내리기도 할 수도 있다. Activity 2.6을 보자.

Activity 2.6
이사회(Boards of Directors)

1. 어떤 조직의 조직도는 잘 드러날지도 모른다. 관심있는 의료업계의 조직도를 정하고, 그것의 구성요소와 관계를 분석하라. 당신이 무엇에 놀랐는지 당신이 그룹토론에서 무엇을 기대하는지 공유하라.

2. 당신이 좀 더 친숙해지길 원하는 비영리 의료기관을 선택하라. 누가 이사회의 구성원인가? 그중에 물리치료사가 있는가? 의료기관의 위원회원이 되려면 어떻게 해야 하는가? 당신은 왜 구성원이 되고 싶어 하는가? 당신은 이사회에 대해 당신의 보건 기구 작업서에서 무엇을 포함하고 싶은가? 그들이 답을 해주길 바라는 당신의 질문은 무엇인가?

다른 건강관리 조직들 (Other Health-Care Organizations)

재활원, 암센터, 건강연구소, 소아과 그리고 장기, 급성 치료 병원과 같은 특수 병원은 특수한 목적(교육, 특정한 인구)을 제외하고 이렇게 나누어진다. 약 의료비의 1/3정도가 병원치료, 다른 의료기관-요양원, 자택 치료 기관 그리고 관리직에 관심 있는 물리치료사들로 구성된 소아과는 지역사회에 쓰이지만, 이러한 대안 의료기관의 몇몇은 보건업계의 더 넓은 건강 시스템에 포함되어질지도 모른다. 예를 들어 큰 병원의 지정된 건물은 숙련된 간호시설로 단언될 수 있다. 요양과 자택치료는 건강네트워크나 시스템을 이루고 있을 수 있다. 다양한 수준과 종류의 서비스를 수평적과 수직적으로 통합하는 것은 사회의 필요성과 그것의 효율, 효과와 이익을 증가시키는 것을 돕는다. 이러한 대안의료조직은 비영리, 영리 혹은 공공기관일 수 있다. 그들은 큰 국가적인 기업 혹은 독립된 소유의 기업일지도 모른다.

이러한 보건업의 대안조직문화를 비교하는 것은 과대평가 하거나 과소평가 할 기회가 적기 때문에 경영적인 결정에 있어서 중요하다. 예를 들어 요양원에서 일하는 간호사의 역할은 이러한 조직문화에 주요한 영향을 끼친다. 의사의 존재는 병원 안에서의 주요역할에 따라 달라질 수 있다. 이러한 변화무쌍한 개체는 더 자율성을 추구하고 그들의 작업을 통제하고 요양원에 가족적인 분위기를 즐기는 경영자에게 어필할지도 모른다. 그것은 비록 병원보다 더 많은 침대와 긴 복도를 가지고 있지만 덜 복잡한 조직이 되려는 성향이 있다. 대표적으로 그것은 거주 구역과 숙련된 재활구역으로 나눠져 있다.

자택 치료의 문화는 다른 보건조직과는 매우 다르다. 간호는 역사적으로 가정방문 간호의 시기부터 이들 조직을 이끈 전문직이다. 그들은 환자의 집보다 더 환자중심적일 수 없기 때문에 유일하다. 일대일의 상호작용은 그들의 본능과 집에서의 치료기술의 도전을 좋아하는 건강전문가를 요구한다. 마찬가지로 다른 물리치료사들과의 상호작용으로 인한 독립적 의사결정의 증가된 책임은 자주 최소화된다. 이 변화는 이 설정 관리자에게 유일한 도전을 나타낸다.

소아과 의료는 특이한 조직의 다른 모임을 형성한다. 더불어 환자 관리센터가 있는 전문병원과 전문자택요양기관, 많은 특성이 있는 기관들은 정부기관과 함께 소아과 재활서비스를 지원한다. 이런 기관들 사이에서 임상 전문화가 더 많이 이루어지고 있다. 예를 들어 United Cerebral Palsy는 그 진단을 갖고 있는 소아들에 초점을 두고 있다. Shriners Hospital for Children의 몇 곳은 정형외과적 양상이 있는 소아만 허용하고 다른 곳인 심각한 화상을 입은 소아들에게 집중하고 있다. 물리치료 경영자는 현실에서 넓은 범위의 하위 문화권이 건강관리 분야에 포함되어 있을 때, 특히 재활에 적용될 때 "peds"는 "peds,"라는 가정을 하는 데 있어서 주의를 기울여야 한다.

교육 기관 (Education Organizations)

소아 치료의 광범위한 형태에는 많은 건강 전문가(특히 간호와 재활)들이 공립학교에서 건강 서비스를 관리하고 있다. 건강관리 기관 보단 교육기관으로써 관리자들은 건강관리 팀보단 교육 팀의 일원으로 학교와 사회의 조직문화에 특히 관심을 기울여야 한다.

물리치료사는 학교에서 관리자로써 여러 소문화권에서 그들 스스로 입지를 굳혀나가고 있다. 먼저, 소아 치료는 학교 시스템에서 일하는 치료사들로 한정했을 때 심지어 더 소규모 그룹이 될 수 있는 소문화권에 속한다. 두 번째, 각 학구는 주 규모의 교육 시스템에서 소문화이다. 각 지구는 재활 전문가들이 다른 지역사회에서 다양한 교육 수준의 여러 학교를 다니는 넓은 범위의 소문화를 포함한다. 아이들의 각 가정의 하위문화와의 긴밀한 상호 작용으로 만들어진 복잡함에 대해 생각해 보는 것은 직업과 조직 사회화의 관점에서 가장 요구되는 것이다.

전문 프로그램에서 가르치기 위해 더 상위교육을 선택하는 물리치료사들은 교육자이자 연구자로써 사회화됨에 따라 유사한 문제에 직면하고 있다. 그들은 건강관리 기관에서 만들어진 새로운 소문화권의 일원간의 이와 같은 복잡한 상호작용들을 확인하면서 그들의 새문화권에 부적절한 사회화로 어려움을 겪고 있다. 단체의 일부 성향이 공적이든 사적이든, 종교 편향적이든 allied health 학교, medical school 또는 물리치료의 각 학교내에서 이루어진 혼합단체와는 상관없이 소문화는 그들 단체의 목적을 이루기 위해 학자의 다른 임상 경험이 있는 교수단 혹은 동업자들과의 융합이 더 많이 이루어진다. 몇몇 일원들은 커리큘럼 설계와 같은 교육의 구성요소에서 학위를 갖고 있고, 프로그램 디렉터는 고급(higher) 교육 행정에서 다른 이는 생명과학(bio-medical science)에서 학위를 갖고 있다. 교육 기관의 경영 수준은 건강관리 기관과 동등한 수준의 복잡함과 기회를 제공한다.

다른 물리치료 기관 (Other Physical Therapy Organizations)

이런 단체 외에도 물리치료와 또 다른 건강 관리자들은 재활법인과 물리치료의 독립적인 치료와 같은 영리 목적의 고용주 선택권을 갖고 있다. 이 조직들의 공통점은 여러 분야에 걸친 재활 또는 물리치료만 하는 목적의 일반적인 관점이다. 그러나 그들은 여전히 틈새시장을 대상으로 한 매우 전문화된 서비스로 광역 사회의 수요에 맞추는 일반적인 연습을 중점으로 한다. 그들의 문화는 매우 다르다. 물리치료사는 다른 고용주를 조사할 때 그들의 직업 결정에 있어서 이런 조직 문화를 배우는 데 더 많은 에너지를 쏟아야 한다.

물론, 물리치료사는 다양한 건강관리 기관에서 계약직 기회를 직접 찾을 때 어떤 조직에 속하지 않는 선택을 가진다. 이런 치료사들은 단체에 대해 관여하지 않는 편이나 그들은 임무를 받아들일 때 가능성있는 직원으로써 같은 문제를 고려해야 한다. 한 기관에서만 계약 서비스를 제공하는 것은 직원과 계약자간의 선을 애매하게 만든다. 각 계약기간 말에 지위를 바꾸는 물리치료사와는 달리 한 기관에만 머무는 것은 고용신분과 상관없이 그 기관의 전체적 문화에 더 관련 있게 되는 경향이 있다. 그러나 계약직 물리치료사는 여전히 그들이 계약직이기 때문에 외조직에 속해 있다.

물리치료사는 또한 하나 이상의 일시적인 직업소개소를 통해 단기간이 지시(assignment)를 받아들인다. 이런 영리 목적 단체들은 물리치료사와 다른 건강관리 전문가들의 자리배치를 위한 건강관리 기관의 계약상의 합의, agency의 문화, 구조에 관한 정보를 모아야 하는 물리치료사들에게 같은 요구를 한다. Activity 2.7과 2.8을 보아라.

Activity 2.7
건강 기관의 워크시트(Health Organization Worksheet)

당신이 물리치료 서비스와 실습에서 모아야 하는 구체적 정보를 포함시키기 위해 activity 2.1을 참고하여 워크시트를 업데이트 하여라. 물리치료사와 건강관리 일원으로 되어있는 그룹과 소문화권의 전반적인 것들을 확인 하여라.

> **Activity 2.8**
> **APTA(American Physical Therapy Association)**
>
> 전문 기관은 조직 또한 단체의 유일한 형태이다. APTA의 조직적인 요소들을 분석하여라. 어떻게 그것들을 설명할 것인가? 그것은 어떻게 funded 되는 것인가? APTA 이사회는 병원 이사회와 같은 목적으로 serve 하는가? 그 조직적 구조를 변화시키기 위해 당신에게 필요한 recommendation은 무엇인가? MIT 선언서에 제시된 조합. APTA의 기능에 대해서 어떻게 생각하는가?

건강관리 기관의 현재 이슈 (Contempoary Issues in Health-Care Organizations)

다음 이슈는 물리치료 서비스를 독점적으로 다루는 기관을 포함한 전반적인 건강관리 기관에게 중요하다. 질 높고 안정적인 과정으로 설명하는 방법은 이 글의 섹션 2에 자세히 언급될 것이고 관리자들에 의해 언급된 주 쟁점의 개요는 이 장에서 다루어질 것이다.

안전성과 질적 측면 (Safety and Quality)

NCHC는 미국 내에 건강관리를 향상시키기 위해 100개 이상의 감시 기관이다. 그들은 건강관리 지출이 현재 약 1.9조로 GDP의 16%를 차지하는 것과 같은 사실에 의해 선동된다. 건강관리 지출은 2015년엔 4조에 도달하는 정도로 빠른 속도로 계속 증가할 것으로 기대된다. 이런 지원에도 불구하고 NCHC는 건강관리가 여전히 비효율적이고 형편없이 관리되며 균등하게 분배되지 않고 있다고 말한다. 개인, 고용인 그리고 사회에 건강관리 지출의 경제적 여파는 그 영향이 그 나라 국민에게 소득을 얻게 해준다면 그다지 부당하지는 않은 것 같다.

다른 감시기관 IOM도 동의한다. IOM은 건강을 크게 향상시키기 위해 정책 입찰자와 정부에 과학적으로 근거를 갖고 비정부적인 충고를 확실하게 하기 위해 만들어졌다. 최근에 건강관리의 질적 수준이 매우 논쟁이 될 만하다는 것뿐만 아니라 많은 사람들에게 위험할 수도 있다고 제시하는 2개의 중요한 연구가 실시되었다. 예를 들어, 그들의 연구 결과인 "잘못하는 것이 인간이다 : 더 안전한 건강 시스템 building"에서 많은 사람들이 교통사고, 유방암, 에이즈와 같은 이유로 죽는 것보다 예측 가능한 불운한 사건으로부터 정해진 시간에 죽는다고 언급하고 있다. 이러한 많은 오류들은 한 개인의 무능력과 부주의함 보다는 건강관리 문화와 건강관리 기관이 어떻게 조직되고 관리되는지와 더 관련이 있다. 예를 들어, 이런 엄청난 결과와 관계가 있다.

- 엄격한 특수화와 강력한 영향력으로 인해 세분화된 시스템은 사람들이 책임을 지는 게 더 어렵게 하고 있다.
- 환자 중심의 관리 중심인 정보 시스템의 실행에 있어서 반발이 있다.
- 질과 안전성을 향상시키기 위해 건강관리 기관에서 재정 인센티브가 제한적이다.
- 잘못을 털어놓으려는 그런 노력에 방해를 주는 의료 책임 시스템

미국의 Crossing the Quality Chasm에 건강관리 질에 관한 위원회(?)에선 건강관리에서의 이런 구식 시스템으로 직원들이 건강관리를 제대로 할 수 없기 때문에 제공되어야 하는 것들이 제공되고 있지 않는 점을 우려 하고 있다. 유일한 해결책은 향상된 행정과 임상 절차를 통해 질과 비용 문제를 다루어 건강관리의 전반적인 혁신전략이라고

보고 있다. 위원회는 모든 리더들이 다음과 같은 과정으로 향상시킬 수 있도록 지원해주어야 한다고 권고하였다.

- 근거중심의 치료를 할 수 있는 기반 제공
- 정보 기술사용의 용이함
- 지불 인센티브의 조정
- 폭넓은 지식과 급격한 변화 시대에 환자들에게 더 나은 서비스를 제공하기 위한 노동력 대비

위원회는 모든 건강관리 기관들에게 건강관리의 질 향상을 위한 여섯 개의 목표를 적용시켜야 한다고 권한다.

- **안전** – 환자들을 도와주려는 목적을 갖고 관리를 해서 환자들의 상해를 막는다.
- **효과적** – 과학적 지식을 토대로 효과가 있을만한 사람들에게 서비스를 제공하고 효과가 없을 것 같은 사람에겐 그 서비스를 제공하지 않도록 한다. (underuse 와 과사용들을 avoid)
- **환자 중심** – 환자들의 선호도, 요구와 가치를 존중하고 즉각 반응하여 서비스를 제공하고 환자들의 가치관에 의해 모든 임상에서의 결정을 내릴 수 있도록 한다.
- **시간을 낭비하지 않는** – 서비스를 받는 사람, 제공하는 사람 모두가 서비스를 기다리는 시간을 줄인다.
- **효율적** – 장비와 아이디어, 에너지와 같은 것들의 낭비를 하지 않도록 한다.
- **동등함** – 성, 민족성, 지리적 위치 그리고 사회경제적인 지위와 같은 개인적인 특성으로 서비스의 질을 달리하지 않는다.

건강관리 조직의 윤리 (Health-Care Organizational Ethics)

또 다른 현재 쟁점은 건강관리에서의 윤리이다, 특히 건강관리가 건강 전문가에 의한 게 아닌 경영자들의 의해 좌우될 때 더 문제가 된다. Boyle은 건강관리의 모든 리더들은 윤리적인 문제에 직면하였고 이는 점점 더 복잡해질 것이라고 하였다. 대체로 이런 문제는 조직이 그들의 가치를 의사결정 시에 일관되게 적용하지 않을 때 생겨나기 쉽다. 중요한 조직적 가치는 성실함, 정직, 공평함, 다른 사람들을 존중하는 마음, 약속 잘 지키고 신중한 것을 포함한다. 직원들이 이러한 가치들을 기본으로 열심히 일을 하는 데 있어서 지지받지 못하거나 명성이 손상되거나 혹은 실망한다면 그땐 냉소주의, 비도덕적이 되고 심지어는 수치감을 느낀다.

Boyle은 조직의 목표가 지역사회의 건강관리이기 보다는 현실적인 재정상에 초점이 맞추어지는 결과를 낳을 수 있는 조직 윤리의 잠재적인 위반의 몇 가지 예를 제시하였다. 예를 들어, 조직이 비윤리적이라고 말할 수 있는 행동들에는 오해를 살만한 광고, 잘못의 은폐, 나쁜 것들을 수용하고 편파적이며 권리를 억압하고 비공개적이며 부패함 등이 있다.

건강관리 단체들은 그들의 이윤 창출을 위한 사회적 책임과 지역사회의 수요에 부합하는 도덕적 책임 사이에서 균형을 잘 맞추어야 한다. 이런 모순을 얼마나 잘 수행 하는지 동등하게 귀중한 목표는 어려움이다. 한 과정을 계획할 때 한 사람이 책임질 조직의 도덕적 한계점은 어디인지는 중대한 문제점이 될 것이다. 윤리적으로 성공적인 조직이 되려면 모든 면에서 이런 가치에 의해 살아야 하고 아프고 상해 입은 고객들을 관리하는데

초점을 두어야 한다. 두 번째, 그들은 그 가치를 지니며 지낼 때 어떤 것이 더 좋은 결정인지 피할 수 없는 갈등을 잘 대처할 수 있는 절차를 갖고 있어야 한다. 일부에서는 그들이 도덕적인 의무를 다 하는 데 있어서 아주 성공적이라면 재정적인 성장을 포함한 다른 성공들도 어려움 없이 따라온다고 한다.

문화(가치있는 것의 foundation)에 관한 의문점들을 갖고 시작해서 그 가치에 관해 의문점을 갖고 이 장을 끝냄으로 조직과 건강 전문가들에게 가치의 중요성을 강조하는 바이다. 이 장에서 제시된 활동들은 전문적으로 완전히 발전하는데 영향을 줄 수 있는 건강관리 단체의 이런 중요한 관점들의 분석을 위해 워크시트 처음 부분을 이끌어야 한다. 최종적으로 Activity 2.1을 참고하여 워크시트를 수정하고 이런 이슈에 관해 항목들을 더 첨가하는 기회를 가지도록 하자. 이런 중요한 도구의 더 나은 발전을 위해 그룹간의 토론에 열중해 보자.

결론 (Conclusion)

조직을 이해하는 전략을 개발하는 것은 잠재적 경영자뿐만 아니라 조직에서 이미 사회화된 사람들에게도 중요하다. 많은 전문가들에게 전문 사회화와 그들이 속한 조직의 사회화 과정과 충돌할 때 발생하는 갈등들을 조정하는 것은 당황스럽고 어려운 일이다. 이런 잠재적인 갈등들을 기분좋게 잘 타협할 수 있는 시기를 잘 결정하는 데 이용할 수 있는 도구를 지니는 것은 모든 건강전문가들에게 중요하다. 특히 경영직으로 지위를 바꾸려는 사람들에겐 더 중요하다.

참고문헌

1. Ott JS. *The Organizational Culture Perspective.* Chicago, IL: Dorsey Press; 1989.
2. Gudykunst WB. *Bridging Differences: Effective Intergroup Communication.* 3rd ed. Thousand Oaks, CA: Sage Publications; 1998.
3. Klausner M, Groves MA. Organizational socialization. In Farazmand A, ed. Modern Organization: Theory and Practice, 2nd ed. Westport, CT: Praeger; 2002, p 207.
4. Boyle P, DuBose ER, Ellingson SJ, et al. *Organizational Ethics in Health Care: Principles, Cases, and Practical Solutions.* San Francisco, CA: Jossey-Bass; 2001.
5. Feldstein PJ. *Health Policy Issues: An Economic Perspective.* Washington, DC: Health Administration Press; 2003.
6. Griffith JR, White K. *The Well-Managed Health Care Organization.* 5th ed. Chicago, IL: Health Administration Press; 2002.
7. United States Department of Veterans Affairs. Facilities directory and locator. Available at: http://www1.va.gov/directory/guide/division_flsh.asp?dnum=1. Accessed March 3, 2007.
8. Henry N. Public, nonprofit, and private organizations: Similarities and differences. In: Farazmand A, ed. *Modern Organizations: Theory and Practice.* 2nd ed. Westport, CT: Praeger Publications; 2002, p 3.
9. Rawls JR, Ullrich RA, Nelson OT. A comparison of managers entering or reentering the profit and nonprofit sectors. *Academy of Management Journal.*18:616–623, 1975. Available at: http://www/jstpr.org. Accessed February 21, 2007.
10. Malone T, Ancona D, Bailyn L, et al. *What Do We Really Want? A Manifesto for the Organizations of the 21st Century.* Cambridge, MA: Massachusetts Institute of Technology; 1999.
11. McNamara C. Free complete toolkit for boards. Available at: http://www.managementhelp.org/boards/boards.htm. Accessed February 25, 2007.
12. Center for Medicare & Medicaid Services. National health expenditures—highlights. Available at: http://www.cms.hhs.gov/NationalHealthExpendData/downloads/highlights.pdf. Accessed February 25, 2007.
13. National Coalition on Health Care. Health insurance costs. Available at: http://www.nchc.org/facts/cost.shtml. Accessed March 4, 2007.
14. Institute of Medicine. About the Institute of Medicine. Available at: http://www.iom.edu/CMS/3239.aspx. Accessed March 4, 2007.
15. Kohn LT, Corrigan JM, Donaldson MS, eds. *To Err is Human: Building a Safer Health System.* Washington, DC: National Academy Press; 2000.
16. Committee on Quality of Health Care in America, ed. *Crossing the Quality Chasm: A New Health System for the 21st Century.* Washington, DC: National Academy Press; 2001.
17. Pearson SD, Sabin JE, Emanuel EJ. *No Margin, no Mission: Health-Care Organizations and the Quest for Ethical Excellence.* New York, NY: Oxford University Press; 2003.

제 3 장

리더십, 관리, 물리치료
Leadership, Management, and Physical Threapy

학|습|목|표

- ✦ 리더십 이론의 발전에서 중요한 사건 확인.
- ✦ 조직을 특성을 배경으로 한 리더십-관리의 연속성에 대한 논의
- ✦ 리더십이나 관리 정보자료 평가
- ✦ 리더십에 대한 관점을 선택된 리더에게 적용하기.
- ✦ 선택된 리더를 분석하기 위한 리더십 가치에 대한 논의
- ✦ 리더십과 영향의 관계 평가
- ✦ 계층과 복합구조(heterarchy)의 연속성에 따른 리더십 논의
- ✦ 측면 리더십 논의
- ✦ 리더십 역할에서 여성에 대한 논의
- ✦ 물리치료직업에서 리더십 논의
- ✦ 관리 수준 평가
- ✦ 타고난 관리능력 논의
- ✦ 세 가지 유형의 관리자 비교
- ✦ 관리기술의 전문적 개발에 대한 숙고
- ✦ 경쟁적 가치 분석틀을 사용하여 현대의 관리자의 역할 확인
- ✦ 물리치료 실제에 대한 Drucker의 관리개념 적용
- ✦ 관리를 추구하기로 결정했을 때 고려해야 할 요인 평가

학습목표

소개 (Introduction)

비록 많은 진지한 학자들과 몇몇 단명한 전문가가 글을 많이 남기긴 했지만 우리는 리더와 관리자가 실제로 조직의 목표를 어떻게 달성하는지에 대해 계속 매혹되고 혼동되었다.

리더십 및 관리에 대한 이론과 모델의 개발은 20세기 조직이론의 발전과 그 궤를 같이 하고 있는데 이는 변화된 조직의 목적을 달성하기 위해서는 리더와 관리자가 먼저 변해야만 하기 때문에 어쩌면 당연한 결과이다.

표 3.1은 표 2.1에 제시한 리더십이론과 조직이론 간의 역사적 관계를 보여준다.

관리이론은 그 자체의 계열을 가지고 있지 않다는 사실은 주목해 볼만한 사실이다.

대개 관리에 대한 연구는 조직에 대한 연구와

함께 이루어진다.

조직에 대한 연구와 마찬가지로, 리더십과 관리에 대한 연구는 여러 학문에 걸친 종합적인 특성을 가지고 있으며 공식적인 연구는 특정한 유형의 조직에 국한되는 경우가 많은데 교육적 리더십을 그 전형적인 예를 들 수 있겠다.

지난 100년간의 이런 단편적인 접근은 결국 다양하고 많은 종류의 시각을 낳았다.

리더십에 관한 질문은 보다 조직이론에 비하여 충실하고 공통된 이해의 기초가 부족하다.

조직의 리더와 관리자의 상호작용에 대한 합의가 이루어지지 않았기 때문에 그런 이해를 어렵게 한다.

논쟁이 계속되고 있다.

예를 들면 리더와 관리자가 동일한 사람이어도 되는가?

동일한 레벨의 모든 사람이 관리자가 될 수 있는가?

모든 사람이 리더의 자질을 가지고 있는가?

리더는 타고나는 것인가 아니면 만들어 지는가?

리더라는 단어의 라틴어 어원을 살펴봄으로써 그 해답의 실마리를 찾을 수 있다.

"lead(이끌다)"라는 단어는 "법률을 제정하다"와 "합법화하다"라는 의미의 라틴어에서 유래하였고 "manager(관리자)"라는 단어는 "손(hand)"를 뜻하는 라틴어에서 유래한 단어이다.

따라서 리더(leader)는 법을 정하는 일을 하고 관리자(manager)는 실제적인 접근법(hands-on approach)을 사용한다.

p33. 그러나 학자들뿐만 아니라 일반대중들도 지난 수년 동안 조직의 사람들에 대해 설명할 때 이 두 단어를 혼용하여 사용하거나 일관되지 못하게 사용해왔다. sidebar 3.1을 보라.

> *Sidebar 3.1*
>
> **구별(Differentiating)**
>
> 제2장에서 언급한 경영(administration)과 관리(management) 사이의 구별에 추가
>
> *Administer(경영하다)* : 부과하거나 정식으로 적용하다.
> *Manager(관리자)* : 지시하고 통제하고 실시하고 초래하다
> *Lead(이끌다)* : 안내하고 진로를 지시하고 어떤 결론을 가져온다.

리더-관리자의 연속성 (A Leader-Manager Continuum)

이 용어들이 혼동되고 혼용되는 가운데 리더와 관리자를 구분하려는 노력으로 기준이 마련되게 되었다. 리더와 관리자의 특성이나 역할을 "양자택일"의 특성 보다는 지속적으로 기댈 수 있는 기준으로 제시한 그림 3.1에서 그런 노력으로 찾아낸 리더와 관리자의 차이를 확인할 수 있다. 예를 들면, 관료적 조직의 특정한 목표를 달성하기 위해 통제하고 실행할 책임이 큰 사람일수록 리더가 되기보다는 관리자가 되게 된다. 보다 개방된 시스템에서는 비록 관리직의 타이틀을 가진다 해도 관리자이기 보다는 리더로서 사고할 수 있을 것이다. 특히 조직의 임무를 완수하고, 새로운 접근을 위한 기회를 찾고, 외부 관계자와의 보다 많은 상호작용을 통해 기회를 추구하는데 집중할 때 그들은 스스로에게 혹은 타인에 의해서 리더로 인정받게 될 것이다. 이런 연속성은 이들의 역할의 모호함과 유동성을 이해하는데 도움이 될 것이다.

한 사람이 리더가 되느냐 혹은 관리자가 되느냐는 그가 배경으로 하는 조직에 의해 결정된다는

표 3.1 조직, 관리, 리더십 이론 발전의 시기

조직 / 관리 이론	기간	리더십의 학파와 그 연구자들	요점
관료적, 기계적, 논리적 접근법. 능률에 대한 잠재적인 위협을 줄이기 위해 노동과 노동자의 절대적 권위와 분열을 규칙으로 통제함. 전략적 계획, 통제 및 관리, 조정 등. 직원을 통제하기 보다 동기를 부여하고 인도함.	20세기 초	특성 (일반적으로 인정되는 개념)	리더가 아닌 사람들과 구별되는 리더의 특성. 리더는 만들어지는 것이 아니라 타고나는 것이다.
최선의 방법은 전문가에 의해 결정됨.			
끊임없이 변화하는 조직. 보다 큰 전체에 대한 부분들의 관계에 중점을 둠.			
일터에서의 상호작용과 관계의 중요성.			
인간욕구단계설 사람들은 각자 욕구가 다르고 각자 다른 동기를 필요로 한다. 직무만족도를 향상시키기 위해서는 금전적 보상 이상의 것이 필요하다.	1950년대	행동 Lewin와 Lippitt Katz, Maccoby, Gurin, Floor Stogdill와 Coons	
X 이론(사람들은 지시와 안전을 원하지 책임을 원하지 않는다) 대 Y 이론(사람들은 책임을 받아들이고 자발적이며 자아실현을 추구한다)		과 Mouton	
목표관리			
개방형 및 폐쇄형 시스템. 각 조직은 외부환경과 상호작용하기 때문에 독특하고 각 조직의 독특한 문제를 해결하기 위해서는 부서보다는 프로세스 내부의 하부구조들이 상호작용해야 한다. 단계 없음. 상황적응이론으로 발전함.	1960년대와 1970년대	우발성 Kerr와Jermier Vroom과 동료들	리더십 효과성은 리더와 구성원간의 관계, 업무구조, 리더의 능력상태 등과 같은 요인에 의해 결정된다. 리더십은 상황에 따라 달라야 하고 스타일도 상황에 맞아야 한다.
		관계주의 학파 Dansereau,Graen, Haga Graen,Uhl-Bien, Scandura	
Z 이론. 높은 사기와 만족을 통한 직원들의 충성심은 직원들의 낮은 이직률과 높은 생산성으로 귀결된다. 온앤오프잡 책임과 필요를 만족시킨다.	1970년대와 1980년대	리더십 회의론자 Eden과 Leviatan Rush, Thomas, Lord Calder, Meindl, Ehrlich 정보처리 Lord, Foti, De Vader Wofford, Goodwin	리더가 과연 어떤 차이를 만들어 내는가가 의문이다. 리더가 하는 일은 대개 적절하지 못하다는 결론이다. 리더에 대한 평가는 실제로 직원들이 결과를 어떻게 이해하는가를 반영한다. 리더는 리더의 특성이 직원들이 리더에 대해 가지고 있는 기대와 맞을 때에 리더로서 적합하다. 이 이론은 200년대에 인식이 행동과 관련이 있다는 이론으로 발전한다.

표 3.1 조직, 관리, 리더십 이론 발전의 시기 – 계속

조직 / 관리 이론	기간	리더십의 학파와 그 연구자들	요점
		뉴 리더십(네오카리스마 변혁적/비전적 리더십) Bass와 동료들 Bennis와 Nanus	변혁적 리더는 이상화된(카리스마적), 비전적, 감동적 리더로서 따르는 자들이 보다 더 좋은 것을 위해 자신들의 이익을 초월하도록 만드는 리더이다. 규칙과 절차와 관료적 권위를 통해 리더와 직원간에 비용과 이익을 상호 교환하는 거래적 리더와 반대되는 유형의 리더이다.
학습조직 끊임없이 시스템 이론의 연장으로 거듭 주장되고 있지만 널리 받아들여지지 않고 있다.	1990년대	현대의 학자들 Kouzes와 Posner Ekvall Nanus Sternberg Greenleaf Collins Argyris and Schon Serge Block	리더는 도전을 추구하고 위험을 감수하며 변화를 추구하며 미래를 기대하며 불확실성을 다룬다. 다른 사람을 돕는 섬기는 리더 조직을 위대한 변화로 이끌기 위해서는 겸손과 의지가 필요하다. 큰 그림을 배경으로 한 융통성 발휘. 학습결정주의. Stewardship : 통제보다는 봉사를 통해 권력을 질서있게 분배한다

출처 : 수정된 Antonakis J, Cianciolo AT, Sternberg RI의 리더십: 과거, 현재, 미래.
In Antonakis J, Cianciolo AT, Sternberg RJ, eds. Antonakis J, Cianciolo AT, Sternberg RJ의 편집본. 리더십의 특성. 1990년대 부분을 제외한 Thousand Oaks, CA: Sage Publications; 2004, p 3, 이것은 Isaksen 5, Tidd J. Meeting the Innovation Challenge: Leadership for Transformation and Growth. Hoboken,NJ:JohnWiley&Sons; 2006.

설명은 이런 모델에 따른 것이다. 한 사람의 능력이 매니저의 역할에 적합할지 혹은 리더의 역할에 적합할지에 관계없이, 리더-관리자의 연속성 속에서 어떤 역할에 성공할 지를 결정하는 결정적인 요인은 그가 속한 환경(조직의 문화)이다. 지위의 계층적 위치, 국가의 문화, 리더-직원의 세대 차이가 리더와 관리자의 행동과 기술을 상승시키거나 방해할 수 있다. 실제로 직원들이 한 사람을 그의 실제 직위나 직무 내용에 관계없이 지도자가 되게 하거나 관리자가 되게 한다. 리더는 다른 사람들이 그를 리더로 인정할 때 그리고 사람들이 그들의 관리자를 리더로서 최선이 무엇인지 알고 자신들에게 꼭 맞는 바른 일을 지시할 것이라는 것을 인정할 때에만 효과적일 수 있다. 이런 사람과 인정이 존재하지 않을 때 그들은 실망하고 혼란스러워 질 것이다. Activity 3.1.를 보라.

리더 ⟷	관리자
목적 지향적	목표추진
정서적	합리적
미션 완수	계약 완수
차별됨	더 잘함
위험에 도전	위험 회피
새로운 시스템 추구	기존의 시스템 조정
외부를 바라봄	내부를 바라봄
큰 그림을 그림	매일의 과제수행
솔선수범	통제를 추구
질서에 맞섬	질서유지
조직의 환경을 설정	계획과 집행
변혁적	거래적
혁신적	안정적
유연하고 지원함	질서정연함
개방된 시스템	관료적
올바른 것을 하라	올바른 방법으로 하라
상황을 변화시켜라	상황이 굴러가도록 하라
조정과 육성	명령과 통제
미래	현재

그림 3.1 리더십 – 관리

Activity 3.1
리더 또는 관리자?(Leader or Manager?)

물리치료사로서 전문성 개발이라는 점에서 자신의 기술과 관심에 대해 숙고해보라.
스스로에 대해 생각할 때 자신은 리더–관리자의 연속성에서 볼 때 리더에 가까운가 관리자에 가까운가? 그 이유는 무엇인가? 만약 마법의 지팡이가 있다면 최상의 리더가 되고 싶은가 혹은 최상의 관리자가 되고 싶은가? 그리고 만약 둘 중 하나만 선택하라면 어느 쪽을 선택하겠는가? 그 이유는 무엇인가?

문헌자료 (Literature)

리더십과 관리의 장점에 비중을 둔 정보를 제공하는 문헌이 중요하다.

최신의 연구와 유행하는 접근법의 가치를 평가할 때 누구 혹은 무엇을 믿어야 할지 결정하기가 어렵다. 때때로 관리자였거나 관리의 대상이었던 사람이나 지도자라고 선언된 사람이 그 주제에 대해 글을 쓰는 일이 있다. 독자는 리더십–관리의 퍼즐의 단편적인 조각에만 초점을 맞춘 책에 대해 조심해야 한다.

Pfeffer는 리더십과 관리 책임이 있는 자리에 오르고자 하는 사람에게 의료사업부문에서 의료전문가가 증거를 찾는 만큼이나 증거에 집중하도록 촉구했다. 무엇이 새로운가 보다는 무엇이 진실인가를 판단하는 종래의 지혜(예를 들면 해야 할 일 목록이나 경험에 의한 규칙)보다 사실에 의지하는 것은 환자 간호에 있어서뿐만 아니라 리더십과 관리에서도 마찬가지로 중요하다. 물리치료사는 전문적으로 증거에 기초하여 의료행위를 하도록 준비했기 때문에 리더십과 관리의 역할을 맡을 때 유리한 조건을 갖추고 있다. 정보를 찾고 분석할 수 있는 치료 및 관리의 일을 담당할 사람은 의료기관의 성공에 있어서 절대적으로 중요하다. 사실(Facts)은 의료 기관에 대해 기대하는 중요한 의사결정에서 개인적인 의견보다 중요하다. 사실(facts)을 제시하고 지지하는 능력은 종종 새로운 관리자에게 성공의 열쇠가 된다.

방법적인 전략과 슬로건보다 사고와 분석이 우선한다. 다음 사업자료와 과정을 평가하는 가이드라인으로 기준은 제시된 기준이다.

- 옛 시대의 생각은 옛 시대의 생각으로 취급하라.
- 참신한 아이디어와 연구를 의심하라 – 그런 것들은 일반적으로 존재하지 않는다.
- 유명 집단적 아이디어와 커뮤니티가 아니라 전문가와 개인
- 각 생각, 접근, 등의 장점과 단점 보기
- 효과적인 증거 이외에 증거의 원인으로 성공과 실패 이야기를 사용하지 않는다.

◆ 중립이다.
◆ 유행하고 있는 생각보다 결정과 행동의 증거에 근거하고 기초를 형성한다.

Activity 3.2. 보라.

Activity 3.2
리더십 비평/관리 문학(Critiquing the leadership/management literature)

단계 1. 리더십 또는 관리(지도자 또는 매니저)에 관해 현대에 인기가 있는 어떤 본문이라도 선택한다. 본문에서 제안된 가이드라인의 사용은 잠재적이거나 현재의 지도자에게 본문과 그들의 효율을 개선하려고 하는 매니저의 가치를 결정한다. 당신의 발견을 논의한다.

단계 2. 그룹에서, 건강관리 조직에서 리더십, 관리와 관리에 관한 동업자의 평가 연구의 근원을 확인한다. 비평을 위한 이 저널에 관한 선택되는 현대 연구. 각 연구의 발견을 논의한다. 이번 연구가 물리치료연구와 얼마나 다른가?

단계 3. 단계 1과 2로 당신의 발견을 비교한다.

리더십 (Leadership)

비록 리더십이 쉽게 정의되지 않지만, 거기에서 공통적인 목표를 달성하기 위해 그룹내에서는 한 사람의 지도자를 필요로 하는 추종자가 있었습니다. 사회의 리더십은 핵심인 것처럼 보입니다. 그래도 특별한 조직의 결과에 개개의 지도자의 공헌은 불투명합니다. 지도자가 정말로 명백한 직무명세서가 있는 직책이 아니기 때문에 리더십에서 이름을 얻는 것은 매니저의 역할을 쥐는 것 보다 조금 더 어렵습니다. 관리상이거나 행정적 위치를 위한 알림에는 전형적으로 씌어져 있지 않습니다." "지도자 구함에, 고용주가 정말로 원하는 것이 통할 수 있는 누군가든지. 그 지도자의 책임을 정의하고 채용 때 능력과 성능의 비판적인 효과를 측정하는 것이 중요합니다. 다른 조직에 대한 잠재적인 지도자를 식별하는 "난 – 알다 – 그것 – 언제 – 나 – 볼 – 그것" 접근 방식에 의존을 계속하는 동안에 사내 프로그램 "자신의 리더를 성장시키는" 개발 전략은 일부 조직에서 사용됩니다. 사용할 수 있는 또 다른 문구는 "나를 당신의 지도자에게 데려가"입니다. 누군가가 말하든지." "나를 당신의 지도자에게 데려가"에, 누구에게 당신이 갈 것인가? 이 사람은 어떤 위치를 갖습니까? 자동적으로 들어가게 되는 위치는 그들을 지도자가 되게 합니까?

환경에 따라, 지도자는 오락가락할 수 있습니다, 또는 그들은 주어진 폭 이상 리더십의 바뀌는 수준을 취할 수 있습니다. 정치적이거나 군사 지도자를 고려합니다. 그들은 많은 팡파르 없이 효과적으로 작용할 수 있습니다, 기회가 생길 때까지 많은 관리 직무를 수행하는 경우 그 지도자 역할에 연속체를 따라 그들을 이동시키고 그들은 기회에 대응하여 일어섭니다. 제 2차 세계 대전 동안의 윈스턴 처칠은 그런 예일 수 있습니다. 그가 연합국의 승리의 주요한 기여자로 믿어지는 전쟁 전까지 그의 정치적인 경력은 비교적 평범했습니다. 전쟁 후, 그의 리더십은 조금 갑작스럽게 끝났습니다. Jimmy Carter 대통령은 반대의 예입니다. 그는 강한 지도자와 군사 및 조지아 정치, 아직 있는 미국 대통령 그가 비교적 약한 지도자라고 간주된 동안 그는 강한 지도자였습니다. 그는 퇴임 후 그가 인권 및 사회 발전에 자신의 노력에 대한 명문 평화상을 받은 영향력이 있는 정치가가 되어 갔다. "타이밍은 모든 것이다"는 리더십에 매우 들어맞는 것은 또 다른 새로운 문구 "문맥은 리더십의 모든 것이다"를 시작할 시간인 것처럼 보입니다.

리더십의 이 두개의 예는 Grint에 의해 확인되는 리더십의 네 개의 전망에 대한 좋은 테스트입니다. Activity 3.3은 리더십의 어느 전망이 다른 지도자의 업적을 설명하는지 묻습니다.

Activity 3.3
리더십 전망(Leadership perspectives)

현대와 잘 알려진 지도자의 신원을 확인합니다. 다음 전망 중 어느 쪽이 그들의 최고능력을 설명합니까? 다음 전망 중 어느 쪽이 건강관리 조직에서 지도자의 성공을 설명하는 것에 적합합니까?

사람 전망. 그것은 지도자가 그들 지도자를 만드는 것인가?

결과 전망. 그것은 지도자가 그것이 그들을 지도자가 되게 하는 것을 달성하게 하는 것입니까?

위치 전망. 그것은 그들이 그것이 그들을 지도자가 되게 하는 것을 조작하는 곳입니까?

과정 전망. 그것은 일을 그들에게 주는 방식으로 그들 지도자를 만드는 것입니까?

Sidebar 3.2
영향을 이해함(Understanding Influence)

- 영향은 행동이나 태도를 변화시키기 위해 파워를 이용하기 위한 기전이다. 영향은 직접적인 명령이나 힘없이 효과를 만들어낸다.
- 영향은 직접적인 힘보다 더 영향력이 크다. 그 이유는 좋은 결과를 초래하는 수락과 동의의 과정이기 때문이다.
- 영향을 받았을 때, 사람들은 만들어진 결정이 그들의 선택이라고 생각한다.
- 직접적인 명령은 전형적으로 불만을 만들어내고, 종업원들이 지속적으로 준수할 수 있도록 감독받도록 한다.
- 사람들은 원하지 않는 것을 누군가가 조정한다는 사실을 안다면 그들이 무엇을 해야 하는지 들으려 하지 않는다.
- 영향은 상-하로의 과정이기 보다는 두가지의 방향으로 이루어진다.
- 영향을 발휘하기 위하여, 다른 사람들에 의해 영향받을 수 있어야 하고 새로운 정보를 기꺼이 받아들일 수 있어야 한다.
- 사람들은 진지하게 영향을 주는 사람들을 대면할 필요가 있고, 그들은 바로 평가받을 것이다.

리더십의 정의 (Defining Leadership)

우리는 리더십이 영향을 주고 있는 과정(Sidebar 3.2를 봅니다)다는 것을 알고 있습니다. 특별한 문맥에서 조직적인 결과를 달성하기 위해 그들이 그들의 추종자에 의해 지각된 것에 따라 그것은 지도자의 특성과 행동을 반영합니다. 이 정의는 세계적인 리더십과 조직적인 행동 효율(지구)연구 프로젝트에 의한 하나의 제의와 유사합니다. 효율에 공헌하는 기타와 그들이 멤버인 조직의 성공을 영향을 주고, 동기를 부여하고, 가능하게 하기 위해 지구는 리더십을 개인의 능력으로서 정의합니다. 62개 국가에서 1996년에 실시된 지도자의 연구에 의거합니다, 선택된 지도자 그들이 그들의 분석에서 확인하는 리더십 치수(연속체와 같다)의 가치의 정도를 측정하기 위해 그들은 기구를 개발했습니다. 확인되는 리더십 치수는 다음과 같습니다.

- 카리스마/가치의 기반 (환상적이고 영감을 주고 정직하고 결정적이다)
- 팀 지향적 (협력적이고 통합하고 외교적이다)
- 참가하다 (비 독재적, 의사 결정에 참가를 허용하다)
- 자율적이다 (개성적이고 독립적이고 유일하다)
- 인도적이다 (조심성 있고 관대하고 민감하다)
- 자기를 방위하다 (자기중심과 상태를 의식하고 있고 체면 유지하다)

리더십 역설 (Leadership Paradox)

리더십의 흥미 있는 또 다른 시각은 그것과 관련되는 명백한 역설 모두에 대한 고려입니다. 이 역설 시각은 복잡성과 리더십에 대하여 혼란스러운 것에 더 한층 공헌합니다. 예를 들면, Pfeffer는 지도자가 : 해야 할 것을 제안 합니다.

- ◆ 그들은 조직적인 현실 때문에 아직 실현하지 못한 자신의 계획을 제한하고 관리한다.
- ◆ 현명하지만 아직 조심성 있는 자기 향상은 피해야합니다.
- ◆ 리드, 따르거나 물러서는 것 -어떤 리더십도 최고의 리더십이 아닐 수 있습니다.
- ◆ 시스템을 확립한다. 그리고 팀은 아직 사소한 명예를 그들의 성공으로 생각하지 않습니다.

물론 리더십 성공에 비밀은 누군가가 한쪽을 선택하는 것 보다 모순의 균형을 잡는 것이 제안됩니다. 이 밸런스는 특히 수직이어 수평의 구조에 조직 이전으로 그리고 계층부터 자율적 · 수평적 복합조직 모델(Sidebar 3.3을 봅니다)까지 중요하게 됩니다. 조직으로의 이 진보적인 접근이 강한 지도자에게 의존할 때 변화를 조치하기 위해 역설도 모든 수준에서 조직 동안 내내 리더십을 분배하는 것의 안에 존재합니다. 현실은 조직이 계층의 연속체에 따른 일부 혼성이라는 것입니다. 일부 단위는 조직에 대한 세계적인 책임을 가져야 합니다. 그리고 심지어 가장 단단한 관료정치는 약간의 노력을 입력을 다른 사람에게로 부터 추구하는 것에 바칩니다.

Sidebar 3.3

자율적 · 수평적 복합조직과 계층(Heterarcy and Hierarchy)

자율적 · 수평적 복합조직은 계층의 같은 수평의 수준에서 파워와 책임에서 분담하고 있는 동등한 사람이 특징인 시스템 모델입니다, 또는 자율적 · 수평적 복합조직은 독립형 조직일 수 있습니다. 이 모델은 협력, 대화, 참가를 용이하게 합니다. 그리고 조직의 다른 요소를 위해 성능의 다른 기준을 인정합니다. 다양한 기술, 스타일과 지식의 타입조직의 다른 위정합 어떤 특별한 그룹이라도 또는 개템 모가지고 있고 있는 특권 없이 중요합니다. 각 단위는 많은 조직자율을 가집니다. 유연성과 혁신을 고려합니다.
자율적 · 수평적 복합조직은 계층, 파워와 특권으로 단지 시스템의 최고 수치에 할당 된 층으로 이루어지는 모델입니다. 계층에, 각 단위는 상급의 자율적 · 수평적 복합조직에 직접 또는 간접적으로 연결됩니다. 가능한 한 효율적이기 위해 노동의 분할과 조직적인 구조의 일관성은 중요합니다.

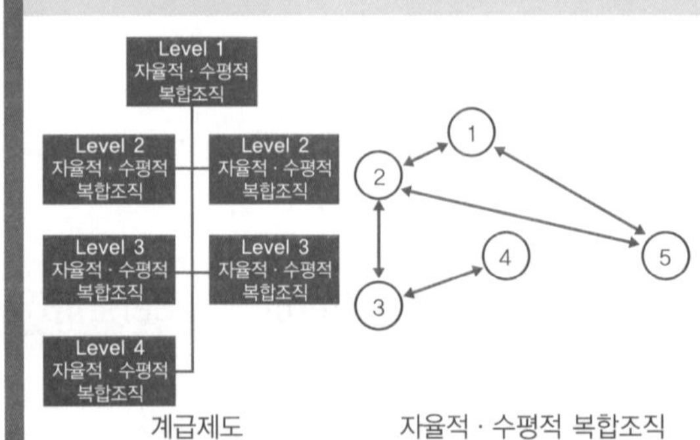

수평의 리더십 (Lateral Leadership)

조직 동안 내내 리더십을 분배하는 생각은 아마 이상으로부터 그들을 안내하는 것 보다 사람들의 곁에서부터 수평의 리더십-지도로 가장 표현됩니다. 수평의 지도자는 조직의 목표를 달성하기 위해 외부의 몇 개의 벤더 또는 계약자와 전형적으로 그물에 걸리게 하게 되는 근로자의 팀에 선도자와 컨설턴트의 기능을 합니다. 이 팀의 멤버는 조직 수요의 필요성으로 재설정될 수 있습니다. 사람들에게는 다른 프로젝트를 위해 다른 지도자가 있는 것을 의미합니다. 수평의 지도자는 지도하고, 통제하는 것보다 교육과 설득에 의지합니다. 이것은 통제되지 않는 지도자도 통제하는 것이고, 사실 다른 사람에 대한 어떤 형식적인 권한도 가질 수 없습니다.

통신 기술의 발전의 촉진은 수평의 리더십에서 주요한 역할을 했습니다. 기술과 더불어, 많은 사람들은 많은 정보를 빨리 가집니다. 정보로의 접근에 의해 만들어지는 자유는 사람들이 열심히 그리고 창조적으로 결정에 이르는 것 근무하는 것을 가능하게 합니다. 사람들은 창조적과 유연하고 적극적일 필요가 있습니다, 분산되는 수평의 리더십은 많을 필요가 있습니다. 어떤 리더십도 최고의 리더십이 아니라는 생각은 이 개념에서 비롯됩니다. 그러나 크고 복잡한 조직은 그들의 가득한 잠재성에 도달하는 수평의 지도자보다 더 필요합니다. 그들도 역할이 혁신적이고, 전망을 전하고, 보트(그것에 머무르는 동안)를 흔드는 지도자 또는 지도자를 필요합니다. 이 모순된 책임과 다면적인 역할 모두를 속이는 것은 리더십이 그런 교묘하고 흥미로운 비즈니스라는 이유입니다.

Activity 3.4를 봅시다.

Activity 3.4
수평의 리더십으로서의 물리치료사(Physical yherapsts s lateral laedership)

Activity 3.4.
물리치료사의 전문 교육과 임상 역할이 측면의 지도자로 그들을 어떻게 준비하는지 논의합니다.

여성 리더 (Female Leaders)

2002~2004, 미국의 행정적이고 행정적과 관리상의 여성의 비율은 18%부터 46%로 증가했습니다. 이 성장은 약 2 년 동안 그것들의 새로운 위치의 창조적 결과입니다. 그러나 건강관리, 인적 자원과 교육 조직에서, 여성은 큰 비즈니스에서도 늘어나게 되는 표현으로 리더십 역할을 지배합니다. 비록 압도하지 않는 것이지만 정부의 모든 수준에서의 정치적인 위치의 여성이 늘어나게 되는 존재는 있었습니다.

Eagly는 이 최근의 급증이 사회적 몇 개의 변화에게는 있다고 생각합니다. 첫 번째로, 가족에 따라 아이들의 수가 감소했기 때문에 성 사이에서 여성이 일하고 있는 가사의 노동의 분할과 양의 큰 동등성에 있습니다. 일하기로 결심하는 그 여성은 가족/작업 갈등의 수준을 감소시켰습니다. 둘째로, 여성의 교육 수준의 증가. 여성은 미국에서 취득된 학위를 모든 과학학사(BS)의 1/2 이상인 상태로 유지합니다. 그리고 과학과 수학 점수에 남성과 여성 사이의 틈은 감소되었습니다. 의학과 법률 학교 안에 있는 여성의 비율의 계속 증가합니다. 셋째, 일하는 여성은 남성과 같이 ,자유, 도전, 신망, 파워와 같이 일하는 남자의 하는 일을 평가하고, 그들은 적극적인 행동, 위험을 무릅쓰면서 사례를 얻기 위해 기꺼이 종사합니다.

한편, 리더십을 위한 기대는 여자에게 더 생겼습니다. 예를 들면, 민주적인 원리, 작업 팀, 개인 참가 방식의 의사 결정, 대표단, 성장과 요원의 많은 다양성은 정보, 공평을 공유하고, 자기 신뢰를 강화하는 것을 요구합니다. 이 수요와 전략 모두는 부드러운 것, 여자다운 기술로 간주됩니다. 그러나 리더십 역할의 여성의 수용은 의존하는 문화로 남아 있는 것처럼 보입니다. 그리고 여성은 아직도 많은 조직에 수용하러 나갈 긴 길이 있습니다. 여성은 명령과 통제 계층에서 보다 스포크로 그들 자신을 원의 중추로 밖으로 간주합니다. 개방성, 투명도, 일치와 관계에 의거하는 이 부드러운 접근 때문에 그들은 지도자의 장래의 지도자가 되기로 예정되어 있습니다. 그들은 조직 안에서 통하고, 다른 조직과 함께 하면서 그들 자신을 이끄는 것에 성공한 경향이 있습니다. Activities 3.5 와 3.6을 봅니다.

Activity 3.5
여성 지도자(Female Leaders)

유명한 여성 지도자에 대해 생각합니다. 다음 전망 중 어느 쪽이 성공적인 지도자로 그 여성을 가장 설명합니까? 이것은 어떻게 당신의 해답부터 Activity 3.3까지 다릅니까?

- 사람 전망. 지도자인 그것은 그들을 지도자로 만듭니까?
- 결과 전망. 지도자가 달성하는 그것은 그들을 지도자로 만듭니까?
- 위치 전망. 그것은 그들이 그들을 지도자가 되게 하는 것을 조작하는 곳입니까?
- 과정 전망. 그들이 리더가 될 수 있게 하는 것을 그들은 어떻게 성취할 수 있나?

여자이기 때문에 당신은 지구 리더십 치수에서 어느 것을 지각합니까?
카리스마/가치의 기반(환상적이고 영감을 주고 정직하고 결정적이다)
팀 지향적 (협력적이고 통합하고 외교적이다)
참가하다 (비 독재적, 의사 결정에 참가를 촉진합니다)
자치다(개성적이고 독립적이고 유일하다)
인도적이다(조심성 있고 관대하고 민감하다)
자기를 방위하다(자기중심과 상태를 의식하고 있고 체면 유지하다)

Activity 3.6
물리치료 직업의 리더십(Laedership in the Physical therapy profession)

공언하고 있는 물리치료로 미래와 현재의 지도자의 신원을 확인합니다. 토론 질문 :

돌아가 Activity 3.3에 있어서 리더십의 우세한 전망이 물리치료에 있습니까?
여성 물리치료사의 수는 남성의 수보다 일관되게 더 많은 증가를 계속합니다. 이것은 그 리더십에 들어맞습니까? 당신은 왜 가정합니까?
직업의 지도자는 미국 물리치료 단체의 리더십과 같습니까? 왜?

관리 (Management)

장의 이 부분은 지도자-매니저 연속체의 다른 끝에서 초점을 이동합니다. 그림 3.1의 서술자는 관리상의 역할과 기술이 많은 구조와 통제에 그들의 목표를 달성하는 것을 요구하는 전통과 관료적인 조직의 좋은 적합일 것을 제안합니다.

관료정치는 현대 경향과 새로운 조직적인 모델에도 불구하고 작업의 세계를 지배하기를 계속합니다.

그들의 계층적인 구조 때문에 거기에 관리가 동일한 조직에 있는 다른 역할이 있는 많은 관리자는 관리의 층이 있습니다.

전형적인 레벨은 최상위 관리, 중급 관리, 그리고 낮은 단계의 관리(관리자 또는 팀의 리더)가 있다.

게다가 최근, 중급 관리 레벨은 비용 절감으로 재설계되거나 축소되어 가는 많은 조직에서 압축되거나 제외되어가고 있다. 더 낮고 더 높은 단계 관리 중개자로서의 주 역할은, 많은 조직에서 컴퓨터가 노동자에서 의사결정자까지 더 많은 정보를 직접 전달하는 역할을 함에 따라 불필요해졌다. 하급자와 관리자를 위한 보고서를 작성하는 작업을 관리하는 사람들의 층의 필요성은 헤테라키적(시스템이론수평 분배형) 관점을 가진 조직에서 줄어들고 있다. 그러므로 관리의 레벨 또는 여러 레벨을 확인하기 위한 관리 문헌을 읽는 것은 중요하다.

관리 문헌을 읽을 때에는 조직의 기대감과 이에 따르는 리더의 수준을 파악하는 것이 중요하다. 관리 그 자체는 오해를 받는 개념이다. 일상생활에서, 우리는 우리가 지도자와 함께 하는 것보다 사업과 조직의 관리자와의 더 직접적인 접촉을 가진다. 우리의 경험은 어쩌면 더 즐겁지 않을 수 있다. 관리자는 우리가 가는 식료품가게와 은행, 음식점에서 무언가 잘못 되었을 때 리더이기 때문이다. 그래서 우리는 이미 감정적으로 불평을 제기하는데 책임이 있다. 일이 잘 되어갈 때, 우리는 어떻게 회사가 관리되는지 그리 관심을 가지지 않는다. 우리가 문제를 가지지 않을 때 잘 관리된 것만을 알고 있다.

보스와의 작업 또한 어렵다. 어느 조직에서, 60~75%의 사람들은 그들의 일에서 가장 힘든 것은 그의 직속 상사(관리자)라고 보고했다. 한편으로는, 항의와 최고 상사를 관리하는 가장 높은 관리자는 우리가 할 수 있다 생각하는 것보다 더 많은 것을 할 수 있게 한다. 그리고 그들은 대체로 많은 해고 없이 최고의 조직으로 만든다.

현대의 관리 비판론자들이 관리는 죽었다고 예언하는 것은 놀라운 일이 아니다. 그리고 그들은 속이 시원하다고 말한다. 만약 관리의 역할이 다른 중간급 관리의 감독에 제한된다면 관리자를 제거하기 위한 열의는 설득력 있다. 그런 관점에 따라, 현대의 고도의 기술과 가상의 조직은 수평적 리더와 자기조직 팀으로 운영되고 전통적인 중간급 관리는 쓸모없어질 것이다.

그러나 Magaretta는 모든 조직은 관리가 필요하다고 제안한다. 그것은 단지 감독이 아니라 기업의 계층적 서열의 단계이기 때문이다. 그것은 복잡성과 특수화를 실적이 되게 하는 과정이다. 이 넓은 정의에서, 더 복잡한 조직은 더 전문화된 작업이 되고 그것은 더 큰 관리의 역할이 통합적인 결과의 효과로 작용하게 된다. 개인은 작업에 더 자주성을 갖고 책임감을 가지며 그것으로 우리는 더욱 더 독립적인 계약자가 될 것이라는 것이 예상이지만, 조직은 그것을 이루는데 필요할 것이다.

관리를 위한 선천적 능력 (Innate Ability to Manage)

관리는 문명의 혁신에 가장 큰 변화 중 하나이고 그것은 우리의 삶에서 중요한 역할로 계속해서 작용할 것이다. 왜냐하면 한 개인이 독립적으로 이루는 것은 아주 작기 때문이다. 광범위한 감각으로 관리는 지속될 것이다. 왜냐하면 몇몇 일반적인 목표를 이루기 위해 협력하고자 하는 사람들의 인간 본성은 필수적이기 때문이다. 때때로 욕구는 사용 가능한 자원을 초과한다. 선사시대 수렵인, 채집인들, 그들의 가족예산, 또는 이해당사자를 위한 이익 생산인지 아닌지 관리될 필요가 있었다.

인간은 언제나 초과된 자원에 대한 욕구를 가지고 있어왔기 때문에 발행인, 컨설턴트 및 순회하는 연설가의 성공적인 노력에 의해 만들어진 전문화된 노하우보다 관리는 포괄적이고 선천적인 능력이다.

모든 사람들은 관리자가 되기 위한 기본적인 능력을 가지고 있다. 모든 사람들은 관리자라는 직위 없이 그들의 많은 일을 조정하고 있다. 그리고 많은 사람들은 그들의 여가를 효과적으로 관리한다. 물리치료사는 환자의 모든 시간을 관리한다. 그러나 환자와 그 밖에 다른 사람들은 치료사들과 접촉하지 않거나 그들을 관리자로서 고려하지 않는다. 환자 관리의 기술은 기본적으로 직원 관리나 특별한 프로젝트를 위해 필요한 것들과 같다. 실제 연습을 통해 환자의 결과를 성취하며 그들의 의학적 기술이 발전되는 것과 같이, 물리치료사는 그들의 조직의 결과에 초점을 맞춘 입장의 선천적이고 경영적인 기술을 전달하기 위한 실제적인 연습을 해야 한다.

여기에 관리의 타입 모델이 있다. 이것은 친화적인, 개인적인, 단체적인 세 가지 관리타입을 제안한다.

- *친화적인 강력한 관리자(Affiliative Power Managers)* : 그들은 직장(환자관리)을 얻는다기보다 좋아해주길 원하기 때문에 사람들을 즐겁게 하는 것에 기초를 둔 결정으로 행한다.
- *개인적인 강력한 관리자(Personal Power Managers)* : 강력한 대표자는 직원들을 더욱 강하게 한다. 평등한 그러나 냉정한 구조와 거만함은 조직의 연합 사이(물리치료, 작업치료, 언어치료)에 심한 마찰을 일으킨다. 그들은 경쟁상대다. 그리고 "자기"를 먼저 생각하는 결정 때문에 팀원이 아니다.
- *단체적인 관리자(Institutional Managers)* : 조직을 위한 서비스이다. 성과금을 위해 원숙하고 열렬하다. 그들은 그들 스스로 결정을 내리기 전에 조직을 우선으로 둔다.

환자/고객 관리에서 또한 있을 수 있는 이러한 관점에 대한 제안은 가능하다. 환자와의 관계는 또한 치료사의 타입이 영향을 미칠 수 있다. 몇몇 물리치료사는 그들의 환자가 좋아하고, 기뻐하는 것을 찾음으로써 그들의 치료적 위치가 강력해진다. 그 동안 다른 이들은 환자 관리에 있어 영향력 있고 성공적이기 위해 그들의 팀 멤버들과 경쟁을 할지도 모르겠다. 그리고 다른 이들은 그들 스스로보다 환자의 욕구를 우선으로 둠으로써 영향력을 얻을지도 모른다. Activity 3.7.과 3.8.을 보라.

Activity 3.7
관리 기술(Management skills)

관리의 강력한 관점을 반영하는 물리치료사와 관리자의 특별한 행동을 확인하라.

Activity 3.8
전문화된 발달상(Professional Development peflection)

현재 환자/고객 관리 기술을 생각하는데 시간을 가져라. 당신이 있던 자리에서 어떤 관리 기회를 가졌었나? 그들은 어떻게 됐나? 당신의 그날그날 살아가는 삶에 대해 생각해봐라. 관리 관점으로부터 어떻게 됐나?
당신이 지금까지 알고 있는 것에 기초를 둔 전문적인 발달 계획에 맞는 환자 관리를 넘어서는 리더십과 관리는 어디서 하나?

관리의 프레임워크 가치의 경쟁 (Competing Values Framework of Management)

시스템이론수평 분배형에서 복잡한 계층까지 조직의 배열에 상관없이, 조직의 목표에 도달하기 위한 과정 동안 성취하기 위한 무엇인가가 필요하다. 관리는 개인적 노력의 범위를 넘어서는 성취 목표를 위한 조작된 자원과 사람들에게 영향을 미치는 과정이다.

Quinn과 그의 동료의 발전된 관리의 프레임워크 가치의 경쟁은 관리 이론의 snowballing효과의 발전을 나타낸다. 그것은 관리의 4대 역사 단계 이론과 그것의 프레임워크구조의 기초 형태를 포함하고 있다. 그것은 그림 3.2로 제공된다. 표 3.2는 Fayol의 관리자가 조직의 목표에 어떻게 도달하는 지에 대한 Fayol의 전통적인 관점과, Quinn과 그의 동료가 모델 가치의 경쟁에 대해 정의한 관리의 역할의 현대적인 관점을 비교했다.

표 3.2 경쟁 가치 모델에 있어 관리적인 역할의 전통적과 현대의 관점

전통적인 역할	현대의 역할	경쟁가치모델과의 연관성
조직 ──────▶	제작자 : 작업, 기반, 시간 지향적인 경영	이성적 목표 모델
지도 ──────▶	감독 : 분명한 목표와 비전, 계획, 대표 위임	이성적 목표 모델
계획 ──────▶	코디네이터 : 스케줄링, 물류, 설계 작업, 프로젝트	내부적 과정 모델
제어 ──────▶	감시자 : 개인과 그룹, 사실과 모습, 세부사항의 준수여부 체크	내부적 과정 모델
조정	기획자 : 팀을 설계하고, 갈등 관리 조언자 : 개방적이고 공정한 발전에 도움 도입자 : 적응, 변화 창조, 동향분석 중개인 : 외부적 자원, 이미지, 평판, 교섭, 연락담당, 수용에 대한 아이디어 제공.	인간관계 모델 인간관계 모델 개방적 시스템 모델 개방적 시스템 모델

이 경쟁 가치의 프레임워크는 연구원과 컨설턴트들에게 많은 관심을 받고 있다. 관리자와 그 밖에 다른 이들은 그것의 경쟁력을 찾았다. 왜냐하면 그것은 관리에 관련된 4대 학교를 하나로 모두 포괄된 프레임워크로 통합시켰고, 그것은 경쟁 관점으로써 보이게 하기보다 모델의 상호작용을 연결했다. 4 모델 중 하나가 혼자가 아니라는 전제는 알맞다. 각각 하나는 아주 복잡한 구성-관리 조직의 한 측면으로 발전했기 때문이다. 그러므로 모든 4가지 관점은 조직의 효율성에 중요하기 때문에 하나의 모델은 거부되어야 한다. 경쟁 가치 프레임워크는 상승적이고, 동적이며 논리적이다. 또한 그림 3.2는 관계를 통한 관리의 모순을 중간의 화살표로 나타낸다. 관리자는 개방적인 시스템 동안에 내부적 과정들과 씨름할 필요가 있다. 그리고 사람들의 인간관계 책임감과 그들 간의 '신탁적 책임감'에 균형을 잡아줘야 한다.

관리자의 집중을 위한 4가지 모델간의 경쟁이해는 모든 항목을 포함한 프레임워크의 강점이다.

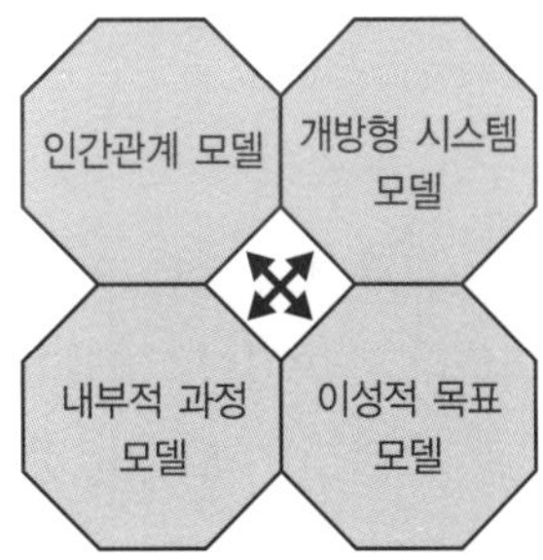

그림 3.2 Quinn과 그의 동료들의 관리의 경쟁가치 프레임워크. (Adapted from Quinn RE, Faerman SR, Thompson MP, McGrath MR. *Becoming a Master Manager : A Competency Framework*. 2nded. NewYork, NY : JohnWiley and Sons; 1996)

크고 복잡한 관료에서 물리치료에 있어 개인 실무자와 같은 작은 사업장에서까지 관리자는 이런 모든 현대적인 역할의 준비가 되어있어야 하고, 조직 수요의 목표로써 하나의 역할에서 그 밖에 역할에까지 이동의 능력을 가지고 있어야 한다.

왜 사람들이 관리에 관련된 자리에 서게 되는 것을 꺼려하는지를 이해하는 것은 그리 어려운 일이 아니다. 이런 자리는 외부 사람들에게는 겁먹게 하고 압도적으로 보인다. 그리고 내부인에게는 혼란을 주고 불확실하다. 바라건대, 경쟁 가치 프

레임워크가 관리를 이해하는데 도움이 되길 바란다. 그래서 중요한 책임감의 보상과 이점이 많은 사람들이 깨닫길 바란다. 의료인에서 관리자로의 전환은 많은 사람들이 생각하는 것만큼 현실적이거나 매력적이지 않다. 많은 의인들은 그들 스스로 환자 관리에서 관리 위치로 옮겨지는 것을 (더 높은 관리로부터 강요당하거나 아무도 할 수 없을 때 엄청난 책임감에 못 이겨서)알았다. 그들은 그들이 현재 하는 일에 솜씨가 좋기 때문이다. 왜 그 많은 물리치료사들은 그들의 저항에도 불구하고 그들을 관리 자리로 한 번에 간 것일까? 이전 제안으로써는, 하나의 이유는 관리 기술은 천부적이라는 것과 물리치료사는 이미 그들의 환자를 운동시킴으로써 현재 바람직한 부드러운 관리 기술이 더욱 발전되었다는 것이다.

모든 관리자는 모든 8개 관리 역할이 이 프레임워크에 정의되었다고 여긴다. 어떻게 물리치료사가 환자/고객 관리에 있어 제작자, 감독, 코디네이터, 감시자, 조력자, 멘토, 도입자, 그리고 중개인 역할을 하는지를 생각해보자. 이런 역할에 연관된

Activity 3.9
함께 협력하기(Pulling it together)

4열과 9행으로 표를 만들어라.

4열의 제목 : 관리자의 현대적 역할, 물리치료사 직원, 어떤 조직의 중간 단계 관리자, 어떤 조직의 상위 단계 관리자 또는 최고 경영자.

8개 관리자의 현대적 역할을 왼쪽을 따라 기입해라.

각각 8개 역할에서의 각 레벨의 관리자가 행하는 확인된 의무와 책임감으로 표를 완성해라.

각각 위치에서 가장 중요하다 생각되는 하나의 역할 옆에 별표를 붙여라.

명확한 이해를 위해 너의 표와 다른 것을 비교하고 토의해라.

Activity 3.10
그들을 함께 포함할 수 있을까요?(Can they be pulled together?)

당신의 생각은 어떻습니까?
한 사람이 리더와 관리자의 역할을 동시에 할 수 있습니까?
리더는 천부적입니까, 아니면 만들어지는 겁니까?
관리자는 천부적입니까, 아니면 만들어지는 겁니까?
무엇이 리더가 될 수 있게 하나요? 관리자는요?
조직은 누구를 리더로 할지, 누구를 관리자로 할지 어떻게 결정합니까?
관리자는 어떻게 리더가 됩니까? 그 반대는요?

ACTIVITY 3.11
Case Study

Jordan Janko는 4년째 물리치료사로 일하고 있습니다. 그녀는 그녀의 오직 환자 관리에 책임을 다하였고, 그녀는 신경학 자격시험 위원회를 위한 준비의 마지막 단계에 있습니다. 그녀는 졸업 이후 줄곧 같은 큰 의학 센터에서 일하고 있습니다. 그녀의 업적 평가는 계속 우수했고, 그녀는 지난 2년 동안 임상 강사로써의 역할이 즐거웠습니다. 그녀의 환자들은 그녀를 정말 좋아합니다. 그녀는 자신의 위치와, 비록 주요 조직의 변화가 여러 차례 있었지만 전체로써 조직에 굉장히 만족한다. 예를 들어 그녀는 조직과 그 위치에 있는 사람의 변화 때문에 4년 동안 4명의 다른 사람들에게 보고했다. 그녀의 시각에 의하면, 이 변화들은 다른 사람들이 하지 않은 동안 괜찮았다.

Jordan이 새로운 기회로 임상서비스 담당 부사장과 가까워졌을 때 의심을 당했다. 그녀는 임박한 개편에 관련된 루머를 들었었고, 그래서 그녀는 재활 서비스 부서에서 생긴 4개의 새로운 관리자 위치에 대해서 놀라지 않았다. 임상 서비스 담당 부사장은 그녀에게 성인 신경재활의 코디네이터(진행자)의 새로운 자리로 그녀를 지목했다. 그 자리는 그녀에게 보고할 20명에 가까운 사람들이 포함된 새로운 학제간의 팀 관리자 역할도 포함되어있었다. 많은 그녀와 함께 즐겁게 일해왔던 동료들은 그 팀이 될 것이고 몇 명은 새로 고용될 것이다. 임상서비스 담당 부사장은 Jordan에게 재활치료가 환자 결과와 만족에 있어 모범적인 모델로써 관리가 이뤄지길 바라고 그녀가 신경부서를 훌륭하게 이끌어갈 한 사람이라고 말했다. Jordan은 그 자리를 잡아야 할까? 그녀는 찬반양론 가운데 어떻게 결정해야 할까?

리더-관리자 연속체의 어디에 당신은 이 새로운 자리를 넣을 것인가?

실제 매일 매일의 업무는 관리의 한 단계와 그 밖에 다른 단계와 다를 수 있다. 그리고 특정한 역할의 강조는 같은 관리적인 자리와 함께 옮겨질 수 있다. 모순을 처리하는 이러한 경쟁의 역할을 통합하는 능력의 책임을 가지는 어떤 단계의 관리의 효과는 관리의 4가지 다른 모델의 결과이다. 새로운 관리자는 관리의 한 단계에서 몇몇 다른 단계까지의 이동이 새로운 역할보다 수정된 업무 때문에 몇몇 재교육이 필요한 문화적 충격을 알아야 한다. 활동 3.9, 3.10, 3.11을 보자.

관리참조에 대한 마지막 말 (The Final World on Management)

Peter Drucker를 빼고 "관리"에 대해 말할 수 없다. 매년 하버드 경제 리뷰에 있는 최고 논문의 저자로 인정받은 권위있는 McKinsey 대회의 7차례 우승자로 그는 지식의 관리 체계를 무너뜨리는데 주력하고, 그것은 25권의 책을 포함한다. 실질적인 면과 이론적인 면 둘 다 그의 기여는 60년 이상 계속되었다. 그의 관리에 대한 생각의 요약과 함께 이 챕터를 마칠 것 같다. Drucker에 따르면 뒤에 나올 7가지 원칙과 그에 따른 관리에 대한 이해를 한 관리자는 성공할 것이고, 생산적이며, 기준을 설립하고, 좋은 보기를 세우며, 큰 부를 축적하는 데서 벗어나고, 더 인간적인 시야를 가지고 전 세계적인 조직을 이뤄낼 것이다.

1. 관리의 의무는 사람들에게 관절 활동이 가능하게 하고 그래서 약화에 상관없이 힘이 효율적이게 하는 것이다. 우리는 인간적인 목표를 달성하고 사회에 공헌하는 우리의 능력을 위한 관리에 의존한다.
2. 관리는 문화에 깊숙이 포함되어 있다. 관리자는 어디에서나 역할은 어디에서나 같고, 그러나 어떻게 그들이 해야 하는 지는 굉장히 매우 다르다.
3. 관리의 직업은 전형적인 예가 되는 조직의 목표, 가치, 목표를 통해 생각하는 것이다. 그래서 사람들이 그들에게 전념하게 한다. 헌신 없이는 기업(조직)이 아닌 군중일 뿐이다.
4. 절대 멈추지 않은 훈련과 발전은 조직의 모든 면에 포함될 것이 분명하다.
5. 모든 조직은 공동체와 개인의 책임을 높인다. 사람들은 함께 꼭 포함되어야 할 일에 대한 많은 다른 기술과 많은 다른 종류의 지식을 가지고 있기 때문이다.
6. 우리는 사람들의 활동을 확인하기 위해 측정의 다양성이 필요함에 따라 우리는 조직의 활동과 지속적인 개선을 확인하기 위한 측정의 다양성이 필요하다.
7. 조직의 결과는 그것의 벽에 있지 않다. 결론은 오직 고객의 만족과, 지금 무언가를 배우고 10년 후 이 일에 함께 할 학생과 환자를 낫게 함으로서 존재한다.

참|고|문|헌

1. Antonakis J, Cianciolo AT, Sternberg RJ. Leadership: Past, present, and future. In: Antonakis J, Cianciolo AT, Sternberg RJ, eds. *The Nature of Leadership.* Thousand Oaks, CA: Sage Publications; 2004, p 3.
2. Isaksen S, Tidd J. *Meeting the Innovation Challenge: Leadership for Transformation and Growth.* Hoboken, NJ: John Wiley & Sons; 2006.
3. Bellman GM. *Getting Things Done When You Are Not in Charge.* 2nd ed. San Francisco, CA: Berrett-Koehler Publishers; 2001.
4. Pfeffer J, Sutton RI. *Hard Facts Dangerous Half-Truths & Total Nonsense: Profiting from Evidence-Based Management.* Boston, MA: Harvard Business School Publishing; 2006.
5. Grint K. *Leadership: Limits and Possibilities.* New York, NY: Palgrave Macmillan; 2005.
6. The GLOBE Foundation. *Syntax for GLOBE National Culture, Organizational Culture, and Leadership Scales.* Glendale, AZ: Thunderbird School of Global Management; 2006.
7. Den Hartog DN, Dickson MW. Leadership and culture. In: Antonakis J, Cianciolo AT, Sternberg RJ, eds. *The Nature of Leadership.* Thousand Oaks, CA: Sage Publications; 2004:249.
8. Harvard Business School. *Harvard Business Essentials: Power, Influence, and Persuasion: Sell Your Ideas and Make Things Happen.* Boston, MA: Harvard Business School Press; 2005.
9. Lucas JR. *Broaden the Vision and Narrow the Focus.* Westport, CT: Praeger; 2006.
10. Schwaninger M. *Intelligent Organizations: Powerful Models for Systemic Management.* New York, NY: Springer; 2006.
11. Harvard Business School. *The Results Driven Manager: Getting People on Board.* Boston, MA: Harvard Business School Press; 2005.
12. Malone TW. *The Future of Work: How the New Order of Business Will Shape Your Organization, Your Management Style, and Your Life.* Boston, MA: Harvard Business School Publishing; 2004.
13. Eagly AH, Carli LL. Women and men as leaders. In: Antonakis J, Cianciolo AT, Sternberg RJ, eds. *The Nature of Leadership.* Thousand Oaks, CA: Sage Publications; 2004, p 279.
14. Gergen D. Women leading in the twenty-first century. In: Coughlin L, Wingard E, Hollihan K, eds. *Enlightened Power: How Women are Transforming the Practice of Leadership.* San Francisco, CA: Jossey-Bass; 2005, p 1.
15. Magretta J, Stone N. *What Management Is: How it Works and Why it's Everyone's Business.* New York, NY: The Free Press; 2002.
16. Quinn RE, Faerman SR, Thompson MP, McGrath MR. *Becoming a Master Manager: A Competency Framework.* 2nd ed. New York, NY: John Wiley and Sons; 1996.
17. Fayol H. *General and Industrial Management.* London, England: Pitman Publishing Co.; 1949.
18. Harvard Business School. *Classic Drucker.* Boston, MA: Harvard Business School; 2006.
19. Drucker P. Management and the world's work. *Harvard Business Review.* 1988;66:65.

제 4 장

단위 보험-중심 비즈니스로서의 헬스케어 소개

Introduction to Health Care as a unique Insurance-Based Business

학|습|목|표

- 고객으로서의 환자의 독특한 요구사항과 특성을 논하라
- 인구 통계를 지역사회의 헬스케어 요구사항과 연관시켜라
- 헬스케어 보험 안에서 고용인과 고용주의 역할을 결정하라
- 주어진 지역사회 내에서 헬스케어 조건의 모든 요소를 인식하라
- 헬스케어 보험의 규칙을 논하라
- 사적과 공적 헬스케어 보험의 유형을 비교하고 대조하라
- 온라인 헬스케어 보험 자원을 찾아보라
- 보험에 들지 않은 사람과 보험에 충분히 들지 않은 사람에 의해 물리치료 매니저들이 직면한 도전을 인식하라.
- 사례 연구에서 헬스케어 보험 이슈를 분석하라
- 헬스케어 서비스를 위한 지불에서 동시대의 요구를 확인하라

학습목표

건강보험에서의 비즈니스 단위 (The unit of Business in health Care)

건강보험은 비즈니스이며 많은 부분에서 전체 비즈니스의 경영과 관리를 같이한다. 금융, 인적자원, 자본 설비 요구, 비용 제어, 및 이윤의 창출은 이들이 다른 비즈니스의 본질인 것처럼 건강보험의 한 부분이다. 그러나 다른 면에서는 이것의 목적 ? 예방, 질병의 관리 및 손상의 치료 등- 그리고 이것이 작동되고 지불하는 복잡한 방식에서 건강보험의 비즈니스는 독특하다. 환자, 건강보험 제공자, 그리고 보험업자는 건강보험 정책에 의해 영향을 받는 단위 건강보험 비즈니스를 구성한다. 이러한 상호연관성과 건강보험 관리자가 처한 건강보험의 상호연관성과 복잡성을 보여주는 이 섹션의 소개에서 S1의 그림을 참조하라. 사적 보험과 공적 건강보험이 관리자와 제공자의 관점에서 건강보험의 재화의 교환과 서비스의 기본적 이해를 밝히기 위한 활동들이 이 장에서 소개되었다.

환자들 (Patients)

건강보험의 비즈니스는 모든 고객-환자들-을 특별한 요구사항을 지닌 요소로 본다. 어떠한 조건에서 건강보험 서비스를 받을 때나 약이나 내구성이 있는 의료기구나 다른 물품을 구매할 때; 환자는 여러 가지 치료적 영향에 만족해야 한다. 다른 비즈니스에서의 단순한 상품 및 서비스를 위한 재화의 교환은 건강보험에서는 복잡한 것으로 바뀐다. 왜냐하면 환자들은 그들의 건강보험이 무엇을 위해 쓰일 것인지, 선위임, 세금공제와 공동지불 문제들을 함께 고려해야 하기 때문이다. 환자들은 어떤 타입에서 다른 타입으로 건강보험의 셋팅의 변경에 의해 시간이 지나면서 그들의 요구사항이 바뀜에 따라, 그리고 고용자에 따라 그들 보험의 보상범위가 바뀜에 따라, 그리고 사적에서 공적 보험으로 바뀜에 따라 건강보험에서 비즈니스를 수행하는 법칙이 변경될 때 어떻게 할 지를 결정해야 한다.

이러한 특별한 비즈니스 환경은 환자들을 자주 당황스럽게 한다. 왜냐하면 이러한 건강보험을 가입하려는 사람들은 주로 그들이 가장 취약하고 염려할 때에-질병이나 손상이 있을 때- 문의하기 때문이다. 이러한 감정적 상태는 어떤 면에서는 "제도"로서의 무용감 (도움이 안됨)과 좌절감을 불러 일으키고 다른 면에서는 그들의 건강 문제가 완화되었을 때에는 안도감을 준다. 대부분의 사람에서 그들이 아프고 몸에 손상이 왔을 때 그들이 수반하는 주요 결정은 건강보험을 쓸 것인가 말 것인가 이다. 그들이 건강보험이 필요하다는 결정을 내리고 나서는 이러한 보험에 대한 대부분의 결정은 그들의 손을 떠났다. 대부분을 건강보험 소비자는 그들이 무엇을 필요로 하는지, 얼마만큼, 어디서 그것을 획득할 지를 지불자와 공급자에게 결정하도록 의존한다. 예를 들어 전형적인 시나리오는 다음과 같다.

1. 한 사람이 아프고 바이러스가 의심된다.
2. 그 사람의 건강유지관리기관 (HMO)에 의해 할당된 의사를 찾거나 그 사람의 선호 공급기관(PPO)에 의해 공급된 의사들의 명단으로부터 의사를 골라본다.
3. 의사는 테스트를 지시하거나 약을 처방하거나 다른 건강보험 공급자에게 의뢰를 한다. 모든 이러한 결정들은 많은 부분 HMO와

PPO의 선위임 정책과 의약 처방전에 의해 건강보험 공급자가 무엇을 그리고 얼마나 공급할지에 따라 결정된다

4. 환자는 그들을 위해 결정된 건강보험 결정을 최적의 결정이라 믿는다. (최근에는 환자는 정보를 위해 인터넷을 참조하기도 하지만)
5. 종종, 환자는 병과 손상으로부터 회복되고 별다른 의문 없이 그들은 건강 보험의 과정 및 긍정적 결과-건강으로 회복-에 만족한다.

일반적 사람이 어떻게 건강보험과 보험을 다루는지는 다른 조건보다 사회-재정적 그리고 고용 상태에 달려있다. Activity 4.1, 4.2, 4.3을 보라.

Activity 4.1
사실과 통계적 숫자 연습 (Facts and Figures Exercise)

http://factfinder.census.gov/home/saff/main.html?_lang=en에서 찾을 수 있는 미국인구조사사무국의 정보보고서로 가라. 미국에서 최근의 인구 추정을 위한 정보보고서를 찾아라.

5개의 행과 약 20개의 열을 가진 표를 만들고 하나의 행에 하나의 센서스 데이터를 라벨링하고 열을 라벨링하라: 미국의 인구; 남자; 5세 이하; 25세와 그 이상; 65세 이상; 박사학위와 그 이상; 노동력 보유 (16세와 그 이상); 하나의 인종; 두 인종이나 그 이상; 백인; 흑인이나 아프리카 인종; 아시안 어메리칸; 하와이나 다른 태평양 섬 토착인; 다른 인종; 외국에서 태어난 사람; 히스패닉이나 라틴계열; 장애 정도 (5년이나 그 이상); 노동력 보유(16세나 그 이상); 1인당 소득 (2005년 인플레이션-조정- 달러로); 빈곤 수준 이하의 가족; 빈곤수준 이하의 개인. 다른 넣고 싶은 카테고리를 추가하라. 행을 라벨링하라: 최근 연간 국가 총액; 국가 퍼센트; 최근 연간 지방 총액; 지방 퍼센트;

당신의 집의 도시, 국가명, 우편번호를 선택하고 완벽한 표를 구성하라. 당신의 개인적 경험 자료가 당신의 지역사회 사람들의 것과 일치하는가?. 당신은 표의 어디에 있는가? 당신의 그룹에서 다른 사람이 조사한 다른 지역사회의 것과 당신이 선택한 지역사회의 것과 차트를 비교하라. 다른 열을 선택했다면 왜 그런가?

Activity 4.2
이 숫자들이 무엇을 의미하는가?(What do these figures mean?)

테이블의 각 데이터를 선택된 공동체에서 건강보험 delivery에 대한 영향력의 관점에서 고려하라. 선택된 공동체에서 건강보험 서비스에 대한 각 요소들의 영향력은 무엇인가? 이러한 정보들은 건강보험 매니저의 책임에 어떤 영향을 미쳤는가?

Activity 4.3
당신 자신의 건강보험 경험(Your own health-care experience)

당신의 개인적 경험은 어떠하였고 당신의 사랑하는 사람의 건강관리 시스템은 어떠했는가? 그것을 누가 결정하였고 당신의 케어에 대해 그들은 그것들을 어떻게 만들었는지? 당신은 만족했는지? 당신이 받은 인상을 소그룹 토론으로 공유하라. 매니저를 위해 이러한 개인적 경험을 바탕으로 그들의 기관에서 환자들의 경험을 공유하도록 요소들의 목록을 만들어라.

노동자인 환자들
(Patients Who Are Emplyees)

건강보험 가입을 가능케 하는 고용 상태를 유지하는 것은 많은 사람에게 중요한 결정이 되어왔다. 이러한 전략은 고용주에게는 그들이 건강보험의 혜택을 받을 고용인의 수를 줄임으로써 건강보험 비용을 감소시키는데 선택의 여지가 별로 없을 것이다. 힘을 감소시키거나 (reductions in force) 고용인들을 시간제 노동이나 일당 계약하는 것으로 전환하는 것은 두 가지의 이러한 고용주의 전략들이다. 보다 최근에 건강보험 혜택의 빠른 상승을 조정하기 위해 고용주들은 몇 가지 새로운 전략을 개발하였다. 많은 고용주들은 그들의 고용인들이 개인적이거나 그들 가족 나름의 더욱 특별

한 요구사항이나 자원에 관하여 조정할 수 있는 몇 가지 다른 건강보험 계획을 제공하기 시작하였다. (메디케어 Part C 접근법과 유사한) 대안적인 모델은 모두에게 더욱 값비싼 전반적인 이득을 제공하기보다는 고용인들이 그들의 특정 요구사항에 부합하는 적은 혜택으로 덜 비싼 계획들을 선택하게 하였다. 이러한 비용-제어 효과는 고용자들이 건강보험 회사들과 하는 계약의 잦은 변경을 초래하였다. 매년 고용인들은 그들의 요구사항에 부합하는 가장 적합한 혜택을 선택하기 위한 많은 새로운 정보를 통해 선별해야 했다. 왜냐하면 고용주는 그들의 고용인들에게 주는 혜택의 비용을 줄이기 위해 매년 보험회사와 정책과 계획을 협상하기 때문이다.

등록기간 동안 고용인들에게 던져진 도전은 계획의 선택이 매우 복잡하다는 것이다. 그들이 PPO나 HMO를 선택해야 하나? 그리고 건강 은행계좌 (HSA)를 선택해야 하는가? 그들이 높은 세금공제와 공동지불에 대해 계획을 가지고 있어야 하는가? 가장 수용할만한 최대 연도별 전체 보험금은 얼마인가? 내년에 등록할 덜 비싼 보험을 위해 그들의 현재 의사가 의사 패널에 없더라도 그들이 계획을 변경해야 하는가?

사람들은 이러한 결정과정에 대해 다르게 느낄 것이다. 건강하고 젊고 독신인 건강한 상태의 사람과 그리고 건강보험 서비스의 요구가 거의 없는 사람에게는 이것들이 임시로 결정하게 한다. 이러한 혜택이 없이 봉급을 더 받는 경우에는 건강보험의 혜택이 없이는 이것을 수용하는 것은 거의 없을 것이다. 다른 예에서 복잡한 질병의 기록을 보유하며 만성적인 지속적 약물복용이 요구되는 만성적 컨디션을 지닌, 그리고 예방적 면역접종 및 귀의 감염을 치료하기 위해 잦은 의사의 방문이 요구되는 두 아이를 기르는 싱글맘의 경우에는 어려운 결정에 직면할 것이다. 그녀는 가족에서 일어날 수 있는 질병과 상해에 대해 가늠할 때, 그리고 각 건강보험 계획의 선택에 대한 재정적 영향을 계산할 때, 직면하는 선택의 복잡성으로 부담을 느낄 것이다.

건강보험 혜택을 받을 고용인을 위한 또 다른 염려는 프리미엄 지불을 위한 급료 공제를 감당할 능력이다. 고용인은 그들의 살림살이와 가족들을 위한 부양 비용을 위해 집으로 가져가는 수익의 총계를 늘리기 위해 건강보험 혜택을 거부하기를 선택할 것이다. 만일 공제액이 총 건강보험 프리미엄의 총 비용의 20% 밖에 안된다면 많은 사람들은 감당할 수 없을 것이다. 그리고 그들의 공제액을 감소시키기 위해 보험 공제의 범위를 가족이 아닌 개인으로 선택할 것이다. Activity 4.4는 고용인이 직면한 도전과 물리치료를 위한 구현을 보여준다.

Activity 4.4
건강보험 계획의 타입들(Types of health insurance plans)

건강보험 계획에는 다양한 타입들이 있다- HMO, PPO, POS, PSO, HAS 등등. 큰 비즈니스를 (가입된 병원, 대학이거나 당신이 아는 고용주) 고르고 그들의 고용인을 위해 제공되는 건강보험의 모든 종류를 인식하라. 각 특성을 규정하라. 혜택의 질적 수준으로 그들을 순위를 매겨라. 그들의 프리미엄과 다른 자신이 부담하는 비용에 따라 순위를 매겨라. 각 정책에서 물리치료의 보상범위를 결정하라. 건강보험 관리자는 어떤 타입의 계획을 환자가 선택하는 것을 선호할까? 왜?

고용주인 환자들 (Employers of Patients)

법적으로 고용인은 건강보험의 혜택을 제공하도록 요구되지는 않는다. 전체 건강보험 사업은 역사적으로 고용주가 그들의 고용인들에게 비용과 임금에 대한 세금을 제어하고, 더 이상 임금을 높여주려 하지는 않지만 고용인들을 만족시키기 위해 혜택 패키지를 제공할 수 있을 때 번창하였다. 고용주는 보험이 고용인들을 건강하고 일에 적합한 상태로 유지시키는 점에서 이점을 감지하였다. 그래서 건강보험은 병결일 (sick day) 대비 이득을 평가하는 현명한 투자로 간주되었다. 그러나 노사교섭과 노동자 투쟁에 의해 힘입어 혜택 패키지는 비즈니스 비용의 주요 요소가 되었다.

이러한 보험 비용에 더하여 지방 정부는 해당 지역사회에서 가난한 사람을 돌보는 기여에 대해 사적 헬스케어에 세금을 매길 수 있게 되었다. 예를 들어 메디케이드에 의한 환자를 허락하지 않는 개인병원은 주와 정부에 세금을 내야 한다. 이것은 공공 국가병원이나 메디케이드 프로그램 하의 사람들에게 서비스를 제공하는 개인병원을 위한 메디케이드 비용을 지원하기 위해 사용된다.

사업을 위해 지불하는 다른 연관된 비용은 상해보상이다. 고용인들은 상해보상법을 보다 고용주 친화적인 다른 주나 다른 나라에 위치시킴으로써 해당 비용을 줄일 것이다. 주가 이 시스템을 타이트하게 조정함에도 불구하고 상해보상보험의 비용은 상당히 높다. 상해를 입은 노동자에게 보상하는 상해보상 혜택이 크기 때문이다. 그래서 많은 보험회사들은 시장에 들어가는 것을 꺼린다. 이러한 보험사 간의 경쟁의 결핍은 주의 규제에 따르기 위해 이것을 획득해야 하는 고용주에게 문제를 야기한다. 조직화된 비즈니스와 노동은 비즈니스 비용을 감소시키고 노동자의 이득을 늘리기 위한 주의 정책적 과정에 밀고 당기는 (push-pull) 영향을 준다. Activity 4.5로 가라.

Activity 4.5
What If…

고용자와 고용인의 관점에서 다음 문제들을 토론하라. 정부를 제외한 (연방, 주, 지방) 모든 고용주가 해당 연도의 시작에 고용인들의 혜택을 위해 효과적으로 건강보험 지불을 멈추면 어떻게 될 것인가? 이것이 고용주에게 이득일까? 고용인에게는? 물리치료 서비스의 매니저에게는? 왜 그렇거나 그렇지 않은가?

보험공급자 (Providers)

건강보험은 모두 어떤 형태의 건강보험을 구성하는 다양한 범위의 다른 셋팅으로 공급된다. 비유하자면 식료품가게는 식료품가게이다. 그들이 크기에서 다양하고 다른 브랜드의 상품을 제공하더라도 마케팅, 비즈니스 수행, 고객을 접대하고 이윤을 얻고 식료품 비즈니스의 시장 점유를 위한 경쟁과 같은, 기본적 법칙을 지닌 점에서 식료품 가게는 모두 같다. 주주를 보유한 큰 규모의 법인이 식료품 가게의 체인을 제어하고 편의점이 우세한 현재의 상황에서 독립적이고 개인적으로 경영되는 가족중심의 식료품 가게는 과거의 산물일 수 있으나 그들은 모두 기본적으로 같은 상품과 서비스를 제공한다.

다른 면에서 건강보험 공급자라는 용어는 넓은 범위의 서비스를 포함한다. 건강보험 서비스는 내과병원, 대형 대학병원, 제약사, 약국이나 홈케어 에이전시 등등, 개인적으로 하는 물리치료실이나 회사가 운영하는 외래 물리치료 센터의 체인, 특화된 재활치료 병원도 여기에 포함된다. 이러한 각각의 건강보험 "시스템"은 서로 다르게 운영된다. 개인적이거나 국가가 지원하거나 이러한 다른 건강보험 기관들은 그들의 공적이나 사적 건강보험 회사와 협상함으로써 모두 같게 제한된, 점차 감소되는 건강보험 비용으로 경쟁하고 있다.

현재의 건강보험 연합이나 합병의 경향은 마치 식료품 체인이 그러하듯 건강보험 마켓의 커다란 조각을 획득하기 위해 발달하였다. 독립적인 건강보험 공급자는 결과적으로 건강보험 서비스에서 융성하기 어렵다는 것을 발견하게 된다. 이러한 메가 건강보험 비즈니스는 영리적 (여기에서는 주주가 주식을 받고 개인에게 이득을 배분한다)으로부터 비영리적 (여기에서는 주주가 없고 그들은 지역사회에 서비스를 제공하는 대가로 세금면제를 받으며 그들의 이익은 회사에 다시 재투자 된다) 건강보험 기관들의 복잡한 법적 문제들을 다룬다.

이러한 커다란 조직들은 비록 단독은 아니라도 지역사회 내에서 주요 건강보험 서비스의 공급자가 됨에 따라 전형적인 "총괄 지역건강보험 시스템"으로 명명되었다. 그들은 사람들의 전 생애에 걸쳐, 그리고 전체 서비스에 대한 요구를 반영하는 수직적, 수평적 건강보험 서비스를 엮어 하나의 커다란 건강보험 시스템을 제공하는 원스탑 쇼핑의 길을 모색하고 있다. 그들은 전체 외래진료, 진단서비스 및 내과 방문의 중재 등을 망라하며 응급상황으로부터 홈케어 서비스와 호스피스 케어까지로의 특정 에피소드의 케어를 공급하기 위하여 노력하고 있다. 이러한 값비싼 입원치료로부터 보다 저렴한 외래환자로의 더욱 빠른, 다양한 전환은 건강보험 비즈니스를 수행하는 하나의 법칙이 되었다.

각 의료보험 전문가와 전문기관은 비즈니스 환경에서 전문적인 서비스를 제공하는데 있어서의 긴장(tension)의 결과로부터 많은 도전에 직면했다. 건강보험 관리자의 결정에 영향을 주는 이러한 긴장들은 이 책의 다른 장에서 더욱 깊이 언급된다.

Activity 4.6
특성 지역사회에서의 건강 보험(Health care in a selected community)

당신이 activity 4.1에서 선택한 지역사회나 규모를 관리할 수 있는 보다 작은 구성원으로 건강보험 재화와 서비스를 제공하는 전체 기관을 확인하라. 그것들끼리의 연관성을 분석하라. 그것이 사적인지 정부기관 (공공)인지 결정하라. 지역사회의 전체 경제가 이러한 건강보험 기관에 얼마나 의존하는가? 물리치료 기관이 이러한 건강보험 서비스의 어디에 해당되는가? Activity 4.1의 각 카테고리에서 인식된 수많은 사람들에게 수많은 건강보험 공급자들이 연결되는가?

보험업자 (Insurers)

비일반적인 소비자–즉 환자–에게서 건강보험 비즈니스 사업을 위한 비용을 받는 것은 독특하다. 특화된 건강보험 재화 (즉 약물과 내구성있는 의료장비)와 건강보험 공급자의 서비스는 완전히 환자의 지갑과는 동떨어져서 이루어진다. 오히려 건강보험에서 이러한 재화와 서비스의 공급자는 전형적으로 사람들의 보험을 관리하고 그들의 세금공제와 공동지불을 모집하는 건강보험 회사와의 계약을 통해 지불을 받는다.

누가 그것을 구매하든 상관없이 동일한 음식에 대한 동일한 값을 받는 음식점 주인과는 달리, 의사나 다른 건강보험 공급자는 그들이 공급하는 동일한 서비스에 대해 어떤 건강보험 업자가 그것을 구매하는 지와 업자와의 계약 내용에 의존하며 이에 따른 다른 지불을 받는다. 마찬가지로 환자들은 그들의 건강보험 정책이 매년 갱신됨에 따라 동일한 건강보험 재화와 서비스에 대해 다른 정도의 비용을·지불하게 된다. 왜냐하면 고용주는 고용인에게 가장 비용 대비 효과적인 건강보험을 찾을 것이고 이에 따라 고용인들은 그들의 고용주가 만든 건강보험 프리미엄, 세금 공제 및 공동지불의 비용에 대한 그들의 기여에 등락을 거듭하는 상황을 맞이한다.

건강보험 제공자들은 다양한 다른 건강보험 회사와 계약을 맺고 있고 각 환자의 동일한 상황에 대해 그들의 계약내용과 특정한 질병에 대한 치료 가이드라인에 따라 그들의 결정을 조정할 필요가 있다. 이것은 가이드라인이 건강보험 업체에 따라 다양하게 임의로 만들어지고 조정되기 때문에 관리자의 지속적 감시가 요구된다.

특정 건강보험 회사에 통찰력을 제공하는 하나의 공급처는 미국 건강보험 계획 (AHIP)라는 그들의 로비기관을 통해서이다. 이것은 200 만명의 미국인에게 사적 및 공적 고용주와 고객에게 직접적으로 관계하는 1300 건강보험 업체를 대표한다. 이 그룹은 건강보험 재정과 그들의 비용을 제어하고 이익을 증가시키는 것을 돕는 delivery 정책에 영향을 미침은 물론, 보험을 통해 건강보험을 확장시키려고 한다.

예를 들어 그들은 성인 학생에 대한 건강보험 및 건강보험의 보상을 담당하는 작은업체들의 접근을 증가시키도록 하는 작업을 지속적으로 지원해왔다. 그들은 다른 방법으로는 보험 구매가 불가한 사람들을 위해 주가 관리하는 보험연합의 기여를 이끌어왔다. 건강보험 회사의 비용에 영향을 미치는 건강 delivery 이슈는 전국에 걸쳐서 다양한 변이를 보인다. 왜냐하면 건강보험에서 가장 최선의 길을 지원하기 위한, 그리고 건강보험의 비용을 증가시키는 의료사고 사례에 대한 증거가 부족하기 때문이다.

건강보험에 대한 개혁에 대한 요구는 건강보험 업체와 50개 주의 보험조정관으로 구성된 국가보험사무처 (NAIC)를 대립관계에 위치시켰다. 주 보험조정관의 업무는 그들을 경쟁시키고 재정적으로 해결 가능하도록 업체를 조정함으로써 건강보험 (및 다른 보험)의 소비자인 공공을 보호하는 것이다. NAIC는 여러 주 사이에 조정 및 조화시키는 길을 모색하고 있다. 이러한 주들 간의 일치는 그들이 사업을 펼치는 모든 주에서 서로 다른 법칙이 맞추어야 하는 Blue Cross/Blue shield와 같은 매우 큰 국가 보험회사에게는 매우 중요하다. Activity 4.7을 보라

Activity 4.7
건강보험 조정(Health insurance regulation)

어떤 주의 커미셔너 (commissioner)나 보험조정 사무실의 웹페이지를 찾아보라. 건강보험에 대한 주의 견해는 어떠한가? 대중이 보호되는가?

건강관리 보험의 종류 (Types of Health-care insurance)

건강보험 사업에는 다른 추가적인 근본원리가 암시된다. 왜냐하면 헬스케어를 위한 주요 소스인 이것은 헬스케어와 같으며, 다른 보험 비즈니스와는 다르기 때문이다.

자동차 보험은 이러한 비교를 보여주는 예시이다. 비록 모든 사람이 운전면허를 취득하기 위해 자동차 면허를 가져야 하는 것이 요구되지만 어떤 정책과 프리미엄을 지불할지는 자동차 소유자의 선택이다. 소유자는 그들이 보험 프리미엄의 가격을 결정하는데 있어서 어느 정도의 위험부담을 지게 될 것인지를 결정한다. 부담하게 되는 위험은 차 가격에 의해 대부분 영향을 받는다. 예를 들어 높은 세금 환급은 자동차 보험 프리미엄을 줄이게 되고 이것은 자동차가 중고이거나 제한된 가치를 지닐 때에 바람직하다. 작은 차의 수리비용은 소

비자가 부담하게 되거나 아예 전반적으로 무시되어 높은 세금환급 보험정책은 합리적이 될 것이다. 그러나 만일 차가 고급스런 새차라면 보험 프리미엄이 결과적으로 높더라도 최대한 높은 손해보상이 바람직할 것이다. 비싼 차의 원래의 상태를 유지하고 비싼 주요 복구를 위해 높은 자비 부담을 무릅쓸 사람은 없을 것이다.

두 가지 경우에서 볼때, 기대치라는 것은 보험청구를 지불해야(filing) 하는 것은 원하기 않지만 자동차 보험으로부터의 보상은 반드시 "공평" 해야 하며 많은 사람들이 자동차를 운전하기 위해서는 보험을 들어야만 한다. 자동차보험 회사의 결정은 청구를 지불하는 위험 부담을 넓게 산재시키기 위해 가능한 한 많은 보험계약자에게 보험을 팔기 위한 경쟁에 의해 이루어진다. 물론 이러한 소유자에 대한 비즈니스 경쟁은 자동차보험의 비용을 제어하고 시장경제에서 보험회사의 이득을 증대시키는데 매우 중요하다

사적 건강보험
(Private health insurance)

대부분의 고용된 사람들은 고용의 혜택으로 건강보험 정책의 혜택을 받는다 ? 많은 부분 고용주가 모든 건강보험 정책 비용의 부담을 지닌다고 볼 때. 최근까지 이것은 고용인들로부터의 개입(input)이 없이 (그렇지 않다면 그들은 집단교섭 노조(unit)일 것이다) 고용주가 Blue Cross/Blue shield와 같은 건강보험 회사와 협상을 한다. 고용주는 단순히 고용인들에게 보험정책을 보내주는 정도일 것이고, 아마도 선택한 정책에 그들이 매달 지불해야 할 기여 비용이 어느 정도인지를 물어보는 것을 제외하고, 그들은 그것을 별 문제제기 없이 수락할 것이다. 고용인들은 그들의 고용주가 좋은 건강보험 보상을 위해 협상을 했을 것이고 그것이 수락하는 것이 이득일 것이라 간주할 것이다. 건강보험 비용을 제어하고자 하는 요구 때문에 고용주는 많은 비용을 고용인들의 부분과 공유하기 위해 많은 업자들과 협상하고 고용인들이 선택할 다양한 범위의 정책과 계획을 제공한다.

다른 사적보험 (Other Private Insurance)

고용주가 부담하는 것은 넓은 전체 카테고리의 사적 건강보험의 하나의 원천일 뿐이다. 어떤 고용인들은 자체적으로 건강보험 회사와 계약하는 노조를 통해 건강보험 정책을 받을 것이다. 다른 고용인들은 고용되었어도 보험 혜택이 없거나 고용되지 못한 경우 개인회사로부터 개인적 정책을 구매할 것이다. 이처럼 개별적으로 구매할 수 있는 건강보험의 가입의 적용성은 지역에 따라 다르고 그들이 지닌 기존의 건강상태가 더욱 적용될 수도 있고 정책에 포함된 가능한 비용과 연관된 제한이 있을 수 있다. 물론 종국에는 이 사람은 보험을 구매하지 않을 수 있고 모든 의료비용을 자비로 지불하는 위험 부담을질 수도 있다.

개인적 상해보장(PIP)
(Personal Injury Protection)

물리치료사에게 또한 관심이 가는 PIP는 아직까지는 오토바이 사고와 연관된 의료비용을 위한 주요 보험인 무과실 책임보험의 형태의 다른 타입일 뿐이다. 비록 사적 보험회사가 PIP를 공급하지만 주는 이것을 오토바이를 타는 모든 사람에게 적용하는 의무보험으로 법제화하였다. Avtivity 4.8은 사적 건강 보험 정책을 검토하는 기회를 제공한다.

Activity 4.8
사적 건강보험(Personal health insurance)

당신의 건강보험 (다른 사람의) 카드와/이나 건강보험 정책을 보고 이들에 답하라
질문 :

어떻게 가입하였나?
누가 그것을 지불하나?
어떤 종류의 계획인가?
혜택은 어떤 것인가?
세금공제는 어떤가?
공동지불은 어떠한가?
물리치료에도 적용되나?
재활병원 입원에도 적용되나?
정책에 대한 비용은 얼마나 되나?
그 비용 중 당신이 지불해야 하는 비용은 얼마나 되나?
정책이 보상하는 서비스는 누가 정했나?
당신은 다른 보험도 들고 있나?
가족 중 누군가가 같은 보험을 들고 있나?
그렇지 않다면 위와 같은 질문을 가족이 지닌 다른 보험정책에 관해서도 답해보라.
가족이나 토론 그룹에서 누가 가장 좋은 건강보험을 가지고 있나?, 그렇다면 그 이유는?

정부지원 건강보험 (Government-Supported Health-care Insurance)

미국 정부는 건강보험 비즈니스에 깊이 관여되어 있다. 이 섹션은 정부와 군 종사자에서 해당되는 프로그램을 포함한다. 수혜권 (entitlement program)은 다음 섹션에서 언급한다.

시민대상 정부 고용인 (Civilian Government Employees)

정부 (연방, 주, 지역)는 전체 노동자의 15%로 추정되는 인원을 고용한 미국에서 가장 큰 고용주이다. 연방정부의 고용인은 건강보험 보험을 현직의 고용인, 은퇴자, 유족을 포함하여 연방 고용인 건강혜택 프로그램을 통해 받게 된다.

주와 지방 정부를 위해 일하는 사람들은 각 주와 도시에 있는 프로그램을 통해 보험에 가입한다. 예상되는 바와 같이 건강보험 비용을 제어하는 것은 사적 고용주의 경우처럼 공공 고용주에게는 매우 중요하다. 공공 고용자들은 프리미엄에 기여하는 면과 계획의 선택 등의 사적 고용인이 직면한 것과 동일한 이슈에 직면해 있다.

군관련 고용인 (Military Employees)

연방 정부는 또한 Tricare에 의해 관리되는 미국 국방부 군인 건강시스템을 통해 군 고용인의 건강보험도 관계한다.

Tricare는 군인과 그들의 부양가족과 은퇴자를 위한 민간건강 및 의료 프로그램의 단일화된 서비스 (CHAPUS)를 대체한 HMO 시스템이었다. 건강보험 서비스들은 국내와 해외의 군병원의 시스템 및 프로그램에 참여하고자 하는 민간 건강보험 공급자와의 계약을 통해 공급받는다.

퇴역 군인 (Veterans)

그들은 정부에 의해 고용되지 않지만 군 베테랑은 이 섹션에 포함된다 왜냐하면 앞의 군 고용인과 같이 그들은 연방정부의 지원을 받는 베테랑 관리시스템 병원과 진료과로부터 건강보험의 지원을 받기 때문이다. 적용 가능성은 서비스 연관 무능력의 정도와 베테랑의 수입과 자산에 따른 건강보험에 대한 요구에 의해 결정된다.

연방 수급 프로그램들
(Federal Entitlement Programs)

정부는 또한 특정 계층을 위해 1960년에 제정된 두 가지 수혜 프로그램– 사회보장 법령 title XVIII 노령자와 장애자를 위한 메디케어 (Medicare)와 title XIX 메디케이드 (Medicade) 가난한 사람, 전통적으로 각 주에서 부양 어린이와 가족을 돕기 위한 (AFDS)– 에서 건강보험을 제공함으로써 고용주에게서 세금을 걷는다.

CMMS

이러한 프로그램들은 건강과 휴먼 서비스부 내에서 매개자 (intermediaries : Part A를 위해) 와 carries (Part B를 위해)라 불리는 사적 보험회사와의 계약을 통해 메디케어와 메디케이드 (CMMS and CMS)를 위한 센터에 의해 관리된다. 정부가 메디케어를 관리하던 원래의 시스템에서의 전환하여 사적 보험업자가 정부와의 계약을 통해 현재 주요 메디케어의 주요 사업자이다. 이것의 목적은 사적 보험과 마찬가지로 메디케어를 시장의 힘에 개방하고 경쟁시킴으로써 비용을 낮추는데 목적이 있으나 잠재적 약속은 실현되지 않았다.

메디케어 수혜자들
(Medicare Beneficiaries)

메디케어 수혜자는 사회보장 대상의 65세 이상 고령자, 65세 미만이지만 특정 장애자, 그리고 모든 연령대의 말기 신장병을 지닌 사람들이다. 메디케어는 4개의 부분을 가지고 있다. 사람들은 65세가 되거나 다른 수혜 카테고리에 포함되면 자동적으로 메디케어의 Part A에 아무런 비용 부담없이 등록된다. 이것은 병원서비스, 재택간호 서비스, 홈 헬스 케어를 제공한다. 메디케어의 Part B는 자발적이다. 사람들은 선택할 수 있다. 사람들은 물리치료와 의사 진료를 포함하는 외래건강 서비스를 위해 제공되는 보험인 Part B의 보장에 지불하는 부분을 줄여 사회보장혜택을 감소시키는 것을 선택할 수 있다. Part A와 Part B 모두 공제와 공동지불을 가질 것이다.

최근에 의회는 메디케어와 선택사항을 합쳐 메디케어 리폼(Medicare + Choice)이라는 법안을 발의했는데 (흔히 Part C로 불리우며 메디케어 advantage로 알려진) 이것은 메디케어 A와 B를 합쳐 HMOs, PPOs, HSAs, POSs, (points of service), provider sponsored organizations (PSOs), 등등과 같은 Part C라는 하나의 넓은 범위의 대안적 조정된 케어 계획이다. 이러한 계획들은 추가적인 프리미엄을 요구할지 모르나 확장된 혜택을 포함한다. 메디케어 D (메디케어 처방 약품, 향상, 2003년의 현대화 사업)는 최초로 약물 처방혜택을 포함한다.

다른 메디케어 비용
(Other medicare expenses)

잘 알려진 잘못된 개념은 메디케어가 공짜라는 것이다. 그러나 사적보험처럼 메디케어의 수혜자는 메디케어 계획와 그들이 선택한 혜택의 단계에 따라 다양한 범위의 자비부담 비용에 직면해야 한다. 많이 아플수록 그들의 보험 혜택의 최대 한계까지 더 빨리 도달하고 그들이 받을 공제와 공동부담의 자비 부담이 늘어날 것이다. 보험회사 사람들이 제의하고 많은 사람들이 메디케어에 의해 커버되지 않는 건강보험 비용을 커버하기 위해 Medigap 보험 정책을 구입한다는 것은 놀랄 일이 아니다. 메디케어의 다른 독특한 측면은 이것이

고용주와 수혜자의 배우자나 연금계획 수혜자를 통한 병행하는 건강보험 정책을 지닌 수혜자를 위한 잦은 혜택의 조정을 포함한다는 것이다.

의료 요구 (Medical necessity)

마지막 중요한 요점- 메디케어 혜택들은 의학적 요구사항에 기초한다는 것이다. 이것은 메디케어가 필요하고 근거중심 기준에 의거하여 합당하다고 간주되는 의학적 서비스와 치료만을 커버한다는 것이다.

보험회사와 매개인들은 어떤 서비스가 합리적이고 필요한지를 결정하는 복잡한 메커니즘을 가지고 있다. 이러한 결정들은 공급자와 환자들의 분개에 대한 해석에 자주 오픈되어 있다. 이러한 일관된 해석 및 선위임 요청들의 부족 및 혜택의 제한은 하나의 보험회사로부터 다른 회사로 보험 요금과 지급 규정과 결정에 영향을 미친다. 이러한 보험 회사들은 또한 비메디케어 수혜자들을 보장하는 다른 파트가 있으므로 그들은 자주 이러한 서비스들의 커버를 위해 메디케어 규정을 적용한다. 예를 들어 ABC 보험회사를 통해 Part B 메디케어를 가지고 있는 메디케어 수혜자는 3주 동안 3번의 외래 물리치료를 위해 선위임될 것이다. ABC 정책을 가진 비메디케어 환자는 주어진 환경에서 기본적인 지급규정에 의한 동일한 수준의 물리치료 서비스에 제한될 것이다.

메디케이드- 정부/주 수급 프로그램 (Medicade- A Federal/State Entitlement Program)

메디케어 프로그램에서 자격부여를 위해 나이가 사용되는 것과는 달리 메디케이드는 조사결과에 따라 자격을 부여하는 시스템이다. 이것의 등록은 특정의 제한된 수입과 자산 수준이하의 사람에 제한되어 있다. 각 주는 그들의 연방 자산에 맞추기 위한 수준의 연방 가이드라인을 따르는 그들 자체의 메디케이드 프로그램을 소유하고 있다. 이것은 각 주가 받는 금액이 다르고 그것을 필요로 하는 사람들에게 의료서비스를 제공하고자 하는 각 주의 능력과 의지에 의존한다.

메디케이드는 메디케어보다 더욱 복잡하다 왜냐하면 헬스케어 서비스들을 위한 가능 범위, 어떻게 그것을 지불하는지, 주에서 다른 주 사이의 다양한 이것을 누가 전달하는지가 매우 복잡하기 때문에. 새로운 waiver 프로그램은 메디케이드 프로그램에 해당하는 주민에 대해 복잡함을 더한다. 또한 어떤 주 내에서 아동과 가족을 위한 메디케이드 프로그램은 고령자를 위한 그것과 다르다. 예를 들면 하나의 그룹의 건강보험은 HMO에 의해 관리되고 다른 그룹의 것은 PPO에 의해 관리된다. 메디케이드 안에는 두 개의 시스템이 있다고 보는 것이 가장 옳은 생각일 것이다. 이러한 두 개의 그룹 내에서 많은 서브그룹들이 메디케이드를 위해 작동하고 있다. 그들 중 몇몇은 각 주가 연방 기금을 받기 위해서는 그들의 메디케이드 프로그램에 포함해야만 하는 강제적 혜택그룹이고 다른 것은 선택적이다.

다른 메디케이드 수혜자 (Other Medicade Beneficiaries)

수년이 넘게 메디케이드 프로그램에 속한 사람은 처음의 수혜자 그룹보다 확장되었다- 매우 가난한, 돌봐야 할 아이를 가진 가족들, 장애자. 예를 들어, 보다 높은 수입을 가진 특정 임신한 여자와 아이들이 추가되었다. 최근에 유방암을 가진 무보험의 여자, 결핵환자, 합법적 이민자 등의 특별한 그룹을 위한 demonstration waiver 프로젝트가 국회에서 허가를 받았다. 각 메디케이드 프로그램은 다른 혜택을 받을 것이고 같은 그룹에 있는 사람들이라도 주마다 다른 혜택을 받을 것이다.

주들은 또한 Supplemental Security Income (SSI)를 받는 사람에게도 메디케이드 보험을 제공해야 한다. 이 프로그램은 사회보장 행위의 Title XVI이었고 이것은 특정 소득 이하의 고령자, 장님, 장애자에게 현금 보조를 제공한다. 주들은 다른 사람들에게 메디케이드 프로그램을 제공할지를 결정해야 한다. 예를 들어 SSI가 불가한 사람이지만 재택 서비스를 요구하는 사람이나 다른 보험에 해당되지 않지만 일을 하고 있는 장애자인 사람들도 메디케이드 혜택을 받을 것이다.

마지막으로 몇몇 메디케어 수혜자들은 메디케이드에도 가능한 낮은 수입을 가졌다. 복잡한 비용-나눔 정책, 예를 들어 메디케어 프리미엄의 메디케이드 지불, 세금환급, 공동지급 등이 구현되었다. 메디케이드는 일정 빈곤등급 이하의 모든 사람들이 가능한 것도 아니며 모든 메디케이드 대상자가 이것으로부터 혜택을 받는 것도 아니라는 사실 때문에 더욱 복잡하다. 사람들은 그들이 대상자라는 것을 모를 수도 있고 건강보험의 필요성을 못 느낄 수도 있다.

State Children's Health Insurance Program (SCHIP)

SCHIP는 또 다른 연방/주 프로그램 (사회보장 행위 title XXI)은 그들의 가족의 수입과 자산이 메디케이드를 위해서는 너무 많고 사보험을 들기 위해서는 아직 충분하지 않은 아이들을 위한 건강보험이다. 각 주는 인구와 다른 요인에 기반한 SCHIP를 위한 주어진 양을 받는다. 어떤 주들에서는 SCHIP는 메디케이드 프로그램의 일부이고 다른 주에서는 독립적이며 다른 주에서는 두 가지가 합쳐진 형태이다. Block grant 프로그램으로서 10년 프로그램을 위한 돈은 제한되어 있다. 이 프로그램을 위해 의회가 펀드를 갱신해주지 않으면 10년 후에는 이것이 끝나거나 어떤 주는 10년 안에 그들에게 할당된 펀드를 모두 써버릴 것이다.

장애아 교육 행위 및 장애아 교육 향상 활동 (Individuals with Disabilities Education Act (IDEA) and Individuals with Disabilities Education Improvement (IDEIA))

물리치료사에게 특별한 관심인 말단의 헬스케어 요소를 지닌 다른 연방 법률은 2005년에 IDEIA로 개정된 IDEA이다. 이러한 시민권리 법률은 장애아들을 학교 시스템에서 특수교육을 지원하고 물리치료와 의료장비를 포함하는 연관된 서비스를 통하여 돕기 위한 연방/주 프로그램을 제정하였다.

산재보상 (Workers Compensation)

다른 공공 프로그램은 입법적으로 헬스케어의 가장자리에 놓여있는 산재보상이다. 그것은 주 상태에서 상해나 질병에 걸린 고용인들의 법적 행동으로부터 고용주를 보호하는 반면, 그들의 작업 때문에 일시적으로 혹은 영원히 상해를 당하거나 질병이 있는 노동자를 보호하기 위한 no-fault 보험 프로그램이다. 이것은 고용자들로 하여금 상해나 질병을 위한 잘못과는 상관없이 혜택을 보장받는 것이며 고용주로 하여금 상해나 질병으로부터 일어날 수 있는 법적 소송으로부터 발생할 수 있는 거대한, 예상되지 못한 손실을 감당하기 보다는 위임받은 혜택의 지불을 기대할 수 있다. 이러한 입법때문에 고용인들은 일과 연관해서 상해나 질병이 걸렸을 때 그들의 고용주를 고소할 수 없다.

여러 주에 걸친 표준화된 산재보상은 없다. 고용주는 회사를 보험에 가입시키기 위하여 그들의 프리미엄을 지불할 수도 있고 스스로 보험에 가입하거나 그들의 단순히 선택에 의해 산재보상을 위한 주-운영 펀드에 기여할 수도 있다. 어떤 주에서는 모든 3가지 선택이 모두 가능하다. 어떤 고용주가 산재보상 보험을 가져야 하는지 어느 정도로 그들이 진행해야 하는지는 다양하다.

산재 보상의 두 요소

(Two Components of Worker's Compensation)

많은 사례에서 산재보상은 두가지 종류의 프로그램이다. 먼저, 노동자는 상해나 질병 때문에 임금의 손실이나 미래의 잠재적인 임금의 손실이 보상된다. 혜택이 다양하더라도 상해입은 노동자는 그들이 상해를 입었을 때, 그리고 상해가 영구적일 때는 그 이상으로, 전형적으로 그들의 임금의 삼분의 이를 받게 된다. 작업으로 사망에 이른 유가족도 또한 보상을 받게 된다. 보상은 또한, 가능하다면, 그들이 다시 직무로 돌아올 수 있게 하기 위해 통증이나 병마 그리고 지체(retaining)를 위한 보상을 포함한다. 두 번째는 그들이 직업으로 돌아오기 위한 능력을 향상시키기 위해 재활을 위한 물리치료가 포함된 손상이나 질병에 걸린 고용인을 위한 치료나 돌봄을 위한 의료 혜택이다. 현금 혜택과 의료 돌봄은 주 formulars 와 주의 고용 부서에서 전형적으로 담당하는 공급자 지불 스케쥴에 의해 세워진다.

연방 고용인들과 다른 특별한 카테고리의 작업자들, 예를 들면 longshore-men, 직업해군, 폐에 문제가 있는 광부와 미국 에너지 Commission의 고용인들과 같은 작업자를 위한 평행한 산재보상이 있다는 것은 놀랄 일이 아니다. 전형적으로 이러한 프로그램들은 주 사이의 교역 타입 사업의 고용인을 말하는데 왜냐하면 그들의 일이 하나의 주 이상의 것에 포함되기 때문이다.

산재보상 이슈들 (Workers' Comp Issues)

이것은 세부적인 것으로 들리지만 이슈들이 있다. 보상 계획은 상해의 타입과 신체 부분의 사용별 비율적 손실에 기초한다. 예를 들어 팔을 잃은 사람에 대한 혜택은 하체 마비의 환자의 그것과는 다르다. 아이디어는 "부분적" 손실을 입은 사람은 "부분적" 직무로 돌아갈 수 있어야 한다. 이것의 예는 직무로 등에 손상을 입은 사람은 보다 가벼운 작업으로 할당되었다. 그 사람이 그런 일을 찾을 수 있는지는 공식에 포함되지 않았다. 다른 이슈는 이 시스템이 새로운 타입의 동시대의 작업이나 경향성으로부터 일어날 수 있는 상해나 질병을 잘 따라가지 못한다는 것이다. 물리치료사들은 자주 직무로 돌아가기 위한 재활과 그들의 직무관련 상해로부터 받은 잠재적인 임금손실을 위한 보상의 약속 사이에서 enmeshed in the tug of war하는 환자로부터 도전을 받는다.

소송 (Litigation)

물리치료사가 산재보상을 받는 환자가 그들이 물리치료사에게 말하는 것처럼 보험 대리인에게 말을 많이하는 경우를 보는 것은 흔치 않다. 시스템은 일과 연관된 소송을 줄이기 위해 만들어졌지만 상해입은 노동자는 자주 법정에서 그들의 새로운 상해를 말하기 위해서나 그들의 남은 여생을 위해 그에게 지원하는 내용이 적절하지 않다고 특정 손상의 가치를 증가시키기 위해 분쟁을 일으킨다. 이러한 보상의 정도는 자주 그 사람의 작업에 달려있다. 이것의 고전적 예시는 손가락을 잃은 것이다. 알려진 콘서트 바이올리니스트를 위한 것은 은행의 출납계원을 위한 것과는 잠재적 돈을 버는 능력은 다르다.

산재보상의 다른 법적소송은 고용인에 의한 잘못된 요구사항에 대해 만일 고용주가 이러한 요구사항에 대응하거나 특히 주의 에이전시나 주의 상소법정의 행정소송을 통한 경우 소송을 초래할 수 있다는 것이다. 다른 면에서는 몇몇 주에서 고용인들이 고용주에 대항하여 이전의 산재보상 요구에 기초한 행동이나 그들이 요구를 청구하였기 때문에 그들이 해고를 당한 경우 discrimination suit를 가져올 수 있다는 것이다. 다른 법적 요구사항들은 보험회사가 불법적이거나 공정하지 못하게 행동한다고 생각하는 노동자나 보험 프리미엄이 공정하지 못하고 inflated되어 있다고 느끼는 고용주에 의한 것이다.

Activity 4.9
더 찾아보기(Find out more)

1. 군인 건강 및 베테랑의 관리국 웹 사이트로 가라. 각 시스템에서 당신과 가장 가까운 헬스케어 기관을 찾아라. 그들이 어떤 혜택을 주고 있나?
2. 메디케어와 메디케이드 (CMMS or CMS) 서비스 웹 페이지를 위한 센터에 가서 메디케어와 메디케이드, SCHIP 웹 페이지에 연결하라. 물리치료를 위해 지불에서 무엇을 찾을 수 있는가?
3. 당신의 웹페이지에서 메디케이드 정보를 찾아라. 물리치료에 대해 그것이 무엇을 말하는가?
4. IDEA/IDEIA가 당신 주에서 어떻게 관리되는가? 당신의 지역 학교구역에서는?
5. 당신 주에서 산재보상 웹페이지로 가라. 고용주를 위한 법령은 무엇인가? 고용인을 위한 혜택은 무엇인가?
6. 시민으로서 이러한 공공 정부프로그램에 당신은 행복한가 (편안함, 만족함)?
7. 물리치료사로서 당신은 공공 정부프로그램에 행복한가 (편안함, 만족함)?

Sidebar 4.1

연방 자원들 (federal Resources)

연방 정부 프로그램에 관한 정보의 가장 좋은 근원은 국회 도서관을 통해 준비된 국회에 대한 Congressional Research Service (CRS) 리포트들이다. Domestic Social Policy Division에 대한 그들의 리포트들은 이 섹션에 가장 연관된 것이다. 그러나 이러한 보고서들은 대중의 접근이 가능하도록 의도된 것이 아니다. 당신이 건강이나 메디케어에 이어 CRS로 웹 검색을 시작한다면 당신은 이러한 리포트를 발견할 것이다. 메릴랜드 도서관에 있는 Thurgood Marshall Law 도서관은 이러한 보고서들을 헬스케어 정책과 연관된 목록을 작성하고 그들은 http://www.law.umaryland.edu/marshall/crsreports/index.asp. 사이트에서 발견할 수 있다.

Sidebar 4.2

어휘 (Vocabulary)

CMS 웹 페이지에서 http://www.cms.hhs.gov/,acronyms를위한 tab을찾아라.거기에는약어가설명되어있는알파벳 soup뿐만아니라사전으로도연결된다.

보험에 들지 않은 그리고 실질적으로 보험 혜택을 받지 못하는? (The Uninsured and Underinsured)

Uninsured는 건강보험을 가지고 있지 않는 것이고 underinsured는 보험을 가지고 있지만 건강보험 비용을 부담할 수 없는 경우이다. 보험에 가입했어도 underinsured는 보험을 들지 않은 사람에게 채무와 파산의 위험에 놓이게 할 수 있는 공동지불과 세금공제를 위한 높은 프리미엄과 자비부담의 책임에 직면한다. 보험 모집 에이전시와의 지속적인 거래나 의료 비용을 지불하기 위해 그들의 생활 스타일을 현저히 바꾸어야 할 필요가 제기될 수 있다. 건강보험 부재는 이 나라에서 파산으로 가는 주요 원인 중 하나이다.

두 가지 그룹들은 그들이 그것을 부담할 능력이 없기에 초기에 필요로하는 의료보호를 찾을 가능성이 낮거나 그들은 지시사항을 준수하지 않을 것이다. 예를 들어 처방을 기입하지 않거나 "due at the time the service is rendered" 그들이 공동 지불을 할 능력이 안되기 때문에 그들은 물리치료 약속에 나타나지 않을 수도 있다. 지시사항을 준수하기 위한 이러한 실패나 불능은 작고 다룰 수 있는 건강 문제를 더욱 심각하고 비용이 드는 만성적 문제로 진행시킬 것이다.

더욱 빈곤하고 아픈 사람일수록 더욱 보험이 없거나 거의 없을 것이다. 물론 놀랄만한 것은 우리 중 어떤 사람도 언제라도 보험이 없거나 underinsured 될 수 있다. 어떤 노동자도 갑자기 혹은 일시적이라도 실직자로 될 수 있고, 그리고 일시적으로 보험에 들지 못하는 상태가 될 수 있다. 어떤 누구라도 매우 빠르게 건강보험 정책의 최대량에 도달할 수 있는 주요 대재난적 병고나 상해를 입을 수 있다. 그들은 즉각적으로 inderinsured되고 부적절한 정책이 갱신되지 않을 수 있다. 만일 사람들이 이러한 주요 대재앙으로부터 다행히 회복될 수 있다면 그들은 이전에 존재하는 보험에 들 수 없는 새로운 조건을 위한 새로운 정책을 제한하는 조건과 함께 남겨질 것 같다. 우리는 모두 노년이 되는 행운을 가지고 있고 메디케어가 cut back 되어 uninsured 될 수 있는 비운에 몰릴 수 있다. Activities 4.10 and 4.11를 보라.

ACTIVITY 4.10
보험 비혜택(No insurance coverage)

Yvonne Mendoza는 아래의 정책과 과정을 가진 외래 진료소의 관리자이다.

***정책** : 해당 서비스 시점에 보험 가입이 안되어있거나 공동지불이 불가한 환자에게는 물리치료 서비스가 제공되지 않는다.*

***과정** : 관리자는 이 정책을 각 환자에게 고지하도록 되어 있다. 물리치료를 위한 방문은 보험 혜택의 서류상의 증거가 없고 환자가 공동지불에 대한 동의에 사인해야 하며/하거나 각 방문 시에 세금공제를 할 수 없으면 개시되지 않을 것이다. 물리치료를 위한 보험 혜택이 없는 환자들은 각 방문시의 전체 비용을 지불해야 한다. 전체 비용은 다음 방문 전에 지불되어야 한다.*

여기에 진료소에서 refer되어 물리치료를 필요로 하는 3명의 환자가 있다.

- Abigail은 최근에 여종업원에서 해고되어 일시적으로 직업과 보험이 없는 상태의 젊은 여자환자이다. 그녀는 길거리를 건너가다 넘어져서 그녀의 왼쪽 말단 tibia와 fibular가 부러졌다. 사고 직후 응급실에서 고정을 위한 cast가 대어졌다. 그것은 6주가 지난 오늘 제거되었다. 예상되었던 움직임의 범위 (ROM)의 제한과 위축뿐만 아니라 그녀는 복잡한 지엽적인 통증 신드롬을 지닌 것으로 판명되었다. 응급실의 간호사는 그녀에게 물리치료가 필요하다고 말했고 당신 진료소에 들고 온 물리치료를 위한 처방을 내주었다. 그녀는 매우 간절하게 직장으로 돌아가고자 한다.
- Barry는 식당종업원으로 고용되었다. 그는 건강보험을 가지고 있고 몇 달 전에 그가 충수절제술이 필요했을 때 그의 최근 입원 비용이 보험으로 커버되었다는 사실에 기뻐했다. 몇 주전에 그는 그의 새 아파트에서 가구를 옮기다 그의 등을 다쳤다. 그는 일을 못했고 그의 병가는 끝나버렸다. 그는 외래 물리치료를 시작하면서 잘 움직일 수 있었고 의사로부터 "심각한 요추 strain으로 3주간 평가 및 치료를 하라"라는 처방을 가지고 있었다. 그는 회사의 담당자로부터 그의 보험이 외래물리치료를 커버하지 못한다는 말을 들었을 때 놀랐다. 그는 직무로 돌아가고 싶어한다.

ACTIVITY 4.10 – 계속 –
보험 비혜택(No insurance coverage)

- Carl은 당신의 도시에서 가장 비싼 식당의 이전 웨이터 장이다. 그러나 그의 인생의 주요 반전은 매우 부정적 환경을 초래하였다. 그는 길거리나 다양한 노숙자 휴식처에서 6 개월 이상 살아왔고 Community-associated Methicillin-resistent Staphylococcus aureus (CA-MRSA) 감염에 걸렸고 치료되지 못해 그의 왼쪽 발과 다리 아랫부분을 수술적으로 처치해야 했다. 그는 또한 당뇨를 가지고 있고 노숙자를 위한 진료소의 서비스에 의지했다. 그곳의 간호가사 당신에게 전화하여 그를 직장으로 복귀시키고 수술적 절개로 인한 치료를 돕기 위해 물리치료 서비스를 제공할 수 있는지 문의한다. 진료소는 각 방문에 작은 급료(stipened)를 지불할 의사가 있다.

미국 물리치료협회 (APTA) 웹페이지로 가서 전문가 행위를 위한 APTA 가이드를 찾아라. 전문가 행동을 위한 APTA 가이드의 적용 가능한 원리를 찾아라. 그리고 이러한 질문들의 답변을 논하라.

- 이러한 3명의 환자들은 가능한 빨리 물리치료 서비스를 받아야 한다. Yvonne는 무엇을 해야 하나? 그녀의 대안은 무엇인가?
- Yvonne는 정책과 과정에 관해 무엇을 해야 하나?
- 전문가 행동을 위한 APTA 가이드에 맞추어 정책과 과정을 다시 작성하라
- Yvonne가 내리는 결정의 재정적 구현은 무엇인가?

ACTIVITY 4.11
건강보험 사례연구 (A Health-Care Case Study)

Rosen 가족에 대해 읽어보고 사례 끝부분의 질문을 통해 그들의 건강보험을 살펴보라

John Rosen은 19세의 대학생이다. 그는 25년간 ABC 부품회사라는 커다란 제조시설에 다니고 있는 Susan Rosen의 아들이고 Sam Rosen은 자영 전기 설비업자이다. John과 그의 두 누이는 최근까지 어머니의 고용주에 의해 어머니가 든 의료보험 정책의 가족 커버계획으로 보험에 가입되어 있다. ABC 부품회사는 건강보험 정책을 위해 매월 회사가 그들의 고용인을 위해 전체의 80%를 부담하고 있고 Mrs. Rosen은 그녀의 임금에서 나머지 20%를 공제로서 지불한다. 그녀의 급료 공제가 올랐지만 그녀는 해당 정책과 헬스케어에 만족했으므로 그녀는 매년 고용주 제시하는 그녀의 건강보험 계획과 보험회사의 타입을 바꿀 기회는 갖지 못했다.

Mr. Rosen은 8명의 고용인을 두었어도 그들의 건강보험 프로그램을 준비하지 못하고 있다. 법으로 요구되는 사항이므로 그의 주에서 산재보상에 기여했다. (dose contribute to).

Rosen 가족은 매우 운이 좋았다. 일상적인 아동 예방 접종이나 작은 상해, 바이러스로 인한 단기간의 질병이나 다른 감염, 그녀의 출산 및 Mr. Rosen의 위장 문제로 짧은 입원 등을 제외하고 그들은 건강보험 서비스를 필요로 하지 않았고 그들의 건강보험에 그리 관심을 기울이지 않았다.

그러나 Mrs. Rosen은 건강보험 회사로부터 John이 60일 안에 20세가 되면 그들의 가족커버 정책이 그를 더 이상 포함하지 않게 된다는 통지를 받았다. 그녀는 John을 불러 대학생 건강보험 프로그램에 일시적으로 등록하라고 했고 그녀는 지금부터 9개월 후인 10월에 자신의 직장에서 매년 열린 등록기간(open-enrollment) 동안 내년을 위한 가능할 대안적 건강계획을 조사할 것이라고 했다.

John의 할아버지, 할머니인 Mr. and Mrs. Waterson은 둘다 78세 이다. 그들은 65세에 둘다 메디케어에 가능했고 메디케어 Part B에 포함되어 등록을 했다. 게다가 두 사람은 Mr. Waterson이 ABC 부품회사의 퇴직자이므로 다른 건강보험 혜택을 지속하여 받고 있다. 그들의 건강보험 제공자는 그들의 혜택의 조화에 신경을 써야 한다. 그는 한국 전에 참전하여 상해를 입은 베테랑이기도 하다. 따라서 그는 3 가지 보험의 혜택자이다. Mr. Waterson은 고혈압과 당뇨로 약을 복용하고 있으며 매달 의사의 진료를 받고 있다. Mrs. Waterson은 최근 가벼운 뇌졸중으로 입원을 했고 외래 물리치료와 언어 구사 치료서비스를 받고 있다. 그들은 서로 다른 메디케어 계획과 선택사항을 전달하는 TV에서 볼 수 있는 다양한 광고와 거의 매일 받는 메일로 인해 혼란스러워한다. 메디케어와 그들의 다른 보험으로부터 받는 혜택 보고서는 그들을 항상 혼란스럽게 한다. 그들은 이러한 모든 청구서를 아무런 질문 없이 곧바로 납부한다. 그들은 Florida에서 겨울을 나고 여름은 North Carolina에서 보낸다.

ACTIVITY 4.11 – 계속 –
건강보험 사례연구 (A Health-Care Case Study)

John의 아저씨와 숙모인 James와 Jane Waterson은 그들로부터 600 마일 떨어져 살고 있다. 그들은 두 명의 취학 전 아동을 양육하고 있다. James는 그의 가족을 위해 홀로 돈을 벌고 있다. 그는 독립적인 건설 노동자이므로 패키지 방식의 급료와 혜택에 비해 시급으로 높은 급료를 받을 수 있다. 왜냐하면 그는 선택하는 타입의 일을 선택하는 기간 동안만 지불하는 일을 선택하는 자유를 좋아하기 때문이다. 그들은 결혼 이후 보험을 들지 않고 지내왔으나 충분히 저축을 유지할 수 있는 능력이 있었으므로 아이의 출산과 같은 건강보험 비용을 어려움 없이 감당할 만했다.

불행하게도 올해는 구직 기회가 적어졌다. 그리고 그의 수입이 제한적이라도 그것이 그들이잠재적인 건강보험 비용을 커버하기 위해 메디케이드 대상이 될 정도로 적은 것은 아니었기에 생각한 것보다 더 많은 저축이 소비되었다. Waterson 일가는 첫째 아이가 유치원에 갈 때 천식이 있고 아기는 선천적인 발달장애를 지니고 있다는 것을 알게 되었다. 또한 James는 그의 노동력을 감소시키는 심한 척추문제를 겪게 되었다. 그들은 거의 의사를 방문하지 않았고 처방없이 받을 수 있는 약과 집에서 치료하며 아이들의 문제를 그들 마음대로 일반적인 아동문제로 취급하였다. 그는 계약노동자이고 특정 회사에 소속되지 않았으므로 그는 산재보상의 혜택을 볼 수 없다. Jane은 건강보험의 대상이 되며 의료보험 커버되는 급료공제가 가능한 시간제 일을 고려하고 있다. 그녀의 이웃이 SCHIP라는 아동 대상의 보험이 있다고 말해 주었으며 그녀는 그것에 대해 알아보고 있다.

논의될 문제들 :

- Rosen 가족의 각 멤버를 위한 건강 위험은 무엇인가?
- 그들은 어떤 건강보험을 가지고 있나? 또 무엇을 가져야 하나? 그들의 건강보험 커버에 대해 당신은 어떻게 기술할 것인가?
- Rosen 일가가 당신의 주에 산다면 그의 고용인들의 건강보험과 산재보상을 위한 Mr. Rosen의 의무는 무엇인가?
- Mrs. Rosen이 내년에 그들 가족을 위한 건강보험 정책을 선택하는데 있어서 고려해야 할 항목을 만들어라. 어떤 타입이 그녀를 위해 가장 좋은 타입인가?
- Waterson 노인이 건강보험이 필요할 때 혹시 있다면 건강보험이 어떤 문제에 직면하는가? 그들의 공급자는 어떤 문제에 직면하나? 그들의 세가지 보험 정책 중 그들을 위해 어떤 것이 최선인가?
- Waterson 씨가 그들의 자녀만을 보험에 들고 그들은 들지 않는 것이 나은가? 왜 그런가?

결론 (Conclusion)

Rosen가의 전체 가족의 사례 연구는 누가 그것이 필요하거나 누가 그것이 필요할지에 대하여 전방위으로 우리의 건강보험 시스템이 처한 도전을 나타낸다. 많은 사람들처럼 Rosen 전체 가족은 건강보험 비용, 지불 및 그들 사례의 보험 역할을 조절할 권한을 지니고 있지 않다. 그들의 집과 자동차에 대한 다른 보험정책은 예상치 못한 비극을 방지할 것이다. 그들은 일생 동안 의료보험 정책의 혜택을 결코 수집하지 않을 것이며 영원히 이러한 정책을 위해 동일한 회사에 보험을 들 것이다.

그러나 해당 일생을 거쳐 여러 개의 서로 다른 보험들이 각 수혜자의 건강보험을 위해 중복으로 지불되거나 보험이 없는 기간이 있을 것이다. 보험을 지불하기 위한 프리미엄에의 기여와 세금공제와 공동부담을 위한 자비부담 비용은 사람들이 전체 인생 동안 건강보험 시스템의 사적이나 공적 "브랜치" 사이를 옮기는 것만큼이나 다양하다. 건강보험 시스템의 이러한 이동은 사회재정적, 고용, 자원이나 장애 정도에서의 변화에 의해 야기된다.

다른 면에서 다른 모든 사람들처럼 Rosen의 가족은 건강보험은 올바른 것이어야 한다고 느끼고 있지만 누가 그것을 지불해야 하는지, 심지어 어떻게 이것이 지불되는지 (how it gets paid for), 그리고 특히 정말 이것이 어느 정도의 비용이 드는지에 대해 잘 알지 못한다. 그들의 건강보험 혜택은 정기적인 의사 진료, 처방과 만성적 컨디션의 관리를 포함하여 비극적인 예상치 못한 이벤트에 많은 영향을 미치지 못한다. 이것은 엔진조정과 차가 달리게 하기 위한 가솔린을 위해 지불하는 정책의 자동차 보험을 가지는 것과 유사하다.

건강보험 매니저와 공급자 역시, 건강보험시스템이 도전하는 것을 직면한다. 그들이 서비스하는 지역사회 내에서 비용이 계속 오르고 지불이 보험업자에 의해 조정되는 것과 같이 사적이나 공적보험에서 복잡성과 이동을 처리하는 것은 건강보험 매니저를 독특하고 도전적인 위치에 놓이게 할 것이다. 이러한 이슈들은 section 2와 3에서 더 언급될 것이다.

참|고|문|헌

1. America's Health Insurance Plans. America's health insurance plans. Available at: http://www.ahip.org/. Accessed March 7, 2007.
2. National Association of Insurance Commissioners. Our mission. Available at: http://www.naic.org/index_about.htm. Accessed March 9, 2007.
3. Federal Jobs Net. Government jobs overview. Available at: http://www.federaljobs.net/overview.htm#Introduction and http://www.bls.gov/oco/cg/cgs042.htm. Accessed March 7, 2007.
4. Bureau of Labor Statistics. State and local government; excluding education and hospitals. Available at: http://www.bls.gov/oco/cg/cgs042.htm. Accessed March 9, 2007.
5. U.S. Office of Personnel Management. Insurance programs. Available at: http://www.opm.gov/insure/health/. Accessed March 7, 2007.
6. Office of the Assistant Secretary of Defense (Health Affairs). Welcome to tricare.mil. Available at: http://www.tricare.mil/. Accessed March 7, 2007.
7. United States' Department of Veterans Affairs. Health care—veterans health administration. Available at: http://www1.va.gov/health/. Accessed March 7, 2007.
8. Herz E, Hearne J, Stone J, et al., eds. *How Medicaid Works: Program Basics.* Washington, DC: Library of Congress Congressional Research Service Report for Congress received through the CRS Web; 2004 http://www.law.umaryland.edu/marshall/crsreports/crsdocuments/RL3227703162005.pdf. Accessed March 7, 2007.
9. House Committee on Ways and Means. *Green Book 2003: Workers' Compensation: Overview.* Available at: http://waysandmeans.house.gov/media/pdf/greenbook2003/WorkersComp.pdf. Accessed March 7, 2007.
10. U.S. Department of Labor. Federal Employees' Compensation Act. Available at: http://www.dol.gov/esa/regs/statutes/owcp/feca.htm. Accessed March 7, 2007.
11. DeNavas-Walt C, Proctor BD, Lee CH, eds. *Income, Poverty, and Health Insurance in the United States.* Washington, DC: U.S. Census Bureau Government Printing Office; 2006.

2부

물리치료 매니저의 책임

Responsibilities of the physical Therapy manager

이 구획의 각 장은 아래에 나열된 것과 같은 물리치료 매니저의 주요한 책임들 중 하나를 언급한다. 굵은 글씨의 항목들은 비전, 사명과 목표의 우산 (umbrella) 아래에 있는 매니저의 주요 책임들이다. 이러한 핵심 책임들은 법적 그리고 윤리적, 위기관리 및 소통 책임으로 구성된 토대에 기초하고 있다. 마지막 장은 가능한 연구의 개발로 독자들을 이끌 것이다.

- 비전, 사명, 목표 (Chapter 5 : Vision, mission, goals)
- **정책과 과정** (Chapter 6 : Politics and procedure)
- **마케팅** (Chapter 7 : Marketing)
- **직원** (Chapter 8 : Staffing)
- **환자 돌봄** (Chapter 9 : Patient care)
- **회계** (Chapter 10 : Fiscal)
- 위기관리 (Chapter 11 : Risk management)
- 법적, 윤리적 (Chapter 12 : Legal and ethical)
- 소통 (Chapter 13 : Communication)
- *실현가능성 (Chapter 14 : The Feasibility Study)*

이러한 책임들 간의 관계는 그림 S2.1에 나타나있다. 비전과 사명, 목표의 개발에 전적으로 책임이 없더라도 매니저는 항상 그들의 결정과 책임이 다섯 개의 주요 분야-정책과 과정, 마케팅, 사원관리, 환자 돌봄 및 회계-에서 일어나는 이슈들을 언급한 이러한 자료에 일치하는지에 대하여 항상 책임이 있다.

이러한 결정을 강조하는 것은 연관된 위험, 기관과 건강 전문기관에 연관된 법적 순응, 그리고 윤리적 공리의 방어를 위한 책임이다. 모든 주주와의 효과적인 구두 및 작성된 소통은 모든 것의 기초가 되는 조직의 목표를 성취하기 위한 기본적인 관리책임이다.

전략적 계획 (Strategic Planning)

기관의 목표에 도달하는 것은 조직이 현재 있는 곳으로부터 미래에 가고자 하는 곳까지를 취하기 위한 책임들의 규정 및 재규정을 위해 매니저가 현재 진행중인, 그리고 스스로 교정하는 프로세스를 개발하는 것을 요구한다.

전략적 계획이라고 흔히 부르는 이것은 기관의 목표의 방향을 반영하며 기관이 무엇을 해야 할지 그리고 어떻게 그것을 할지와 연관된 문제에 대한 대답을 제공한다. 전략적 계획은 매일 매일의 문제해결뿐만 아니라 고결하고 넓은 기관의 이슈를 적용한다. Kaufman은 기관의 요구를 정확히 평가하는 능력에 기초한 전략적 계획에의 접근법을 제안했다. 요구는 기관의 노력과 그들이 열망하는 결과-그들 목표 사이의 갭으로 정의되었다. 요구는 기관에 의해 사용되는 과정이나 자원보다는 측정 가능한 결과로서 표현되어야 한다.

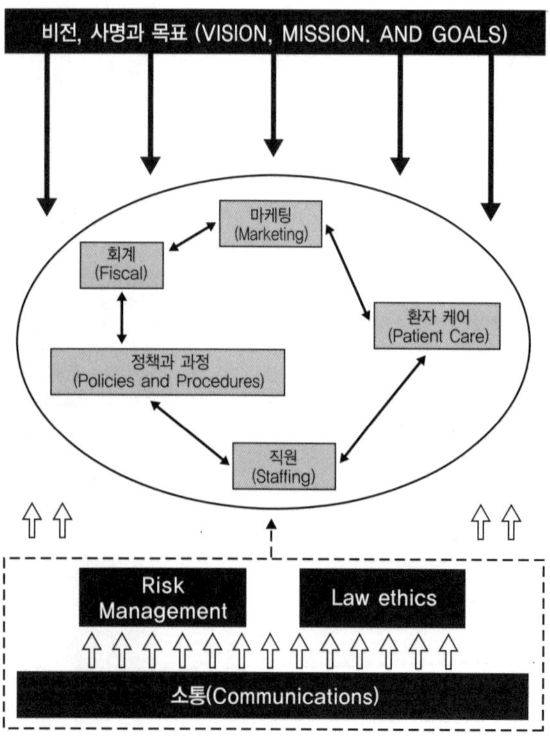

그림 S2.1 관리 책임의 연관성

전략적 계획에서의 다음 단계는 매니저들이 모여서 현재의 상황과 그렇게 되어야 하는 상황사이의 갭에 대한 데이터를 분석하는 것이다. 그 다음 그들은 요구가 중요한 질문들에 대답하며 그것에 맞추기 위한 자원을 투자할 만큼 그들의 기관에 충분히 중요한지를 결정해야 한다.

- 요구가 쉽게 제거되거나 무시될 수 있나?
- 요구를 무시하기 위해서는 얼마나 비용이 발생하나?
- 요구는 만족시키는 것이 해당 공동체에 미치는 영향력은 무엇인가? 외부 주주는? 내부 주주는?
- 요구를 충족시키기 위한 비용은 얼마나 드나?
- 요구의 우선순위는 얼마나 높은가?

Kaufman에 의하면 요구를 만족시키는 것을(or gap to close or reduce) 선택하는 것이 매니저에게는 풀어야 할 문제가 된다. 그들의 어떤 책임들이 가장 요구를 만족시키는지를 고려하는 것은 그들이 도전과 씨름하는데 도움이 된다. 다른 면에서 말하자면 매니저는 중요한 결과를 획득하기 위해 ? 그들은 전략이 필요하다- 핵심 개념과 아이디어를 인식하고 사용할 필요가 있다. 그림 S2.2는 치료실에 나타나지 않거나 취소하는 환자의 수를 줄이기 위한 요구를 언급하기 위해 이러한 전략적 계획모델을 사용하는 단순화된 예를 보여준다. 이러한 모델은 이 섹션을 통해 주어진 도전의 응용방법을 제시할 것이다.

실현가능성 연구 (Feasibility Studies)

실현가능성 연구를 제시하는 공식적 서술 과정은 매니저에게 그들이 개발하고자 하는 비즈니스나 프로젝트를 명확하게 묘사하고 분석하는 수단을 제공한다. 그것은 매니저로 하여금 미래를 투영해보게 하고 그들 계획의 재정적 구현을 고려해보게 하고 펀딩의 잠재적 원천을 인식하게 한다–다른 말로 전략적 계획을 개발하게 한다. 작성된 실현가능성에 대한 연구할 기회를 갖는 것은 매니저로 하여금 성공적 비즈니스를 향한 트랙을 따라가게 한다. 이러한 계획과정은 또한 매니저가 극복하여야 할 장벽을 인식하게 하거나 그 장벽이 극복하기 어려울 때 의도한 프로젝트가 멈추어져야 할 필요가 있는가를 결정하게 한다. 아마도 가장 중요하게 강하고 완전한, 명확한 실현가능성 연구는 잠재적인 투자자나 대출자가 가장 잘 지원할 것 같은 성공적인 비즈니스 계획의 기초로 작용한다.

참|고|문|헌

1. Kaufman R. *Strategic Planning for Success: Aligning People, Performance, and Payoffs*. San Francisco: John Wiley; 2003.

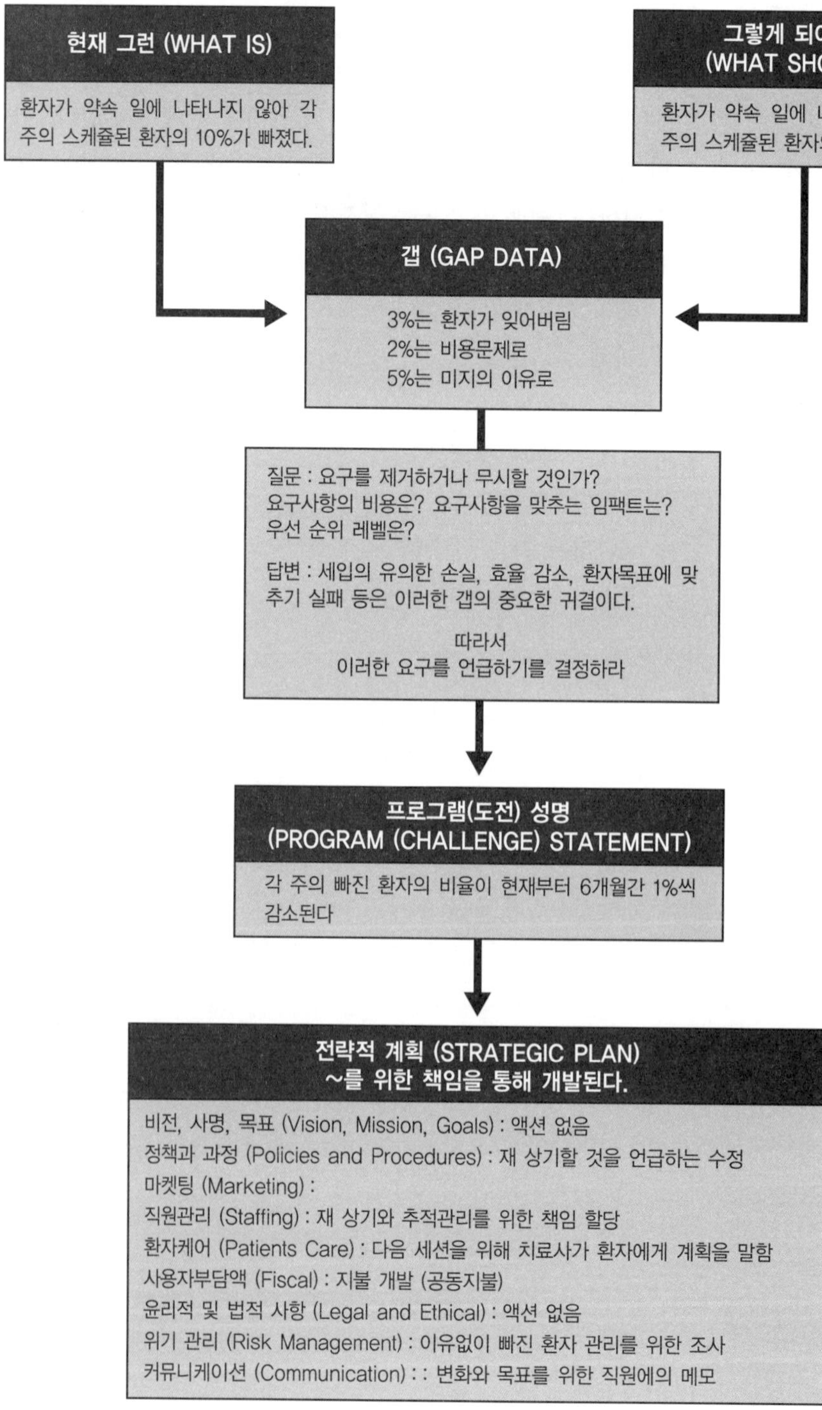

그림 S2.2 요구에 기초한 전략적 계획 모델

제 5 장

비전과 사명, 그리고 목표설정

Responsibility for Vision, Mission, and Goal Setting

학습목표

학|습|목|표

- 각 기관의 비전, 사명, 가치들을 구별하라
- 물리치료현장의 관리에서 비전과 사명, 가치와 목표 성명의 역할을 결정하라
- 비전과 사명성명을 비평하라
- 조직에서 사명성명의 각 개인에게 미치는 잠재적 영향력을 결정하라
- 전미물리치료 협회의 비전, 사명과 목표와 물리치료 현장에서의 이것들과의 적절한 관계를 결정하라.
- 효과적인 목표를 위해 주어진 기준을 따라 물리치료 현장의 관리를 위한 다양한 단계의 목표를 분석하라
- 물리치료 현장의 비전, 사명과 목표의 소통과 수용을 고취하기 위한 전략을 개발하라.

개요 (Overview)

비즈니스를 처음에 시작할 때와 진행단계에서 비전과 사명성명의 중요성은 아무리 강조해도 지나치지 않다. 주의할 사항은 조직의 가치와 성취하고자 하는 것에 대해 모든 주주들의 참여를 포함하는 사려깊은 과정으로부터 도출될 필요가 있다는 점이다. 비전과 사명을 준비하는데 대표적인 주주를 포함하는 것은 다음과 같은 두 가지를 성취한다. 이것은 모든 레벨의 조직을 진실하게 반영하는 기회와 모든 사람들이 "말을 행동으로 옮길 때" 차입할 수 있는 가능성을 증가시킬 것이다.

작성되고 나서의 비전과 사명성명의 힘은 그들이 판단과 모든 주주들의 기대치를 가이드하면서 조직의 문화에서 그들의 역할을 하는데 있다. 이러한 힘은 조직의 일치와 안전의 감각을 개발하기 위해 비전과 사명성명을 효과적으로 교환하고 나누는 매니저에게 달려있다. 공유된 공동의 목표는 조직과 그들의 조직원들이 비전과 사명을 행동으로 실천하면 결과를 낸다. (A shared common purpose results if an organization and its members "walk to talk" of its vision and mission. 그러나 만일 주주

들이 그들을 강제되고 표현이 없는 존재들로 인식한다면 결과는 더한 환멸감과 낮은 도덕의식을 조장하게 될 것이다.

그들의 중요한 역할 때문에 비전과 사명을 세우는 것은 새로운 조직을 위해 전략적 계획의 중요한 첫 단계가 될 것이다. 사명과 비전성명의 차이를 명확히 하는 것은 중요하고 전략계획에서 비전이나 사명 중 어떤 것이 먼저 올지는 아마도 선택의 문제로 귀결된다. 그러나 전형적으로 새로운 비즈니스는 미래를 보고 비즈니스를 위한 가정을 세우고 나서 거기에 도달하기 위하여 무엇이 필요한지에 집중한다–이것이 미션이다. 단순히 말하면: 비전은 비즈니스가 되고자 추구하는 어떤 것이고 주주를 위한 영감의 원천이다. 사명성명은 비즈니스가 현재 어떻게 하고자 하는 것이다–이것의 목표. 그것은 비즈니스의 고객, 과정과 성과 기대를 규정하는 가치와 믿음을 반영한다.

비전 (Visions)

매니저는 기관의 비전을 결정하는 것을 중요하지 않은 것으로 간과하거나 그것의 발달을 가볍게 접근할 수 없다. 이러한 넓고 가장 중요한 목표를 인식하는 것은 미래에 대한 현실적인 그림을 그리며 기관의 방향을 정하는데 결정적이다. 주주는 해당 기관이 무엇을 표방하는지 그리고 무엇이 되어야 하는지에 대한 기관에 관한 중요한 질문을 언급할 필요가 있다. 비전은 구성원의 성과와 아이디어에 도전해야 한다. 비전은 다음과 같이 고용인을 이끈다.

- 비전이 그들을 활력을 충전하므로 조직(organization)에 충실하라
- 커다란 전체의 부분으로서의 그들의 일의 의미에 대한 감각을 발달시켜라.
- 향상을 자극하는 뛰어난 수준을 성취하기 위해 분투하라.

예를 들어 이들 비전 성명을 비교하라.

McHale and Associated Physical Therapy
(McHale과 연관된 물리치료 센터)

알라바마의 Jones 시티에서 Provider of choice 물리치료 센터가 된다

New Jersey 소아재활서비스 (뉴저지)

뉴저지에서 모든 아이들에게 특별한 필요성으로 서비스 한다.

McHale의 비전은 그들의 미래가 현재 (what it does)의 안녕에 있는 작은 독립적 비즈니스를 제안했다. 이것은 자신들의 센터를 그들 지역사회의 매우 중요한 부분으로 보는 것이고 지역사회가 성장하면서 그들도 성장할 것이라는 것을 함축한다. 뉴저지 소화재활서비스의 비전은 전체 주에 걸쳐 특정 인구의 요구에 부합하기 위한 그들의 전략적 계획이 복잡하고 여러 분야에 걸친 기관의 확장에 모아져 있는 크고 자라나는 조직의 이미지를 투영한다.

두 사례 모두 분투할 비전과 가장 중요한 목표 없이는 그들의 사업적 목표를 성취하기가 힘들 것이다. 많은 기업가들이 비전을 가지고 있지만 그것을 종이에 적어 본다던가 공유하지 않을 수 있다. 비전을 공유하지 않은 것의 문제점은 그것이 없다면 다른 사람들이 따라오게 만들기가 어렵다는 것이다–그들은 그들이 어디를 향하고 있는지를 알지 못한다. 공유된 비전이 없이 만들어진 관리상의 판단은 동일한 문맥을 갖지 못할 것이다.

그러면 고용인과 다른 구성원들은 비어있는 결정으로 보이는 것을 정도에 벗어나게 이해하거나 무시할 것이다.

공유되지 못한 비전은 문제가 있지만 전혀 비전이 없는 것도 기관에 재앙적이다. 상투적이지만 당신이 어디를 가고자 하는지 알지 못한다면, 그래서 그들이 비전을 보지 못한다면 사람들로 하여금 따라오거나 기여하게 하기 어려울 것이다. 예를 들어 어떤 파이를 만드는데 재주가 있는 사람이 그것을 팔도록 권유를 받았다. 비전이 없다면 파이 만드는 사람은 계획성 없이, 그저 사려는 사람에게 파는 방식이나 지역적 빵집에 가입함으로써 가벼운 방식으로 파이사업에 접근할 것이다.

비전을 가졌다면 파이를 그 지역사회의 모든 레스토랑과 출장연회 회사에 공급하거나 Mrs. Smith' s나 Marie Callender' s 옆에 파이를 본업으로 하는 세계적 공급망을 제공함으로써 목적을 수행할 것이다. 본격적인 사업을 위한 전략기획의 첫 번째 단계는 비전 선포이다. 비전 선포의 다른 예를 들자면 가령, 작은 회사를 위해 직원을 뽑는 것은 국제적 회사를 창업하기 위해 사람을 뽑는 것과는 매우 다르다. 비전을 만들고 공유하는 것은 조직과 가장 잘 매치되는 잠재적 구성원들을 결정하는데 도움이 될 것이다.

비전은 이것을 현실화하기 위한 목표 날짜를 포함하지 않을 수 있다. 그러나 그것이 체계화되는 동안 추정된 날짜는 필요하다. 그것이 최종 비전에 포함될지 아닐지는 몰라도 비전을 다음과 같이 "by 2015" 나 "~ 년 안에" 작성하는 것은 비전을 더욱 구체적으로 만드는데 도움을 준다 (환상적인 꿈과 같은 것 보다는). 데드라인은 비전이 현식적이고 실현할만한지에 대한 논의를 불러 일으킨다.

예를 들어 Mchale과 연관된 물리치료실이 Jones City에서 Provider of choice가 되는데 얼마나 걸릴까? New Jersey 소아재활서비스가 그들의 비전을 현실화하는데 얼마나 걸릴까? 기관의 복잡성, 기존의 지원 가능한 자원보유 여부, 필요한 자원, 이전의 사업 경험 등이 비전을 현실화 하기 위한 목표 날짜에 영향을 주는 요소의 예일 것이다. 사업을 발전시키기 위한 좋은 비전의 타임라인은 3년에서 5년이다. Sidebar 5.1과 Activity 5.1을 보라.

Sidebar 5.1

비전 선언 체크리스트
(The vision statement Checklist)

- 명확하고 생기있는 조직의 미래의 그림
- 도전적일 것
- 희망적일 것
- 기억할만한 것
- 현실적일 것
- 성취할만한 것
- 장기적 액션플랜을 가이드 하는

Activity 5.1
비전에 대한 비평 (Critique of Visions)

1. sidebar 5.1에 있는 특성을 사용하여 Mchale과 연관된 물리치료실과 뉴저지 소아재활서비스의 비전 성명을 향상해 보라
   MaHale : 알라바마의 존스 시티에서 Provider of choice 물리치료 센터가 된다
   New Jersey 소아재활서비스
   뉴저지에서 모든 아이들에게 특별한 필요성으로 서비스한다.
2. 이 두 센터의 예상되는 조직 문화를 비교하라. 각 비견에 대해 채용되지 위해서는 어떠해야 하는가?
3. 당신이 더 알고 싶어 하는 물리치료 센터나 다른 건강보험 기관의 비전을 찾아보라. 그 조직의 비전이 당신에게 무엇을 말하고 있는가? 그것이 바람직한 비전의 특성에 부합하는가? 그 비전이 고용인을 위해 당신의 전문가적 기대치에 부응하는가?
4. 작은그룹에서 비전 성명을 비교하고 대조하라.

사명 성명 (Mission statement)

미래를 현실화하는 현재의 사명 성명은 기관의 비전에 표현되어 있고 그것의 가치와 일치하는 미래를 현실화 시키는 현재의 통로이다. 사명 성명은 기업의 재무제표 및 기관의 성공과 직접적인 연관성이 있을 것이다. 왜냐하면 기관의 비전과 마찬가지로 그것들은 지분보유자들에 의해 매입되는 정도에 달려있기 때문이다. 이것이 목표감을 가지도록 하므로 비전과 마찬가지로 기관의 사명 성명은 또한 기관의 힘의 원천이다. 사명 성명은 기관의 법적 역할과 지분보유자들의 기대치 및 더욱 중요하게는 "무엇을 해야 하는가" 하는 도덕적 책임을 명확히 한다. 기관의 사명이 사회적으로 바람직하고 공정하지 않다면 기관은 "말을 실천하기" 위한 지분 보유자들 사이에서 열망과 흥미를 창출하는데 실패할 것이다.

사명 성명은 기관이 행동하는 원리와 이것에 의해 판단되는 기준의 원리를 반영한다. 그것은 도덕성을 북돋우고 기관이 이에 달려있을 때 기관의 명성을 강화한다. 반대로 그것이 약하고 위선적이며 신뢰할 수 없다면 도덕성과 명성을 손상시킬 것이다. 만일 기관의 비전이 이미 결정되었다면 사명을 세우기 위한 시작점은 왜 비전이 존재하는지 물어보는 것이다. 비전의 목적은 무엇인가? 개발 중 언급되는 다른 질문들은 :

- 기관은 왜 기억되어지고 싶은가
- 기관의 고유한 강점과 약점은 무엇인가?
- 그들의 경쟁자들로부터 기관이 어떻게 구별되나?

사명 성명은 고용인과 다른 지분보유자들의 행동으로 쉽게 옮겨질 행동하게 할 감정적 부름이다. 이것은 만일 이것이 끊임없이 의사결정에 사용된다면 기관이 그것의 에너지를 모으게 하고 기관의 문화를 리드한다.

예를 들어 McHale and Associated Physical Therapy가 그들의 사명성명을 개발하면서 왜 죤스시티가 왜 그들이 provider of choice가 될 것을 필요로 하는지를 묻을 수도 있다. 대답은 다음과 같은 사명성명을 리드할 것이다.

McHale and Associate's Mission Statement

McHale와 연합센터는 죤스시티에서 모든 나이의 환자들의 움직임 장애를 방지하고 재활시키기 위한 고품질의 케어를 제공하는 board-certified 물리치료사들이다. 환자의 삶의 질을 향상하기 위한 개별적이고 실천적인 접근은 우리의 현대적, 최첨단 설비에서 그들을 위한 가장 편리한 시간에 가능하다. 우리는 환자들의 건강을 위해 포괄적인 계획을 조화시키기 위해 다른 건강보험 전문가에게 자문을 구하면서 환자들이 우리의 노력의 중심에 있음을 믿는다.

그들의 지분보유자들로부터 입력을 받아 작성된 사명 성명은 모든 구성원들의 가치와 믿음이 포함되어 있음을 보증한다. 이러한 입력이 없이는 의사를 결정하고 차이를 인식하고 결정하며 고용인들의 기대치를 명확히 하기 위해 사명성명을 사용하는 것이 관리자들에게 더욱 어려운 것이 될 것이다. 예를 들어 그것의 비전과 사명을 읽을 때 McHale 연합센터에 취업을 고려하는 물리치료사들은 죤스시티에서 그들의 일하는 시간이 유연해야 할 필요를 느낄 것이고 동시기에 맨투맨의 환자 케어를 수용해야 할 것을 느낄 것이다. 이러한 사명을 읽은 환자들은 그들의 물리치료사들에게 질적 기대치를 가질 것이고 물리치료사들이 외과의사나 다른 건강보험 제공자들과 협력할 것을 확신하게 될 것이다. 만일 그들의 경험이 기대치에 미치지 못한다면 McHale and Associates의 명성은 위험에 처할 것이다. Sidebar 5.2와 Activity 5.2를 보라.

Sidebar 5.2

사명 성명 체크리스트
(The Mission Statement Checklist)

- ◆ 사명성명의 목표와 우선순위를 명확히 하라
- ◆ 기관의 가치나 믿음(문화)을 반영하라
- ◆ 기관의 독특한 공헌을 나타내라
- ◆ 기관에서 지분보유자들의 역할을 추정하라
- ◆ 기관에서 책임과 긍지를 생성하라
- ◆ 법적인 사항과 기업적 요구사항을 일치시켜라 (적용 가능하다면).

Activity 5.2
사명성명 (Mission Statements)

1. Sidebar 5.2에서의 특성을 사용하여 McHale 연합센터의 사명을 향상시켜라
   McHale 연합센터는 죤스시티에서 모든 나이의 환자들의 움직임 장애를 방지하고 재활시키기 위한 고품질의 케어를 제공하는 board-certified 물리치료사들이다. 환자의 삶의 질을 향상하기 위한 개별적이고 실천적인 접근은 우리의 현대적, 최첨단 설비에서 그들을 위한 가장 편리한 시간에 가능하다. 우리는 환자들의 건강을 위해 포괄적인 계획을 조화시키기 위해 다른 건강보험 전문과에게 자문을 구하면서 우리의 환자들이 우리의 노력의 중심에 있음을 믿는다.
2. Activity 5.1에서 McHale and Associates를 위한 개정된 비전을 리뷰하라 새로운 비전이 최종적 사명성명과 맞게 배치되는가?
3. Activity 5.1에서의 New Jersey 소아 재활 서비스의 주어진 비전으로부터 Sidebar 5.2의 모든 기준에 합당한 사명성명을 작성하라
   "뉴저지의 모든 아동의 특별한 요구에 봉사하는"
4. 당신이 좀 더 알고 싶어하는 물리치료센터나 건강보험 기관의 사명성명을 찾아보라. 그 사명성명이 그 기관에 대해 무엇을 설명하는가? Sidebar 5.2의 구성요소를 사용하여 사명성명의 기대되는 특성을 만족하는가? 이러한 사명성명이 당신의 고용주에 대한 전문적 기대치에 합당한가? 작은그룹으로 당신의 사명성명을 비교하고 대조해보라.

보다 넓은 건강보험 사명 성명 (Broader Health-care Mission Statements)

건강보험의 관리상의 그들의 중요성 때문에 독특하고 인내심 있는 목표와 연습, 그리고 기관의 가치를 보유하는 사명성명을 개발하는 것은 긴급히 요청된다. 경제적 압박과 건강보험의 서비스 명령은 때때로 충돌하기도 한다 그래서 관리자들은 건강보험 기관의 이해의 충돌을 중재하기 위한 개인과 전체로서의 기관에 동기를 부여하는 영향력 있는 사명성명을 통하여 일치된 목표와 가치감을 지탱해야 한다.

Williams와 다른 사람들에 의해 수행된 병원 사명성명의 주제적 분석의 결과는 그들의 건강보험 셋팅의 타입과는 상관없이 이러한 요구사항을 언급하는 건강보험 매니저들에게 유용했다. 이러한 병원들 사이의 일관되고 눈에 띄는 주제는 모범적인 환자 케어의 중요성이었다. Canada Health Act가 특정의 건강보험 가치를 추천했기에 그들이 다른 것을 기대했을지라도 그들은 이러한 환자에 대한 약속 말고도 그들이 연구한 사명성명에서 다양한 변이를 발견했다. 사명성명은 기준적이고 상투적인 사명과는 거리가 멀었다. 그들은 물리치료실에서도 기대되는 사명성명 중 공통적인 테마를 발견했다. 이러한 인식된 테마는 다음과 같은 사항을 포함하고 있다.

- ◆ 가치
- ◆ 정체성 (이미지)
- ◆ 공급된 서비스 (서비스된 지리적 영역)
- ◆ 고용인과 스텝
- ◆ 자원들

그들은 연구된 사명성명들은 훌륭했고 고용인들에 의해 내면화되면 행동으로 전이될 수 있는 도덕적 가이드를 제공할 것이다. 그들의 연구는 사람들이 진실된 가치를 나타내준다는 이해의 중요성을 강화했다. 그래서 사명성명을 행동으로 전이하기 위해서는 그들은 가치를 표현해야 한다.

그들은 건강보험 기관의 사명의 책임을 향상시키기 위해 다음과 같은 매니지먼트 발의를 제안했다.

1. 주인정신과 사명의 진정성을 고무시키기 위해 모든 지분보유자의 관점을 고려하라
2. 사명과 가치 선언을 도덕적 자각 프로그램의 중심 기둥으로 만들어라
3. 그들을 의사결정 및 정책개발 프로세스의 부분으로 만듦으로서 사명과 가치 선언의 연관성을 증대시켜라
4. 사명/가치 준수자를 위한 인센티브를 제공하고 비준수자를 위해 결과를 주지시켜라
5. 행동은 모든 연관된 내부적 외부적 소통에서 사명/가치를 북돋운다
6. 메니지먼트의 사명과 가치에 대한 책임을 표현하고 강화하라.

Activity 5.3을 보라

Activity 5.3
말의 실천 (Walk the talk)

이장의 실질적 건강보험 기관으로부터 비전과 사명성명을 선택하라. 그들이 가치성명도 가지고 있는가? 이러한 성명들의 의도와 목표를 강화하는 고용인들에게 기대되는 10가지 행동이나 활동을 인식하라. 다른 말로 선택된 기관에서 그들이 어떻게 "말을 실천에 옮기는가"?

가치 성명 (Value statement)

최근 어떤 기관들은 전형적인 사명성명의 가치 요소를 별개의 성명으로 분리하는 것을 선택하였다. 가치 성명은 "우리는 믿는다~", 혹은 "우리는 ~에 충실하여" 혹은 단순히 "우리는 ~가치를 둔다"와 같은 문장으로 흔히 시작된다. 이러한 접근 방법은 사명 성명을 더욱 직접적이고 전형적으로 짧고 그들이 의도하는 정확한 정의로 한정되는 결과를 초래한다. 동반되는 가치성명은 그들 성명의 이유를 제공하고 비전을 위한 지지를 제안한다.

모든 기관들은 그들의 문화를 끌고 가는 가치를 가지고 있다. 그것이 항상 명확하지 않더라고 기관의 가치들은 존경을 받을 질을 결정한다. 그들은 자신을 판단하고 다른 사람에 의해 판단되면서 고용인들과 다른 지분보유자들의 행동을 가이드 할 원리를 생성한다. 가치성명은 전형적으로 가장 중요한 가치가 첫 번째로 랭크되고 중요한 순으로 정렬되는 4개에서 6개의 가장 중요한 가치나 가치로운 것을 인식한다. 물리치료센터의 가치 성명은 다음과 같은 것을 언급할 것이다 (알파벳순이 아닌)

- 접근성 (Access)
- 책임 (Accountability)
- 다양성 (Diversity)
- 교육 (Education)
- 재정적 성공 (Financial success)
- 정직성 (Honesty)
- 혁신 (Innovation)
- 생산성 (Productivity)
- 케어의 질 (Quality care)
- 존경 (Respect)
- 팀웍 (Teamwork)

◆ 일과 가정의 균형 (Work / home balance)

예를 들어 뉴저지 소아 재활 서비스의 가치성명은 다음과 같다.

뉴저지 소아재활서비스는 뉴저지에서 특별한 요구를 지닌 아동환자에 대해 혁신적인 고품질 케어의 공급에 가족적으로 참여하는 팀웍을 가치로 여긴다.

Activity 5.4과 5.5를 보라.

Activity 5.4
가치성명 (Values Statements)

물리치료실을 지탱할 10개의 추가적 가치를 브레인스토밍할 기회를 잡아라. 이러한 가치들을 정의하라.

Activity 5.5
전미 물리치료연맹과의 연관성 (Relating to the American Physical Therapy Association)

다음과 같은 문제들을 토의하라.

1. 전미물리치료연맹의 비전과 사명은 무엇인가? 그것들이 sidebar 5.1과 5.2에서 제공된 가치나 사명성명을 위한 기준에 합당한가? 당신은 그것이 어떻게 향상되어야 한다고 보는가?
2. 전미물리치료연맹은 왜 그들의 핵심 가치를 그들의 비전과 사명성명으로부터 분리했을까?
3. 전문가와 개인적 물리치료실의 비전과 사명, 그리고 핵심 가치간의 연관성은 무엇인가?

목표설정 (Goal Setting)

기관을 위한 목표나 바람직한 결과는 기관의 새로운 훈련이나 새로운 구성원을 계획하고 구현하는데 똑같이 영향력이 있고 중요하다. 기관의 목표들은 또한 제어, 조정, 및 작업 수행의 평가를 위한 수단이기도 하다. 큰 조직에서는 충돌이 자주 일어난다 왜냐하면 비전을 획득하고 사명을 수행하기 위해 세워진 많은 목표들이 각자 모순되는 것으로 보이기 때문이다. 기관의 목표의 중심은 또한 건강보험의 비즈니스에 영향을 주는 요소가 목표의 우선순위에서 변함에 따라 시시때때로 바뀔 수 있다.

Fry, Stoner, and Weinzimmer는 기관에서 목표의 수준과 타입을 이해하기 위한 목표설정을 위한 유용한 기초가 되는 모델을 제공했다. 그들의 일반적인 목표를 위한 규칙은 아래와 같이 굵은글씨로 표현되어 있고 예로서 휴일쇼핑을 사용하여 적용되었다.

1. 목표는 과정이 **아닌 결과의 측면에서 표현되어야한다**(성취).
   과정으로서 수용할 수 없는 목표의 예는 : 쇼핑을 간다.
   결과로 수용할 수 있는 목표의 예는 : 12월 15일까지 가족 구성원을 위한 모든 선물을 구매한다.
2. 목표는 **측정 가능해야 한다**.
   예 : 12월 10일까지 10불 이하로 5개의 스타킹에 담아주는 크리스마스 선물을 구매한다.
3. 목표는 **도전할만한 것 이어야 하지만 현실적이어야 한다** :
   예 : Midway 몰에서 모든 선물을 산다
4. 목표는 **소통 되어야 한다**.
   예: 요점을 얻기 위해 문자나 게시된 노트, 메모, 정책, 그리고 과정을 사용한다.

아래와 같은 예는 이러한 모든 목표 기준을 조합한다.

Susie로부터 Sam으로 가는 전화 메시지 :

"우리는 전체 휴일선물 쇼핑을 오후 5시까지 끝내기 위해 Midway 몰에서 12월 15일 토요일 아침 9시에 만날 것이다. 선물 내역은 아이들을 위한 10불 이하의 5개의 스타킹 선물세트와 우리의 부모님, 세 명의 당신 누이, 나의 형과 우리의 사장을 위한 사람당 50불을 넘지 않는 10개의 전체 선물 (total gifts)을 구매하는 것을 포함한다."

목표 설정을 위한 다른 흔한 접근 방법은 SMART는 다음의 약어이다.

- ◆ 특정의 (Specific)
- ◆ 측정 가능한 (Measurable)
- ◆ 행위 지향적 (Action-oriented)
- ◆ 현실적인 (Realistic)
- ◆ 시간적 제약이 있는 (Time bound)

쇼핑 예에서 SMART 규칙은 다음과 같이 매칭된다.

"우리는 전체 휴일선물 쇼핑을 오후 5시까지 끝내기 위해(A)Midway몰에서 12월15일 토요일 아침 9시에(SandR) 만날 것이다.(TandR) 선물내역은 아이들을 위한10불 이하(M)의5개의(M)스타킹 선물세트와 우리의 부모님, 세명의당신누이, 나의 형과 우리의 사장을 위한사람당 50불을(M) 넘지않는 (A)10개의 전체선물(totalgifts)을 구매하는 것을 포함한다."

다른 접근방법에서 Fry와 그의 동료들은 어떠한 전략적 계획에 적용할 3개의 타입의 목표를 인식하였다. 그들은 모두 데드라인과 그들이 합당한지를 결정하기 위한 평가 피드백을 요구한다.

- ◆ **Horizon goals**- 수년에 걸친 일정의 전체 계획의 과정에 맞춘 넓고 덜 세부적인 목표
- ◆ **Near-term goals**- 단기적 목표라고도 불리는 전형적으로 1년의, 다음 운영 사이클 안에 기대되는 결과나 성과
- ◆ **Target goals**- 매우 단기적이고 시간과 측정에 세부적인 계획. 그들은 며칠이나 몇 주에 달성될 수 있는 행동을 생성한다. Target 목표는 이것이 horizon이나 near-term 목표와 일치되는지를 결정하기 위해 정기적으로 체크될 필요가 있다.

타깃 목표는 목표에 도달하기 위한 장벽의 인식을 포함하는 행동계획을 요구한다. 이러한 장벽은 타깃이 포기되거나 대안적 목표가 세워질 필요가 있는 극복할 수 없을 것일 수 있다. 만일 타깃이 짧은 기간 보류되어 장벽이 극복되거나 해결될 수 있다면 다른 장벽은 일시적이다. 예를 들어 near-term 목표는 올해 말까지 모든 직원이 물리치료의 transitional doctor (t-DPT)를 획득하는 것이다. 장벽은 제삼자가 지불자인 하나의 계약이 갱신되지 않고 수입원이 기획에 맞지 않는 것이다. 결과적으로 직원의 수업비를 지원하기 위한 자금은 불가했고 그들의 공부는 연기되었다.

전략계획을 세우기에 너무 작은 센터는 없기에 다음과 같은 가공의 1인 센터의 훈련은 전략계획의 타깃 목표 (결과) 셋팅 요소를 증명하기 위해 사용될 것이다.

만성통증 처치를 위한 Michael Somski의 비전과 사명은 다음과 같다.

비전 : 그들의 통증 완화를 위해 이전에 실패의 경험을 가진 환자들의 복잡한 만성적인 통증 상태

를 배타적으로 해소하기 위한 물리치료 제공

사명 : 만성적인 통증 환자에게 효과적이고 능률적인 광범위한 접근을 하여 의뢰인이 의미있는 작업과 레저 활동에 참여할 수 있는 능력을 가지도록 국제통증학회의 fellow인 broad-certified 물리치료사에 의해 공급되는 집중적이고 일대일 돌봄 서비스를 제공하기 위해

이러한 비전과 사명성명은 만성적인 통증 완화를 위해 다음과 같은 horizontal 목표로 이끌것이다

2015년까지

- ◆ 만성적인 통증 완화를 위해 돌봄을 받거나 자발적으로 돌봄을 원하는 환자의 100%가 문의할 것이다. 왜냐하면 복잡한 통증 문제를 해소하는 성공적인 센터의 명성덕택에
- ◆ 만성적 통증완화의 초기 채무는 전체가 상환될 것이다
- ◆ 100%의 patient load는 만성적인 통증환자일 것이다
- ◆ 환자수는 1일 지속적으로 6명을 유지할 것이다.
- ◆ 만성적인 통증 완화를 받는 85%의 환자는 작업으로 돌아가거나 직업이 없는 경우 정상적인 생활로 돌아갈 것이다

만성적 통증 완화를 위한 Near-term 목표는 다음을 포함할 것이다.

- ◆ 25명의 의사가 적어도 한 달에 한 명은 만성적인 통증 완화를 문의할 것이다.
- ◆ 센터의 처치공간, 리셉션 방과 사무실이 완전히 마무리 될 것이다.
- ◆ 만성적 통증 완화 홈페이지가 ABC 우수 웹사이트로 인정받을 것이다.
- ◆ 20개의 건강보험 회사와의 계약이 완전히 협상되고 정리될 것이다.

전형적으로 타깃 목표는 만성적인 통증 완화센터에서 주어진 주에 대한 챠트에 나타난다. (like the one below)

매니저의 책임 (A Manager' s Responsibility)

건강보험 매니저는 새로운 기관을 위한 전략 계획의 주요 부분으로서의 비전, 사명성명과 목표의 개발, 구현 및 진행 리뷰를 위한 책임을 지닌다. 그들에게 책임이 있는 예측이 어렵고 복잡한 건강보험 시스템 안에 있는 나머지도 기관의 모든 레벨에서 또한 매니저의 집중을 요구한다. 아마도 가장 중요하게 매니저는 기관의 목표를 성취하기 위해 비전과 살아있는 사명을 획득하기 위해 사람들을 달래고 권한을 위임해야 한다. 다음의 활동들은 비전과 사명, 그리고 목표와 연관된 몇 가지의 관리적 역할의 예들이다.

- ◆ 그들의 개발에 누구를 포함시킬지를 결정하라
- ◆ 기관의 현재의 상태와 가능한 방향을 결정하라
- ◆ 해당 서류를 만들라
- ◆ 그들과 소통하고 피드백을 받기 위한 전략을 선택하라
- ◆ 그들과 일치하는 관리행동을 확신하라
- ◆ 그것이 발생하도록 자원을 할당하라
- ◆ 비전과 사명, 그리고 목표가 적합한지 주기적으로 체크하라

독립적인 센터운영자는 그들 기관을 위한 비전, 사명과 목표의 설립에서 투자를 덜할 (less investment) 여유가 없을 것이다. 특히 새로운 비즈니스

의 초기개발 전략에서, 새로운 센터에 관한 모든 결정은 기관이 어디를 지향하고 있는 지와 그곳에 어떻게 도달할지에 관한 이해에 달려있다. 이러한 과정은 또한 비즈니스 계획을 통해 얼마나 잘 계획이 짜였는지를 결정할 때에 투자자나 대출가에 의해 취해진 대답하기 어려운 질문에 대한 답변을 명확히 하는데 있어서 새로운 사업가를 돕는다. 세워진 기관에서의 매니저들은 현재의 비전, 사명 및 목표와 미래를 위한 그들의 최선의 준비 사이의 갭을 찾기 위해 더욱 많은 시간을 헌신할 것이다.

목표	장벽	행위	최종기한
접수계원 및 사무실 매니저 고용	해당 직위를 위한 적시의 고지. 환자 케어를 하면서 인터뷰를 할 시간을 마련해야	일요 신문에 광고를 한다 Application을 선택하고 오후 5시 지나 3명을 인터뷰하는 스케쥴을 짠다.	수요일 정오 다음 주 말까지 접수계원을 위한 출발일은 달의 처음
3명의 내과의에게 마켓 전화 통화를 한다.	의사와 약속을 조정한다.	사무실에 확인 전화를 한다. 점심 약속을 한다. 사무실 직원을 위해 머핀을 산다.	다음주까지
고지 시스템의 최종화 및 구현	제한적인 컴퓨터 기술	컴퓨터 컨설턴트와 8시간 세션을 주선한다.	토요일까지
다음 주중에 평균 3개의 약속	제한된 소개	소개를 위해 10명의 내과의에게 follow-up call을 건다.	다음 이틀 안에

참|고|문|헌

1. Lansdell S. *The Vision Thing (ExpressExec Strategy; 03.04) (eBook)*. Oxford, United Kingdom: Capstone Publishing Ltd; 2002.
2. Bryson J. *Strategic Planning for Public and Nonprofit Organizations: A Guide to Strengthening and Sustaining Organizational Achievement*. San Francisco, CA: Jossey-Bass; 1995.
3. Talbot M. *Make Your Mission Statement Work: Identify Your Organisation's Values and Live them Every Day*. Oxford, United Kingdom: How to Books Ltd; 2003.
4. Luke RD, Walston SL, Plummer PM. *Healthcare Strategy: In Pursuit of Competitive Advantage*. Chicago, IL: Health Administration Press; 2004.
5. Williams J, Smythe W, Hadjistravropoulos T, et al. A study of thematic content in hospital mission statements: A question of values. *Health Care Management Review, 2005*, 30:304–314; 2005.
6. Fry FL, Stoner CR, Weinzimmer LG. *Strategic Planning for New and Emerging Businesses: A Consulting Approach*. Chicago, IL: Dearborn, A Kaplan Professional Company; 1999.

ACTIVITY 5.8
Strategies for Commitment

현재 그런 (WHAT IS)

그렇게 되어야 하는 (WHAT SHOULD BE)

갭 (GAP DATA)

질문 :

답변 :

따라서
이러한 요구를 언급하기를 결정하라

프로그램(도전) 성명 (PROGRAM (CHALLENGE) STATEMENT)

전략적 계획 (STRATEGIC PLAN) ~를 위한 책임을 통해 개발된다.

비전, 사명, 목표 (Vision, Mission, Goals) :
정책과 과정 (Policies and Procedures) :
Marketing :
직원관리 (Staffing) :
환자케어 (Patients Care) :
사용자부담액 (Fiscal) :
윤리적 및 법적 사항 (Legal and Ethical) :
위기 관리 (Risk Management) :
커뮤니케이션 (Communication) :

제 6 장

정책과 절차에 대한 책임

Responsibility for Policies and Procedures

학|습|목|표

- 정책과 절차의 목적을 결정
- 정책과 절차를 구별
- 정책과 절차에 대한 공동위원회의 몇 가지 기대를 확인
- 의료기관에서 사용하는 다른 문서들의 정책과 절차를 비교
- 정해진 정책을 비판
- 주어진 견본을 사용한 정책과 절차를 비교
- 정책과 절차에 대한 관리자의 책임을 논의

학습목표

개요 (Overview)

큰 의료기관에서 정책과 절차의 개발, 검토, 실행은 공동위원회(의료기관의 승인을 받은 이전의 공동위원회), 다른 인증, 면허요건에 의해 이끌어진다. 이런 요건의 한가지 의도는 정책과 절차가 여러 분야에 걸친다는 것을 보장하기 위함이다. 여러 분야에 걸친 접근방식은 다양한 단위와 학문들 사이에서 발생할 수 있는 환자 진료에 관한 혼란과 모순을 줄일 것으로 예상된다. 이런 요건들과 큰 의료기관의 복잡성 때문에, 정책과 절차에 대한 책임은 종종 그것의 지속적인 개발과 검토를 위해 헌신하는 전체 시스템 위원회의 몫이 된다. 소프트웨어적인 것들 또한 정책과 절차의 모니터링과 개발에 도움을 줄 수 있다. 사이드바 6.1을 보자. 비록 그것이 덜 복잡하더라도, 정책과 절차의 매뉴얼은 가장 심플한 기관, 즉 단독 물리치료 개원에도 똑같이 중요하다. 정책과 절차를 개발하고 시행하는 좋은 이유들이 있다 :

- 면허 또는 면허를 요구하는 다른 기관의 요구사항을 충족시키기 위해서
- 시간이 지나면서 업무수행의 일관성을 확신하는 기억에 의존하게 되는 잠재된 함정을 피하기 위해서
- 업무의 세부사항을 이해당사자들에게 사려깊고 철저하게 주의를 기울여 설명하기 위해서
- 법적 절차 중에 증거로 제공하기 위해서

Sidebar 6.1

공동위원회가 요구하는 선택된 정책과 절차

- ◆ 남용 : 인식, 보고, 환자치료
- ◆ 나이에 맞는 치료
- ◆ 동의
- ◆ 의식을 소생시키지 말 것
- ◆ 사람에 맞춘 관리 계획
- ◆ 유아와 아이들의 안전
- ◆ 사용억제 : 약물-수술, 행동에 관한 건강
- ◆ 감염 조절 감독
- ◆ 통역과 번역 서비스
- ◆ 의학 장치 안전
- ◆ 의학 기록 재검토
- ◆ 약물치료 관리
- ◆ 종합적인 진행을 노트
- ◆ 환자의 권리와 불만사항
- ◆ 통증관리
- ◆ 환자치료 계획
- ◆ 환자와 보호자의 교육
- ◆ 환자치료 준비를 위한 계획
- ◆ 보초 사고
- ◆ 보편적/일반적 예방
- ◆ 말이나 전화로 지시

Note : "항상"과 같은 절대적 표현은 피하는 게 좋다; 대신에 일반적으로, 보통은 등 의 단어를 사용해라

- ◆ 기관이 주와 연방법에 충실하는지 여부를 반영하기 위해

완벽한 정책과 절차의 매뉴얼은 일반적으로 예비조사나 사업계획은 포함되지 않는다. 그러나 그 계획을 지지하기로 결정한 사람은 적어도 그 계획에 주어진 생각에 대한 세부적인 증가와 같은 부록에서 정책과 절차에 대한 내용을 제안한 목록을 환영할지 모른다.

정책과 절차의 기본 원칙 (Basic Principles of Policies and Procedures)

정책과 절차의 매뉴얼은 오직 그것을 사용해야 가치가 있다. 매뉴얼에 접근하는 것은 첫째로 중요한 기준이다. 복잡한 매뉴얼은 관리자의 책꽂이에 공간을 잡아먹는 것처럼 제공된다. 그것은 만약 강제적인 검토를 할 때만 제공된다면 아무 가치가 없을 것이다. 용어를 검색하는 직원들의 매뉴얼 온라인 버전은, 그것의 편리함과 실행을 증가시키고, 그들이 발전함에 따라 표준방식의 사용을 강화시킨다. 더 사용하기 위해서, 정책과 절차는 모든 의료기관에 대해 다음을 해야 한다.

- ◆ 흐름에 맞고 현재의 일과 관련이 있어야 한다.
- ◆ 임상지침 및 프로토콜을 제외해야 한다.
- ◆ 간단한 정보 공유 항목들은 제외해야 한다.
- ◆ 구성방식은 일관되어야 한다(예를 들어, 하지 말라고 얘기하는 것보다 하라고 말한다).
- ◆ 인정할 수 없는 것보다 기대를 강조해야 한다.
- ◆ 접근 가능하고 쉽게 복구 될 수 있어야 한다.
- ◆ 문서로 된 변화의 완전한 이력을 포함해야 한다.
- ◆ 쓰고, 수정하고, 검토된 매뉴얼의 지침을 포함해야 한다.

오래된 정책과 절차를 없애는 것은 아마도 새로운 것을 만드는 것만큼 중요할 것이다. 특별히 의

료기관은 기술, 인력 조직의 구조안에서 변화를 지속시키기 위해 투쟁한다. 관리자는 모두가 같은 생각을 하길 원할 뿐 아니라 그들이 옳은 생각을 하는게 중요하다. 정책과 절차를 관리하는 정책과 절차의 개발은 중요한 첫 단계이다. 다행히, 컴퓨터 소프트웨어 프로그램과 다른 재료들은 정책과 절차 매뉴얼을 더 쉽고 시기가 적절하게 발전하고 검토하고 수정하고 변화를 찾아낸다.

정책과 절차의 비교 (Polices Versus Procedures)

정책 (Polices)

정책은 기관이 받아들이는 행동에 대한 결정 가이드의 기대에 따라 폭넓게 설명된다. 정책은 일반적인 규칙을 나타낸다. 그 규칙은 관리기관의 절차를 지배한다. 정책은 기관의 일부 구성 요소가 누구, 무엇, 언제, 어디인지 고심한다. 가설 의료기관에서 정책의 몇 가지 예가 있다.

- **금연시설.** Hillsdale health system의 캠퍼스에 있는 모든 빌딩, 편의시설, 공공장소(지붕 있는 통로, 주차장을 포함해서)가 금연지역이다. 각 캠퍼스의 CEO는 더 제한된 정책을 수행 할지 모른다. 그러나 덜 제한적인 건 없다.
- **업무규칙.** 모든 직원들은 Hillsdale health system의 업무규칙에 충실할 것이다. 다음과 같은 행동은 해고를 포함한 징계조치가 발생할 것이다: 직원의 징계와 관련된 상품의 상업 홍보, 정치 후보자의 지지나 개인적인 선택의 표현, 개인적인 선물이나 뇌물을 받는 행위.
- **네트워크 보안.** 비 임상적 정보는 Hillsdale health system의 주요자산이다. 그리고 우발적이든 의도적이든, 공인되지 않은 변경, 파괴, 폭로로부터 보호되어야 한다. 모든 네트워크 참여자는 공유하는 자원과 같은 데이터 통신 네트워크의 안전에 책임져야 한다.
- **열쇠와 자물쇠.** 물리적 시설서비스의 사장은 Hillsdale health system내에 모든 요청에 응답해야 하거나 새로운 열쇠나 카드키를 배급, 현재 사용하는 열쇠의 복사, 열쇠 교체, 자물쇠의 설치나 수리(방, 책상, 문서보관함, 데드볼트 등등)를 해야 할 책임이 있다. 열쇠를 복사하는 것은 사장에 의해 지정된 열쇠수리공 이외에는 금지된다. 운영담당 부사장의 올바른 공인 없이 빌딩이나 보안장소를 다른 열쇠로 복사를 하는 과정, 사용, 복제는 경범죄이다.
- **면접비용.** 면접에 통과한 입사지원자는 일부 제한된 이동 비용이 지원될지 모른다. 그러나 만약 지원자가 Hillsdale health system에서 일하는 제안을 거절한다면 지원은 승인되지 않을 것이다.

Activity 6.1을 보자

> **Activity 6.1**
> **정책 재검토(Polices Review)**
>
> 이런 정책들에 대한 당신의 느낌을 논하라. 그것들은 좋은가? 개선될 필요가 있는가? 누가, 무엇을, 언제, 어디를 고심해야 하는가? 이런 정책들은 이런 기관의 문화에 대해 당신에게 무엇을 말해주는가?

절차 (Procedures)

절차는 작업을 수행하는 특유한 방법을 설명한다. 그것은 끝에 도달하기 위한 세부사항을 제공하고, 정책을 어떻게 수행하는지를 설명하는 일련의 단계이다. 정책과 달리, 더 지속되는 경향이 있고, 절차라

Activity 6.2
쓰기 절차(Writing Procedures)

Activity 6.2 에 적혀있는 정책에 동반하는 절차를 준비한다. 정책을 수행하는 필수적인 단계의 초안을 포함한다. 예를 들어, 금연정책을 위한, 절차는 다음과 같다.

시설서비스의 사장은 :

1. 모든 출입구 및 기타 적절한 장소에 비흡연 표지판을 붙이고 유지한다.
2. 실외 2곳에 흡연 가능한 지역을 지정하고 흡연 허용 표지판을 붙인다.
3. 흡연이 허용된 각각의 지정 장소에 적절한 용기를 놓아둔다.
4. 격주로 흡역구역과 표지판의 상태를 체크한다.
5. 24시간 이내에 필요할 경우 신호물 및 장소를 교체하거나 수리한다.
6. 직원이나 손님들이 규칙을 위반해서 흡연하는 사건을 보고 받는다.
7. 24시간 이내에 운영담장 부서장에게 흡연을 위반한 사건을 알린다.

Sidebar 6.2

다른 기관의 문서
(Other Organizational Documents)

- 정책과 절차는 의료기관의 내규, 임상지침서, 규약으로 구별되어야 한다.
- 내규는 일반적으로 회사내에서 회의를 열고, 임원을 선출하고, 임무와 권한을 규정하는 것과 같은 절차를 다루는 회사의 필수적인 법적 체제이다. 주주들이나 임원 이사회에서 그들 기관의 법인 설립 조항의 상세한 이행을 규정하기 위해서 내규를 정한다.
- 임상 업무 지침(경로)은 구체적 임상질환에 적절한 치료에 대해 환자와 관련자의 의사결정을 돕는 확실한 기준에 바탕을 둔 진술을 구체적으로 발전시킨다.
- 규약은 치료적 요법(또는 과학적 연구)을 위한 구체적이고, 세부적인 계획이다. 규약은 하는 것에 대한 것이고, 임상 업무 지침은 결정하는 것에 대한 것이다.

는 말은 일반적으로 절차가 이룬 결과와 오랜 의도가 받아들여지는 작업의 몇 가지 변화를 허용한다.

절차는 또한 시간이 지나면서, 작업을 완료하고 책임을 겪는 과정과, 새로운 기술의 영향 때문에 발달하는 경향이 있다. 예를 들어, 면접비용을 지원하는 정책은 변화되지 않을 것 같지만, 지원을 받는 지원자를 위한 절차는 변화 될 것이다. 이런 유연성이나 개선수정에도 불구하고, 절차는 기관이 사업을 수행하기 위한 방법들로 설정된다. Activity 6.2와 Sidebar 6.2를 보자

정책과 절차의 본보기
(Policy and Procedure Template)

정책과 절차는 만약 그것들이 결과의 일관성을 보장하기 위해 일관된 용어를 사용하여 활동을 정확히 설명한다면 더 효과적인 거 같다. 그것들은 맞춤법, 문법오류, 이해가능한지를 떠나서 논리적이고 세부적이여야 한다. 원하는 결과와 규칙준수를 보장하기 위해서 단계에 격차는 없어야 한다. 절차와 기준을 위한 본보기나 기준의 구성방식은 그것들의 효율성을 개선시킬 가치가 있다. 비록 정책과 절차의 설계가 상황에 따라 많이 다르더라도, 그것들은 전형적으로 다음의 섹션들을 포함한다.

- 제목과 추적 번호
- 효과적인 데이터
- 검토/수정 데이터
- 정책
- 목적
- 영향을 받은 사람들
- 범위
- 배경
- 정의
- 절차

◆ 책임
◆ 승인된 서명

이 구성방식은 한가지 문서에서 정책과 절차가 결합된 시스템을 나타낸다. 어떤 기관은 상호 참조된 두가지 매뉴얼 안에서 정책과 절차를 분리하는 걸 선택할지도 모른다. 독자들에겐 더 어렵기 때문에 사람들은 두 자료에서 그들이 필요한 정보를 덜 찾아 볼 위험요소가 있다. 그러나 절차는 정책보다 더 빈번하게 수정되기 때문에, 몇 기관은 정책과 절차의 분리를 유지함으로써 더 쉽게 찾는다. 이런 문제들의 추가적인 고려사항을 위해 Activity 6.3과 6.4를 사용해라.

Activity 6.3
본보기의 개발(Developing a Template)

웹에서 정책과 절차를 찾음으로써 어떤 기관의 정책과 절차를 선택한다. 제공한 섹션의 목록과 대조적으로 사용한 본보기를 비평한다. 필요하다면 검토된 본보기나 목록보다 나은 결과를 낸다. 선택된 정책과 절차의 모델같은 본보기를 사용한다. 활동 6.2에서 발전된 정책과 절차를 개선한다.

Activity 6.4
정책과 절차의 패키지(Packaged Polcies and Procedure)

의료서비스 정책과 절차를 위한 사용가능한 소프트웨어나 다른 상업적 패키지를 찾는다. 상품을 비평한다. 다른 그룹의 회원들과 당신의 느낌을 공유한다. 관리자를 위한 투자하기 좋은 상품이 있는가?

관리자의 책임
(A Manager' s Responsibility)

정책과 절차는 그것의 목적을 달성하기 위해 필요한 과정과 준비의 모든 단계에서 결정하는 책임에 대한 것이다. 관리자는 그들의 실행에 확신하는 리더의 관점으로 그것들을 준비할 책임이 있다. 사람들이 단순히 무엇을 할지 안다는 걸 기대하는 것은 불합리하다. 그들은 더 이상 적용되지 않는 이전에 경험으로부터 가정할지 모른다. 또는 그들은 그들에게 새로운 의무를 수행하길 기대할지 모른다. 경험있는 직원들도 기관에서 그들의 일이 변화함에 따라, 또는 무언가를 행하는 새로운 방식으로 낳은 기술로 인해, 또는 새로운 책임들 때문에 재교육이 필요할지 모른다.

관리자는 그들 기관의 정책과 절차에 있어 전문가가 될 필요가 있다. 질문은 종종 모든 가능한 단계 및 절차상의 가능성을 확인하는 어려움 때문에, 또는 절차가 그것들이 쓰여지고 수정되는 것보다 빠르게 스스로 추가되거나 변화되기 때문에 발생한다. 관리자는 이러한 질문을 해결하기 위해 되돌릴 사람이 될 것으로 예상된다. 그들은 그때 질문에 대한 정책과 절차를 수정해야 한다. 그러면 그들은 효과적으로 응답될 것이다.

정책과 절차를 증진시키 위해 추천하고, 그것들의 검토에 참여하는데 영향을 받은 것들을 권장하는 것은 매뉴얼의 소유권(책임이 증가되는 것)을 증가시키는 중요한 기관의 정책이 될 것 같다. 오리엔테이션 과정 동안에 정책과 절차 매뉴얼 을 읽고 싸인하는 새 직원에게 임무를 배정하는 관리자는 이것이 무의미한 활동이라는 것을 발견할지 모른다. 대안은 오리엔테이션 동안에 질문이나 문제점을 얘기하거나, 또는 적절한 정책과 절차를 찾기 위해 개인적으로 혹은 그룹으로 직원들에게 만나서 물어본다. 이런 접근은 또한 정책을 변경하거나 갱신하는 기회를 준다. 특별히 중요한 것은 정책 및 절차가 직원들이 이해할 필요가 있는 책임과 법적인 권리와 관계가 있다는 것이다. 관리자는 새로운 행동이나, 적절한 시기에 수정 또는 새로운 정책과 절차가 필요한 기술을 경계해야 한다. 정책과 절차 위원회가 있는 단체에서 관리자는 그것들에 추가하거나 갱신하는 것을 알려주길 기다리는 것 보다는 이런 과정을 시작해야 한다. 늦게 보다 일찍 정책과 절차를 작성하는 것은 시간을 절약하고 실행에 있어 잠재적인 오류나 모순을 범할 기회를 줄여준다.

정책과 절차의 매뉴얼은 직원이 그들 고용주와 관련된 문제에서 법적 해결을 찾을 때, 또는 환자가 그들이 받는 치료에 대해 질문을 할때 사용할 수 있기 때문에, 관리자는 또한 매뉴얼의 잠재적인 경영 위험요소와 품질보증을 위한 수단을 고려해야 한다. 법적절차가 진행되는 동안 매뉴얼을 직면하는 관리자는, 구식이고 진짜 해결하는 방법이 아닌 보도의 곤란한 입장이 되길 원하지 않을 것이다. 선택을 강요할 때, 법원은 종종 이런 행동들과 일치하지 않을 수 있는 문서화된 정책, 관련된 행동에 있어 기관의 우선 방책의 대리인처럼 직원들에 의한 행동으로 설명할 것이다. 활동 6.5를 보자.

참|고|문|헌

1. Paige JB. Solve the policy and procedure puzzle. *Nursing Management.* 2003; March 34(3) 45–48 Available at: http://www.nursingmanagement.com. Accessed on January 12, 2008.

ACTIVITY 6.5
정책과 절차의 검토(Strategies for Commitment)

현재, Greendale Hospital의 직원은 정책과 절차의 검토에 참여시키지 않는다. 지금 그것들은 모든 직원들, Greg Ovinio, Marsha Morris라 불리는 CEO, 재활관리자에 의해 쉽게 온라인 접근이 가능하다. 그녀의 모든 직원은 다음 3개월 동안에 정책과 절차를 검토하고 추가나 변화를 위해 추천을 확인하는 계획을 내놓는다. 당신은 Marsha가 이런 문제와 씨름하는 것에 대해 어떻게 제안하겠는가? 페이지 61–62에 있는 전략적 계획섹션과 아래 워크시트를 참조하라.

현재 그런 (WHAT IS)

그렇게 되어야 하는 (WHAT SHOULD BE)

갭 (GAP DATA)

질문 :

답변 :

따라서
이러한 요구를 언급하기를 결정하라

프로그램(도전) 성명 (PROGRAM (CHALLENGE) STATEMENT)

전략적 계획 (STRATEGIC PLAN) ~를 위한 책임을 통해 개발된다.

비전, 사명, 목표 (Vision, Mission, Goals) :
정책과 과정 (Policies and Procedures) :
마켓팅 (Marketing) :
직원관리 (Staffing) :
환자케어 (Patients Care) :
사용자부담액 (Fiscal) :
윤리적 및 법적 사항 (Legal and Ethical) :
위기 관리 (Risk Management) :
커뮤니케이션 (Communication) :

제 7 장

마케팅 책임
Marketing Responsibility

학|습|목|표

- 건강관리에 관한 네 가지 인습적 홍보 전략의 동기에 관한 토론.
- 내적, 외적홍보의 목적과 성격의 비교.
- 광고와 공개, 촉진과 공적관계에서의 구분이 필요.
- 사회적인 홍보 전략과 과거 인습적인 방법과의 비교.
- 상품성과 또 다른 홍보도구와 함께 비용과 효과의 비교.
- 마케팅 전문가와 함께 논의해야할 필요성.

학습목표

개요 (Overview)

경영도구와 같은 다양한 모형으로 긴 역사를 이끌어 왔음에도 불구하고, 오늘날의 마케팅은 새롭게 건강관리와 밀접한 연관을 갖으며 건강관리산업의 극적인 변화를 야기했다. 병원과 그 구성조직들은 병원이 소비자를 위하여 보다 현실적으로 고객의 건강관리에 현명하게 대처하고 차별화된 서비스를 제공해야하는 문제에 직면하였다. "의사들은 항상 옳다." 또 "병원은 당신을 잘 돌볼 수 있는 방법을 알고 있다." 와 같은 옛 관념들은 환자들이 그들 스스로 많은 질문과 정보를 요구하고 또 발견해가면서 변화되었다. 같은 시기에 새로운 병원의 실무자들은 다른 산업에서 건강관리 산업으로 마케팅 계획이 포함된 신뢰기반의 도구를 가져왔고, 결과적으로 마케팅은 현재 모든 건강관리조직의 관리자들의 책무와 함께 결합되기에 이르렀다.

이장의 목표는 마케팅은 고객의 목소리가 곧 기업의 목표가 되는 것을 포함하는 광범위한 활동임을 확인하고 마케팅의 핵심은 어떠한 가치와 교환하는 것임을 안다.

매매의 초점은 가치 있는 무엇인가의 교환이다. 예를 들면, 물리치료사는 환자를 치료함으로 환자나 보호자와 같은 제삼자로 부터 돈을 지불 받는다. 의사는 환자가 방문함으로 고용한 직원의 의료적 행위로 인한 수가를 받게 되거나 고용주는 고용인의 건강관리를 위한 의료보험의 보험료를 지불한다. 마케팅은 이러한 다른 양측의 목표가 달성될 때 성공이라고 여겨져 왔다.

전통적인 마케팅의 접근방법은 건강관리영역에서 수정되었다. 그 이유는 이 사업이 가진 독창성 때문이었다. 고객의 만족은 환자의 만족이 되었고 만족을 평가하는 새로운 방법이 발전되었다. 다른 고객과는 달리 환자들은 드물게 "구입하는" 건강관리 서비스에 관하여 궁극적인 의사의 결정자가 아니었고, 또 서비스를 필요로 할 때 보통 선택권이 없었다. 그들은 의료서비스의 가격을 모르므로 기회가 있을지라도 가격을 바탕으로 의료서비스를 선택하지 못했지만 종종 서비스에 대한 전문가의 소개를 요구해서 조금이나마 안 경우도 있었지만 그들의 질적인 정보를 판단하기란 어렵다.

다른 구매과정을 고려하기위해 예로 든 상황들은 새 티브이를 사거나, 인공관절 치환술을 할 때에도 볼 수 있다.

Sidebar 7.1을 보고 고전적 마케팅 방법을 알아보자.

토마스는 마케팅이 조직 지향적인 인바운드 방법과 조직으로 부터의 아웃바운드, 양측의 광고방법을 조명해 볼 것을 제시하였으며, 그가 기술한 광고의 과정들은 아래와 같다.

- ◆ *인바운드 마케팅*은 잠재적인 고객의 필요부분과, 그것의 논의, 경쟁의 분석, 위치와 새로운 서비스의 가격조정등의 시장조사항목을 포함한다.(적재적소)
- ◆ *아웃바운드 마케팅*은 상품이나 서비스의 광고를 통한 홍보, 공공의 관계와 판매 전략을 포함한다.

마케팅은 보편적으로 특별한 서비스나 상품에 대하여 일시적인 집중을 두는 특성이 있다. 왜냐하면 이러한 활동이 다른 상품에 비해 매우 차별성을 두게 되어 성공적인 결과를 불러오기 때문이다. 성공은 인바운드 방법과 아웃바운드 마케팅 전략을 동시에 사용했을 경우에 따라 좌우된다.

근래까지는 건강관리에 대한 관심이 최우선적으로 이것의 영향력이나 연구, 분석과정 없이 아웃바운드 마케팅에 집중되었고, 가끔 의사들이 병원홍보의 이점을 다룬 것뿐이었다. 환자와 고용주, 제3의 지불자를 비롯하여 많은 사람들이 고객이 된다. 오늘날 건강관리체계는 종종 부도덕한 경영주의 마케팅으로 유도된 계획들이 조직의 모든 영역으로 이행되기도 한다. 일인 개업자라 하더라도 그들의 작은 조직의 목표를 향해 마케팅책임능력을 반드시 이행

Sidebar 7.1

The four Ps

마케팅에 있어 고전적인 접근방법은 네 가지 Ps의 통제이다.
건강관리조직의 옳지 못한 점을 마케팅 전문가들에 의해 분석하고 그들은 마케팅상의 문제점을 명백하게 한다.

- ◆ **상품** : 상품, 서비스 및 아이디어는 조직에 의해 제안되었다. 지속적인 충성하는 관계는 마케팅의 목적으로서 건강관리상품이라 여겨진다.
- ◆ **가격** : 상품에는 전문지식정보 임금, 보험급여와 일정액 공제 및 고용인 부담금이 함께 종종 건강관리시장의 비용이과 같이 포함되기도 한다. 환자와 클라이언트는 장기적인 측면에서 가격측면에 연관되어 있으며 그들의 영역에서 생활방식의 변화로 요구되는 큰 장점이 있다.
- ◆ **장소** : 상품과 서비스가 소비자에게 전해지는 공간이며, 종종 건강관리부문에서 차지하는 비율이 높아지고 있다. 장소는 24시간 간호 상담이나 온라인 정보와 같이 사람을 앞에 두지 않고 가능한 커뮤니케이션, 의학기록을 원격으로 공유하는 기능을 포함한다.
- ◆ **홍보** : 마케팅은 의미상으로 그들의 필요에 교환을 촉진하는 것 이라는 대답으로 쓰여 왔고, 가끔 광고와 혼합되거나, 직접 판매, 판매홍보, 선전 등이 그것이다.

해야한다. 이 장에서는 인바운드와 아웃바운드 마케팅의 주요 요소를 확인하도록 하겠다.

안쪽 마케팅 (Inbound Marketing)

표적시장 (Target Markets)

토마스에 따르면 (그 외 다수) 첫 번째 인바운드 마케팅의 직무는 특정 필요를 가진 환자 클라이언트의 잠재적 그룹을 확인하고, 지역사회에 있는 광대한 집단의 발달을 필요로 하는 새로운 프로그램을 기술한 기회로 확인하고 조사하기 위한 것이었다. 이러한 발달은 비용과 정부 정책이 긴축하게 통제되었을 때 건강관리부문에서 잘 닦인 환자의 기반요소가 기업의 수익증가에 매우 중요하게 작용하는 것으로 알 수 있다. 표적시장은 거주자의 나이, 성별, 소득과 교육수준, 직업적 경력, 유형과 주소, 기타 요소에 의해 확인되거나 기술될 수 있다. 시장에서 성공은 고객이 좋아하는 것과 싫어하는 것, 목표, 그리고 기대치에 의존한다.다른말로 질문에 답해보라. 무엇이 그들을 만족시킬 수 있는가?

정보수집과 분석을 위한 기술은 데이터 관리와 쉬운 정보처리능력에 붐을 일으켰다. 수시로 표적시장이나 세분된 시장의 특정그룹에 관한 정보를 수집하는 것이 쉽게 되었고, 관련 직원은 소비자 그룹, 사례연구, 조사에 있어서 고객이 어떠한 요구를 하고, 불평을 하는지 또는 환자가 제시한 의견에 대해서 직접적으로 개개인의 요구사항을 수집하여 보고할 수 있다.

제품설명 (Product Clarification)

이런 이유로 인바운드 마케팅 과정에서 매니저는 소비자의 눈으로부터 제품이나 서비스에 대하여 명확하게 기술 할 수 있어야한다.

그들의 상품에 대한 필요성을 말하기위해서 디자인된 특징을 강조하는 것은 고객으로부터의 만족과 충성심을 이끄는 지름길이다. 제품이나 서비스가 어떻게 포장되고 값을 매기는지 결정하는 것은 다음 단계에 있다. 마지막으로 건강관리 부분에서 제품과 서비스에 대한 수요와 요구량에 대한 확인이 필요하다. 수요를 이해하는 것은 서비스에 대한 접근방법이 복합적이고 예상하지 못한 천재지변이나 질환, 정부차원의 보상정책에 의하여 난관에 부딪칠 수 있다.

> *Sidebar 7.2*
>
> **소비자 그룹은 무엇인가?**
> (What is a Force Group?)
>
> 소비자 그룹은 서비스를 평가하고 새로운 아이디어를 시험하기 위하여 이용된다. 대략 1시간 동안, 진행자는 서로 모르는 사이로 유사한 성향을 가진 6명에서 10명의 사람을 인터뷰하고, 목적에 충실한 5개~6개의 문항을 준비한다. 실험의 규칙은 전형적인 사항을 포함하여 모두가 들을 수 있고 참가자 전원이 과제로 제시된 문제를 마칠 수 있도록 하는 것이다. 이후에 내용이 잘 분석될 수 있도록 전 과정이 기록된다. 내용을 요약하고 반문하는 것을 촉진시키는 면담분위기 조성은 지휘에 있어 중요한 기술이다.

> *Sidebar 7.3*
>
> **마케팅 사례분석**(Case Studies in Marketing)
>
> 서로 유사한 그들의 임상적 목표나 마케팅에 있어서 사례연구는 유용한 조직적 특성을 가진 환자의 경험을 토대로 전반적인 그림을, 또는 광대한 정보의 범주 내에서 분석은 모아진 자료에 있어 본 주제를 찾기 위하여 이용된다. 모든 정보는 기록, 면접과 관찰 등 다양한 방법이나 의미를 가지고 수집되어지는 중요한 사항이다. 이것은 전형적으로 연대순으로 표기되며 유사한 주제나 몇몇 사례연구부분은 일관된 목적을 확인하기 위하여 비교될 수 있으므로 주의를 필요로 한다.

> **Activity 7.1**
> **조사(Surveys)**
>
> 그룹에서는, 지역사회 내에 은퇴한 거주자들의 증가된 신체 활동에 대한 조사의 필요성을 결정할 수 있다. 질문사항에서 조사 체제의 힌트를 해서 유효한 연구 원본을 참조할 수 있다.

경쟁 (Competition)

매니저는 또한 경쟁에 있어 그들의 주의를 주시할 필요가 있다. 제품이나 서비스가 새롭거나 독특할 경우, 직접적인 경쟁을 치룰 수 도 있다. 수시로 건강관리에서 많은 경쟁이 일어날 수 도 있다. 매니저는 첫째로 경쟁관계에 있어서 상대방의 태도에 대한 결정을 내려야 할 필요가 있다. 비즈니스의 또 다른 방면으로 총력을 기울일 경우 경쟁자는 아예 무시될 경우도 있고, 매니저의 강박관념으로 인해 경쟁자를 능가하기 위해 그들의 전략을 ◎거나 모방할지도 모른다. 어쨌든 매니저는 그들의 상품에 대한 브랜드이름과 상품의 독창성을 이루어서 경쟁사와 차별화시켜야 한다.

이 과정의 출발점은 경쟁자의 분석과정이다. 이것은 인바운드 마케팅의 또 다른 비판적 요소이며, 조직이 가진 또 다른 이득에 대해 결정하도록 도울 수 있다. 한 조직에 있어 가능 한한 미래의 투자정보의 예보에 있어 도움이 된다. 다음의 주요 질문사항들은 매니저가 경쟁상대를 분석할 수 있는 유일한 방법이다.

- 특정한 고객집단의 요구를 수용해주는 경쟁자는 누구인가?
- 경쟁의 주요 방향은 무엇인가? 지리적 위치?, 시각, 임무나 목표?, 조직구조?, 소유권?, 성장?, 다른 제품이나 서비스?, 홍보부문?, 고객특권?, 기능?,용량?, 직원의 유형과 수?
- 어떤 전략이 그들의 목표에 부합하기 위하여 사용되는가?
- 경쟁에 있어 위협적 요소는 무엇인가?
- 경쟁자의 제품과 서비스는 서로 간에 계획한 제품과 서비스 측면에서 차이점이 있는가?

그룹에서 쓰이는 리스트의 질문사항

- 무엇이 경쟁사의 상품과 서비스의 장점과 단점인가?
- 가격의 차이는 중요한가?
- 경쟁사 고객들은 어떤 점에 만족하였을까?
- 누가 경쟁사의 동료이며 지지자들인가?
- 전체적인 경쟁은 어떻게 일어나고 있는가?
- 경쟁사를 제압하기 위한 실현가능한 묘안은 무엇이며, 실행자가 과연 할 수 있는가?
- 경쟁사가 계획은 변경해 만든 프로젝트에 경쟁자로서 어떻게 반응할 것인가?
- 누가 잠재적인 경쟁자 인가?

이러한 질문에 응답하기 위해서 자료를 모을 경우 간행된 보고서나 소책자 등, 다양한 방면으로 정보를 수집해야하며 공급자와 환자(클라이언트), 이전 직원에게의 도움역시 필요하다. 간단명료하고 직관적인 관점에서의 광고와 언론, 무역 박람회 발표 및 다른 사회적 접촉 또한 이러한 정보를 기초로 준비되어야한다. 경쟁사의 광고전략 변화를 추적하는 것은 그들의 사업방향과 주력상품, 그리고 서비스나 핵심적인 전략변화를 엿보기에 용이하다.

벤치마킹 (Benchmarking)

경쟁사와 비교를 위한 도구를 '벤치마킹' 이라고 한다. 표준화된 비교분석 시스템으로 다양한 성공

요소의 핵심을 분석하고 비교할 수 있으며, 매니저는 그들의 경쟁요소를 보다 효율적으로 재 조직화하기 위하여 벤치마킹 도구를 사용한다.

가장 먼저 매니저는 벤치마킹 테스트로 인해 어느 영역에 이익이 될 것인지 구분해야하며, 연구결과를 통해 가변적인 비용적 측면을 고려해야 한다. 어떤 영역이 벤치마킹을 위해 선택되었을 경우(보통 금융 자원 또는 제품 및 서비스 영역)에 다양한 영역에서 가변적 결과를 측정해 구분할 수 있다. 최고수준의 회사의 선정은 낮은 비용소모와 환자의 만족도 또는 근무자의 전환 여부 등으로 결정된다. 이러한 회사는 다른 기업을 대상으로 봤을 때 가장 직접적인 경쟁자일지도 모른다. 수집한 데이터가 폭넓고 다양한 소스에서 수집되고, 회사가 조직화를 위하여 데이터를 수집 할 지도 모르지만 Sidebar 7.4와 7.5를 참고해 보자.

벤치마킹과정의 다음단계에서 매니저는 모아진 결과를 가지고 그들의 조직적 효율성을 가장 최고 수준 단계에 있는 조직과 차이를 비교해야한다. 다음 가장 힘든 단계로, 동일한 업무를 더욱 잘하거나, 또 다른 접근방법을 개발하여 더욱 효율적으로 경쟁력을 키워나가야 한다. 벤치마킹에서의 마지막 단계로 매니저의 직무로는 새로운 방법의 결과를 분석하며 모니터링하고 다음 벤치마킹을 위한 기초로 결과를 이용하는 것이다. 당연히 업종부문 최고가 되기 위한 중요한 과정일 것이다.

SWOT 전략 (The AWOT Strategy)

SWOT는 또 다른 고전적 마케팅의 전략 분석방법이다. SWOT는 조직의 장점과 단점 (즉, 자원이나 가능성, 역량과 같은 내적 요인들) 기업이 접근 가능한 기회나 위협적인 요소 (즉, 경쟁이나 배상 정부 정책과 같은 외적인 요인들)를 구분해 낸다. SWOT는 내부 및 외부적 요인과 조직에 영향을 미치는 환경적 요소들을 체계적인 검사와 스캔을 통해 개발되었다.

Sidebar 7.4

정보출처(Sources of Information)

아래와 같은 조직들은 잠재적인 목표 시장의 식별에 자원과 경쟁적인 마케팅 과정에 쓰인다.

- U.S Census Bureau
- U.S Department of Commerce
- Local Chamber of Commerce
- American Statistic Index
- Encyclopedia of Business Information
- Standard & poor' s Industry Survey
- Consumer index
- Newsletters and Web pages of professional organizations

Sidebar 7.4

벤치마킹관련(Benchmarking Associations)

벤치마킹에 대한 더 나은 정보를 알고싶으면 아래 주소를 방문하세요.
http://abhc.org/

Activity 7.2
시장 결정(Determining a Market)

시드 윌리엄은 스스로 연구하는 물리 치료 관리자입니다. 그는 물리치료 컨벤션의 세계 연맹에 참석하여 지역 사회에서 독립적으로 사는 고령자의 신체 활동의 증가에 대하여 새로운 접근법을 사용하는 프로그램으로 주목을 끌었다. 그는 자신의 연구로 비슷한 프로그램을 개발하고 싶다고 생각했다. 그 생각은 기업과 지역 사회를 위해 좋은 영향을 미쳤다. 좋은 사업 결정 하는 것에 대해 시드는 어떻게 결정을 내릴까?

바깥쪽 마케팅 (Outbound marketing)

아웃 바운드 마케팅은 특정 제품 및 서비스에 대한 더 많은 정보 콘텐츠를 포함하고 구체적이며 타겟 판촉하는 이미지 광고에서 조금은 탈피했다. 광고 및 판촉은 판매, 공공 (또는 매체) 관계와 연계되는 전체적 조직에 초점을 맞춘다. 그들은 고객 서비스 및 만족도를 보완하기위해 노력하고 있다. 인바운드 마케팅 노력이 효과가 있다면, 아웃바운드 마케팅을 시장에 쉽게 적용할 수 있을 것이다. 인바운드 마케팅 이였다거나 아웃 바운드 마케팅의 효과가 아니었다면 제품이나 서비스의 이용을 원하는 수준으로 이끌어갈 수 있을 것이다. 제품이나 서비스를 개발하고 사람들을 설득하는 시대는 끝날 것이다.

상품화 (Branding)

건강 보험 조직의 인식을 개발하기 위해 품질 및 전문성 같은 무형의 컨셉은 마케팅의 도전에 직면해있다. 이것은 조직과 그에 맞는 서비스 이미지 사고방식의 주입확립을 필요로 한다. 서비스는 상품 품질 컨트롤의 동일한 유형이 아니라 수치를 정하기 어렵다. 개인적이고 주관적인 경험이기 때문에 평가하기가 어렵다. 그들은 실제로 소유할 수 없다거나 양도할 수 없는 사람들을 반영한다. 이 딜레마에 대한 해결책은 어떤 브랜드 이름, 기호, 또는 기타 유사한 조직 또는 서비스로부터 조직을 구별하는 기능이다. 브랜딩은 건강관리 차원에 있지만 덜 일반적이다. 그것이 더 중요한 의료 마케팅 도구가 될 수 있습니다. 브랜드의 수요는 일부 시각 기능에 무형의 가치, 이미지 및 혜택을 자극한다. Activity 7.3 참조

> **Activity 7.3**
> **Branding**
>
> 온라인 리소스로 의료기관 또는 물리치료 관행의 노력을 식별합니다. 브랜딩으로 인해 우리기관을 설명합니다.

마케팅 도구의 선택

(electing Marketing Tools)

관리자는 노력의 가치, 자금사용의 정도를 아웃바운드 마케팅 가능성의 범주와 관련된 비용결정을 한다. 특히, 주의가 필요로 하는 어떤 대상에 대해서는 어필해야하고, 어떤 메시지가 전달되는지 알아야한다. 가장 우선적이고 전달의 의미가 있는 메시지는 실용적이고 감당할 수 있도록 균형이 있어야한다. 몇 가지 예를 들면 :

- 스포츠 팀, 자선 단체의 후원, 그리고 예술
- 지역 사회와 시민 단체의 구성원
- 전문 협회의 회원
- 사회 복지, 건강 박람회에 참여 및 기타 교육 프로그램등
- 고정 용품, 의류 로고, 간판
- 뉴스 레터 및 브로셔 발간
- 신문, 지역 사회의 디렉토리, 오락 프로그램, 게시판에 있는 하드 복사 광고, 배너
- 미디어 광고
- 홍보 및 프로모션
- 메시지 보드 및 자세한 내용은 링크를 포함한 웹 페이지 개발
- 네트워킹

이러한 가능성은 달러에 대한 가장 큰 효과를 가져올 수 있다. 그것은 이점의 초점과 그 외의 소화해낼만한 개입이다. 조직의 결과에 대해 일반적

인 통보로 직접적이니 영향은 새로운 실천의 초기 단계에서 중요하지만 평가단계에서는 어려울 수 있다. 지원하고 참여하는 활동에 대한 지침을 수립하는게 현명할 것이다. 그러한 것들이 없다면, 모든 사람들이 바랄 때 누군가는 소외를 당하게 될 것이다.

예를 들어, 얼마나 많은 사람들이미식축구 경기에 참여하는지는 관리자가 운동장에 광고판 후원을 얼마나 현명하게 하는지에 달려있다. 타 조직 또는 자영업 협회와의 참여가 집에서 우편번호로 메일링하며 보낸 시간보다 더 빠를 것이다. 네트워킹 활동은 개발과 기업 사이에 전문가에게 있어 유용할 것이다. 사회활동의 연계는 더 친근한 게, 면전에서 만나듯 더 각별한 사람들 간의 공유시간을 만들어낸다.

웹 사이트는 물리 치료 서비스에 대한 검색을 하는 사람들에 의해 발견 될 수 있는 기회를 제공하고, 구하고자하는 것보다 더 많은 유용한 교육 자료들을 포함하고 있다. 또 시간, 노력, 웹 페이지의 비용이 들지만, 효과적인 마케팅법일 수밖에 없습니다. 인터넷 접속과 지역 사회에 있는 사람의 숫자가 제한되어있다면, 입소문은 훨씬 더 강력한 마케팅 도구가 될 수 있다. 그것은 개발에 필요한 효과를 제외하고 작은 비용으로 먼 길을 가는 좋은 방법이 될 것이다. Sidebar 7.6에서 몇 가지 마케팅 용어를 살펴보자.

마케팅 의사와 그 외에 것들
(Marketing Physicians and Others)

독립적 개업의의 관심대상은 물리치료를 위탁할 수 있는 내과의사와 또 다른 건강전문가이다. 뿐만 아니라 관리자와 면접, 추천관계를 설정해야하고, 의사들로부터의 지속적인 추천과 다른 추천을 유지하는 것을 알아보아야한다. 수립 및 사례 관리자와의 관계, 직업 재활 상담원, 고용주를 유지해야하고 추천을 높이기 위해 변호사와 같이 많은 사례가 중요시된다. 물리치료는 제한된 제3자와의 계약 사이에서 경합된다. 보험의 의사결정 요구를 충족하는지도 중요한 전략사항이다. 활동보고 7.4와 7.5

Sidebar 7.6

Advertising, Publicity, Promotion, and Public Relations

광고는 조직통제에 대한 급여사항을 홍보하는 것이다.
홍보는 언론에 게재되고, 조직은 매체 기자, 작가에 의해 개발되는 메시지를 통제하지 않는다.
홍보자료는 고객에 대한 서비스와 수요를 자극하는데 지속적 도움이 된다.
홍보의 과정은 조직이 강한 공공 이미지를 가지고 있는지 확인하는 공공 조직을 이해하는데 도움이 된다.
광고와 홍보는 긍정적이거나 부정적인 이미지에 기여한다. 그래서 메시지는 전달에 있어서 매우 중요하다.

예를 들어
광고 : 현지 레스토랑 게시판에 전단지도 읽지 않는 – 네번째 st.physical 치료 센터.
영업시간 오전 7시에서 오후7 월 – 토
홍보 : 말초 혈관 질환에 대한 전문가 및 네 번째 st.physical 요법 오픈 하우스
1시간 프레젠테이션으로 신문 건강 섹션의 기자와 인터뷰.
이벤트 : 네 번째 시간 중에 다른 진단에 대해 1시간 프레젠테이션 매월 첫 번째 금요일
물리치료 오픈 하우스의 밤
섭외 : 네 번째 시간 물리 치료 뛰어난 물리치료 실습을 위한 보너스.

Activity 7.4
추천관계(Referral Relationships)

1. 로라 필립스는 그녀의 지역 사회에서 의사가 있는 것을 가장 중요한 요소로 결정했다.
2. 그녀는 자신의 치료소개서를 거의 300명의 의사에게 보낼 것이다.
3. 로라 그녀는 주요 의사들과 개인친분적인 관계를 형성하기 위하여 방문하는 경우가 있다.
4. 이러한 추천관계를 유지함으로서 로라 자신은 어떤 노력의 결과를 얻을 수 있을까?
5. 다른 참조 가능한 소스는 무엇일까? 그녀는 그들을 대상으로 어떻게 이 방법을 수정할 수 있을까?

Activity 7.5
미디어 공고(A Media Announcement)

Crestview 매너 간호 재활원 센터는 지역 사회에 일반적인 외래 서비스를 제공되기 시작한다. 미디어 공고는 이 새로운 서비스에 대하여 지역 라디오 방송국에 내용을 공지한다. 공지첨부: 10단어 이하, 75단어의 상세한 발표, 그리고 다른 몇 가지 다소 중요한 내용을 그 안에 표기 조직, 주소, 웹 주소, 연락처, 전화 번호 및 팩스 번호, e메일 주소, 주요 발표명 등을 기입.

사회적 마케팅 (Social Marketing)

논의되는 사항에서 환자들의 요구를 충족하는 조직의 결과에 목표를 하고 그것에 대해 자발적인 교류를 가진 상업적인 마케팅에 초점을 맞추고 있다. 사회 마케팅은 그들의 개인적인 복지를 개선하기 위해 상업적인 마케팅 기법의 응용 프로그램이 대상 집단의 자발적인 행동에 영향을 미칠 수 있도록 설계되었다. 예를 들어 금연, 건전한 성관계, 유방암 검진, 가족계획, 그리고 안전벨트를 사용 프로그램을 포함. 사회 마케팅의 주요 개념 :

- ♦ 환자 / 고객 중심
- ♦ 목표 시장의 세분화
- ♦ 새로운 행동을 채택할 사람에 대한 현실과 문제 인식에 대한 보고
- ♦ 대상 시장에 사람들이 원하는 변화의 이점을 발휘
- ♦ 다양한 수단을 사용하여 목표 시장에 도달
- ♦ 예비 테스트와 모니터링이 마케팅 구현에 개입
- ♦ 협력구도 형성은 시장을 대상으로 신뢰성을 강화하고 접근을 용이하도록 촉진
- ♦ 사회 변화에 다른 접근법으로 조정
- ♦ 사회 마케팅 전략에 대한 장기적인 약속을 만들기

물리 치료 관리자는 고객의 요구와 마케팅의 노력이 사회 사람들의 그룹의 동작을 변화시키는 감독자위치에서 전통적 마케팅을 구별해야한다. 예를 들어, 물리 치료사는 매년 유방암과 난소암에 대한 심사에 위험이 여성의 수를 늘리기 위해 의료 시스템에서 만든 프로그램과 관련되어있을 수도 있다.

사회 마케팅 전략, 치료 과정 중에 검진의 중요성을 상기시켜 물리 치료의 심사 과정의 일부로 그들의 마지막 유방 X선 사진의 날짜에 대한 여성 환자를 요청 포함할 수 있다

또는 유방암 검진의 중요성에 대한 일반적인 정보 팜플렛을 제공한다. 사회 마케팅은 광범위한 사회 조직에 이익이 되는 좋은 것들이 마케팅의 중점을 된다.

관리자의 책임 (A Manager' s Responsibility)

인바운드 및 아웃바운드 마케팅의 여러 복잡한 측면이 있다. 의료 조직에서 관리자는 일반적으로

또는 같은 조직에 의해 고용이 누군지 특정 목표 시장을 해결하기 위해 조직과 상담 마케팅 전문가에 의존한다. 마케팅에 대한 전문가의 공정한 계획은 입력의 위험과 결정을 반복하기에 때문에 쉽지가않다.

때로 실패할 수도 있다. 인바운드 및 아웃바운드 마케팅에도 최선의 노력을 해야 한다. 관리자들은 그들이 요구하는 의료서비스를 위해 행동에 설득력이 있는 최선의 결정을 해야 한다.

또한 예를 들어, 상업 및 사회 마케팅 계획 두 부분 모두의 윤리적 의미를 고려해 볼 필요가 있다. 어떻게 조직의 목표 시장이 존중되어지는지 공정하게 처리되는지 약간의 교육을 강조하여 판촉에서 바로 광고의 변화에 의해 이러한 문제를 해결할 수 있게 해야 한다. 노력과 결과 사이에 직접적인 관계는, 심지어 분명히 측정되지 않을 수 있기 때문에 마케팅 활동의 평가의 효과가 또 다른 과제이다. 예를 들어, 이윤은 직원과 환자의 , 또는 서비스에 대한 수요증가 새로운 환자의 동원은 광고 및 홍보 여부와 연결되어 증가할 수 있다.

그게 인바운드 과정으로, 효과가 있거나 없을 수 있다. 관리자는 이를 모두 수립하고 평가 마케팅 활동에 기여하는 준비를 하여야 한다.

참|고|문|헌

1. Thomas RK. *Marketing Health Services.* Arlington, VA: Health Administration Press; 2005.
2. Longest BB. *Health Policymaking in the United States.* 4th ed. Chicago, IL: American College of Healthcare Executives; 2006.

ACTIVITY 7.6
마케팅의 전략적 접근(Strategic Approach to Marketing)

pp.61–62의 전략적 계획 부분과 작업 계획표를 참고하고, 전형적인 물리치료 실습에서 겪게되는 인바운드 또는 아웃바운드를 적으시오.

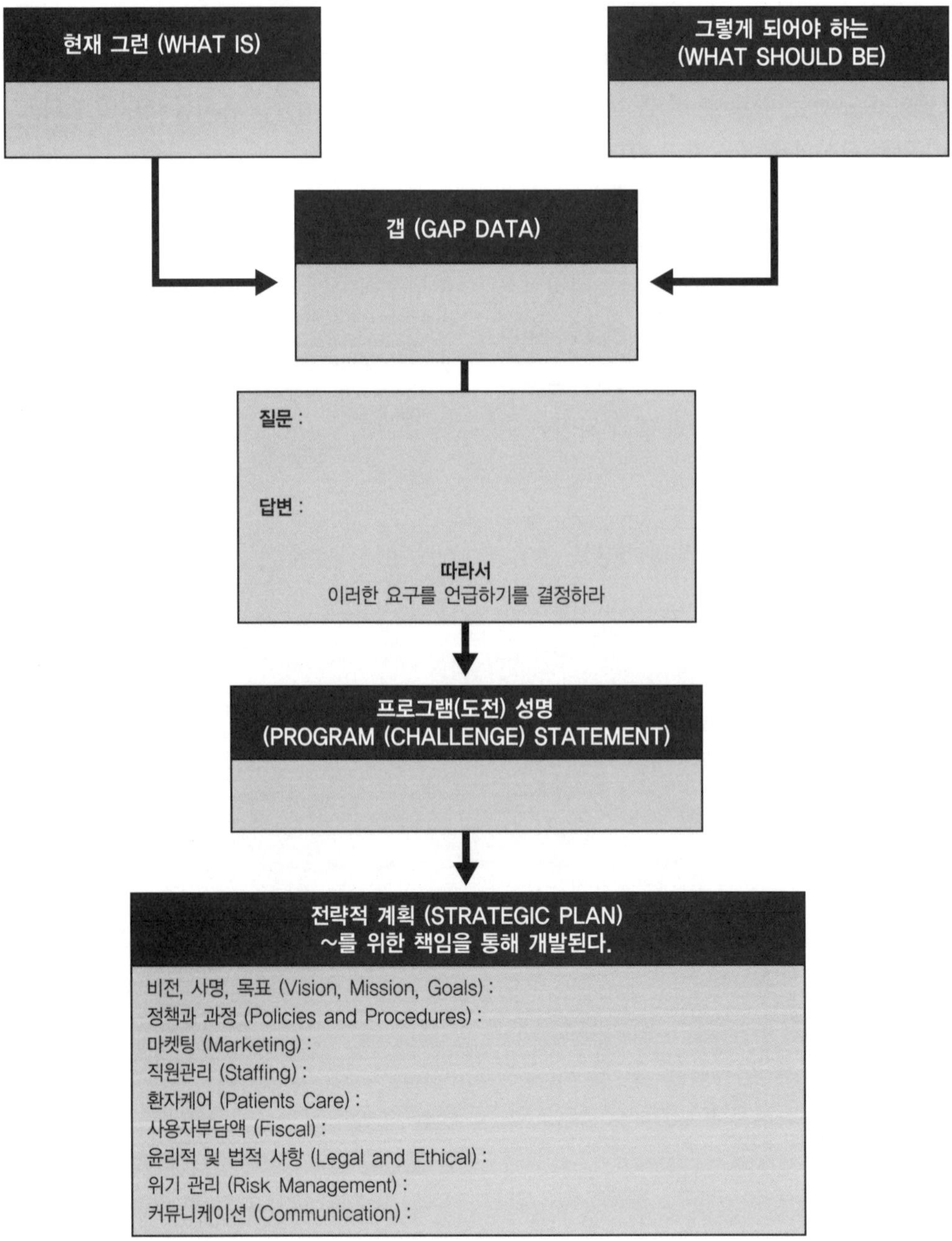

제 8 장

인력배치
Staffing Responsibilities

학|습|목|표

- 보상비용(원가)의 확인
- 정규직(연봉직)과 시간제근로자의 비교
- 물리치료사와 물리치료사 보조의 업무비교
- 물리치료사 경력단계 분석
- 물리치료사 보조를 위한 경력단계 개발
- 생산력 모델 분석
- 직원혼합 결정 분석
- 직원 신규 모집과 유지를 위한 접근법 분석
- 면접을 위한 힌트와 검토
- 수행력 평가도구 분석
- 특정행위의 성과와 목표 설정
- 직원 발달 접근논의
- 직원 불만사항 관리논의

학습목표

개요 (Overview)

어떤 사업에서든지 가장 높은 경영비용을 차지하는 것은 인건비이다. 2007년, 고용주의 총경비 평균의 70%는 그들 직원에게 보상을 위한 것이었다. 비록 기회가 어떠한 사람들에게 한정될지라도, 고용은 일반적으로 자발적인 자유선택이고, 목표를 성취하는 직원 없이는 조직도 없다. 그러므로 조직에서는 비용이 그들 직원의 신규모집 그리고 보유와 관련시킨 그들의 높은 보상비용을 추가해야 한다.

관리자는 직원들의 신규모집, 일 배정, 능력평가, 숙련도 발달에 많은 노력을 기울인다. 게다가, 관리자의 인력배치의 핵심은 직원들에게 기대하는 팀웍과 협동을 통한 조직의 높은 수준의 목표성취를 위해 필요한 것이다. 관리자는 환자의 만족도 향상을 위한 직원들의 동기부여와 만족에 주의해야한다. 환자들의 만족도는 임상의와 다른 사람들(직원)이 하는 일에 의해 실제적인 결과에 의존될 것이다. 대부분의 환자들에게 직원들과의 상호작용(관계)은 조직(회사, 병원)의 느낌(인상)이다. 그러한 중요한 목표달성을 위해서 직원들에게 의존하기 때문에 조직은 직원들이 그들의 가장 강력한 측면이라고 생각한다. 이 장에 있는 각각의 주제는 인력배치의 측면을 다룬다. 관련된 고용법은 12장에서 설명되었다.

직원혼합 (Staff Mix)

물리치료실 관리자는 물리치료사, 물리치료 보조, 기타직원(nonlicensed)의 구성원에 있어 유연성(융통성)이 없을지도 모른다. 몇몇 관할(지역, 행정구역)에서는, 물리치료사와 물리치료보조의 비율이 규제된다. 많은 지불자들과 많은 행정구역에서는 오직 물리치료는 물리치료사에게서만 제공되고, 물리치료보조는 물리치료사의 지시, 감독에 의해서만 물리치료 청구가 가능하다. 그러므로, 물리치료 보조의 역할은 다른 직원들을 보조하는 것이다. 물리치료 보조는 물리치료 보다는 환자의 관리와 관련된 아주 특정한 업무에 지정된다. 환자의 관리(care)에 관련된 경우에, 신체적 그리고 즉시 이용 가능한 물리치료사의 직접적이고, 지속적, 개인적인 감독 업무를 수행하게 된다. Activity 8.1을 보세요.

Activity 8.1
An Aide for the Summer

Kim Batholomew's의 막내동생 Ken은 지난 4년 동안 가끔씩 소아재활센터에서 외래로 물리치료, 작업치료와 언어치료를 받았습니다. Kim은 여름에 직업 실습에 관해 Antia smith에게 접근하였습니다. 그녀는 물리치료사가 되길 희망하였고, 학부과정은 마치지 않았지만, 그녀는 일을 해 본 경험이 있었습니다. Kim은 그녀의 동생에 대한 관심과 그의 치료 세션에 그를 많이 동행시킬 수 있었기 때문에, 그녀는 Anita에게 가치가 될 능력이 있을 거라고 하였습니다. Anita 거의 일을 하겠다고 하였지만, 그녀는 그녀에게 기회를 주는 Kim에게 물었습니다. 그녀는 단지 치료사 면허가 없어서 물리치료 보조로서 밖에 일을 할 수가 없습니다. Anita의 보조의 역할을 고려해 볼 수 있겠는가?

이러한 금기사항은 관리자가 임상가의 어떤 조합이 최소의 비용으로 최대의 효과를 가져 올지를 결정해야한다. 이것은 직업분석과 정확한 직무내용 설명에 중대한 관련이 있다. 관리자는 그들의 일을 결정하는데 있어서 실제적인 관찰에 시간을 투자할 필요가 있다.

- 근로자의 각 수준에 의해 어떤 업무가 수행되는가?
- 각 근로자의 합법적 업무수준은 어떠한가?
- 어떤 업무가 제외되는가?
- 직접적 그리고 감독을 위해 물리치료사에게 시간을 요구할 다른 사람보다 물리치료사에 의해 어떤 업무가 더 쉽게 완료되는가?
- 비생산적 시간은 언제인가?
- 각 업무를 안전하게, 합법적으로, 그리고 효과적으로 이행할 수 있는 가장 적절한 근로자는 누구인가?

어떠한 직책과 책무(responsibilities)의 이동은 실제로 일할 수 있는 사람을 확인하기 위해서 분석이 필요하기 때문이다. 직무 등급(descriptions)과 직위의 수의 일반적인 재평가의 필요성은 놀랄만한 결과를 가져올 것이다. 이를테면, 이것은 항상 고문을 고용하는데 있어서 최고의 임상적 결정이 아니다. 즉, 새로운 직책에서 물리치료사들의 봉급은 동결되어 적용될 수 있다. 만약 주마다 새로운 환자의 수가 적고 취소가 많다면 아마도 물리치료사보다 물리치료보조를 고용하는 것이 나을 수도 있다. 물리치료사들이 특별 운동 시 일대일, 도수 접근을 선호할 때 물리치료 보조를 고용하는 것은 아마도 물리치료 보조사들의 생산성 감소의 결과를 낳을 것이다. 왜냐하면 그들의 환자

CARE 임무들이 제한될 것이기 때문이다.

이러한 결정은 혼란스럽기 때문에 결코 쉽지 않다. 관리자는 임무에 종사하고 있는 고용인을 면제할 수 없다. 이것은 다른 위치의 노동자가 수행할 수 있다. 그리고 그들은 임무수행을 하는데 적합하지 않은 종사자에게 업무를 할당함으로 인해 환자의 안전과 결과의 질에 대해 손해를 보도록 하지 않는다. 같은 범주에 종사하는 종사자 모두에게서 동등한 효과가 나오지 않는다는 사실에 이 결정은 좀 더 복잡하다. 관리자는 같은 직무 등급의 모두에게 같은 일의 양과 직무수행의 결과를 예상하는데 있어 공정해야 한다. 강한 종사자들은 만약 평범한 종사자들이 적은 일을 받는데 그들이 많은 일에 뛰어난 성과에도 관리자가 보복하려 한다면 성을 잘 낼 것이다.

또 하나의 혼란스러운 일은 full-time 과 part-time 그리고 계약직의 비율이다. 특히 봉급을 받는 full-time 종사자와 봉급을 받지 않는 시간제 근로자 일이다. 이 분류들은 만약 시간 비율이 시간제 근로의 40시간 봉급보다 많다면 좀 더 복잡하다. full-time 종사자는 아마도 화가 날것이다. 특히 그 점이 사실이거나 계약직과 관련되어 편파적임을 감지했을 때이다. Activity 8.2를 보면 이 문제를 좀 더 자세하게 알 수 있다. The Fair Labor Standards Act(FLSA) 문제는 인적자원 전문가에게 법적 충고를 상담받기 위해 등록과 계약을 하거나 다른 임시직 회사들이 노동자들을 배치하기 위해 편제가 협상되었을 때 아마도 매우 복잡해 질것이다(see Sidebar 8.1). 높은 손실과 연관된 가능성은 또 다른 관리 직업 등급 계약 안에 있다.

Activity 8.2
Full-Time Versus Contract

Candance Peterson은 Wilson 지역 건강 센터에서 5년 동안 Full time의 물리치료사로써 일을 하였습니다. 그녀는 우울함이 계속 나타났는데 그 이유는 관리인에게 새로운 물리치료사를 고용하게 함으로써 Full time을 벗어나고 싶기 때문이다. 물리치료사 사이의 계약 재편성이 Candance는 새로 계약한 치료사가 환자로부터 치료를 보조해 줄 수 있기를 희망했다. 그들은 새로운 추천서가 사무실에 도착하였을 때, 그녀가 쉬운 환자를 보게 되었음을 분노하고 있다. 그녀는 그녀의 매니저, Larry Edwards와 그녀의 고민을 논의하기 위해 만나보고 싶다고 했습니다. 그녀가 계약 세계에 법을 사용하기 위해 물리 치료사 자격을 변환한다면, 그녀의 소득은 잠재적인 손실과 위험을 감수할 수 없다고 느낀다. 그녀는 고용 풀타임의 건강 보험 혜택이 필요합니다. 역할 모임을 재생해 봅니다.

Sidebar 8.1

면제 노동자와 비면제 노동자들(Exempt and Nonexempt Employees)

임금 기반 직원(비면제). 근로자에게는 총 근무 시간에 대한 공정 근로 기준법(FLSA)에서 제공한 최저 임금 이상을 주어야 하고 주 40시간 이상의 근무에는 초과 근무 수당과 초과 근무 수당에 반을 주어야 한다. 그들은 비어있는 시간(punch time)도 실제 근무한 것으로 결정한다(물리치료사가 아닌 임상과 기타 지원 인력도 포함하여 사용함).

급여 기반 직원(면제). 임원, 관리자, 전문가, 컴퓨터 직종과 외판원은 주당 $455를 받더라도 FLSA에서 제외된다. 특정 작업 관세 및 급여보다는 직위가 면제 상태를 확인합니다. 면제 직원은 그들 일의 변화 때문에 감소하지 않는 기간에 미리 정해진 금액을 받고, 그들은 근무한 시간이나 날짜와 상관없이 모든 급여를 받는다. 그들의 일이 없어질 때 까지 준비하고 기꺼이 일을 할 것이다. 법률에 명시하지는 않지만, 고용주들은 면제 직원이 일을 열심히 하고 책임감이 있으면 일을 오래 하기를 기대한다(일반적으로 물리치료사는 풀타임 면제 직원으로 간주된다).

보수 기반 직원(아마도 면제). 직원들은 또 다른 분류에서 하나의 독특한 직업에 대한 합의 액수 보다는 같이 지불할 때마다 반복 작업의 연속 지불한다. 만약에 수수료가 주당 $455가 넘을 경우에는 직원을 FLSA에서 제외한다. 예를 들어 20시간 소요 프로젝트는 250 달러의 수수료를 완료하는 것이 40 시간/주에서 $500에 상응합니다.

직업 묘사 (Job Descriptions)

직원을 동원과 고용하기 전에, 구성안 각 직위에 직업 묘사에 여러 목적을 채워 동봉해야한다.

- ◆ 자격과 각 위치에 맞는 적당한 사람을 동원할 다른 기준 을 제정한다.
- ◆ 모든 직업 종류와 함께 위치에 따른 봉급 규모를 비교하여 분류한다.
- ◆ 임무, 책무, 육체적 요구정도, 다른 업무 수행 기대에 대해 상세히 제공한다.
- ◆ 업무수행의 평가를 위한 기준을 제공한다.

새로운 일자리 창출과 직업 기술은 신중히 고려를 해야 한다. 왜냐하면 부가 손실과 조직의 노동인구 확장은 재정과 관련되기 때문이다. 관리자는 종종 전략적 계획과 조직의 목표와 관련된 새로운 위치 창출의 정당화시키는데 연속적 승인에 직면한다. 새로운 지위가 이경과의 부분인 지위와 어떻게 왜 다른지를 증명해야 한다. 만약 계약직 혹은 시간제 종사자를 위한 직업 기술이 full-time 종사자와 다르다면 결정이 책무에 또 다른 중요한 요소이다. 직업 묘사는 일반적으로 표제를 포함한다. 이것은 직업의 제목, 등급 혹은 수준, 유일한 직업 규약, FLSA 등급, 그리고 수행일자.

직업 묘사의 대부분은 보통 직업의 간결한 개관을 포함한다. 본질적인 그리고 비본질적인 기능, 요구사항, 그리고 다른 바람직한 기술들과 능력들. 거기엔 항상 직업 묘사가 모두 포함하지 않거나 다른 의무가 할당되는 효과를 설명한다.

Activity 8.3
Writing Job Descriptions

웹에서 직업의 설명을 찾고 있습니다. 적절한 물리치료사와 물리치료 보조를 생각하면서 하나를 고르려고 합니다. 완성된 템플릿은 물리 치료사 또는 의료 환경에서 사용될 수 있는 물리 치료사 보조를 일반적인 작업을 찾고 있습니다. 어떻게 설정의 특정 유형에 대한 것이 당신의 일반적인 직업 설명 할 수 있나요? 힌트 : 직업정보를 네트워크에 검색해 보십시오. Http://www.job-description.info/index.html 이 창에서 좀 더 많은 정보를 얻을 수 있습니다. 또한 미국 물리치료 협회 자료를 사용할 수 있습니다.

보수액 (Compensation costs)

직원을 섞거나 기술묘사가 확립되었을 때, 각 지위의 보수와 전직원의 요구에 응대하는 전체 비용을 결정해야 된다. 제7장에서 논의한 인바운드 마케팅의 구성요소로, 신중하거나 무의식적으로 임금과 경쟁에 의한 급료 인상은 조직의 위험요소일 것이다. 저임금은 무능력과 빈자리를 채울 것이고 고임금은 재정의 다른 지출을 만들 것이다. 대기업과 개인사업자를 위한 소프트웨어 프로그램은 종종 보수와 급료총액의 이득의 모든 면에서 관리되는데 사용된다. 이것은 포함한다 :

- ◆ 직접적 임금과 봉급
- ◆ 보너스
- ◆ 퇴직 계획과 연금
- ◆ 삶, 건강, 사고, 그리고 장애 보험
- ◆ 휴가, 공휴일, 병가
- ◆ 다른 휴가 : 심사 의무, 교육적 프로그램, 군 의무
- ◆ 전문 학회비
- ◆ 저널 기부금
- ◆ 차와 집
- ◆ 클럽 멤버쉽
- ◆ 지출 계산

고용주들은 고용자들에게 주차료 지불, 자녀 유지, 그리고 다른 요금들을 편리하게 지불할 수 있도록 임금 공제 제공하기 위해 준비하거나 자비로운 기부금을 만들 것이다. 그들은 또한 사회적 안전과 퇴직, 기부금 그리고 고용자 몫의 보험 할부금을 제공한다. 연관된 비용은 업무와 관계된 손상을 위한 고용자 보상을 제공하는 법적 요구와 본의 아닌 고용기간 만료 후 실업자 보험을 포함한다. 종사자의 보수와 건강 보험의 토의는 제4장에 있다.

관리자들은 조직 목표의 성취를 위한 관계 속에서 이런 보수 지출에 지속적으로 관심을 가져야 한다. 직원들의 입장에서 유익의 제공의 가치를 깨달아야하고, 모든 직원들의 가치가 같은 이익이 아니기 때문이다. 많은 고용주들은 식당 이동의 계획을 갖고 있고, 이것은 고용자들은 대부분의 가치를 이 유익에 선택을 허락한다. 예를 들어, 40대의 개인 노동자 는 life 보험보다 퇴직 옵션에 더 흥미를 느낄 것이다. 결혼한 여성이 가족 건강케어가 그녀의 고용주로부터 적용될 때 아마도 건강보험은 거절할 것이다. 그러나 현장의 육아 센터의 육아 보조금의 편의를 선택할 것이다.

공정하고 정당하게 그들이 관리를 한다면 유연성 있는 유익을 위한 기회는 또 다른 잠재적인 고용자보다 더 고용주를 매료시키게 만들 것이다. 고용주는 입법의 변화에 대해 경계해만 한다. 이것은 사업의 세금우대를 제공할 수 있고 이것은 그들이 이 프로그램을 발전시키는 것 같이 확실한 이익을 제공한다. 보수 계획은 고용자들의 건강 그리고 안전 을 유지할 수 있고, 노동자들의 보수비용과 건강 보험을 줄일 수 있으며, 근무 손실수를 최소화시키고 마지막으로 고용자들의 안전을 증가시킬 수 있는 강력한 손실 관리 프로그램 동반 되어야한다.

이 세부 사항들은 건강 care 조직의 인적자원 전문가에게 집중된다. 시간제 급여자를 위한 시간과 비시간제 급여자에게 지불할 봉급에 대한 검증할 책임이 있는 그들은 조직의 관리자와 프로그램과 상호작용을 한다. 그들은 그 지부에 있는 관리자에게 자료와 전 직원의 희생을 평가하기위한 활동 그리고 per-patient의 비용의 보고 비용을 제공 할 것이다. 그들은 또한 지불의 범위 결정과 다른 조직의 비슷한 고용자의 조사보고 의 추가시간 기준을 적용하기위해 임금과 봉급의 재검토를 위해 함께 일한다. 생활비 증가에 대한 적응, 가치 있는 행동, 서열, 성과에 기초한 장려책 또한 함께 결정되어야한다. 그리고 자주 협상 되어야한다. 왜냐하면 인적자원과 연관된 비용 조절은 조직목표의 몫이기 때문이다.

독립적인 물리치료사들은 모집에서 이점이 있을 것이다. 왜냐하면 그들은 이 인적자원 결정에 있어서 유연성이 더 있기 때문이다. 그러나 그들의 고용자에게 제공하는 이익의 면에서 경쟁적이지 못 할 것이다.

직원 모집과 고용 (Staff recruitment and hiring)

모집 (Recruiting)

직원어울림, 보상정책 그리고 명료하고 현실적인 직업서술은 고용인들을 고려한 모집에서의 첫 과정이다. 모집은 창의력을 요구하고, 뉴스 광고와 최근의 유명하고 전문적인 출판물, 온라인 모집수단, 신문 광고 같은 외국의 마케팅전략의 다양성을 사용한다. 정형화 되고 가치 있는 현재의 고용인들은 그들의 새로운 고용을 이끌어내는 노력을 하는 것이 또 다른 모집의 형식이다.

다른 모집전략들은 대학 직업 집담회에 참가한 새로운 졸업생들, 발전된 임상적 교육관계자들의 홍보를 포함하고, 초빙강연을 제공한 직원을 통한 교실참가 홍보를 포함한다. 직원들은 긍정적인 임상적 경험과 교실수업의 경험을 가진 어떤 명성이 있다고 생각해야 한다.

관리자들은 그들의 생산성에 잠재된 부정적 효과에 반대되는 직원의 노력에 심사숙고하는 것이 필요하다. 직업서술에 포함하지 않은 인식 또는 이러한 활동들의 보상은 나타내지 않을 것이다.(또는 어떠한 다른 할당된 의무에서 알릴 것이다) 새로운 졸업자들에게 보너스를 제공하는 것 또는 학생 빚 면제 프로그램들은 다른 유명한 고용방법이다.

공통의 경영진들은 "최고를 찾고, 쉬는 훈련하라."라고 말한다. 다시 말해, 모든 직업에서 최고의 자격을 가진 사람을 모집하려고 노력하는 것이 전부가 아니라는 것이다. 하지만, 모집에서는 그들이 고용되어 적합하게 만족하고 일자리에 잠재적으로 배우는 것이 있어 조직에 최고로 잘 맞는 사람을 고용하려고 해야 한다는 것이다. 자격의 요구에 기여하는 능력을 결정하는 것과 중요한 기술 지식을 교육시키는 것은 환자가 최고의 건강관리의 경험을 위해 필요하다. 고용면접동안 정보를 모으고 신용증명을 다시 보는 것은 직업 지원자들에 대한 이러한 결정을 위해 중요한 의미를 가진다. 반대로, 견해는 고용주가 된다. 페이지 61~62에서 전략적 과정을 사용하는 것을 찾음으로서 문제를 해결할 것이다. See Activity 8.4

> **Activity 8.4**
> **Recruitment Team**
>
> Mercy병원은 인간의 근원과 병원 사람들의 관리에 따른 모집위원회를 만들었습니다. 그들은 병원의 재활서비스에 있어서 4분야에 사람을 채우는 것이며, 12명은 간호파트 그리고 6명은 다른 분야에서 일합니다. 일반적으로 광범위한 광고 캠페인 및 전문 채용 업체와 계약이 성공되지 않았습니다. Mercy 병원은 일하기 좋은 곳입니다. 도시 내의 다른 병원에서도 빈자리를 채우는 데 비슷한 문제가 있습니다.

면접 (Interviewing)

면접은 지원자들이 조직에 대해서 더 잘 배울 수 있는 기회이고, 조직에게는 지원자에 대해 알 수 있는 기회이다. 면접에 대한 부가적인 정보는 13장에서 나타나 있다. 자리를 채우는 게 중요하면 중요할수록 면접 과정을 거친 사람들이 더욱 많아진다. 인터뷰한 사람들이 많아지면 많아질수록 지원자들에 대한 정보를 모을 방법에 대한 다른 면접관들을 이용하여 질문들의 중복을 피하는 것 같은 계획이 생길 것이다. 잠재적 작업환경을 경험한 사람들이 대답한 질문을 할 기회를 지원자들의 잠재적 동료들을 포함한다. 그들의 지원자에 대한 인상은 관리자들에게 적합한 개인의 능력에 대한 정보를 줄 수 있다. 관리자들은 면접과정에서 잠재적 동료들을 포함해서, 협박을 하지 않는지 또는 마지막 고용의 결정이 그들의 직접적인 책임이 없는지 확실하게 해야 한다.

면접에서의 관리자들의 목표는 자리와 관계없이 질문에서 필요한 전문적인 기술이나 능력, 강한 인간관계와 소통의 기술, 그리고 문제 해결능력들을 가지고 있는지 확인하는 것이다. 지원자들의 가치를 결정하는 것에는 조직의 목표와 임무, 비젼과 뜻이 맞는 것이 중요하다. 또한, 이런 사람들은 아주 조금 더 환자관리를 향상하고 직업 환경을 좋게 할 수 있다. 이것은 행하는 것 보다 말하는 것이 더 쉽다. 특히 관리자는 면접에서의 합법적인 요구사항들을 엄격하게 주의해야한다. 이러한 복잡한 요소들 때문에 면접은 즉흥적으로 행할 수 있거나 운에 맡길 수 없다.

관리자들은 면접과정에서 효과적인 준비가 필요하다. 그들은 어떻게 지원자들의 정보를 모으고, 그들이 원하는 것이 무엇인지 미리 결정할 필요가 있다. 간단히 설명하면, 오직 일을 수행할 수 있는 그 사람의 능력을 포함한 질문들을 해야 한다. 지원자들은 고용을 결정하기 위한 질문들에 대한 그들의 대답을 면접관들이 어떻게 사용할지 결정 할 수 있어야 한다. 공정하게 하려면, 한 자리를 위한 모든 지원자들은 비슷한 질문들을 받아야한다.

자리를 위한 후보들의 정형화된 평가 형식을 가지는 것 또한 면접관들이 집중을 유지하기위해 도움이 되고, 자리들 또한 각 후보들에 대한 객관적인 의견을 제공하는 면접관이 도움이 된다. 통찰력, 임무, 조직의 목표들에 기여하는 잠재력과 자리에 대한 직업서술에 기초를 둔 평가 형식은 한 페이지로 쉽게 완성하는 발전에 필요 할 것으로 보인다.

바라건 데, 성공적인 면접의 목표를 충족시킬 때, 준비된 관리자들이 그 지원자들이 제공하는 것을 만족시키고 끝낼 것이다. 고용이 마무리되기 전에, 요구되는 배경을 확인하고, 약물검사도 하고, 다른 합법적인 문서들을 모아서 모든 신용을 확인하고, 어떤 다른 협상들을 마무리해야 한다.

고용의 또 다른 형태를 보면, 면접을 위해 같은 준비를 시작한 관리자들이 요구하는 면접의 끝은, 마지막 고용인의 의견을 위해 많은 기회를 제공하고 조직의 임무와 목표, 통찰력의 장단점에 초점을 맞추는 것이다. 마지막 고용에 면접을 보는 선택된 고용인은 다른 사람들과 다른 통찰력이 제공되어야한다. 고용인과 직접적인 관계가 없는 관리자 또는 관리자는 면접 마무리를 해야 한다.

지도 (Orientation)

새로운 자리로 고용되는 것을 준비하는 것은 안전함과 전달경로들을 강조하는 기대감과 책임감의 강한 적응력에 의존한다. 관리자들은 새로운 조직으로 변화가 필요한 새 고용인들의 보조 수준을 추측해서는 안된다. 첫 직장을 시작하는 사람들이 필요한 것은 다른 일에 대한 경험을 가진 사람들이 필요 한 것과 매우 다르다. 관리자들은 그들이 할 수 있는 한, 특히 첫 몇 달 동안에는 지도자로서 봉사하거나 새로운 고용인의 지도자로 누군가를 지정해야한다. 고용인들은 또한 그들의 지도자들을

Sidebar 8.2

인터뷰 성공 사례(Hints for Successful Interviewing)

- 특정 지원자를 모두 보유하고 만나 자신의 질문은 조직을 잘 알고 대답했다.
- 이력서 연구에 추천서의 측면을 선택하십시오.
- 당신은 지원자에게 과거의 행동이 미래를 예견하기 때문에, 미리 시간을 확인해서 예상을 하십시오.
- 지원자는 편안한 자세로 인터뷰에 대한 기본 규칙을 지키시오.
- 지원자는 그 목표가 그 또는 그녀와 조직과 일치하도록 이해시켜야 합니다.
- 자기가 선호하는 부름을 결정합니다.
- 대화의 지원자의 속도를 따릅니다.
- 질문의 논리에 흐름을 제어합니다.
- 의사 결정 관심이 질문에 대한 답변을 추구합니다.
- 지나치게 많은 말은 삼갑니다.
- 질문에 대한 지원자의 반응이 새로운 질문을 모색하여 듣게 됩니다.

확인 하는 것을 장려해야한다. 어느 경우든지, 지도자는 새로운 조직에서 사회성을 촉진시켜야하고, 모든 새로운 직업에서의 동료들의 생산적이지 않은 시간들의 양을 감소시켜야한다. 이러한 노력들을 제공하는 것은 참여를 장려하는 책임감들에 대한 걱정을 경감 시킬 것이다.

직원유지 (Employee Retention)

몇몇 이직자들은 조직으로부터 신선하고 새로운 아이디어, 열정으로 가득한 사람으로 기억되어 조직은 새로운 직원이 입사했을 때 그들(이직자) 만큼의 능률과 일의 열정을 기대하고 원하게 된다. 그러나 직원의 은퇴나 필요에 의해 조직이 확장될 때에는 직원의 유지가 중요시되는데 그것은 새로운 인재 채용에 대한 비용과 시간이 들기 때문이다. 대부분의 근로자들은 조직의 충실한 일원으로 남아 특유의 역량을 발휘하고 또한 직장 내 일반적인 업무를 수행하며 안정성에 대한 자부심과 공정함, 일하기 즐거운 직장을 갖기 원한다.

이러한 요구와 자원을 발견하고 구분해내는 것이 경영의 첫 번째 의무이다. 한 예로 직원교육과 상담, 보조, 육아, 교육적 의무, 친목도모, 상품할인과 서비스제공은 근로자의 개인적이고 전문적인 목표달성을 도우며 조직의 가치향상을 위해 권장된다.

성과금과 보상은 기본 보수의 보충적인 것으로 개인적인 직업만족과 회사와 개인의 중요한 일에 대한 공로를 인정하는 것이다. 성과금은 보통 예산목표 내에 성취한 일에 대한 기여의 보상으로 질적인 개선 목표에도 적용될 수 있다. (도표 8-5를 보자)

관리자는 보다 확실하게 직장에서의 일과 중에 근로자들과 상호교류하며 근로자를 인정하고, 용기를 북돋아주며 조직의 성공에 힘을 내서 보탬이 될 수 있도록 관리하여야 한다.

일에 긍정적이고 작업환경개선에 유효한 사항을 다음과 같이 제안한다.

- ◆ 일의 성취에 진심으로 칭찬한다.
- ◆ 축하를 확실한 행동으로 표현한다.
- ◆ 말의 표현을 "제가 말 한대로 하세요." 보다는 "저도 하니까 하세요."라는 식의 습관을 갖도록 한다.
- ◆ 개인적으로 훈계하고 공적인 장소에서 축하한다.
- ◆ 조직의 목표와 비젼, 미션에 관련된 행동을 한다.
- ◆ 성장과 발전을 격려한다.
- ◆ 경청하고, 또 경청하고 경청한다.

어쩌면 일에 있어 가장 중요하고, 필요한 것은 고용인의 말을 들을 기회를 갖는 것이다.

더하자면 1 : 1대화나 형식적인 조사, 비공식 고용인의 표적그룹이 음성적인 요소로 확인되거나 고용인의 요구가 파악되었을 경우 보다 쉽게 알 수 있을 것이다.

Activity 8.5
$2.500의 보상($2,500 Reward)

병원장인 Jack Belfonte는 Betty Montrose와 그녀의 재활 직원들의 특출한 행동에 기쁘지 않습니다. 그들이 병원의 주변의 부서를 예산 목표를 초과하게 되었습니다. 노력의 답례로 Jack는 Betty의 2명이 물리치료사와 3명의 보조에게 $ 2.500 영수증을 만들고, 사무실의 관리인을 동반하였습니다. Betty는 돈으로 무엇을 할까요?

직급 (Career Ladders)

직원을 보유해 동원하는데 있어서 직급은 중요한 요소 중 하나이다. 직업의 지위는 첫째로 조직의 크기에 비례하여 조직 내에서 일정형식의 승진이라고 할 수 있다.

물리치료사의 경우 비교적 작은 조직 내에서 직업의 지위는 전 관리자가 사임하거나 은퇴했을 경우에 한해서 사원에서 관리자까지의 한단계정도의 승진을 바라볼 수 있는 반면,

대형병원조직에서는 4~5가지의 직업지위를 갖는다.

다음 단계로의 승진은 보통 경험의 정도나 학력, 수행평가 점수에 의해 결정된다. 매번 단계에서는 전형적으로 다음 상위단계 아래에 제한적인 높은 급여수준이 제공된다.

급여는 전체 직급단계에 걸쳐 생활비용이나 다른 요소들이 반영되어 상승할 수 있지만 모든 사람, 근로자가 이런 임금상승을 적용받기위한 한가지 방법은 바로 직급상승이다.

직급과 관련한 조건과 책무가 예시된 표 8.1을 보자. (표준적으로 대표가 되는 사례는 아님)

승진단계에서는 직업 기술서가 동봉되어야 하고 직급은 반드시 새로운 근로자에게 적용되어 그들이 조직에 대한 기대를 이해하고 커나갈 수 있도록 해야 한다.

관리자는 매번 단계에서 누가 승진하는데 자격이 갖추어졌는지, 해당직위에 적합한 사람의 수를

표 8.1 물리치료사의 경력 단계

물리치료 경력 간격	자격	직업 기대
재활 관리자	7년 경력을 가진 물리치료 감독자. 고급 학위. MPH, MBA, MHA 우선.	재활 서비스의 모든 측면을 담당한다. 적어도 80%의 수행 점수. 임상 서비스의 부사장에게 보고
물리치료 감독자	자체 관리 훈련 프로그램을 완수하고 5년 경력의 물리치료 Ⅲ, Ⅳ.	주당 30명의 환자 관리, 서류 정리, 임상이나 프로그램 팀을 관리 책임. 개발, 실행, 새로운 프로그램 평가나 지속적 관리, 임상 교육 센터 코디네이터를 포함. 모든 실행 기준에서 좋은 점수. 재활 관리자에게 보고.
물리치료 Ⅳ	APTA 전문 영역에서 물리치료 Ⅲ 플러스 보드 인정.	물리치료 Ⅲ과 같다. 물리치료 감독자에게 보고.
물리치료 Ⅲ	3년 경력의 물리치료 Ⅱ 플러스, 학생을 위한 임상 강사 3번 이상.	임상 전문 영역에서 물리치료 Ⅱ 플러스 단계. 년 24주 임상 강사. 모든 CI 분류에서 좋은 점수와 수행 점수 4.0.
물리치료 Ⅱ	경력 1년과 임상 강사 이수한 물리치료 Ⅰ 플러스.	주당 75명의 환자 책임 관리, 때에 맞은 서류 정리, 물리치료 보조에 직접적, 연간 4주 이상 학생 관리자. 모든 CI 분류에서 좋은 점수와 수행 점수 4.0.
물리치료 Ⅰ	공인 물리치료 교육 프로그램 졸업. DPT 수준. 자격증.	주당 60명의 환자 책임 관리, 때에 맞은 서류 정리, 물리치료 보조에 직접적, 연간 4주 이상 학생 관리자. 모든 CI 분류에서 좋은 점수와 수행 점수 4.0.

(표준적으로 대표가 되는 사례는 아님)

결정하는데 책임감을 가져야 한다.

직원의 이직이 있을 경우에도 관리자는 직급의 상위그룹 구성원의 수가 많아지는 것을 주의해야 한다. 모든 사람이 높은 직급을 목표로 하고 가질 수 있게 기회를 줘야하기 때문이다. 직급은 몇몇 가능성 있는 직원들에게 매우 중요하다. 특히 직원들은 그들이 가진 많은 경력이 직급을 올리는데 좋은 기회가 될 것이라고 생각하기도 하며, 경력 직원은 기타 경력들이 조직 내에서 직급을 올리는데 업적으로 사용될 것이라 여긴다.

(참고 Activity 8.6~8.8을 보자)

Activity 8.6
경력의 평가(Critique of a career Ladder)

Jonas Marcum은 Genoa Vally Health Care의 관리입니다. 그는 물리치료사 테이블 8.1에서 발견된 작업 설명에 대한 경력 사다리의 연례 검토를 실시하는 것입니다. 그는 보고서를 전반적으로 임금 저울질을 위해 모으고 준비하고 있습니다. 무엇이 경력 사다리에 수정을 통해 더 많은 돈을 위해 물리 치료사는 자신의 주장을 강화할 수 있을까요?

Activity 8.7
물리치료 보조의 경력 쌓기(Physical Therapist assistant Career Ladder)

Genova Vally 건강 센터의 물리치료 경력을 잘 받았습니다. Liza Crockett는 물리치료 책임자이며 Glenda Robertson은 Genova Vally에서 물리치료 보조입니다. 그들을 물리치료사의 보조에 대해 비슷한 경력을 맡게 되셨습니다. 그들은 각자의 위치에서 경력을 발전시키고 있습니다.

Activity 8.8
피해야 할 리더(Avoiding the Ladder)

Liza Crockett는 leonard Gottlieb와 함께 Genoa Valley Health care에서 물리치료 관리자로 근무하며 한번은 물리치료사로 한번은 외래팀으로 일년 단위로 평가 수행을 한다. 그는 7년의 경력이 있으며 마지막 3년은 이곳 Genoa Valley에서 보냈다. 그의 임상 기술은 환자와 친밀감을 얻기에 훌륭하며, Leonard는 다음 경력에 도움이 되지 못한다(표8.1). 그는 매년 1명의 학생과 그의 동료 한명만으로 최소한의 협력만 있을 뿐이다. 그는 그의 일을 하는 동안은 행복해하지만 이동하지 않는다고 Liza에게 알려준다. Liza는 Jonas Marcum, Leonard의 성능 평가를 논의하기 위해 재활 매니저와 회의를 요청합니다. 이 모임은 역할 놀이이다. 무슨 행동을 취해야 하나요?

생산성 (Productivity)

성공적인 동원과 직원의 존속은 관리자의 노동생산성을 포함한 매일 같은 일의 관리하는데 드는 수고로움을 덜어준다. 몇몇 관리자들은 자연적 영향을 받는 물리치료에 있어 생산성과 수익 측정에 어려움을 느끼기도 한다. 예측하지 못한 예약취소, 무단불참, 다양한 환자의 예민한 수준과 스타일, 물리치료사와 보조근무자의 기술력들이 치료 환자 수와 설정된 환경 속에서 목표실적에 도달하는데 많은 영향을 미친다. 이러한 가변적인 환경 속에서 관리자는 목표한 생산성과 수익에 있어 도달하지 못했을 때 이것이 직원으로 하여금 징계나 위협처럼 느끼지 않게 조심해야한다. 그 말은 곧, 관리자는 어디서든 그들 조직에서의 생산성 기록이나 다른 조직의 벤치마킹 자료를 참고하여 변화를 시작할 필요가 있다. 근로자 역시 일의 기대목표량을 여러 설정을 반복하여 산출해내는 아이디어를 가질 필요가 있으며, 자가 점검을 통해 그들의 생산량을 동료들과 비교해볼 수 있다. 연습과 실전과정의 상황을 고려하지 않고 수적인 결과물에만 집착하는 것은 매우 위험한 일이다. 물리치료사에게 얼마나 일했는지 묻기에 앞서 일하는 동안 일을 어떻게 했는지 물어봐야 한다. 이것은 총 근무시간에서 생산시간만을 의미하며 전체를 알기엔 부족하다. 더 많은 일일/시간당 생산이라는 말은 듣기 좋을지는 모르지만 사실상의 의미는 피로감. 지친 직원과 환자의 불만족을 나타내는 것이다. 계획된 휴식은 유급직 직원이나 비정규직 직원의 용기를 북돋아 준다.

어떤 관리자는 너무 심하게 휴식시간을 정하지 않고 개인적 전화를 하거나, 메시지를 주고받는 행위, 사적인 전화등으로 방해하며 괴롭혀 결과적으로 근로자가 능률적이고 효과적인 환자관리를 잘 못하도록 만들기도 한다.

일반적이진 않지만 면제된 FLSA 상태의 전문가들은 그들의 고용상태에 대한 걱정과 같은 관심사를 줄이기 위해 정보를 수집할 수 있다. 물리치료 보조원과 재활부서의 다른 임시직 근로자 역시 협상된 생산율과 급여량을 비롯한 다른 문제점을 조합에 소속된 직원에 의해 입장을 표현할 수 있지만 조합에 소속된 이 직원들이 서로 조화롭게 협력된 직원들의 반대의 입장에 설 수 있다. 반면에 긍정적인 부분으로는 노사관계에 있어 관리자와 사원 개개인간 근로시간과 생산량, 휴일 등을 협상하고 수락하는 과정에서 매니저는 조직이 노조가입근로자와 비 가입 근로자 사이에서 상호 효과적으로 활동해 그들에게 기능적이고 효과적으로 교육해야함을 예상할 수 있다. 활동 8.9를 보자

Activity 8.9
생산성(Productivity)

최근 직원 회의에서, Janek Brezvov는 전체에서 재활부분의 생산성 전략 보고서를 발표를 들었다. Janek은 이 보고서 발표를 듣고있는 직원들이 성공할 수 없다고 중얼거리는 것을 들었다. 매번목표에 도달할 때 Janek은 월급을 올린다. 그는 그가 그들의 급료의 비용을 책임있게 판단하여 일의 성과로서 급료를 평가하여 삭감할 수 없다. 그러면 열심히 일하여 오로지 더 높은 급료를 원한다. 이때 Janek의 대안은 있는 것인가?

직원 성과의 평가 (Evaluation of Staff Performance)

전형적으로 어떤 조직에서든지 직원 및 고용주간의 새로운 관계를 살피고 적응할 수 있는 지정된 테스트 기간을 준다.(보통 90일)/ 보통 이 기간 동안의 검토로 직원이 해당 위치에서 평생직원으로 계속 근무할 수 있는 기회를 갖는 것을 결정하는 것이다. 기대수준에 미치지 못하고 그 사이의 관계가 테스트 기간 중 적합하지 않는다고 결정된 경우엔 편견 없이 다른 선택을 갖게 된다.

고용은 수습기간을 포함해 바르고 일정한 역능평가를 넘어서 보다 공정하고 객관적인 표준을 따라야 한다. 직업기술서와 경력 기술서 같은 표준적인 양식을 유지해서 평생직원의 기록으로 남긴다. 직원은 정규직 전환 일대일 대면 회의에서 정연한 형식으로 쓰인 역능평가를 받아야 한다. 이 회의는 외부로 부터 신임되어 선택된 사람이나 또는 매니저 자신이 위촉되어 진행되지만 공로에 대한 급료인상부분에는 권한이 없을 수 도 있다. 이 정기적인 평가는 마지막 평가시기 이후로 모든 부문 형식적 문서화한 평가를 포함하는데 (보통 작년 내내) 칭찬을 받았던 일, 조정을 받았던 일까지도 모두 포함된다. 직접 작업현장에서 성과를 관찰하고 관리-감독하던 직계 감독자는 이러한 사항을 모두 보고해야한다, 그러나 매니저는 혼자서 이런 직원에 대한 문서를 관리해서는 안 된다.

Activity 8.10
수행평가(Performance Evaluations)

그룹 안에서, 물리치료사의 위치 평가 폼은 수집과 비평되어 존재한다. 앞서 보인 활동 8.1에서 이상적인 평가양식이 개발되어 직업 활동에 이용된다.

ACTIVITY 8.11
목표 설정(Goal Setting)

Frances newsome 은 Carol Bredford에게 수행목표를 원한다. 그녀는 전략적 계획 워크시트가 도움이 될 것 이라고 생각되어진다. 어떻게 Frances와 Carol은 제시간에 carol의 어려움을 개선할 수 있는 도구를 이용할 수 있는가? 61-62페이지 참고

현재 그런 (WHAT IS)

그렇게 되어야 하는 (WHAT SHOULD BE)

갭 (GAP DATA)

질문 :

답변 :

따라서
이러한 요구를 언급하기를 결정하라

프로그램(도전) 성명 (PROGRAM (CHALLENGE) STATEMENT)

전략적 계획 (STRATEGIC PLAN) ~를 위한 책임을 통해 개발된다.

비전, 사명, 목표 (Vision, Mission, Goals) :
정책과 과정 (Policies and Procedures) :
마켓팅 (Marketing) :
직원관리 (Staffing) :
환자케어 (Patients Care) :
사용자부담액 (Fiscal) :
윤리적 및 법적 사항 (Legal and Ethical) :
위기 관리 (Risk Management) :
커뮤니케이션 (Communication) :

이렇게 진행하는 과정에서 직원에게 근심이나 화제, 각종 제안과 조직에 대해 치하할 수 있는 기회를 가질 수 있도록 해야 한다. 어떤 직원의 부족이라든지 문제점들은 업무향상을 위해서 목표설정이나 기획안을 통해서 반드시 언급되어야 하고, 목표 역시 조직의상승과 전문적인 발전을 위하여 설정되어야 한다. 조직에 의해 설정된 목표보다 직원에 의한 객관적이고 현실적인 목표의 설정을 하도록 돕는 일이 매니저로서는 그들의 생활과 모든 면에 있어 강력한 동기를 부여하는 것이며, 필요하다면 목표한 계획이 정상적으로 잘 실행되고 있는지 철저히 규명할 책임이 있다. Activity 8.10과 8.11을 보자.

만약 직무 내용 설명서가 잘 쓰인 경우엔 그것에 근거를 둔 역량평가는 개인 간 발생한 갈등이나 문제해결의 기술이나 환자치료능력을 기준으로 해야 한다. 매니저는 이러한 중요한 영역에 용기를 발휘해 특별한 방법으로 마음을 전달해 직원이 능력을 향상 할 수 있도록 해야 하는지 모른다. 예를 들어 무례하지 않은 방법으로는 직원의 잘못된 행동이 나아지도록 할 수 없을 수 도 있다. 매니저가 무례하다고 생각할 때 직원은 그 행동이 무례하지 않다

Activity 8.12
작업시 행동양식(Ideentifying Work Behaviors)

목표를 성취하기 위한 행동약식을 다음표에 나열함

수줍음 덜기
태도개선
열심히 일하기
주도권 확보
공동이익
빠른 작업속도
더 친절하게
더 창의적으로

고 생각할 수 있다. 직원은 코멘트에 의해 당혹해 할 수 있다. 대신에 자신에 비춰진 무례함을 확인하게하고 그들과 가까운 이들을 주변에 있게 하거나 자극적이지 않게 질문할 경우 응답해주는 것이 목표를 향해 타인의 간섭 없이 문제를 잘 마무리하게 할 수 있다. 활동 8.12를 보자.

간부훈련 (Staff Development)

간부훈련프로그램은 조직이 어디로 걸어 나갈 것인지 예상하는 것이다. 조직이 이 목표를 달성하고 그 목표에 있어 직원의 중요성을 설명하고 싶은 경우에 직업훈련을 통한 전문가 발달을 지원할 필요가 있다. 이러한 노력은 다음의 양식이 수반되어진다.

- 사내 영역은 안전과 손님과의 관계 등등과 관련되어 있다.
- 계속적인 교육과정은 전문적으로 조직의 목표를 지원해야한다.
- 직급향상을 위한 적정수준의 프로그램.

외부 학위 과정의 재정지원 대신, 고용주는 직원이 지정된 시간에 계속 일하도록 요구할지도 모른다. 여행이나 강의 등 연속된 교육프로그램이나 각종 회의 참석 등에 대한 재정지원을 반환 의무 없이 비급여 처리나 급료를 지급하지 않을 수 도 있는데 매니저가 직원에게 이러한 재정지원을 하는 것은 전혀 무리한 것이 아니다. 어디까지나 이러한 재정지원신청은

조직을 중심적으로 정당화를 포함해야 하고, 매니저가 어떤 작업과 프로그램에 있어서 교육과정

을 거친 직원에게 신지식이나 참신한 안건을 기대하는 것은 적절할 수 있다.

서비스프로그램에선 직원의 시간만이 소비되지만 매니저의 편에서는 아직도 투자의 일부로 여겨 미리 준비하고 제안하도록 요구한다. 그 서비스 제안이 정상적으로 되도록 재촉하는 것은 직원이 일을 배우기보다는 분노를 갖도록 이끄는 것이다.

이것이 적절하고 중요하게 여겨지지 않는 한 직원은 요구되어진 서비스만큼의 일만 할 것이다. 다른 말로, 직원은 프로그램이 잘 준비되어 제공되고 그들의 능력이 향상될 수 있는 기회를 갖게 되었을 때 감사해할 것이다. 서비스는 또한 정책 변화나 직원의 발전으로 조직의 새로운 발전을 위해 사용될 것이다.

불평불만과 다른 문제들 (Grievances and Other Problems)

조직은 직원의 불평불만이나 각종 의문점, 불만족에 대한 수집과 응답이 가능한 일정한 지휘계통의 메커니즘을 꼭 보유해야만 한다. 또한 골칫거리 같은 일들을 구분해 이러한 심각한 이슈를 법적으로 대응할 수 있는 과정을 마련해야 하고, 매니저는 비교적 덜 심각하거나 걱정이 있는 직원의 일을 보다 간단하게 처리해야 할지도 모른다. 이러한 염려사항에 관한 해결책은 매니저가 끈질기게 직장동료의 불일치된 의견을 경청하고 공정한 휴가계획 협상과 임상적 결정을 도울 때 비로소 직원의 신뢰를 얻을 수 있다. 매니저는 보통 이러한 근로자간 인간관계와 임상적 문제를 해결하는데 심각한 불평불만사항을 처리하는 시간보다 더 많이 사용한다.

직원들은 공정한 응답과 시종일관 한결같은 매니저에게 이러한 불평과 문제를 표현해서 직업과 관련된 정신적 스트레스를 줄일 수 있다. 매니저는 직원의 회사 동료 모두가 같이 하고픈 사람이 아닐지라도 그들의 권리를 효과적으로 실현할 수 있도록 돕는다. 그리고 그들의 매니저가 신뢰 있는 행동을 취할 때 직원은 매니저를 믿고 의지하여 고통을 경감 받을 수 있다. 동료직원과의 관계 역시 매니저의 역량에 따라 보다 개인적인 관계로 발전할 수 있으며 직장과 집에서의 역량을 조율하는 것은 모든 직원의 도전 과제이다. 그러나 직장에서 직급이 다른 사원사이의 파벌이나 법률상 위험하고 분열된 관계(ex). 관리자와 보조 물리치료사) 로 발전할 수도 있으므로 매니저는 직원사이에 친밀한 인간관계를 유지할 수 있는 경영방침을 거듭 상기시키고 근무하는 동안 직장은 많은 사람들이 서로 중요한 사람들을 만나는 장소라는 것을 이해시켜야한다.

관리책임 (Managerial Responsibilities)

조직의 목적달성은 공동의 임무와 비전에 얼마나 적합한 인재를 보유했는가에 따라 결정되는데 이러한 선택은 각 파트의 직원들에게 강력한 영향력을 행사하는 중간 관리자에게 더욱 더 특별히 중요하다. 인적자원 전문가나 상담사와 같이 건강관리부문 매니저는 모든 직원이 중요한 일의 영역에서 가장 높은 수준의 능력을 이끌어내고 적응하도록 해야 한다. 성장해 나아가는 조직의 복잡한 법률상의 문제와 개개인의 책임을 부여하는 과정이 바로 조직의 요구와 직원의 요구를 잘 조율할 수 있는 매니저로부터 요구되는 사항들이다.

매니저는 일터에서 사람들의 작용과 생각을 기민하게 인지하고 반응해 직원의 인력을 배치하는 일에 인내와 공정함이 곁들도록 해야 한다. 사람을 믿고 그들의 일을 열망하며 최선을 다하고 배우며 책임과 의무를 믿는 매니저와 달리 감독아래에 직원의 잠재능력까지 끌어내도록 권유하는 매니저도 있다. 인력배치는 매니저들에게 일에 있어서 가장 복잡하고 도전적인 일이며 이 역시 제일 이행해야 하는 책임이다. 환자를 평가하고 목표를 설정하며 환자관리의 결과에 만족하는 물리치료사처럼 매니저도 직원들의 성취와 목적, 평가에 있어 책임의무에 대한 만족감을 표현해야한다.

참|고|문|헌

1. U.S. Department of Labor, Bureau of Labor Statistics. Employer costs for employee compensation. September 2007. Available at: http://www.bls.gov/news.release/pdf/ecec.pdf. Accessed February 4, 2008.
2. U.S. Department of Labor. Fact sheet #17G: Salary basis requirement and the part 541 exemptions under the FLSA. Available at: http://www.dol.gov/esa/regs/compliance/whd/fairpay/fs17g_salary.pdf. Accessed February 6, 2008.
3. Kanter A. *The Essential Book of Interviewing*. New York, NY: Three Rivers Press; 1995.

제 9 장

환자 진료의 책임
Responsibilitity for Patient Care

학|습|목|표

- 전문직 종업원의 관리 필요성을 논의한다.
- 활용관리와 사례 관리를 구별한다.
- 활용관리 및 사례 관리에서 관리자의 역할을 논의한다.
- 양질의 진료와 현행 진료의 상태를 정의한다.
- 질적 결함에 대한 물리치료 실무를 분석한다.
- 주어진 비전, 임무 및 목표 선언서에 질을 포함시킨다.
- 품질 수단 및 모델을 분석한다.
- 주어진 문제에 FOCUS-PDCA 모델을 적용한다.
- 환자 만족도에 기여하는 요인들을 분석한다.

개요 (Overview)

관리자가 직접 관여하는 환자진료의 양은 상당히 다르다. 단독 물리치료 개업의들은 환자진료에 최소한 절반의 시간을 소비할 수 있는 반면에 대규모 조직의 중견 관리자들은 직접 환자진료에 한두 걸음 물러서 있을 수 있다. 나머지 치료사들은 그 사이의 어디엔가 속할 수 있다. 모든 경우에서 관리자들은 그들의 치료사들에 의해 제공되는 모든 환자진료에 대한 간접적인 책임을 진다. 그들은 해당 진료의 과정과 성과를 감독하는 계획을 갖고 있어야 한다. 이 단원은 다른 단원에 포함되어 있지 않은 내용으로서 관리자들의 몇 가지 공통적인 환자진료 책임, 즉 전문직 관리, 활용관리, 사례 관리, 양질의 진료 및 환자 만족도를 언급한다.

전문직 관리 (Managing Professionals)

의료 관리자는 개별적인 환자-치료사간 상호작용에 대한 직접적인 책임을 지지 않으며, 이는 각 물리치료사 및 그 밖의 재활치료 전문직의 직업적 책임이다. 이러한 직업적 책임은 물리 치료사가 지시하고 감독하는 다른 직원들까지 연관된다. 물리치료사 실무 지침(*GuidetoPhysicalTherapistPractice*)은 감독관계의 중요성을 강화한다. 이 지침은 기록상의 물리치료사는 그들이 물리치료사 보조원에게 해당 진료의 요소를 수행하도록 지시할 수 있지만 여전히 진료계획의 모든 측면을 책임진다고 명시하고 있다. 보조 물리치료사의 활용 여부 및 시기를 결정하는 것은 각 치료 단계에서 안전하고 효과적이며 효율적인 진료의 보장을 바탕으로 해야 한다. 그들은 지원요원에 의하여 제공되는 모든 서비스에 대한 문서의 감시도 제공해야 한다. 모든 시설에서 물리치료사들은 현재 일상적인 환자/고객 관리에 있어서 상당한 자율성을 갖고 있다. 그들은 개별적으로 환자의 진료와 환자의 목표 및 이를 충족시키는 계획을 조정할 필요가 있는 환자 진료에 관여하는 다른 보건 전문직들과의 진행 중인 협력 및 자문에 대해 개별적으로 책임을 진다.

전문직의 필요성 (Needs of Professionals)

다른 사람들의 진료에 대해 그렇게 높은 수준의 책임을 감당하는 전문직이 실제로는 그들의 임상 책임을 충족시키기 위하여 다른 사람으로부터 많은 관리를 요구하지 않는다는 것은 놀라운 일이 아니다. 그들은 임명 받은 후에 자신들의 업무를 높은 수준으로 통제하며, 일부 기관에서는 그들이 진료할 환자를 선정하는데 있어서 상당한 통제를 가질 수 있다. 진료 의사결정에 있어서 이러한 자율성은 다른 분야 중에서도 전문직을 관리하는 한 분야로부터 재활 관리자들에 대한 최근의 경향으로 확인된다. 임상적 역할이 아닌 의료 관리자들의 업무로의 이동은 임상 자문에 대해 감독자에게 문의하지 않을 뿐만 아니라 임상 결정을 내리기 위해 구체적인 의사의 지시에 의지하지도 않는 재활 전문가들의 고도화된 전문화 수준을 반영한다. 대신, 전문직들은 (그들의 강력한 기술적 기량, 양호한 문제해결 능력, 건전한 판단 및 책임감으로 인하여) 그들에게 조치 권한을 부여하고; 비-임상적 문제를 도와주며; 성과 피드백을 제공하고; 그들 조직의 비전, 임무 및 목표를 재확인해주는 관리자만을 필요로 할 수 있다.

관리자들은 또한 과중한 업무부담, 전문직간의 역할 충돌 및 모호성, 부족한 자원, 인원배치 부족, 신체적 긴장, 감정적인 노동(항상 사회적으로 용인되는 거동을 유지하기 위한 감정 유지 및 판단), 직장/가정 상충 및 조직적 의사결정에의 제한된 입력과 같은 업무 스트레스의 원천들을 줄이는데 있어서 역할을 수행한다. 이러한 스트레스 요인들은 종업원들의 신체건강 및 정서적 건강에 영향을 준다. 좋지 않은 건강은 임상적 잘못을 유발할 수 있는 결근, 요원 교대 또는 열등한 업무성과 측면에서 조직에 비용을 초래한다. 관리자들은 대처 방식으로서 동료지원 권장, 유연한 업무 일정 마련 및 양질의 진료를 제공하는 긍정적인 노력에 대한 포상과 같은 다수의 수단을 통하여 종업원들이 이러한 스트레스 요인들을 처리하는 것을 도와줄 수 있다.

환자 진료를 세세하게 관리하는 것보다 치료사들은 자신들이 환자를 위해 안전하고 효율적이며 효과적으로 진료할 수 있도록 관리자들이 의료정책, 보상 및 조직 목표의 큰 그림을 해석하는데 집중하기를 원한다. 재활 서비스의 모든 구성원들의 역할 및 책임과 그들의 감독 관계를 분명하게 구분하는 관리자는 환영받는다. 이것은 그들이 환자 진료에 거의 관심이 없다는 것을 의미하지는 않는다. 근본적으로 그들의 다른 모든 책임, 즉 위험관리, 충원, 법적 및 도덕적 책임, 재정적 책임 등은 양질의 환자진료 제공을 위한 것들이다.

Activity 9.1 참조.

Activity 9.1
이것이 쟁점인가?(Is it Issue?)

퇴근하는 직원 중 하나와 출구 면담을 하는 동안 Rachel Gibson은 업무에 관한 그녀의 불만족의 주요한 원천은 다른 물리치료사와의 접촉부족이라는 것을 알게 되었다. 그녀는 Rachel에게 자신이 그렇게 외롭게 느낀 적은 전혀 없었다고 말했다. Rachel이 받은 인상은 치료사들은 독립을 좋아한다는 것이었기 때문에 깜짝 놀랐다. 그녀는 직원의 관리자보다는 지도자라는 점에서 자부심을 갖고 있었다. 그녀는 직업 때문에 사람을 잃고 있다고 끔찍하게 느꼈다. 그녀는 무엇을 해야 하는가?

활용관리 및 사례 관리 (Utilization Management and Case Management)

활용관리 (Utilization Management)

환자 진료에 대한 관리자 책임 중 또 하나의 중요한 요소는 자신들이 지불하는 비용과 진료의 질을 관리하는 제3자 지불인의 노력에 대응하는 것이다. 서비스 활용을 통제하는 것은 이제 예상되는 진료 요소이다. 제3자 지불인들은 활용관리를 직접 수행하거나 독립 심사기관에 위탁한다.

그들의 심사는 과거 데이터로부터 도출되고 일반적으로 건강보험사의 의사-심사위원회에 의해 승인되고 개발되는 환자진료 기준서를 바탕으로 한다. 비용이 가장 비싸고 가장 많이 활용되는 조건 또는 의심스러운 성과를 초래하는 조건들은 최대의 정밀조사를 받지만 진료의 활용은 관리될 수 있다.

어떤 경우든지 이러한 심사의 목적은 효율적이고, 효과적이며, 의학적으로 필요하고 적절하다는 판단을 내리기 위해 환자진료를 평가하는 것이다. 이것은 품질기준이 충족된 판단이 근본적으로 모든 외래진료 및 입원진료소에서 제공자들에 대한 지불에 우선한다는 것을 의미하지는 않는다.

각 지불인은 서비스 품질, 제공 일정과 적절한 평가 및 치료 출처를 언급한다. 진료의 증명 또는 허가에 관한 심사원(일반적으로 간호사)의 결정은 진료 기록 검토와 제공자 및 결제 직원과의 직접적인 의사소통을 통하여 이러한 기준들에 의하여 도출된다. 그들은 기본적으로 환자들이 효율적이고 효과적이며 개별 필요성과 유사한 조건의 과거 필요성에 부합되는 진료 수준을 받았는지 여부를 묻는다.

활용 심사는 관리자들의 환자 진료 책임과 재정적 책임 사이에 놓인 영역이다. 그들은 환자진료 에피소드에서 다양한 지점에서 발생하는 활용 심사에 익숙해야 한다. 기준은 시설마다 그리고 지불인마다 다를 수 있다. 활용심사 유형은 다음과 같다 :

- ◆ **사전승인서 심사.** 이 과정은 환자가 입원 또는 통원진료를 허락받기 전에 진료의 의학적 필요성을 입증하고 예상된 진료가 가장 적절한 시설(예 : 입원 또는 통원 선택적 수술)서 제공된다는 것을 입증한다. 응급실 허락은 48시간 이내에 심사를 받으며 동일한 표준 지침을 바탕으로 한다. 관리자들은 심사원들에게 요구되는 정보 제공에 필요한 과정에 관여한다. 이러한 형식의 심사의 목적은 입원 이전에 비용을 통제하는 것이다.
- ◆ **입원허가 심사.** 이것은 입원진료의 의학적 필요성과 적합성을 판단하기 위하여 환자가 진료를 허가받은 후 1일 업무일 이내에 실시되는 심사이다. 표준 지침을 따라서 사전승인 정보를 확인하고, 입원허가 중 다루어진 추가

적인 정보를 심사하며 계획된 치료과정의 문서가 적절히 이행되었는지를 평가하여 치료 에피소드와 관련하여 예상된 비용을 판단한다. 이 심사는 종종 대형 병원 시스템의 현장에서 수행된다.

- **계속 입원 (동시) 심사.** 이것은 모든 입원허가에 적용되고 환자가 퇴원할 때까지 주기적으로 수행되는 예정된 심사이다. 대상 환자 데이터가 수집되고 각 환자의 진단에 대한 표준 지침 또는 기준과 비교된다. 이 심사의 의도는 예상된 성과를 도달하는데 필요한 동안만 진료의 계속성을 승인하는 것이다. 덜 고가인 지속적 진료시설에 대한 대안을 식별하는 옵션은 비용통제 수단으로서 이 과정의 일부이다. 치명적인 조건 및 퇴원계획에 대한 집중 진료관리 서비스 필요성은 이러한 유형 심사의 구성요소이다. 일반적으로 이러한 동시 심사는 결정이 입원 기간 또는 통원진료 기간에 대하여 이루어지기 때문에 환자를 직접 개입시키지 않는다.
- **퇴원계획.** 이것은 진료 목표에 도달했을 때 환자를 대체가능한 가장 적절한 시설로 이전하는 것을 용이하게 하는 과정이다. 이것은 제공자 또는 시설이 환자의 진료 증명서를 통지받을 때 시작된다. 퇴원계획은 이전의 지연을 방지하기 위해 반드시 필요한 계속 진료를 위한 배려가 포함되며, 관련된 모든 당사자들에게 비용이 수반될 수 있다. 퇴원계획은 활용관리가 출현하기 오래 전에 물리치료사들에 대한 환자/고객 관리의 구성요소였었다. 이 과정에 환자를 포함시키는 것은 항상 중요하다. 관리자들은 일반적으로 이 과정에 관여된 의료진 사이에 충돌이 발생하지 않는 한 이러한 전문적인 의사결정에 관여하지 않는다.
- **소급 심사.** 이 심사는 퇴원 이후에 발생하며 다른 심사에 사용된 것과 동일한 활용 기준이 계속 적용된다. 이런 유형의 활용 심사가 갖는 분명한 단점은 관여된 당사자들이 제공된 진료가 의학적으로 필수적이고 적절했는지 여부의 사실을 이후까지 모른다는 것이다. 이런 유형의 심사는 본래 활용 심사에 해당했던 것으로서 넓은 관점의 활용관리로 전개되고 있다.

관리자들은 이러한 활용관리 단계 동안 직원을 대표할 수 있는데, 그것은 환자의 입원 전부터 퇴원까지 중요한 결정이 내려지기 때문이다. 관리자들은 직접 환자진료에 관여된 직원이 특정한 환자에 대한 계속 입원 심사 및 퇴원계획에 관련된 상위 임상적 의사결정에 준비되어 있다는 것을 보증해야 한다. 재활요원은 의사 또는 활용심사요원에 의해 요구되는 경우에 데이터를 즉각 제공해야한다. 물리치료사들은 안전하고 독립적인 환자의 보행 및 기능발휘 능력과 활동 인내 수준 및 운동에 대한 반응을 판단하는 요구를 받는다. 그들은 기능과 움직임에 관한 지식으로 인하여 비용이 절약되고 대체될 수 있는 진료시설에 대한 중요한 권고를 제공한다.

사례 관리 (Case Management)

현대의 진료에 공통적인 병행과정은 사례관리이다. 사례관리는 일차적으로 고비용 의료 조건을 가진 환자를 지향하는 병원, 보험회사 및 고용주의 또 다른 비용통제 과정이다. 이것은 비용효율적인 성과를 달성하는 가용한 자원을 통하여 환자의 필요성을 충족시키는 평가, 계획수립, 촉진 및 옹호를 포함하는 협동 과정이다. 환자들은 사례관리 서비스를 사용할 옵션을 갖거나 갖지 않을 수 있다. 시설에 따라서 사례관리의 임무는 다음 사항들을 포함할 수 있다:

- 사례관리 서비스에 적절한 환자들(예 : 고위험 임신, 다발성 외상 또는 신장질환 환자)을 파악하는 선별.
- 의료진별 진료제공 계획수립 및 조정.
- 환자 퇴원 준비 및 추적관리.
- 각 환자에 대한 성과 평가.
- 가용한 편익 확인 및 다른 편익 조정(예 : 환자가 의료혜택과 근로자 보장 혜택을 모두 갖고 있다).
- 적절한 경우 보험증권 범위 예외 권고.
- 전문의에게 환자 의뢰 협조 및 다른 특수 서비스 배려(예 : 내구성 의료장비).
- 공동체 서비스와의 협진.
- 종업원 결근에 대한 의학적 사유 검증.
- 만성 상태를 가진 근로자 교육.

물리치료사와 그들의 관리자들은 업무관련 부상 및 기타 재활을 요구하는 복잡한 상황을 가진 환자에 대한 개입으로 인하여 사례 관리자들과의 오랜 직업적 협력을 갖고 있다. 병원에서는 퇴원계획 결정을 위하여 사례관리자와의 협력이 발생한다. 관리자들은 사례관리자의 역할과 특정한 제3자 지불인의 정책을 명료화하는데 도움이 되는 개입이 필요할 수 있는데, 그것은 모든 보험사들이 활용관리와 사례관리에서 동일한 기준을 따르지 않기 때문이다. 관리자들은 정책결정 과정에서 충돌이 발생하는 경우에 직원의 관심사를 해결할 수 있도록 정책결정과 보조를 맞추고 활용관리자들과 강력한 의사소통 채널을 확립할 필요가 있다. 일부 경우에 관리자들은 물리치료사들 모두를 대표할 수 있는데, 그 이유는 그들이 물리치료사들과 사례 관리자들의 "중개인" 역할을 하기 때문이다. Activity 9.2 참조.

Activity 9.2
좌절과 혼란(Frustration and Cinfusion)

Mindy Hanson은 St. Anne's Rehabilitation Hospital에서 직원 물리치료사로서 2개월을 근무한 후에 좌절감을 보였다. 그녀의 상관인 Joanna Freedman은 도와줄 만한 것이 있는지 물었다. Mindy는 일반적으로 환자 정책에 관해 혼란스럽기 때문에 없다고 말했다. 그녀는 환자의 일부가 치료에 거의 참여할 수 없을 정도로 아픈 경우에 왜 집중 재활 프로그램에 허락을 받고 상당한 기능적 진전을 이룰 잠재성을 가진 환자들이 왜 빨리 퇴원하는지를 이해할 수 없었다. Mindy는 또한 그녀가 환자들의 최초 평가를 겨우 완료했을 때 환자들의 퇴원계획을 위한 입력 자료를 제공한다는 예상으로 인하여 도전을 받고 있다. Joanna는 무엇을 해야 하는가?

양질의 진료 (Quality Care)

양질의 진료 개념은 다른 유형의 조직으로부터 진료에 대해 잘 전환되지 않았는데, 그것은 진료의 본질이 질적연구가 시작된 제조업 및 그 밖의 산업과는 너무 다르기 때문이다. 최근 보고서(*Crossing the Quality Chasm*, 의료 질 격차 극복)는 이러한 어려운 격차를 채우기 위한 하나의 노력이었다. 이 보고서는 6가지 차원의 환자 진료로 진료품질의 목표 중심적 정의를 제시하고 있다 :

- ***안전성*** : 진료는 환자들에게 의료시설에서 가정에서처럼 안전해야 한다.
- ***효과성*** : 진료 이면에서 과학과 증거가 적용되어야 하고 진료 제공시 기준으로 기여해야 한다.
- ***효율성*** : 진료와 서비스는 비용효율적이어야 하며 낭비는 시스템으로부터 제거되어야 한다.

- ***적시성*** : 환자들은 진료와 서비스를 받는데 있어서 대기나 지연을 경험하지 않아야 한다.
- ***환자 중심성*** : 진료 시스템은 환자 중심적이고 환자의 선호를 존중해야 하며 환자를 통제해야 한다.
- ***형평성*** : 불공평은 과거의 사실이어야 한다.; 진료의 불균형은 근절되어야 한다.

진료기관의 종류와 크기를 불문하고 이러한 차원은 이 개념이 진료기관들의 비전, 임무 및 목표로 잘 통합될 수 있도록 품질을 명료화하는데 잘 기여할 수 있으며, 관리적 및 임상적 의사결정 모두를 위한 기준으로서 기여할 수 있다. Activity 9.3 참조.

Activity 9.3
비전, 임무 및 목표의 개정
(Revision of Vision, Mission, and Goals)

제5장의 활동으로 돌아가서 활동에서 개발된 비전, 임무 및 목표를 의료 질 격차 극복에서 제시된 6가지 양질의 진료 목표를 반영하는데 필요한 만큼 개정한다.

이 보고서는 계속해서 다음과 같이 품질 결함을 명료화하고 있다 :

- ***과소이용*** : 이용되어야 하는 높은 빈도로 과학적으로 건전한 관례를 채용하지 못함.
- ***과다이용*** : 지시되지 않은 진단 시험과 개입을 근절하지 못함.
- ***오용*** : 적절한 임상진료 과정을 적절히 실행하지 못함.

Activity 9.4 참조.

Activity 9.4
품질 결함(Quality Defects)

소규모 집단에서는 물리치료사 실무에서의 잠재적인 품질결함 근원을 파악한다.

언급된 또 다른 방법으로 품질은 진료기관이 진료의 과학적, 개인 간 및 조직적 요소들에 관한 현재의 증거와 일치되는 바람직한 건강성과의 가능성을 증대시키는 정도로서 정의될 수 있다. 다음의 모든 수준의 통합에 의해 좌우 된다. : (1) 환자에게 발생하는 내용; (2) 진료 제공 팀에 의해 제공되는 진료; (3) 기관의 모든 부서 관리 및 조정; 그리고 (4) 규정과 정책이 제정되는 외부 환경.

인식을 제고하고 진료에서의 품질가치를 증대시키기 위한 노력에도 불구하고 품질에 대한 관심은 종종 다른 긴급한 우선순위에 자리를 내주며, 환자들이 이 개념을 파악하기는 어렵다. 그러나 이것은 의료기관이 품질의 복잡한 상호연관 요소들과 관련된 수백 가지의 수단에 관한 데이터를 수집하는 것을 막지 않는다. 일부 데이터는 공동위원회와 의료보험 재정 관리국(Centers for Medicare and Medicaid, CMMS)에 의해서 요구된다.

다행스럽게도, 기존 데이터베이스와 통합되어 계기판 형식으로 핵심성과지표의 분석을 가능케 하는 소프트웨어 시스템을 이용할 수 있다. 계기판에 눈금으로 데이터를 시각적으로 표시함으로써 진료의 재정적 및 임상적 측면에 관한 분석과 의사결정을 용이하게 할 수 있다. 균형 잡힌 점수판은 재정적 관점으로부터 데이터를 보는 것을 권장하는 또 다른 도구로서 이용될 수 있으며, 고객, 종업원의 성장 및 발전, 그리고 업무처리 과정의 관점으로부터 기관에서 봄으로써 그러한 분석의 균형을 이룰 수 있다. 기관의 부서나 기관은 전체적으로 채점표를 이용할 수 있다.

아마도 이 도구는 관리자들이 자신들이 특정해야 하는 것과 목적에 대해 분명하게 결정하지 않는 한 의미가 없을 것이다. 임상품질 측정은 여전히 까다롭지만, 계기판은 일상적인 핵심 운영과 전략적 목표 사이의 연계로서 기여할 수 있다. 그것들은 이해당사자들 사이에서 공유되고 논의되어야 한다. Sidebar 9.1에 있는 자원은 품질측정에 관한 보다 많은 자원을 제공한다. 다른 품질관점에 대해서는 Sidebar 9.2와 Activity 9.5를 참조한다.

Sidebar 9.1

품질측정(Quality Measures)

품질측정 자료 참고 :
http://www.qualitymeasures.ahrq.gov 및
http://www.guidelines.gov.

Sidebar 9.2

품질모델 (Quality Models)

Avedis Donabedian는 종종 현대 품질보증의 아버지로 불린다. 그는 품질을 구조(시스템과 제공자의 특성), 과정(환자/의사 활동) 및 성과(개인 또는 공동체의 건강상태)의 상호작용으로 보았다. 참조: 그의 논문, The Quality of Care, How Can It Be Assessed? In JAMA, Vol. 260 No.12, September 23, 1988.

FOCUS-PDCA는 널리 사용되는 연속적인 품질개선에 대한 또 다른 전통적 접근방법이다. 모델의 단계는 다음과 같다 :

FOCUS	PDCA
개선할 과정을 찾는다.	개입을 개선할 계획을 수립한다.
개선팀과 필요한 자원을 조직한다.	먼저 작은 규모로 개입을 시작하여 이를 실행한다.
과정에 관한 현행 지식을 명확히 한다.	
과정과 이탈의 원인을 파악한다.	초기 개입의 결과를 점검하여 필요시 스스로 개선을 증명할 때까지 개정한다.
개선 또는 개입을 선정한다.	점검 단계에서 습득된 것을 실행한다. 변경이 성공적이면 이를 대규모로 통합한다.

Activity 9.5
품질 개선(Improving Quality)

Jeremy Hines은 그의 개인 물리치료소에서 몇 가지 품질 결함을 파악하였다. FOCUS-PDCA를 사용하여 이러한 환자진료 과정을 개선하라 :

- 물리치료사들은 각 세션 끝에서 핫팩이나 콜드팩으로 잘 실행한 환자들을 "보상하는" 습관을 갖고 있다.
- 환자들은 치료과정을 시작하기 전에 거의 30분을 기다리는 일이 잦다고 불평한다.
- 물리치료 예약을 위한 대기목록이 있다. 평균적으로 환자들은 예약시부터 14 업무일에 처음물리치료 방문 일정이 계획된다.

양질의 진료는 인허가 및 평가 기관들의 관심을 끄는 지속적으로 진화하는 개념이기 때문에 그 개념, 도구 및 용어는 빠른 속도로 변화하는 것으로 보인다. 관리자들은 관련 책임에 있어서 수정을 대비해야 하며 환자진료의 이러한 중요한 측면을 유지하기 위한 접근법을 개발해야 한다.

환자 만족도 (Patient Satisfaction)

환자 만족도의 두 가지 측면은 내용 품질과 서비스 공급 품질로 고정된 연속체에서 표현될 수 있다(그림 9.1). 모든 환자 진료는 두 가지 요소를 모두 포함하고 있지만 상황에 따라서 환자들은 인도적이고 문화적으로 적절한 방법으로 관여되는 진료를 받는 것보다 기술적 우수성과 임상적 전문성을 더욱 중요한 것으로 의존할 수 있다. 그림의 예를 참조한다.

관리자들은 이 두 가지 만족도 요소 모두에서 품질을 보증해야 한다. 기량을 유지하고 기술이 진료를 발전시킴에 따라서 새로운 접근법을 배우며 지침을 준수하는 직원의 평가와 개발은 이러한

책임들 중 절반이다. 나머지 절반은 편의성, 적시성, 그리고 그들의 직접 간병인과 그 밖의 비 임상 지원요원과의 강력한 대인관계의 개발에 대한 환자의 기대를 충족시키는 과정을 확보하는 것이다.

많은 관리자들은 환자 만족도를 그들이 윤리도덕과 기능적 상태에 관해 성과 지표에 두는 가치만큼 높게 평가한다. 많은 진료기관들은 모두 진료성과에 대한 공통적인 기준에 도달하기 때문에 환자 만족도는 하나의 기관을 다른 것과 구별되게 할 수 있는 요소들에 속한다. 예를 들면, 다른 접대업에서의 좋은 고객관계에 주의를 기울이는 것은 중요한 관리적 도구이다. 부정적 인상을 회피하는 것은 개인적 차원에서 그리고 조직 차원에서 이를 역전시키려고 소비는 엄청난 양의 시간과 에너지보다 용이하다. 고객관계를 다루는 강력한 프로그램은 조직에 강력한 경쟁력을 제공할 수 있다.

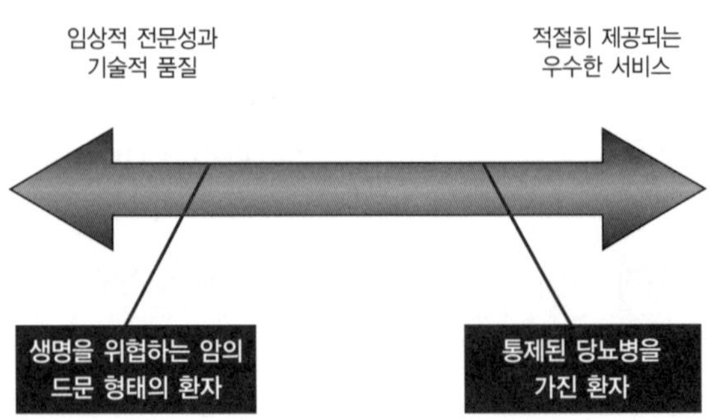

그림 9.1 환자 만족도 연속체

관리자들의 핵심적인 만족도 견인차 식별은 환자들의 가치관과 선호, 육체적 및 감정적 안락, 그리고 개방적인 의사소통을 위한 필요성에 대한 관심을 포함할 수 있다. 환자에게 정말로 중요한 것을 아는 유일한 방법은 그들과 그들을 직접 돌보는 사람에게 물어보는 것이다. 대부분 만족도는 진료 경험의 모든 측면에 걸쳐서 우수한 서비스를 수행하는 직원에 의해 좌우된다. 서비스를 추구하는 능력 있는 사람을 고용하는 것은 좋은 출발점이다. 이들이 환자 서비스 목표를 달성하도록 훈련하는 것은 그들의 임상적 기량을 개발하는 것만큼 중요하다.

사람들이 이러한 서비스 기량으로 업무를 수행하고 있다고 가정하는 것은 위험할 수 있다. 이러한 중요한 서비스 기량보다 임상적 기량을 판단하는 것이 종종 용이하기 때문에 이를 해결하려는 공식적인 노력이 필요하다. 단순한 예절이 중요하다. 웃음을 띠고 자신을 소개하고, 눈을 마주치고, 존대와 감사를 말하고, 방에 들어가기 전에 노크를 하고, 하고 있는 일을 설명하고, 청결하고 차분한 환경을 유지하는 직원들은 긍정적인 진료 경험에 기여한다.

관리자들은 그들의 직원들이 환자를 진료하면서 관심을 기울이는 경우에 올바른 방향으로 업무를 수행할 수 있다. 직원들에게 환자의 실망을 즉시 제거하고 필요성을 예상하도록 권한을 부여하는 것은 환자들에게 원만한 긍정적 진료경험을 유도할 수 있다. 일부 직원들에게는 환자들을 손님으로 간주하는 것이 더욱 쉬울 수 있다. 복잡하고 바쁜 조직에서는 어렵겠지만 사람들이 모두 그렇게 느끼도록 만드는 것은 좋은 고객관계를 수립하는 중요한 지점이다. 환자들은 그들의 필요성을 알리고 이를 충족시키게 하는 것이 자신들의 진료를 제공하는 사람들의 업무를 침해하는 것으로 느끼지 않아야 한다.

관리자들은 또한 품질, 청결, 보안 및 봉사의 인식을 부여하는 환영 분위기를 창출할 책임이 있다. 풍경, 음향, 냄새 및 온도에 대한 관심은 치유적이고 안락한 느낌을 촉진할 수 있다. 너무 많은 정보로 환경을 과중하게 하는 것은 유익하기 보다는 위협적이고 혼란스러울 수 있다. 과도한 치장은 사람들이 갈 장소와 가는 방법을 알고자 할 때 길을 찾는 것을 어렵게 만들 수 있다. 관리자들은 자신들의 관점이 아니라 환자들의 관점에서 환경을 조사할 필요가 있다. Activity 9.6을 참고한다.

Activity 9.6
환자 만족도(Patient Satisfaction)

Amy Allen은 한 가지 방법에서는 만족하지만 다른 방법에서는 화가 난다. 그녀는 부하 직원들로부터 받는 진료에 관해 환자들로부터 긍정적인 피드백을 많이 받고 있지만, 최근 우연히 한 환자가 다른 환자에게 장소가 쓰레기장 같았다고 말하는 것을 들었다. 그녀는 단정하고 깨끗하게 하기 위하여 열심히 일했지만 더 많이 할 필요가 있을 수 있다는 결론을 내렸다. Amy가 고려해야 할 다른 요인들은 무엇인가? 무슨 종류의 일이 전문적 관행이 쓰레기장이라는 인상을 주는가?

자신들의 진료 경험과 성과에 기여하는데 있어서 환자의 역할 또한 관리자들에게 중요한 고려사항이다. 환자들과 그들의 활동 및 약물치료의 증진을 위한 지시사항을 따르는 가족들은 예컨대 진료 경험의 공동생산자가 된다. 환자들과 그 가족들은 다음에 의하여 그들의 진료를 위해 더욱 많은 책임을 감당할 것을 권고 받을 수 있다:

- 필요로 하는 기량과 지식에 의한 환자들의 교육
- 기량을 실습하는 기회 제공
- 환자들에게 직원들을 감시하도록 장려
- 환자들이 다른 환자들을 가르치도록 함

진료가 확정된 것으로 보이지 않는 환자들을 다루는 것은 또 하나의 관리 난제이다. 같은 맥락에서 직원들의 최선의 노력에도 불구하고, 일부 환자들은 직원들에게 무례하고 위험하기까지 한다. 관리자들은 충돌하는 사람들 사이의 완충제 역할을 하는 계획이 필요하다. 그들은 까다로운 환자들을 가장 인내력이 큰 직원에게 다시 배정하거나 부적절한 행동에 관해 환자들을 충고하는 직접적인 조치를 취할 수 있다. 시설로부터 사람들을 추방하는 것은 보안요원 또는 법률 집행관의 지원을 요구할 수 있다.

관리자의 책임
(A Management' s Responsibility)

일반적으로 환자들은 그들을 진료하는 사람들의 존중과 최선의 노력을 기대한다. 많은 사람들이 자신들의 조건이 단순하게 문제의 치료나 전체적인 완화를 허용하지 않기 때문에 진료의 성과에 실망할 수 있음에도 불구하고, 정말로 재활경험을 실망하는 사람은 거의 없는데, 이것은 그들이 진료 과정에서 강력한 직업적 관계를 확립할 수 있기 때문이다. 환자 경험에서 이러한 구별을 할 수 있는 관리자들은 자신들이 감독하는 전문직들의 임상적 기량과 동정심 덕분으로 필요한 것은 간헐적인 화재를 진압하는 것이 전부라는 점을 발견할 수 있다. 예상된 환자 성과를 달성하기 위하여 활용관리와 진료 품질을 융합하는 것은 환자 진료를 위한 관리자 책임의 핵심 영역이라는 점은 놀라운 일이 아니다. Activity 9.7 참조.

참|고|문|헌

1. American Physical Therapy Association. *Guide to Physical Therapist Practice.* Vol 81, 2nd ed. Alexandria, VA: American Physical Therapy Assoc; 2001.
2. Apker J, Ray EB. Stress and social support in health care organizations. Thompson TL. In: Thompson TL, ed. *Handbook of Health Communication.* Mahwah, NJ: Lawrence Erlbaum Associates; 2003; p 347.
3. Committee on Quality of Health Care in America, ed. *Crossing the Quality Chasm: A New Health System for the 21st Century.* Washington, DC: National Academy Press; 2001.
4. Ransom SB, Joshi M, Nash DB. *The Healthcare Quality Book: Vision, Strategy, and Tools* Washington, DC: Health Administration Press; 2005.
5. Longest BB. *Health Policymaking in the United States.* 4th ed. Chicago, IL: American College of Healthcare Executives; 2006.
6. Fottler MD, Ford RC, Heaton CP. *Achieving Service Excellence: Strategies for Healthcare Management Series.* Chicago, IL: Health Administration Press; 2002.

ACTIVITY 9.7
품질 전략(A strategy for Quality)

Activity 9.3의 품질 결함 중 하나를 사용하여 전략적 계획수립에 관한 pp.61–62를 참조하고 이 워크시트를 사용하여 기술한다. 이 전략의 효과를 판단하는 방법을 논의한다.

현재 그런 (WHAT IS)

그렇게 되어야 하는 (WHAT SHOULD BE)

갭 (GAP DATA)

질문 :

답변 :

따라서
이러한 요구를 언급하기를 결정하라

프로그램(도전) 성명 (PROGRAM (CHALLENGE) STATEMENT)

전략적 계획 (STRATEGIC PLAN)
~를 위한 책임을 통해 개발된다.

비전, 사명, 목표 (Vision, Mission, Goals) :
정책과 과정 (Policies and Procedures) :
마케팅 (Marketing) :
직원관리 (Staffing) :
환자케어 (Patients Care) :
사용자부담액 (Fiscal) :
윤리적 및 법적 사항 (Legal and Ethical) :
위기 관리 (Risk Management) :
커뮤니케이션 (Communication) :

제 10 장

재정적 책임
Fiscal Responsibilities

학|습|목|표

- ✦ 보건 의료 관리자의 일반적인 재정적 책임을 논의한다.
- ✦ 주어진 물리치료 시설 자산에 대해서, 자산, 장소, 장비 선정 요인, 비용 및 가치 하락을 분석한다.
- ✦ 고정, 가변, 직접 및 간접비용과 운영비용을 증가시키는 낭비 또는 초과의 잠재적 출처를 파악한다.
- ✦ 직원 결근과 예약 위반 환자가 고정비 또는 가변비에 미치는 영향을 분석한다.
- ✦ 다양한 지불인을 비교하여 그들이 매출액에 미치는 영향을 분석한다.
- ✦ 그 밖의 가능한 매출액 출처를 논의한다.
- ✦ 제3자 지불인으로부터의 상환을 증진시키는 요인(즉, 허가, 코딩, 청구, 계약협상 등)을 분석한다.
- ✦ CPT 코드 사용을 논의한다.
- ✦ 임금 모델을 논의한다.
- ✦ 자금조달 출처들을 비교하고 대조한다.
- ✦ 기부금 제안의 요소들을 파악한다.
- ✦ 재무제표와 예산 보고서의 중요성을 논의한다.

학습목표

개요 (Overview)

보건 의료 재정 및 회계의 모든 측면들은 가능한 범위의 법률, 규정, 계약 및 운영 시스템과의 적합성에 대하여 정밀한 조사를 받는다. 적합성은 많은 유형의 의료 기관에서 많은 재무 시스템의 표준화를 유도한다. 이러한 시스템들의 책임은 대규모 기관에서는 직업적 재정 전문가에 의하여 지휘되거나 작은 기관에서는 재정 자문가의 지원으로 관리된다.

모든 기관은 재정에 대한 두 가지 요소들을 갖고 있다. 첫 번째 요소는 재무관리로서 자산 자금조달을 포함한 전략계획의 요인이다. 다른 요소는 모든 사업거래의 기록; 비용 및 매출 목표의 설정 및 달성; 자산 및 그 밖의 자원의 도난, 낭비 또는 분실에 대한 보호와 같은 일상적인 업무 운영을 위한 통제자 기능들을 포함한다. 이러한 재무 전문가들과 효과적으로 의사를 소통하기 위하여 상위 관리자는 다음 사항들을 파악할 수 있어야 한다.

- ♦ 재무제표
- ♦ 회계 및 재무 준칙
- ♦ 비용회계
- ♦ 자본 및 운영 예산수립
- ♦ 보고 및 통제
- ♦ 상환 및 할당제
- ♦ 데이터베이스
- ♦ 재무계획 및 전략계획에 대한 정보시스템 관계
- ♦ 기초 경제 (수요 및 공급)
- ♦ 계약

보건 의료 재정은 기관들이 이러한 재무적 책임의 일부를 위하여 어쩔 수 없이 중간 관리자를 두어야 할 정도로 복잡해지고 있다. 이러한 필요성은 종종 대규모 기관에서 지속적인 훈련 프로그램을 유발하는데, 그것은 재정이 항상 변화하는 보건 의료정책과 상환 요구사항에 연결되기 때문이다. 소규모 개인 진료소는 이러한 변화들을 현행으로 유지하는 동일한 어려움과 자산, 비용, 매출액, 재무 의무 및 자금조달에 관련된 어려움에 직면한다.

이 단원은 재정적 책임의 복잡성에 대한 기초를 소개하고자 한다. 간단한 방법으로 외래 진료소를 모든 활동의 예로 사용하여 이러한 요소들의 상호작용을 입증한다. 그러나 개념은 대규모 기관에 대한 적합성, 주요 자금조달 출처 및 기관의 비용센터(지출을 발생시키지만 직접적인 매출은 없음) 유무를 고려하여 임의 유형의 진료소에 적용될 수 있다. 제1부 및 3부의 단원들도 역시 이러한 상환과 정책 문제 일부를 언급한다.

자산 (Assets)

자산은 상품, 장비, 건물, 설치물, 토지, 예금과 같은 재산이다. 자산의 소유권은 재정적 의미와 심리학적 의미를 모두 갖고 있다. 물리치료 시설이 개인적 자금과 밀접하게 연결될 때 사람들은 더욱 확정적이고 헌신적으로 된다. 소유권의 자부심은 기관의 목표를 달성하는데 큰 추진력이 될 수 있다. 부동산과 장비 자산은 이 부의 초점이다. 관리자들은 재무 자문가에 의존하여 현금, 채권, 주식 및 기타 기관의 자산에 영향을 미치는 투자에 관한 결정을 내릴 수 있다.

부동산 (Real Property Assets)

특별히 새로운 기업 소유자에게 현찰을 소유하거나 재산(독립 또는 공동)을 저당 잡히는 것은 현실적이지 않을 수 있다. 이것은 집을 사는 것보다 임대하는 결정을 내리는데 있어서 동일한 요소들을 기반으로 한 결정이다. 사람들은 소유권의 투자와 이러한 결정의 세금 의미에 관심을 둔 임대료 사이에서 결정을 내린다. 공간의 면적과 배치방법을 결정하는 것 또한 중요하다. 환자 프라이버시, 직원의 편안함 및 안전성은 모두 의료 기관을 허가하는 정부기관의 공간 요구사항 안에서 모두 고려되어야 한다.

장소 (Location)

진료소를 배치하는 장소를 결정하는 것은 중요하다. 장소는 자산인 경우 재산 가치에 기여하며 구매 또는 임대 여부에 따라서 장소는 고객에 대한 진료소의 가치에 기여한다. 장소가 좋을수록 물리치료원에 대한 자산가치가 더욱 크다. 관리자는 다음 몇 가지 질문에 답하여 가능한 장소의 장단점을 세심하게 평가해야 한다. :

1. 환자와 직원의 목표 시장에 있어서 대중교통은 얼마나 중요한가? 중요하다면 교통 시스템 정류장은 어디에 위치하고 있는가?
2. 현지 교통 패턴과 장소까지의 출퇴근 시간은 어떠한가?
3. 주차는 편리하고 이용가능하며 안전한가?
4. 의사와 직면하는 상호작용은 얼마나 중요한가? 상호작용 수준이 중요하다면 이러한 환자 의뢰 소스의 이동시간 또는 거리는 어떠한가?
5. 장소는 안전한가? 건물은 안정한가?
6. 신체적 장애인들이 건물에 편리하게 접근할 수 있는가? 진료 장소는 대형 사무용 건물 편의시설 안에 있는가?
7. 1층에 위치하는 것이 중요한가?
8. 인접한 사업장에는 무엇이 있는가?

Activity 10.1을 참조하라.

Activity 10.1
장소(Location)

이 단원이 이 활동과 다음 활동에 대해서, 각 학생 그룹은 비평을 위한 물리치료소를 선택해야 한다. 위의 목록에 대해서 선택된 진료소 장소의 장단점을 파악하는 것으로 시작한다. 식별된 다른 요인들을 목록에 추가한다. 진료소의 비전, 임무 및 목표에 관해서 장소가 말해주는 것은 무엇인가?

장비 자산 (Equipment Assets)

편의를 위하여 관리자는 $500 또는 $1,000와 같이 특정 가격을 초과하는 물품은 장비라고 결정할 수 있다. 다른 접근법은 보다 영구적인 것(일반적으로 1년 이상)을 보다 불필요하고 소모성이거나 빈번한 업그레이드를 요구하는 것으로부터 자산으로 분류하는 것이다. 예를 들면, 콜드 팩 기계는 그 안에 있는 콜드 팩과는 다른 장비 범주에 속할 것이다. 자본적 장비 및 비자본적 장비와 소모품에 대한 상이한 요청과 승인 과정의 필요성은 부분적으로 이러한 분류를 유도한다. 관리자들은 직원들이 이론적 근거와 매출을 발생시키는 잠재성에 의해 뒷받침되는 장비 수요를 식별하고 요청할 것을 원하지만 그들은 소모품과 덜 고가 장비를 교체하기 위한 서류작업에 압도되기를 원하지 않는다. 보다 중요한 것은 장비의 분류는 세금관련 비용을 갖고 있다는 점이다.

가치 하락 (Depreciation)

이러한 장비 결정은 자산의 가치 하락에 대한 재정적 및 법적 의미로 인하여 세금자문가의 충고를 요구할 수 있다. 가치 하락은 납세자가 결정 가능한 사용연한을 갖고 있는 소유자산 또는 서비스에 배치된 그 밖의 자산의 비용을 시간에 따라서 복구할 수 있게 허용하는 법인세 공제이다. 가치 하락은 세금납부를 줄임으로써 매출액을 보존하고 이익을 증대시킨다. 비용은 발생 시 매출액으로부터 공제되기 때문에 가능하면 많은 재산과 장비를 자산으로 전환함으로써 이러한 손실을 지연시킨다. 세금 목적의 자산을 증가시키는 것은 자산 획득을 위한 자금 차용 또는 고갈 비용에 대해 가중된다. 또 다른 재정적 전략은 수익을 기관에 재투자하여 법인세를 감소시키는 것이다. 반복해 말하면 이것은 세금 또는 그 밖의 재무 전문가와의 자문을 요구할 수 있는 복잡한 결정이다.

장비 선정 (Equipment Choices)

부동산, 장비 및 기타 가구는 구입 또는 임대가 가능하기 때문에, 구매 또는 임대 의사결정과 유사하게 관리자들은 이러한 선정의 장단점을 고려할 필요가 있다 :

1. 장비의 새로운 모델의 변화가 빈번하게 있을 것인가?
2. 장비 관련 기술이 빠르게 변화하는가?
3. 포함되어야 하는 장비의 전통적인 또는 고전적인 부분이 있는가?
4. 외부 인허가 요구사항을 충족시키기 위하여 요구되는 최소 세트의 장비가 있는가?
5. 직원실 및/또는 사무실에 무슨 가구가 필요한가? 특수한 인간공학적 필요성이 있는가?
6. 무슨 컴퓨터, 전화기 및 기타 통신수단이 필요한가?
7. 접객지역에 무슨 가구와 기타 장식이 필요한가?
8. 어떤 과학적 증거가 특정 환자군을 위해 장비 구매를 뒷받침하는가?

Activity 10.2를 참조하라.

Activity 10.2
장비(Equipment)

각 학생 그룹은 선정한 물리치료소에 있는 장비를 열거한다. 위의 목록으로 시작한 장비의 각 요소에 대한 구매 또는 임대의 장단점을 판단한다. 식별된 그 밖의 요인들을 목록에 포함되도록 추가한다. 장비는 진료소의 비전, 임무 및 목표에 관해 무엇을 말하는가?

비용 (Costs)

관리자에 대한 최우선 순위는 사업비를 결정하는 것이며, 이것은 보통 비용/환자 내원으로 표시된다. 서비스를 제공하는데 소요되는 비용을 알지 못하면 관리자는 서비스에 얼마를 부과해야 수익이 나는지 판단할 수 없다. 서비스 제공 계약을 위해 보험사와 협상하는 것은 관리자가 제공되는 상환율이 환자진료비를 커버할 것인지 여부를 모르는 경우에는 비참할 수 있다.

비용의 종류 (Kind of Costs)

두 가지 주요한 비용 범주는 다음과 같다 :

- 직접비용 : 서비스 제공을 위한 비용으로서 봉급, 장비, 소모품을 포함한다.
- 간접(일반) 비용 : 서비스의 직접 제공 아래에 놓인 임대 또는 융자금 지불, 유틸리티, 경비 서비스, 장비 유지보수, 사무용품 등. 간접비는 진료소에 있는 환자수와 상관없이 필요한 사항이다. 예를 들면, 한 명의 환자가 있는 경우에도 진료소는 전기, 온도조절, 공간 및 의료기록 등을 필요로 한다.

직접비와 간접비는 모두 다음 중 하나이다 :

- 고정비 : 치료받는 환자수와 상관없이 동일한 비용(예 : 임대료, 초음파 장비).
- 가변비 : 환자 수 증가에 따라 비용이 증가한다(예 : 세탁 서비스).
- 반고정비 : 초과근무로 인하여 또는 환자 수 변화에 따라서 근무시간이 감소함으로써 변할 수 있는 급여 및 봉급과 같은 고정비.

직접비용 식별 (Identifying Direct Costs)

관리자들은 일부 과거 데이터를 사용하여 직접비에 대한 근접수치를 판단하기 시작할 수 있다. 단위시간의 평균 치료 세션으로 나눈 인건비(즉, 봉급, 급여 및 편익)은 평균 비용/치료 세션을 제공하는데, 이것이 가장 큰 비용이다. 인건비는 봉급, 급여 및 편익에 추가하여 다른 급여비용(즉, 근로자 보상보험, 세금 기여금 등)을 포함한다. 관리자들과 소유자들은 자신들에게 급여를 지불하고 이 비용을 통제하기 위한 가장 적절한 직원 구성을 판단해야 한다.

관리자들은 치료 세션을 가진 직원 근로 시간을 많이 수용하려고 노력한다. 환자가 치료받지 않는 한 매출은 발생될 수 없다. 일반적으로 사용되는 기준은 시간의 80%를 직접 청구가 가능한 환자 진료에 종사하는 정식고용 물리치료사에 의한 1년(52주 동안 40시간/주)에 근무하는 2,080시간이다. 나머지 시간은 유급 휴지, 회의, 휴식 등이다. 치료 세션을 효과적으로 계획하려는 최선의 노력으로도 모든 물리치료사들이 동일한 보조로 근무하지 않기 때문에 동일한 치료를 제공하는 시간은 동일하지 않을 수 있다. 경험은 계산할 가치가 있는 것으로 보인다. 경험 많은 치료사들은 보다 효율적으로 보다 많은 시간을 근무하는 것으로 보인다.

치료 세션에 영향을 주는 다른 요인들은 날씨나 개인적 선택으로 기인할 수 있는 환자 취소와 예약위반이 있다. 한 사람이 환자 일정수립과 환자에게 알림 전화를 거는 임무를 할당하는지 여부 또는 치료사가 할당 받은 후 환자와의 고유한 일정을 만드는지 여부는 중요한 관리 결정이다. 고유한 일정관리를 위해 환자 진료를 중단하는 시간 비용에 대한 일정관리 인원 비용의 비중을 산정하는 것은 치료사와 일정관리자가 함께 얼마나 잘 일하는 지와 일정이 정해지는 환자 수에 의해 좌우된다.

환자의 이중 예약 또는 일정 중복은 비청구 정지시간을 회피하기 위한 전략이 될 수 있다. 급하게 서두르는 치료사와 불행한 환자는 한 편으로 회피되어야 하며 정지시간은 다른 한 편으로 회피되어야 한다. 예기치 않은 직원의 결근 역시 종종 이러한 모순을 일으킨다. Activity 10.3과 이 단원 끝에 있는 Activity 10.11을 참조하라.

Activity 10.3
채워 넣기(Filling in)

"채워 넣기"의 문제는 Rosemont Physical Therapy의 직원에게 이론이 분분한 문제가 되었다. Mark Potter는 치료사나 보조원이 예기치 않은 병가나 정기휴가를 가질 때 해야 하는 문제를 해결하기 위한 아이디어를 안출하는 직원 회의를 소집했다. 과거에 직원은 단순히 일정을 검토하기 위하여 모여서 결근한 치료사의 환자들을 그들 사이에서 분배하였다. 그러나 그들은 지금 자신들의 환자들을 아주 많이 보고 있기 때문에 더 이상 치료하는 것은 거의 불가능하다. 제시된 제안은 가용할 수 있는 다른 치료사를 호출하든지 아니면 결근한 치료사의 환자를 취소하는 것이다. 다른 선택을 할 수 있는가? Mark는 무엇을 해야 하는가?

간접비용 식별
(Identifying Indirect Costs)

평균 간접비/치료 세션은 월간 비용을 검토하고 이를 추가한 다음 월간 유지된 총 치료세션 시간으로 나누어서 산정될 수 있다. 일부 경비(예 : 교육, 상여금)는 잉여자금을 사용할 수 있는 경우에만 소비될 수 있지만 다른 경비들은 업무에 포함되어 있다. Activity 10.4를 참조하라.

Activity 10.4
비용 절감(Cutting Costs)

Mark Potter는 직원이 할 수 있는 한 열심히 일하고 있고 효율성이 상당히 향상되었다는 것을 느끼지만, 그는 여전히 비용을 절감할 필요가 있다는 것을 느낀다. 그는 절감된 비용을 자신이 지원할 수 있는 계속 교육으로 돌리기를 원하지 않기 때문에 진료소에 있는 잠재적인 모든 낭비 및 초과 원인을 철저하게 조사하여 전면적으로 경비를 절감하기를 원한다. 그는 무엇을 모색해야 하는가?

기타 비용 결정
(Other Cost Determinations)

이 절은 비용을 결정하는데 있어서 몇 가지 다른 고려사항들을 수록하고 있다. 자본재 장비로 시작하여 관리자들은 대규모 구입이 수익과 매출

발생에 미치는 영향을 고려하여 충동구매를 회피하는데 주의할 필요가 있다. 수건걸이가 되어 버리는 고가의 헬스 장비를 보유하는 것은 비관적이 될 수 있다. 답변을 요하는 최종 질문은 장비가 장기 융자 비용에 가치가 있는지와 환자진료의 가치에 부가되는 것이 무엇이냐는 것이다. 끝으로, 새로운 장비로 인하여 환자진료의 예상된 성과에 긍정적인 변화를 뒷받침하는 증거가 있는가?

고가의 장비 비용을 예측하는 일반적인 공식은 다음과 같다 : 총 자본재 진료장비 비용/존속될 연수 X 1 + 이자율 = 연간 비용 / 12 = 월간 비용. 하나의 예로 10년 동안 존속될 것으로 예상되는 최신 장비 구매를 위해 $100,000를 차용하는 결정이다. $100,000 차용금에 대한 이자율은 6%이다. 공식은 $100,000/10년 × 1.06 = $10,600 연간 지불금 + 12 = 10년 동안 $883.33/월이 된다.

관리자들은 또한 임대든 매입이든 상관없이 비용/평방피트 단위로 지불되는 공간비용을 고려해야 한다. 유효 환자진료에 얼마의 공간이 필요한지는 이 비용을 통제하는데 중요한 질문이 된다. 일부 업계의 최소 기준은 500 평방피트/물리치료사, 60 평방피트/사무직 직원, 100 평방피트/대기실/접견구역, 100 평방피트/의무기록실이다. 4명의 치료사, 2명의 사무요원 및 의무기록실을 포함하는 진료소의 예는 2,320 평방피트의 공간이 될 것이다. 임대공간 비용이 $20/평방피트/월인 경우에, 이 공간은 $46,400/월 또는 $556,800/년이 될 것이다. 장비의 크기와 배치, 환자 및 직원 안전성, 환자 프라이버시 및 의료 또는 사업장 허가 요구사항은 이러한 일반적인 지침에 영향을 미칠 수 있다.

매출액 (수입) (Revenue (Income))

매출액 또는 수입은 주어진 기간 동안 제공된 서비스 또는 판매된 상품에 대해 수령한 총액이다. 관리자들은 아마도 분명히 이 금액이 어디서 나올 것인지를 알 필요가 있을 것이다.

복합 지불인 (Payer Mix)

예를 들면, 물리 치료사와 그 밖의 의료 전문직들은 표 10.1(지불인 출처에 대해서는 제4장 복습)로

표 10.1 모델별 연간 1,000명의 환자를 기반으로 한 상환 모델의 예

상환형식	정의	예	총 매출액/년
가격/진료단위 기준 수가 내역	환자 수/년 X 내원 수/환자 X 단위 수/내원 X 수가/단위	1,000 명X 12 내원/환자 X 3 단위/내원 X $25/단위	$900,000
일당 또는 내원 건당	환자 수/년 X 내원 수/환자 X 일당 또는 내원 건당 수가	1,000 명 X 12 내원/환자 X $50 고정비	$600,000
진료 당 (per case)	환자 수 X 수가/ 환자 당 1년	1,000 명 X 내원 횟수에 상관없이 $500/환자/년	$500,000
할당제	처리 인원수 X 보수/환자/월 X 12 월/년	1,000 명X서비스를 받는 환자 수에 상관없이 $25/환자/월 X 12 월	$300,000
합계		4,000 명	$2,300,000

제시되는 상이한 상환 모델로 지불 받을 수 있다. 복합 지불인(각 모델에 대해 보증되는 목표인구 백분율)은 대단히 중요해진다. 예컨대, 표 10.1의 혼합 환자들을 치료하는 평균 비용이 $50/내원이고 복합 지불인의 4,000명 환자 각각이 평균 12번 내원한다면, 환자진료 비용은 $2,400,000이 소요될 것이다. 물리치료센터는 표 10.1에 수록된 혼합 지불방식으로 $100,000을 손해 볼 것이다.

혼합 지불방식이 잠재적 수입에 미치는 영향의 또 한 가지 사례는 표 10.2를 참조하라. 이 표에 있는 사실과 숫자들은 물리치료 진료소가 상환모델 유형으로만 4,000명의 환자를 갖는 경우에 무슨 일이 발생할 것인지를 보여주고 있다. 마지막난은 물리치료 진료소에 내원할 때마다 평균 비용이 $50인 경우에 각 단일 지불 모델의 관리상 의미를 시사하고 있다.

이러한 상환 모델은 제9장에 제시된 품질결함(과소이용, 과다이용, 오용)에 관한 관심에 대응하여 발달했다. 보험사들이 선호하는 것은 분명히 그들이 보장하는 환자 당 지불해야 하는 상환금액을 줄이는 모델일 것이다. 진료 제공자들은 세션 수와 그들이 개별 환자들의 필요성을 충족시키기 위해 수령하는 보수/세션에 있어서 보다 많은 유연성을 제공하는 모델을 선호한다. 활용 심사 방법과 상환 모델을 고려하여 관리자들은 일상적인 수입의 증감에 관계해야 한다. 보험사들과의 협상

표 10.2 모든 환자들이 동일한 보험 모델과 관리 고려사항을 가질 때 상환모델별 연간 매출액

상환형식	환자 4,000명에 대한 총 매출액	비용/$50의 방문환자에 근거한 관리 툴
가격/진료단위 기준 수가 내역	$3,600,000 ($1,300,000 초과 수입)	4,000 명 × 12번 내원 × $50 비용/내원 = $2,400,000 총 비용 및 $1,200,000 수익. 수익을 증대시키려면: 내원 건수 및/또는 제공된 단위 수/내원을 증가시킨다. 수요를 충족할 직원을 증가시킨다.
일당 또는 내원 건당	$2,400,000 ($100,000 초과 수입)	4,000 명 × 12번 내원 × $50 비용 = $2,400,000 총비용. 손익분기점. 수익을 증대시키려면 내원건수를 증가시킨다. 목표 시장 수요와 얼마의 치료를 필요로 할 것인지를 판단한다. 보다 많은 환자를 유인할 수 있도록 진료금액/내원을 낮춘다. 수익은 직원을 추가하는 것을 정당화할 수 없기 때문에 업무량/환자를 줄일 필요가 있다
진료 당 (per case)	$2,000,000 ($300,000 부족 수입)	4,000 명 × $500, 그러나 수익은 내원건수에 의해 좌우된다. 이 집단의 각 환자 역시 12번 내원/년을 갖는다면, 상환/방문은 $41.66이 될 것이지만 비용은 $50/방문 = $8.34 손실/내원으로 연간 엄청난 손실을 초래한다. 총 내원/환자를 10으로 감소시켜 비용을 커버해야 한다. 수익을 위해 필요한 추가적인 내원 것 수 감축
할당제	$1,200,000 ($1,100,000 부족수입, 그러나 실제 물리치료를 필요로 하는 환자수에 의해 좌우됨)	4,000 명 × $600/년. $50/내원의 비용으로, 각 환자가 12번의 내원을 한다면 상당한 손실이 발생한다. 그러나 모든 환자들이 물리치료를 필요로 하지 않을 수 있거나 12번의 내원이 필요하지 않을 수 있고 물리치료는 여전히 $600/환자를 받는다. 목표 시장에 대한 물리치료의 잠재 수요를 판단할 필요가 있다. 2,000명만 12번의 물리치료를 받는다면, $1,080,000의 수익이 있다.

에 있어서 계약 내용에 관심을 갖는 것 역시 매우 진지하게 다루어져야 한다.

고려할 혼합 지불방식은 각 지불모델에서 직접상환이 차지하는 백분율이다. 환자 공제금과 공동 부담금은 하나의 모델 안에서 및 다수의 모델 안에서 달라질 수 있으며, 이는 종종 80%가 된다($100의 물리치료 수가에 대해서 보험사가 $80을 지불하고 환자가 $20을 공동 부담금을 지불한다). 관리자들은 공제금이 없는 것 또는 물리치료를 시작하기 전에 공제금을 이미 충족시켜 환자에 의한 이러한 현금지출 비용의 미지불 위험을 줄이는 환자들을 선호할 것이다. 높은 공동 부담금은 환자들이 12번의 예정된 방문을 채우는 것을 어렵게 만들 수 있다. 예를 들면, 공동부담금/내원이 $25인 경우에 환자는 몇 주 동안 물리치료를 위하여 $300의 현금을 지불할 것이다. 다른 환자들은 보험에 들지 않았을 수 있거나 재활 서비스에 대해서는 전혀 지불하지 않거나 연간 제한된 횟수의 내원에 대해서만 지불하는 보험증권을 갖고 있다. 각 환자별로 상환의 한계와 수준을 파악하는 것은 관리자에게 중대한 정보이다. Activity 10.5를 참조하라.

Activity 10.5
계약(Contracts)

Rosemont Physical Therapy의 환자들 대부분은 도시 외곽의 지역 물류센터에서 근무한다. 이 점에서 이들 환자들에 대한 상환은 수가 내역을 기반으로 하고 있다. 금년도에 회사는 그들의 건강보험 선택 중에서 건강저축 계정을 제의했는데, 이것은 종업원들에게 인기를 끌 것으로 보인다. Mark Potter가 고려해야 할 잠재적인 재정적 의미는 무엇인가?

힌트 : 참조 http:// www.ustreas.gov/offices/public-affairs/hsa/

계약협상 (Contract Negotiation)

비용과 내원수를 관리하지 못하는 관리자들은 취약한 위치에 있지만, 보험사와의 계약협상 역시 위험을 제공한다. 관리자들은 이러한 협상에 들어가기 전에 그들의 비용/진료와 바람직한 수익/진료를 알아야 한다. 관리자들은 그들의 비용/진료를 커버하지 않거나 방문 환자수가 갑자기 증가하거나 할인된 수가를 수용하고 낮은 수가를 수용하여 발생된 격차를 메우기 위해 양적 증가에 의존하는 경우에 수익을 위험에 빠뜨리는 고정률로 수가계약을 체결할 여유가 없다. 관리자들은 이러한 계약을 협상하고 수많은 계약의 큰 구도를 보는데 변호사와 금융 전문가의 도움을 필요로 할 수 있다. 적어도 계약에 있어서 거론될 필요가 있는 항목들의 점검표를 당장 확보하는 것이 중요하다. 독립 개업의들은 보험사와 협상하는 동안 수적으로 힘을 제공하는 개업의 연대에 가입할 수 있다. 연대는 또한 회원들에게 이러한 협상된 계약을 이행하고 감시하는데 도움을 주는 서비스를 제공한다.

그 밖의 매출 원천 (Other Sources of Revenue)

관리자들은 예측할 수 없는 환자 내원 기간 동안 완충으로서 직접 환자진료로부터 수익을 보충하거나 다른 수입 원천을 파악하는 것 중에서 무엇을 원하는지 결정할 수 있다. 의료장비 판매, 건강보험에 가입하지 않은 환자들이 개인적으로 지불하는 서비스별 수가제 개발, 또는 물리치료를 보완하는 서비스(마사지 치료는 하나의 예이다)를 추가하는 것은 가능한 옵션이다. 관리자들은 그러한 서비스에 관련된 환자들이 이를 사용하는데 강요받는 다고 느끼지 않도록 추가 서비스를 수립하는데 있어서 윤리적 및 법적 문제에 민감해야 한다. Activity 10.6과 10.7을 참조하라.

Activity 10.6
가용한 공간(Available Space)

Rosemont Physical Therapy 옆의 공간이 가용하게 되었다. 임대사무소는 Mark Potter에게 이를 임차하는 우선 선택권을 제공하고 있다. Mark는 지금이 바로 사업을 확장할 시점이라고 생각하지만 어떻게 할 것인가? 그가 두 공간을 연결하여 직원을 추가하고 물리치료 서비스를 확대해야 할 것인가? 그가 상이한 사업을 개발해야 하는가? Mark는 의사결정에 있어서 무슨 요인들을 고려해야 하는가? 가장 적절한 가능한 대체 사업기회는 무엇인가?

Activity 10.7
가능성(Possibilities)

Mark Potter는 호기심이 생기지만 무슨 조치를 취할 것인지에 관해 불확실하다. 그는 자신의 진료소에 그림을 전시하고 판매된 작품의 10%를 그에게 제공하는 지역 미술협회의 제안을 받았다. 인접 사업체들은 대기실에 브로셔와 명함을 전시하기를 원한다. 영양 보조제를 판매하는 회사는 진열장을 설치하기를 원하며 전시 결과 기록되는 매출액의 10%를 Rosemont Physical Therapy에 지불할 것이다. Mark는 어떻게 해야 하는가? 이런 유형의 부수입을 위한 다른 가능성은 무엇인가?

상환 고려사항 (Reimbursement Considerations)

상환모델에 따라서 관리자들은 마케팅과 증가된 환자의뢰가 그들이 정말로 원하는 것인지 여부를 결정할 필요가 있다. 증가된 내원은 보통 제공되는 서비스 품질을 유지하기 위한 증가된 직원수를 의미한다. 증가된 직원 수는 증가된 공간을 의미한다. 인건비를 증가시키지 않고 진료소가 얼마의 증가를 처리할 수 있느냐는 것은 중요한 질문이다. 가장 바람직한 환자(최소의 치료를 필요로 하는 환자 또는 지불할 능력을 가진 환자)에 대한 경쟁은 심각한 고려사항이 된다.

지불 허가에 관한 사업자 규칙의 엄격한 준수는 지불 거절을 회피하는데 필수적이다. 사무요원과 치료사들은 필요한 모든 사전 및 계속 허가를 확보하여 환자들이 치료 서비스를 시작할 수 있도록 함께 긴밀하게 일해야 한다. 치료사들은 허가된 세션수와 그들이 각 보험 중개인 또는 사업자에 대해 서비스를 청구하는데 사용할 수 있는 절차상 용어(the Current Procedural Terminology, CPT) 코드를 알 필요가 있다. 환자 목표를 충족하기 위한 서비스 재허가 또는 연장을 정강화 하고 모색하기 위한 절차들이 확립되어야 한다. 관리자들은 이러한 과정들이 환자 진료로부터 빼앗고 환자를 진료할 여유를 주지 않는 상환될 수 없는 시간에 관심을 기울일 필요가 있다. 직원들이 환자 필요성이 보험 요구사항과 일치된다는 것을 확실하게 하도록 지도하는 것은 과정에서 빠뜨릴 수 없는 임상적 의사결정에서 주된 고려사항이다.

(현금 지불을 하지 못한) 악성 채무에 추가하여 지불에 대한 청구는 진료의 의학적 필요성을 뒷받침하지 못하거나 청구서, 단위 코딩 또는 문서에서의 기술적 오류와 같은 다양한 이유로 거절될 수 있다. 프로보노(Probono) 서비스 역시 예상 수익을 감소시킬 수 있다. 일부 진료소에서 이러한 요인들은 30% 정도의 예상매출 손실이 있거나 실제로 발생되지 말았어야 했다는 것을 의미한다. 수입과 지출의 차액인 이윤은 결과적인 물리치료에 있어서 상당히 다르다. 진료소 안에서 이윤은 보험사와 종업원이 진료소의 목표 시장에 있는 재활 서비스 적용범위에 영향을 주는 계약을 협상하기 때문에 매년 달라질 수 있다. 의회는 지속적으로 의료비를 삭감하고 중개인과 사업자들은 그들의 규칙을 조정하여 재활 서비스에 대한 그들의 청구 지불을 통제한다.

코딩 및 청구 (Coding and Billing)

수가내역에 기반을 둔 계약이 체결된 후에, 관리자들은 제공되는 모든 서비스가 부정 및 오용에 대한 잠재성을 회피하도록 정확히 코드화되고 청구된다는 것을 보증할 필요가 있다. 정확성 역시 권리가 부여된 모든 매출을 받는다는 것을 보증한다. 상환을 증가시키려면 임상 요원 및 사무요원들은 일반적으로 코딩 및 청구, 계속 서비스, 기타 통신 방법과 진료의 청구 및 문서에 대한 정확성과 완벽성을 판단하는 감사에 대한 외부 교육을 필요로 한다. 전산화된 청구 시스템을 사용하는 것은 점점 많은 보험사들에 의해 요구되고 있으며, 문서작성 및 일정관리 소프트웨어를 포함하여 광범위한 정보 시스템과 통합될 수 있다. 이러한 기술적 개입은 코딩 및 청구와 이를 뒷받침하는 문서의 정확성을 증대시키는 노력이다. 이것들은 또한 이러한 행정업무를 완료하는 시간을 절약하여 직접적인 환자 진료에 보다 많은 시간과 보다 많은 청구 단위의 생성을 허용한다.

CPT 코드 (CTP Codes)

보험사들에 의해 사용되는 수가내역서는 8,000개 이상의 CPT 코드를 기반으로 할 수 있다. 일차적으로 의료 수혜자들에게 제공되는 서비스에 대한 지불 기준으로서 개발된 시스템은 일부 근로자 보상보험 및 기타 민간보험사들에 의하여 그들의 수가내역으로서 채택되고 있다. 그러나 관리자들은 절대적인 채택을 기대해서는 안 되며, 그것은 각 보험사가 자신들에 맞는 코드를 사용할 수 있거나 자신들의 목적에 잘 맞는 구 버전 CPT를 사용할 수 있기 때문이다.

CPT 코드는 다른 보건 전문직들을 포함하는 미국의학협회의 특별위원회에 의해 제정되어 매년 검토된다. 이 시스템은 의원과 그 밖의 전문 진료소들의 많은 측면에 대한 통일된 용어와 설명을 제공하고 있지만 특별히 상환에 중요하다. 재활 서비스에 대해서 97000개의 코드 세트 중에서 약 46개가 가장 빈번하게 사용된다. 예를 들면, 물리치료사 평가를 위한 코드는 97001이고, 제공자에 의한 직접적인 환자 계약을 요구하지 않는 양식은 97010-97028 범위에 있으며, 분단위로 부과되는 치료 절차는 97110-97140 범위의 코드에 있다.

CPT 코드에 관한 다음 두 가지 문제를 유념하는 것이 중요하다. 첫째, 이 코드들은 개업의들의 조사에 의하여 판단되는 진료행위의 변화를 반영하기 위해 매년 검토되고 수정된다. 예를 들면, 2008년 버전의 CPT 코드는 환자 진료를 관리하기 위한 전화 또는 이메일과 같은 비대면 서비스에 대한 새로운 코드와 팀 회의 참석에 대한 코드의 추가를 포함하고 있다. 이러한 코드들의 추가는 다른 코드들이 삭제되었거나 다른 코드들의 가치가 감소되었다는 것을 의미하는데, 그것은 CPT 코딩이 의료비를 통제하는데 기여하는 중립적 예산 시스템이기 때문이다. 코드의 제정과 개정은 상당한 협상과 의료행위의 분석을 포함하고 있다. Sidebar 10. 1을 참조하라.

둘째, 코드가 존재한다는 이유만으로 보험사가 그들에게 지불할 것임을 의미하지 않는다. 예를 들면, 많은 제3자 지불인들이 핫 팩 및 콜드 팩과 같이 제공자에 의한 직접적인 환자 접촉을 요구하지 않는 양식으로 코드화된 서비스에 대해 상환하지 않는다. 많은 보험사들은 이러한 수동적 개입이 전문직의 기량과 지식을 요구하지 않는다고 결정하였으며 이에 따라서 그들에게 지불하지 않는다.

인별 서비스에 대한 청구 역시 수행되는 개입의 유형과 횟수를 추적하는 코딩을 포함할 수 있는데,

Sidebar 10.1

CPT 코드의 가치(Values of CPT Codes)

- 자원기준 상대가치 척도(Resource-based relative value scale, RBRVS)는 미국의학협회에 의하여 매년 가을 제정되어 매년 1월에 시행된다.
- CPT 코드의 기본 가치는 진료소별로 및 지역별로 절차, 시험 등을 제공하는 비용을 기준으로 설정되고 수정된다.
- 설정된 통일된 상대가치는 매년 변경되는 지리적 조정계수(geographic adjustment factor, GAF)와 전국 통일 변환계수에 의해 수정된다.
- 예를 들면, 코드 97110 운동치료에 대한 수가는 CPT 97110에 대한 RBRVS 가치에 관한 GAF 수정으로 인하여 농어촌 지역에서 15분 운동마다 $26.04이고 사업수행 비용이 더 높은 대도시 지역에서는 $28.79가 될 수 있다.

Activity 10.8
청구 및 코딩의 추적(Tracking Billing and Coding)

Mark Potter는 더 나은 방법을 안출해야 한다. 치료사들은 보험 요구사항을 판단하고 조정하는데 너무 많은 시간을 쏟고 있다. 일지 및 경보와 문서작성을 포함하는 몇몇 환자 일정관리 소프트웨어 패키지들이 있다. 여기에 투자하기 전에 그는 무엇을 고려해야 하는가? 이 문제를 해결하는데 덜 비싼 방법은 무엇인가?

Activity 10.9
급여지급(Payroll)

로즈먼트 물리치료센타 직원들의 급여는 격주로 지급되고 있다.
관리자인 마크는 급여지급을 월급제로 하고자 하는 마음을 가지고 있다.
어떠한 찬반논의가 있을 수 있겠는가?

이것은 지불인들의 특별한 관심사가 아닐 수 있다. 제공되는 서비스 내용은 지불인들의 관심의 초점이 아니다. 대신, 그들은 다른 수단을 통하여 비용을 통제하는데 더욱 관심을 기울인다. 그들은 지불 받을 수가의 한계와 의료행위 범위 안에서 환자 목표를 달성하는 방법을 결정하는 것을 제공자에게 맡겨두고 있다. Activity 10.8을 참조하라.

재정적 의무 (Finacial Obligations)

관리자들은 경비가 적시에 지불되고 급여가 충족된다는 것을 보증하여 빚 독촉의 당황과 진료행위를 뒷받침하는데 필요한 서비스의 중단을 방지해야 한다. 비상 예비비를 확보하는 것은 재무 자문가와 함께 수립하는 계획의 일부가 되어야 한다. 매월 만기되는 지불금의 관점에서 상환수입 패턴(제출된 청구에 대하여 얼마나 자주 수령되는지)을 인식하는 것은 중요한 고려사항이다. 상세한 문서에 의해 뒷받침되는 오류 없고 누락 없는 청구서를 제출하는 것은 제3자 지불인의 거절과 이러한 결정에 이의를 제기하는데 요구되는 시간으로 인한 지불 지연을 회피하는데 도움을 준다. Activity 10.9를 참조하라.

자금조달 (Funding)

수행된 서비스에 대한 상환 및 그 밖의 지불에 추가하여, 일부 대규모 진료소들은 지방정부 세금 또는 채권을 통하여 자금지원을 받을 수 있다. 이러한 공공수입은 특별히 이해당사자들과 수익을 공유하는 기관들보다는 공공서비스를 지향한 임무를 가진 대규모 의료 기관에 전적으로 사용될 수 있다. 기부금, 기증 및 연례 볼 및 예술 공연과 같은 자금조달 활동은 기관의 특별 프로젝트를 지원할 수 있다.

민간 개업의들을 위하여 자금조달은 보통 은행이나 그 밖의 금융기관 융자로부터 발생된다. 가족과 친구들이 금전적 기부를 할 수 있거나 무이자 또는 이자를 지불하는 또 다른 차용금의 원천이다. 물론, 초보 개업의들은 양호한 계획을 수립하여 초기에 진료행위를 시작하는데 필요한 창업자금을 위해 저축을 시작하는 자제심을 가질 수 있다. 창업 지원금은 특히 여성과 소수집단 사람들을 위한 연방 및 주의 공급처로부터 이용할 수 있다. Activity 10.10과 Sidebar 10.2를 참조하라.

Activity 10.10
또 다른 기회(Another Opportunity)

Mark Potter는 방금 보조수입으로서 Rosemont Physical Therapy에 좋고 대중 이미지를 제고하는데 좋을 수 있는 기회를 알게 되었다. Arthritis Foundation은 Rosemont와 같은 소규모 기관으로부터 류머티스 질환을 가진 사람들의 필요성을 해결하는 새로운 프로그램의 제안을 찾고 있다. 제출 마감일은 6개월 남았고 $100,000의 기여금을 포상한다. 제안서를 작성하기 전에 Mark는 무엇을 고려해야 하는가?

Sidebar 10.2

기금 지원 신청서 작성(Grant Writing)

각 자금지원 기관은 제출될 제안서의 형식과 내용에 대한 고유한 요구사항을 갖고 있다. 추가정보에대해서 http://foundationcenter.org/getstarted/tutorials/shortcourse/index.html를 방문한다. 기금제안서를 작성하는 것은 제14장에서 논의되는 타당성 조사서를 작성하는 것과 매우 유사하다.

관리자의 책임
(A Manager' s Responsibility)

관리자들은 기관을 관리할 비용과 예상 수입을 세심하게 예측할 필요가 있다. 수익성은 기관의 존재를 위한 필수 조건이다. 수익증대를 위한 수단으로서 보다 많은 수입을 창출하는 것보다 비용을 통제하는데 집중하는 관리자들은 목표를 달성하는데 있어서 더욱 성공적일 수 있다. 어느 정도의 수익은 기관 목표이지만 수익은 기관의 비전과 임무에 기반한 보다 중요한 목표에 대한 수단이다.

예산은 비용과 수입을 계획하고 감시하는 도구이다. 관리자들은 예산을 사용하여 예상 수입과 지출 감시에 의한 과정을 유지할 수 있다. 일반적인 관리 규칙은 예산 라인에서 ±10%의 변화는 조사와 아마도 즉각적인 수정 또는 그러한 경향이 발전할 것인지 여부를 판단하기 위한 추가적인 감시를 위한 경영차원 의사결정을 필요로 한다는 것이다. 예를 들면, 수입의 10% 증가는 추가적인 직원에 대한 필요성을 반영할 수 있으며, 계속 교육예산의 10% 증가는 관리자가 다른 수단을 통한 직원의 직무개발을 감시할 필요가 있다는 것을 의미할 수 있다. 수치들은 지속적으로 빈번하게 최소한 매월 공식적으로 감시될 필요가 있다. 기술은 데이터가 적시에 게시되는 경우에 이의 지속적인 접근과 감시를 가능케 한다. 예제 손익계산서에 대해서는 그림 10.1을 참조하라. Sidebar 10.3과 Activity 10.11 및 10.12를 참조하라.

Sidebar 10.3

예산(Budgets)

예산은 예상 수입 및 예상 지출의 항목화된 목록이다. 일반적으로 매년 작성되며 예산은 손익계산서의 개요의 역할을 한다. 대부분의 기관은 Zero(0) 예산에 의존하는데, 이것은 근본적으로 전략적 계획과정의 일부로서 매년 예산을 백지화하는 것이다. 대안은 단순히 전년도 예산에서 숫자를 증가시키는 것인데, 이것은 전략적 계획에 연결되지 않기 때문에 기관의 개선에 도움이 되지 않는다.

그림 10.1 예제 손익계산서에 개요

ROSEMONT PHYSICAL THERAPY ________ 부터 20 ________ 까지				
	월 ________	월 ________	월 ________	월 ________
수 입				
제공된 서비스				
공제금				
기타 수입				
총 수입				
비 용				
상여금				
사업 면허, 평가				
임상용품				
교육				
직원 편익				
장비				
지급 수수료				
보험				
사무용품				
기타 차용금				
기타 편익				
아웃바운드 마케팅				
급여 공제				
전문 서비스				
외주 서비스				
채용				
임대료 또는 할부금				
봉급 및 급여				
출장				
유틸리티				
총비용				
당기 수익 (손실)				
세금				
세후 당기 수익(손실)				

주 : 지급 수수료(전문기구 및 공동체 기구)
교육 (사내, 졸업작품 보조금, 계속교육)
장비 (임상 및 사무용 임차, 임차 지불금, 신규 구매)
보험 (일반 및 전문 책임배상)
전문 서비스 (변호사, 금융 자문가, 인사관리 전문가 등)
외주 서비스 (청구, 등록요원, 세탁, 경비, 잔디관리 및 조경)
출장 (교육, 마케팅 등)
기타 편익 (커피, 중식비, 주차비)

Activity 10.11
직접비 및 간접비(Direct and Indirect Costs)

그림 10.1에 수록된 비용 항목들을 직접비 및 간접비로 분류한다. 무슨 라인 항목이 포함되어야 하는가?

참|고|문|헌

1. Ross A, Wenzel FJ, Mitlyng JW. *Leadership for the Future: Core Competencies in Healthcare.* Chicago, IL: Health Administration Press; 2002.

ACTIVITY 10.12
또 다른 문제(Another Challenge)

전략적 계획수립에 관한 pp.61-62를 참조하고 이 워크시트를 사용하여 물리치료센타에서 현재의 혼합지불방식과 바람직한 혼합 지불방식 사이의 차이를 기술한다. 이 전략의 효과를 판단하는 방법을 논의한다.

무엇인가 (WHAT IS)

일정은 무엇인가(WHAT SHOULD BE)

갭 (GAP DATA)

질문 :

답변 :

그러므로
이러한 요구를 해결하기 위한 결정

프로그램(도전) 상황
(PROGRAM (CHALLENGE) STATEMENT)

전략적 계획 (STRATEGIC PLAN)
다음에 대한 책임을 통해 개발 :

비전, 사명, 목표 (Vision, Mission, Goals) :
정책과 과정 (Policies and Procedures) :
마케팅 (Marketing) :
직원관리 (Staffing) :
환자케어 (Patients Care) :
재정 (Fiscal) :
윤리적 및 법적 사항 (Legal and Ethical) :
위기 관리 (Risk Management) :
의사소통 (Communication) :

제 11장

위험관리에 대한 책임
Responsibility for Risk Management

학|습|목|표

- 위험관리 도구로써 보험에 관해 토의하자.
- 잠재적인 위험요소의 범주를 토의하자.
- 작업 안전과 건강관리 요건에 관해 토의하자.
- 재정적인 위험요소를 줄이기 위한 계획을 결정하자.
- 수술위험요소를 줄이기 위한 계획을 분석하자.
- 기록위험요소를 다루기 위한 상호검토 프로그램을 향상시키자.
- 기록과 환경의 안전에 관해 토의하자.
- 치료사의 좋지 않은 평판을 향상시키기 위한 계획을 만들자.
- 고용과 해고의 위험요소를 줄이는데 있어 직무 분석표의 역할을 결정하자.
- 주어진 인적 자본 위험요소에 대한 계획을 분석하자.
- 도움을 주는 직원들의 지도와 연관된 위험요소를 토의하자.
- 위험요소를 줄이는데 있어 수립된 환자 관계의 역할을 결정하자.
- 사고 보고를 분석하자.
- 전문직업 책임의 주어진 사례를 접근방법과 근본원인을 분석하여 5가지 이유를 적용하자.

학습목표

Special Note

이 장의 의도는 잠재적인 위험요소와 연관된 법적인 임무 또는 그들과 연관된 우려 또는 그들의 관할권 또는 환경을 매니저들에게 알리기 위한 것이다. ***이 내용물은 법률적 자문으로 다루어져서는 안 된다.***

개요 (Overview)

재무 위험관리라 함은 그 기관을 매우 심하게 손상시키거나 완전히 파산시킬 수 있는 잠재적인 위험요소를 확인하고 그런 위험요소가 발생하는 것을 피하기 위한 행동을 취하는 과정이다. 비록 보험 보장이 위험관리 도구로 쓰여 왔지만, 건강보험 기관들의 증가로 아래와 같은 잠재적인 위험

요소를 포함하고 그것의 범위와 중요성을 넓혀 왔다 :

- ◆ 위험요소
- ◆ 시세
- ◆ 평판
- ◆ 운영
- ◆ 인적자본

Activity 11.1
보험정책(Insurance Policies)

Glenda Clemens는 그녀가 불이익을 받았다고 한다. 그녀가 미국 재활회사인 phillipsboro 사무실에서 보험적용범위에 대해 그 지역 매니저에 문의 했을 때, 그는 그녀에게 걱정하지 말라고 얘기했다. 그 회사 사무실은 모든 것을 다루고 있다. 그녀는 그 사무실에 있는 직원들처럼 단지 보험이 다 해결해 줄 거라고 생각해서는 안 된다고 느꼈다. 그녀는 그 매니저와 다음 주에 만날 계획이고 보험에 관한 의논을 하기 위해 계속해서 요청해 왔다. 그녀가 위험요소, 재산, 일반적인 보험책임, 전문 직업 배상 책임보험에 관해 어떤 질문을 해야 하는가? 어떠한 보험이 주당 150명의 외래 환자를 보는 치료사에게 적합한 보험인가?

이러한 요구의 증가는 종종 최고 경영자에게 직접적으로 보고하는 의료서비스 기관에 있어 위험관리 전문가들의 창출을 야기 한다. 표11.1을 보라. 종종 컴퓨터 소프트웨어와 함께, 다양한 단위와 데이터를 사용하여 보험 담당직원은 피해를 최소화하기 위해 위험요소를 조절하는 것과 관련하여 많은 결정의 중심에 있다. 재무 위험관리는 사고를 피하고 사고가 일어났을 때 손해 배상을 줄이고 치료의 질을 향상시키는 과정이다. 이러한 목표를 이루기 위해 요구되는 많은 노력이 필요하기 때문에, 보험 담당직원은 모든 직원들을 항상 집중하고 주위를 기울입니다.

이 같은 큰 기관에 있어 재무 위험관리에서 중간 매니저의 역할은 그들이 관리하는 구성단위의 보호를 위한 데이터를 제공하고 보험관리 직원들에 의해 계획을 시행하는 것을 포함하고 있다. 다른 종류의 의료기관에서는 재무 위험관리가 명백히 중심적이지 않을 수 있거나 전체적으로 상위 관리팀의 책임일지도 모른다. 물리치료에 있어 개인영업을 하는 사람들 또한 일반적으로 이 같은 역할의 책임을 맡으면서 그들의 사업을 성공시키기 위해 재무관리 위험의 중요성을 중시해야 한다. 표 11.2는 재무위험관리에 대해 생각하도록 하는 몇 가지 격언을 보여주고 있다.

특별히 프로그램 제안이나 가능한 연구를 발전시키는 데 있어, 매니저는 잠재적인 손실의 다소 약간의 부정적인 관점으로부터 그 사업의 모든 구성 요소를 다루기 위해 "큰 그림" 의 기회로 그들의 재무 위험관리책임을 다룰지도 모른다. 이 같은 과정은 흥미롭고 유망한 사업 모험을 하게 하는 대처할 수 없는 장애물이나 위험요소를 보여주고 있다. 게다가, 그것은 계획을 통한 더욱 인상적이고 심사숙고한 결과일지도 모른다. 위험분석은 그 문제를 다루기 위해, 가능한 만일의 사태와 잠재적인 방법을 포함하고 있는 계획을 이끌어 줍니다.

의사소통과 법적, 윤리적 문제와 함께, 재무 위험관리는 -견문, 임무, 목표; 정책과 과정; 시장; 직원; 환자/고객 관리; 그리고 국가 재정- 이 같은 것을 기반을 둔 관리 책임의 하나이다. 이 장에서는 이 같은 책임과 다른 종류의 위험 요소와 연관된 몇 가지의 주요 문제점을 보여주고 있다.

Sidebar 11.1

Risk Managers

Go to http://www.ashrm.org/ashrm/aboutus/abou-tus.html to learn more about risk managers.

재앙 위험 (Hazard Risks)

이것은 매니저의 통제 수준을 벗어났기 때문에, 자연 재앙의 위험은 재물 손해 보험을 요구한다. 지역에 따라, 매니저는 예를 들어 허리케인, 불, 홍수에 대항하여 더 많은 보호가 필요하다는 것을 발견할지도 모른다. 이 같은 위험성이 특별히 높은 지역에서는, 잠시 동안 사업을 운영할 수 없는 동안 발생하는 손해를 보상해주는 기업 휴지 보험이 사업을 운영할 수 업는 동안 나타나는 수익 손해를 최소화 해준다.

조금 더 작은 기관의 매니저는 이 같은 정책에 대한 보험 대리인의 기술과 이번장의 다른 섹션에서 다루어진 전문적이고 일반적인 책임 보험에 의존할지도 모른다. 상위 관리 팀의 한 부분으로써 보험 담당직원은 그 기관을 위한 모든 종류의 보험 정책을 협상할지도 모른다. 두 기관 모두 정부 규정에 준수하고 일어날 수 있는 어떠한 변화의 요구에도 일관성 그들 정책의 계속적인 검토를 하는 것이 필요하다.

> *Sidebar 11.2*
>
> **재무관리 위험 조언**
> (Risk Management Axuims)
>
> ◆ 정화하라, 부정행위를 덮지 마라.
> ◆ 결함의 발견보다는 하자를 예방하라.
> ◆ 당신이 실행하기 전에 알려라.
> ◆ 듣고, 또 듣고, 또 들어라.
> ◆ 두 번의 기회는 없다.
> ◆ 행동이 말보다 더 크게 말한다.
> ◆ 당신이 존대 받는 것처럼 다른 사람들을 존대하라.
> ◆ 적게 약속하고 많은 것을 이뤄내라.
> ◆ 따르고 계속 진행하라.

이 범주에 있어 또 다른 위험요소는 소재 그 자체에 있다. 비록 급성 치료 환경에서 외래환자 물리치료 실행에 있어 중요하지는 않지만, 감염, 혈인성 병원균, 날카로운 것의 처리와 쓰레기, 그리고 보호 장치의 제공과 연관된 위험 요소의 발견이 직원과 환자/고객의 안전을 보장한다.

환자 사이에 손 씻기, 작업대와 기구 소독하기, 깨끗한 리넨지 제공 등이 안전하고 건강한 환경에 기여한다. 통합적인 예방책을 준수하는데 있어 정책과 과정 그리고 감염된 직원에게 있어서 필수적인 결근이 감염의 확산을 줄이는데 매우 중요하다. 전염병을 가지고 있는 환자는 외래 환자치료에 대한 스케줄을 다시 잡아야 한다.

이 같은 위험 요소를 발견하고 줄이는데 있어서의 실패는 작업 안전 건강 관리국 아래 연방 권한에 매우 어긋나는 결과이고 직원에게 매우 심한 질병이나 손상을 초래하게 된다. (Sidebar 11.3과 Activity 11.2 참조)

시장 위험 (Market Risks)

어떤 기관에 의한 표적 시장의 변화는 특히 의료 서비스에 있어 독립적인 치료사에게 가장 큰 재정적인 위험일지도 모른다. 잠재적인 소비자의 특정한 범주로써 시장을 정의하면, 독립적인 물리치료 재활 서비스의 운영자들은 손실의 기회에 직면하게 된다. 만약에 :

◆ 그 기관의 종업원들이 그들에 대한 의료서비스 정책을 변화시켜 재활 서비스의 범위가 더 제한되거나 없어진다면
◆ 보험회사가 포함된 서비스의 배상을 줄인다면

ACTIVITY 11.2
감염통제(Infection control)

스테파니 모르간은 치료사들이 환자를 옮겨가며 치료하면서 손을 계속 씻지 않는다는 것에 관심을 기울이고 있다. 운동실 한 코너, 각 공중 화장실과 직원 화장실에 세면대가 있다. 손을 씻지 않는 주된 이유로 위치의 불편함이 있다는 것을 직원들에 의해 조사됐다. 그녀는 개인 치료실과 몇몇 운동실에 살균제를 설치할 것을 고려하고 있다. 이것이 좋은 해결책인가? 대안은 무엇인가? 이러한 필요를 충족시키기 위해 전략적인 개획을 발달시키기 위해 pp 61–62와 아래의 워크시트를 참조하라.

무엇인가 (WHAT IS)

일정은 무엇인가(WHAT SHOULD BE)

갭 (GAP DATA)

질문 :

답변 :

그러므로
이러한 요구를 해결하기 위한 결정

프로그램(도전) 상황
(PROGRAM (CHALLENGE) STATEMENT)

전략적 계획 (STRATEGIC PLAN)
다음에 대한 책임을 통해 개발 :

비전, 사명, 목표 (Vision, Mission, Goals) :
정책과 과정 (Policies and Procedures) :
마케팅 (Marketing) :
직원관리 (Staffing) :
환자케어 (Patients Care) :
재정 (Fiscal) :
윤리적 및 법적 사항 (Legal and Ethical) :
위기 관리 (Risk Management) :
의사소통 (Communication) :

- 의사가 그 치료를 바꾸거나 없애거나 다른 제공자를 선택한다면
- 보험회사가 그들의 행정상의 비용을 조절하기 위해 독립적인 치료사에게 제공된 계약서를 줄인다면
- 인구가 이동하여 재활서비스를 찾는 사람의 수가 변화한다면(예를 들어, 병원이 문을 닫으면 의료서비스를 받던 환자들은 전체 환자 수의 더 큰 비율을 차지하게 된다. 반대로, 많은 노인 의료 서비스 환자들은 노인 주택 지구에 있어 그들의 두 번째 집을 포기하고 더 이상 그 해 특정 기간의 높은 비율의 환자수가 이루어지지 않는다.)
- 의료에 있어서 기술적인 발전이 불편한 조건의 사람과 집중적인 재활이 요구되는 질환을 줄이거나 수술적인 과정이 덜 급속히 전파되면서 요구되는 재활 서비스의 양도 감소시키고 질병의 진행도 조절할 수 있게 되었다.

대부분의 이러한 위험요소를 피하는 것은 직원의 역할이 아니고 시장 변화에 대한 보험적인 방어는 없다. 만일의 사태에 계획을 세우는 직원의 능력은 어떠한 환경에서도 그들의 사업이 생존하는데 중요할지도 모른다. 이익이 되는 다른 대체 자원들로 고려할만한 몇 가지 가능성으로는 다양한 서비스, 새로운 공동작업, 다른 의료 서비스와의 파트너가 있다. 법률적 변호인과 상의 하는 것이 다른 기관과 관계를 형성하는데 있어 필요한 계약 절충과 연관된 잠재적인 요소를 줄일지도 모른다.

현금 흐름 (Cash Flow)

직원의 권할 밖의 시장과 연관된 또 다른 위험요소는 그 기관의 자산, 자원, 그리고 지출의 안정성이다. 그 직원은 곧 기관의 현금 흐름에 관해 실천하고, 계속적으로 진행하고, 부지런한 주의력을 통한 것이 너무나 많은 지출을 줄여 주거나 너무나 많은 돈이 모이지 않도록 하는데 필요한 것이라는 것을 발견하게 된다. 그 직원은 때때로 보험지불을 못하는 환자의 위험성을 줄이고 제 때에 지불을 하지 못하는 것을 줄이기 위한 "서비스가 제공되어 질 때 금액을 지불하십시오." 라는 절차를 규정한다. 대부분의 환자들이 보험에서 지불을 해주기 때문에, 많은 금액을 지불하는 것은 특히 이 같은 작은 업무에 있어 환자의 파산을 가져올 정도이다.

이 같은 노력은 그 기관의 회계사와의 조화를 요구하거나 개인 치료사는 보증된 공공 회계사의 서비스에 의존할지도 모른다. 회계 업무를 설립하고 직원들이 따라 오도록 준비하는 것은 수수료와 관련된 절차와 과정을 분명하게 하고 청구 지불은 재정적으로 어려움이 있는 업무에 있을 불신과 혼동을 줄여 준다. 회계사들은 10장에 언급된 것처럼 그 사업의 여러 방면에 있어서 그 경영자를 도와줄 수 있다.

평판 위험 (Reputation Risks)

나쁜 평판은 그 기관을 매우 심하게 손상시키거나 파산시킬 가능성을 가지고 있다. 좋은 평판을 얻기는 매우 어렵고 이유를 불문하고 타협해온 무엇인가를 다시 회복시키기는 더욱 어렵다. 큰 기관에 있어 매니저는 그 기관의 명성이나 그 기관 안에서의 누군가의 명성이 좋지 못한 환자의 회복, 의심이 가는 회계 체계, 사기, 거짓 광고, 전문적이지 못한 행동들 때문에 더럽혀지고 있다는 것

Activity 11.3
재정적 문제(A Financial Problem)

회계사인 Walt Cohen은 그의 고객인 물리치료사 Elias Henderson에게 몇 가지 나쁜 소식을 가지고 있다. 비록 Elias는 업무에 있어 잘 하고는 있지만, 그의 업무를 손익평형으로 계획한 후 매년 비용이 예산 추정을 추월하고 있다. Walt는 최소한의 손익평형을 이루기 위해 몇 가지 비용을 절감하는 방법을 찾을 수 있는 여러 책을 보고 생각해 보기 위해 Elias를 만나기를 원한다. Elias는 이 미팅을 위해 무엇을 준비해야 한까?

을 너무 늦게 알지도 모른다. 나쁜 평판의 몇 가지 이유는 막을 수 있지만 매니저의 권한 밖의 일이다. 적어도 그 위험 요소를 줄이기 위한 잠재적이고 부정적인 행동의 영향력을 확인해야 한다.

어떤 한 경우에도, 매니저는 명성을 회복하기 위해서는 근본적으로 경력을 다시 닦으면서 모든 것을 다시 시작해야 할지도 모른다. 전략적인 계획은 가장 어려운 경영 변화의 한 가지인 이것과 씨름하기 위한 필수적인 것인지도 모른다. 나쁜 명성은 모든 주주의 관계에 영향을 미치고 재정적으로 많은 손상을 끼칠 수 있다. “좋은 평판”으로 바꾸는 것은 많은 노력을 필요로 한다. 매니저는 재빠른 해결책에 견뎌야 하고 현재 상황의 철저한 분석 후 결과에 뛰어들고 어디에 있기를 원하는지 분명한 정의를 내려야한다. 이 문제를 해결하기 위해 Activity 11.4 참조하라.

운영 위험 (Operations Risks)

운영은 그 일을 실행하는 방식이다. 운영에 있어서 위험은 이 장에서 언급되는 직원과 환자/고객의 안전과 경비가 연관되어 있다.

병원 장비와 다른 기구들 (Clinical Equipment and Other Furnishings)

전기기구가 눈금을 가지고 있다면 환자치료에 사용되는 모든 기구의 정규적인 정비는 잠재적인 부정적 효과의 위험성을 줄여준다. 매니저는 정비 계획을 세우고 서비스 동의를 구하는 책임을 가지고 있고 수리할 자격이 있는 전문가들에 의해 필요한 수리가 이루어지고 제때 기록하는 책임을 맡고 있다. 기구 설명서는 그 기구를 사용하는 모든 사람들에게 편리하게 이용 가능하도록 해야 하고, 매니저는 전기 요법과 다른 기구들의 효과적인 사용에 대해 나오게 되는 질문에 답하거나 답을 찾아 줄 수 있는 전문가가 되어야 한다.

정규적인 정비와 더불어, 매니저는 기구를 사용하기 전에 검사를 해야 하는 중요성을 보여주어야 하고 사용이 필요할 때만 기구를 사용하는 것이 중요하다. 이것을 지키지 못했을 때 피해가 환자에게 오고 가능한 법적인 행동에 있어 거의 방어할 수 있는 방법이 없다. 운동기구를 바꾸거나 의도와 다르게 사용하는 것은 위험하다. 휠체어, 치료 테이블, 사무실 가구, 대기실의 의자조차도 불안한 사인에 대한 계속적인 검사가 요구되고 파손을 막아야 한다. 파손되거나 손상된 기구는 특히 비전문가가 그 수리를 하고 있다면, 수리하는 것보다 처리하는 것이 더 좋다. 임시적인 수리가 그 기관의 영구적인 손해를 유발할지도 모른다.

전기코드가 닳고, 느슨해진 연결 장치, 부분이 테이프로 묶여있고, 없어진 부분이 어쩌면 위험할 뿐만 아니라, 이러한 것들이 의료서비스를 받는 고객의 믿음을 약화시킬지도 모르는 부정적인 이미지를 주게 된다. 연장 코드를 사용하는 것은 전기적으로 위험할 뿐만 아니라 큰 공간에서 전기선을 연장하는 것은 걸려 넘어질 수 있는 위험성을 제공한다.

ACTIVITY 11.4
나쁜 평판(A Bad Reputation)

불행하게도, 물리치료사 직원 중 하나인, St. Barnabas 병원 외래환자 센터에서 일하고 있는 George Prego는 환자의 근심과 건강에 대한 무례함, 게으름, 그리고 무시함을 포함한 그의 전문가적인 못한 행동에 대한 두 번째 경고를 받았다. 매니저인 Sam Zacharias가 일주일 후 그를 해고하기 전부터, 그의 평판은 이미 몇몇 의사와 환자들의 예약 취소에서 알 수 있듯이 부정적인 영향을 끼쳐 왔다. 그리고 매니저가 더 빨리 조치를 취해야 했다고 직원들이 느꼈기 때문에 화를 더 유발시켰습니다. 매니저는 "조지의 영향"을 무효화하기 위해 어떻게 접근해야 한까? p61-62의 전략적인 계획을 사용하여 현재의 상황을 좋은 평판으로 돌리기 위해 필요한 것을 확인하고 우선적으로 처리 하십시오.

무엇인가 (WHAT IS)

일정은 무엇인가(WHAT SHOULD BE)

갭 (GAP DATA)

질문 :

답변 :

그러므로
이러한 요구를 해결하기 위한 결정

프로그램(도전) 상황
(PROGRAM (CHALLENGE) STATEMENT)

전략적 계획 (STRATEGIC PLAN)
다음에 대한 책임을 통해 개발 :

비전, 사명, 목표 (Vision, Mission, Goals) :
정책과 과정 (Policies and Procedures) :
마케팅 (Marketing) :
직원관리 (Staffing) :
환자케어 (Patients Care) :
재정 (Fiscal) :
윤리적 및 법적 사항 (Legal and Ethical) :
위기 관리 (Risk Management) :
의사소통 (Communication) :

회사 직원과 그들이 일하는 공간의 인간 공학적 분석은 직원들의 보상 청구 위험성과 단지 근무시간을 손해 보거나 피해자에 대한 고통을 줄여 주는 것에 대해 중요하게 고려해야 할 점이다. 그 기관의 크기에 따라 매니저는 관련된 비용을 연기할 수 있는 직원들의 보상 보험을 가질 수 있다. 직원들의 보상에 관계없이, 매니저는 그 사람의 인생에 깊게 영향을 끼칠지도 모르는 계속 반복되는 부상과 사고에 대해서 고려해야 한다. 잦은 구부림과 들기를 줄일 수 있는 무거운 박스의 위치 등이 고려해야 할 점이다. 매니저는 또한 환자를 들거나 옮기고 인간 공학적으로 높이가 맞지 않는 치료 테이블에서 일하는 치료사들을 고려해야 한다. 매니저가 정신 육체적 손상을 피하고 직원들로 하여금 위치를 자주 바꾸도록 하고 낮 동안 짧은 보행이라도 하라고 격려하는 것이 직업과 관련된 부상을 줄일 수 있는 방법이다.

환경 안전 (Environmental Safety)

매니저는 서비스 접근에 대한 미국 장애인 법에서 요구하는 것에 따를 뿐만 아니라, 외부적 내부적 환경의 안전에 대한 책임을 가지고 있다. 매니저는 그들의 재산에 일어날 수 있는 손상의 위험을 줄이는 일반적인 책임 보험 정책을 구하고 환경을 통한 이러한 위험을 줄일 수 있다 :

- 입구, 거리, 주차장은 쓰레기, 장애물, 얼음, 그리고 눈 등이 없어야 한다.
- 보통 치료에 이용되는 통로는 장애물이 없어야 한다.
- 마루 커버는 걸리거나 낙상을 방지하기 위해 단단히 부착되어야 한다.
- 흘린 액체 물은 바로 치워져야 한다.
- 환자나 직원이 벽이나 기구에 충돌 없이 쉽게 움직일 수 있도록 적당한 공간이 유지되어야 한다.
- 걷기 훈련을 위한 계단은 잘 보여야 하고 장애물과 미끄러운 물질이 없어야 한다.
- 창고 공간은 마루 공간에 여유를 주며 낙상을 막을 수 있는 튼튼한 선반과 다른 용기들을 포함하고 있다.
- 화재 알람과 소화기는 편리한 곳에 두고 실용적이어야 한다.

보안과 개인 안전 (Security and Personal Safety)

빌딩 보안은 개인적 안전과 소유물에 대한 위험성을 줄여 줄 뿐만 아니라, 물품과 재산 손해를 줄여줄 수 있다. 비록 재산 보험이 위험성을 줄여 줄 수 있을지라도, 불편하고 잠재적인 위험을 고려하여 사람들이 문을 잠그고 의심 가는 행동을 보고하는 등의 절차를 따라 하도록 한다. 물론 기구와 물품의 완전한 재고가 유지되지 않는다면, 어떤 물건이 없어지고 도난당했는지를 알 수가 없다. 이것이 재고 조절이 또 다른 중요한 위험관리 도구로 여겨지는 부분이다.

직원과 환자의 위험을 줄이기 위해 매니저는 빌딩에서 혼자 일하지 말라고 하고 통로와 주차장이 매우 밝아야 한다는 것을 고려해야 할 필요가 있다. 모든 직원들은 환자 자신들이나 다른 것이 위험에 노출될 수 있다는 것을 알려줘야 한다. 전화로 도움을 청하는 것이 접수 담당자뿐만 아니라 물리치료사에게도 중요하다. 응급 전화번호는 분명히 전화기나 눈에 잘 띄는 곳에 부착되어 있어야 하고 응급처치 기구는 손쉽게 이용 가능해야 한다.

환자 치료 안전 (Patient Care Safety)

가장 중요한 것은 매니저는 어떠한 기관에 있어서 그들이 치료 받는 동안 환자와 고객의 안전에 대한 책임을 가지고 있다. 이러한 과정을 실패하지 않고 실행에 옮기는 매니저가 위험을 줄일 수 있다. 예를 들어, 훈련하고 있는 생리적인 반응을 결정하는 필수적인 사인을 지속적으로 감시하는 것은 전에 발견되지 않던 심폐 문제의 확신을 이끌어 줄지도 모른다. 모든 직원들이 심폐소생술 자격증과 편리한 위치에서 이용 가능한 자동적인 외부 제세동기 사용에 익숙해야 한다. 일반적으로, 노인 환자들이 증가함에 따라, 재활을 요구하는 많은 다른 사람들의 상태가 더욱 복잡해지고, 모든 치료환경에 있어 직원들은 매우 경계해야 하고 이러한 것들과 연관된 위험을 줄이는데 관한 지식을 가질 필요가 있다 :

- ◆ 약의 영향과 부작용
- ◆ 적당한 환자의 신원확인
- ◆ 환자의 권한과 존엄에 대한 규제 사용의 조화. 규제가 부상을 이끌 수 있지만 환자를 통제하지 않는 것은 자신과 다른 사람에게 부상의 원인이 될 수 있다.

이것에 기반을 두고, 매니저는 물리치료사와 환자의 치료에 포함되어 있는 보조사의 기술과 결정에 의존한다. 적어도, 손상이 가지 않는 범위에서 같은 상황의 다른 물리치료사들이 어떻게 했을까를 생각해보라. 환자들은 당연히 그들의 치료사가 능숙하고 제공되는 치료가 안전하고 긍정적인 결과가 나오기를 기대한다. 이것은 12장에서 언급되어졌다. Activity 11.5를 보라.

서류 (Documentation)

제공된 치료의 서류는 임상적 치료 경영에 있어 많은 시간을 소모한다. 의료 기록은 환자, 치료사, 그리고 환자의 치료에 책임이 있는 의료 서비스 기관을 보호하는데 도움을 준다. 이것은 합법적인 변화에 맞는 분명하고 완전한 기록의 생산과 정비를 수행하려 하는 매니저가 요구하는 법적인 문서이다.

의료 기록은 환자 치료 계획을 세우는데 기초가

ACTIVITY 11.5
안전한 환경(A Safe Environment)

실제적인 치료에 있어 가능한 모든 재앙, 기구, 환경과 안전 위험을 확인하는 조사관의 역할에 대해 추정하십시오. 접수처에서 창고(화장실, 운동치료실, 입구, 주차장)까지 초보자를 위한 경영 위험에서 보여준 위험요인을 이용하여 모든 곳을 조사 하십시오. 다른 것들도 확인하십시오. 아래와 같은 표를 만들어 확인하는 것뿐만 아니라 위험 요소를 줄이기 위한 예방적 조치와 부과된 책임에 대한 권고를 하십시오. 당신이 발견한 점을 당신이 택한 센터의 매니저와 상의하십시오.

치료 지역	잠재적인 위험 노출	위험-조절 기술	경영 판단 : 누가, 무엇을, 어떻게?

되고 판단의 지속성과 그 계획의 성취를 반영한다. 이것은 모든 치료사 간의 의사소통을 포함한 환자 치료 과정의 증거가 된다. 불완전하거나 불확실한 서류를 가지고 당혹스런 위치에 있을 수 있는 어떠한 특정 환자에 대한 무슨 일이 생겼는지를 설명해야 하는 증언을 아무도 하기를 원하지 않는다. 환자에 의해 이루어진 의료적 필요와 목표를 반영하는 문서가 의료기록에 없기 때문에 아무도 배상 거절을 하길 원치 않는다.

의료 기록이 어려운 기록이거나 전자화된 기록이라도 상관없이, 만약 기록의 기본적인 몇 가지 원리를 따랐다면, 법적인 위험을 줄일 수 있다. 이 같은 원리는 아래를 포함하고 있다 :

1. 환자의 기록은 사실이라 추정한다. 면허를 가지고 있는 의료 전문가들이 다르다고 증명하지 않았다면 그들의 문서가 솔직하다는 믿음을 가져도 됩니다.
2. 물리치료사의 서류는 그 치료사의 판단, 행동, 기술 그리고 결정을 하는데 있어 하나의 가장 중요한 증거가 된다.
3. 한 사람이 쓴 기록에 다른 사람이 기록을 하거나 사인을 할 수는 없습니다.
4. 기록은 다른 치료사가 환자의 치료에 대한 질문이 필요 없을 정도로 충분히 자세히 쓰여있어야 합니다.
5. 포함된 정보는 분명하게 환자의 중요한 요점을 확인하고 진단을 뒷받침해 주고 치료를 정당화하는 효과를 보여 주어야 한다.
6. 환자에 대한 모든 중요한 정보는 의료 기록에 포함되어져야 한다. 격식에 맞지 않은 기록은 이 같은 법적인 서류에서 다루어지지 않다.
7. 서류 제출은 적절한 때에 필요하다. 이 기간의 한 부분으로써 기록을 하는 것을 중요한다. 그 팀의 다른 구성원들은 환자와 대면하기 전에 일찍 기록을 써야 한다고 알려줄 필요가 있다.
8. 그날 오후 늦게 기록하는 것은 기억력이 떨어지기 때문에 기록이 정확하지 않아 위험률을 높이게 된다. 특히 치료사가 지친 바쁜 시간 후에 하는 것도 효과적이지 못한다. 그날 일찍이 무슨 일이 있었나를 회상하는데 걸리는 시간은 기록을 완성하는데 필요한 시간을 더 길게 한다.
9. 전자적 기록이 증가하고 있는 추세이지만, 문서화된 기록은 계속해서 문제가 많다. 그것을 기록한 사람뿐만 아니라 다른 사람에게도 알아 볼 수 있는 가치가 있어야 한다. 만약 한 사람이 그나 그녀의 필기체를 알아 볼 수 없다면 그 사람의 신뢰성을 다른 사람들에게 납득시키기가 어려울지도 모른다.
10. 표준적인 표에 있어 모든 공간은 비록 쓸 것이 N/A나 선하나 일지라도 채워져야 한다. 독자는 그 기록을 한 사람이 그것에 대해 단순히 기록하지 않고 의심 없이 모든 세부사항에 참여했다는 것을 알아야 할 필요가 있다. 빈 공간은 처음에 쓰인 사람의 의도와는 다른 방식으로 다른 사람이 문서를 수정할 기회를 제공한다.
11. 의료 기록 각각의 입력은 서명과 날짜 표시가 되어져야 한다. 많은 곳에서는 시간을 요구한다. 매니저는 만약 기록이 항상 치료기간 시간에 기록되지 않는다면, 쓰인 시간이 치료기간의 시간인지 아님 기록이 쓰인 시간인지를 확실하게 할 필요가 있다.
12. 기록은 그 하루의 끝에 완성되어져야 하고

직원은 모든 기록이 완성될 때까지 머물러 있어야 한다. 환자의 기록은 그들의 손실이 매우 크고 그들의 비밀과 사생활의 가치가 너무 높기 때문에 그 치료실을 떠나서는 안 된다.

13. 기록에 대한 모든 것은 검사를 통과해야 한다. 치료기록, 출석, 약속, 책, 청구서 등 모두 조화를 이뤄야 한다. 확실하지 않은 것은 신뢰성을 감소시키고 그들은 그것에 대해 지불하기를 원치 않을 것이다.
14. 정확한 스펠링과 문법은 분명해야 하지만, 일관된 약어는 종종 사용 될 수 있습니다. 매니저는 가능한 모든 사람들에게 사용되는 약어의 목록과 누구나 피해야 하는 전문적인 용어의 목록을 사용할 필요가 있다. 약어를 덜 사용하는 것이 의사소통하기가 더 좋다.
15. 수정은 선을 긋거나 그 오류를 설명할 수 있는 부록을 추가 하는 것으로 분명히 확인되어져야 한다. 환자의 기록은 수정 액으로 지울 수가 없다.
16. 수록되어 있는 내용물을 적절히 유지하라. 임상적인 결정에 가치가 없는 정보를 포함하지 말아야한다. 치료가 필요한 환자에게 도움을 줄 수 있는 모든 정보를 포함해야한다.
17. 환자나 환자의 기록에 있어 그 팀의 다른 직원들에 대해 불평하거나, 비평하거나, 논쟁하지 말아야한다. 이 같은 것들은 그 팀의 직원들이 동의하지 않는다면, 제공된 치료의 질에 대한 근심을 높여주게 된다.
18. 환자 기록은 전화, 팩스, 음성 주문을 포함한 치료사들 간의 모든 의사소통기록으로 여겨진다. 그들이 놓친 약속과 이유가 기록되어질 필요가 있다. 그리하여 치료에 있어 크나큰 간격으로 인한 위험한 배상을 하지 않아도 된다.
19. 기록은 환자의 목표를 성취하기 위해 이유가 분명하고 필요한 치료를 반영해야 한다.
20. 치료 기록은 환자가 받고 있는 것이 무슨 치료이며 그것에 대한 환자의 반응을 반영한다. 진행기록은 환자가 그들의 목표를 향해 가고 있다는 것을 보여주기 위해 초기의 검사와 목표를 다시 되돌아보도록 한다.

매니저는 환자 기록의 검사에 대한 평가 프로그램을 포함한 이 같은 원리를 실행하기 위한 방법을 찾을 필요가 있다. 다른 사람들의 기록을 평가하는 것이 때때로 이 같은 원리를 보강할 수 있는 좋은 학습경험이 되기도 한다. 가장 작은 기관조차도, 문서의 질적인 검토에 대한 몇 가지 방법은 배상 위험을 피하고 가능성 있는 법적인 조치를 준비하는데 중요하다. 환자의 기록이 유일한 물리치료사의 정당방어이다. Activity 11.6을 참조하라.

다른 중요한 문서들
(Other Important Documents)

환자 기록은 매니저가 지켜야하는 단지 예민한 자료가 아닙니다. 환자기록을 보기 위해서는 주정부 규정에 따라야 하고 환자가 떠난 후에도 한동안 그 자료는 이용 가능해야 한다. 만약 직원이 후에 의료 기록에 있어 문서를 위한 환자 치료기간 동안 모아진 그들의 사실적인 기억을 돕기 위

Activity 11.6
서류의 동업자 평가(Peer Review of Documentation)

환자의 기록을 검토하기 위한 표를 발전시키십시오. 보여줘야 할 주요 목록과 이 각각의 주요 목록의 품질 측정을 결정하십시오. Hint : 웹페이지에 있는 미국 물리치료사 협회의 안내서나 물리치료사 실습 안내서를 참조하십시오.

해 합법적이지 않은 기록을 한다면, 이러한 기록들은 그것들이 더 이상 필요하지 않을 때 보호하거나 나중에 해야 한다. 실질적인 기록은 환자 치료와 연관된 치료사에게만 보여줘야만 한다.

개인적 기록, 계약서, 임대계약, 모임시간, 회사 기록은 잠글 수 있고 불에 강한 박스나 금고에 보관되어져야 한다. 컴퓨터에 저장되어 있는 기록에 대한 출입을 위한 비밀번호는 보호되어야 하고 매니저는 컴퓨터 파일과 문서 파일이 잘 정리되도록 몇 가지 시스템을 실행하여 그것들을 쉽게 찾을 수 있도록 해야 한다. Activity 11.7을 참조하십시오.

Activity 11.7
문서와 법(Documentation and the Law)

물리치료 주 연방위원회의 웹페이지에 있는 모형 실행법의 기록 요구사항을 결정하십시오. 선택한 주의 실제 법규와 비교하십시오.

인적자본위험 (Human Capital Risks)

기관은 자격, 임무, 보고된 관계, 질적 수행의 중요 지표를 포함하고 있는 현재의 직무 분석표와 함께 인적 자본 위험관리를 시작한다. 직무 분석표와 나란히 하고 있는 객관적 수행 평가는 개인 관리와 연관된 중요한 기록의 다른 한 부분이다. 형식적으로 해마다 급여 등급과 이것을 기반으로 한 보상 스케줄은 종종 수행 평가와 관련이 있다.

매니저는 각각의 직무 분석표에 있어 비난하는 역할을 하고 있는 뒷사람들이 있다는 것을 인식해야 한다. 어떤 이유에 간에 한 사람이 그의 역할을 수행할 수 없다면, 또 다른 사람들이 그 중요한 기능을 지속적으로 준비해야 그 기관의 상태가 위태롭게 되지 않다. 신중하게도, 이러한 보충 임무는 흐릿한 "배정된 다른 임무" 라는 구획으로 남겨지기보다 공식적으로 직무 분석표에 포함되어야 한다. 예를 들어, 물리치료 보조사는 환자 치료에 요구되는 우선권을 얻게 되는 지원자 일지도 모른다. 사무소 매니저는 환자의 약속을 계획하는 지원자이다. 진단 검사 서비스의 매니저는 큰 기관에 있어 재활 매니저의 급여 담당 지원자이다. 지속해야 한다는 중요한 책임을 아는 것이 첫 중요한 단계이다.

매니저는 또한 환자 치료에 벗어난 직무 분석표에 있는 다른 업무의 포함된 것을 결정한다. 어떠한 기관의 사업적 결정에 있어 조언과 품질 보증 모니터를 하는 것이 그 한 예이다. 정기적이 상황 보고는 매니저와 직원이 업무 분석표를 검토하고 변경하고 성과를 토의 하는데 도움을 주는 계속적인 실적 모니터를 허락하여 매년 실적 평가 때에 놀랄 일이 일어나지 않게 하기 위해서이다. 업무의 기대가 비현실적이고 실적 목표를 수행하기가 힘들다는 것을 기반으로 두었을 때, 상황 보고는 추가 임무와 책임이 의도 한 것이 아니라 고의적이지도 않다는 것을 정기적으로 체크하는 것이다.

이 장에서는 비효율적이고 위험한 직원이 기관에 있어 끼치는 위험한 영향을 줄이는 방법에 대해 토의한다. 직원과 연관된 위험요소는 고용 과정에서 시작하여 취업동안 계속되어지고 고용이 종료된 후에도 계속될지도 모른다. 추가적인 직원 정보는 8장과 12장을 참조하라.

노동력 부족 (Workforce Shortages)

일하는데 있어 충분하지 못한 인력은 종종 불만족스럽고 불행하고 스트레스를 받는 직원과 환자를 초래한다. 약속을 위한 대기 목록에 있는 환자나 인력 부족으로 인한 간단히 약속을 하지 못한 고객들이 있다는 것은 기관의 이익을 잃어가고 있다는 것을 의미한다. 더욱 중요하게도, 치료가 부족하거나 연기로 인해 더 상태가 나빠지는 환자가 있다는 것은 매우 심각한 문제이다. 매니저는 부가적인 도움 없이 효율과 효과를 향상시키기 위해 다른 행동을 취할 필요가 있다. 예를 들어, 그 기관의 성장에 제한을 두는 결정을 하는 것이 하나의 예이다. Activity 11.8을 참조하라.

잠시 동안 그 빈자리를 채우기 위해 바깥 단체와 접촉하는 것 또한 위험하다. "임시"라는 것은 종종 같은 방향을 얻지 못하고 정규 직원처럼 그 기관에 대한 똑같은 임무를 할 수 없다. 그들은 그 기관의 문화나 목표와는 거리가 먼 다른 곳에서 경험한 방식을 그대로 적용한다. 물론, 임시직인 것이 계속해서 임무를 잘 할 수도 있고 새로운 기관에 적합할 수도 있다. 임시직이 실제로 법적으로 그 기관의 직원이라는 의문에 상관없이, 임시적인 치료로 인한 손해는 환자에게 오게 됩니다. 더 크나큰 위험은 매주 임시적인 치료가 오고가고 하면서 지속적인 치료를 받지 못하는 것이다. 매니저는 인력부족으로 인한 이 같이 계속되는 문제를 생각해 봐야 한다.

채용 (Recruiment)

채용과정에 있어 이러한 손실의 위험은 직원 채용에 많은 비용을 요구한다. 그 비용은 광고나 새로운 직원을 뽑지 못하여 현재 있는 직원들에게 주는 보너스 등을 의미한다. 인력 손실은 이 같은 추가적인 손실로 인해 더욱 악화된다. 다수의 추가적인 직원들이 선발되었을 때, 다음 단계는 그 기관을 직원들의 선택으로 만들기 위한 여러 요소 분석을 해야 할지도 모른다. 직원 공급이 적을 때, 다른 기관에서 일하고 있는 직원들을 이곳에서 일하게 하는 것이 인력 손실을 줄이기 위한 방법일지도 모른다. 가능한 직원들은 그 제안이 너무 좋아 거짓인 것에 주의해야 하고 매니저는 경쟁사로부터 적극적으로 직원을 가져오는 결과로 그들의 평판이 나빠질 위험에 대해 고려할 필요가 있다.

고용 (Hiring)

매니저는 직원을 고용할 때 제공된 자격증의 정확성을 확인해야 한다. 가장 큰 위험중 하나가 치료에 필요한 그들의 자격증을 거짓으로 보여주거나 다른 자격증을 보여 주는 것이다. 모든 의료 서비스 직원의 배경을 체크하는 것은 다른 관할 구역이나 형사 범죄에 있어 자격증에 대한 징계 처분을 결정하기 위해 많은 곳에서 요구하는 것이다. 이러한 상황 때문에, 직업 지원자들은 과거보다 근심걱정을 더 얘기하려고 한다. 치료의 자격이 없는 사람에 대한 지불과 관련된 위험은 역으로 거절당하고, 더욱 중요한 것은, 그 직업을 수행하기 위해 요구되는 지식과 기술이 환자에게 피해가 가는 결과를 초래 할지도 모른다.

특히 인력이 부족할 때, 매니저는 사람을 고용하는데 있어 너무 서둘러서는 안 됩니다. 자격에 대한 정밀조사가 사실상 더욱 중요한다. 정보를 확인하기 위해 추천서와 경력을 확인하는 것이 큰 기관에 있어 인적자원 전문가들이 하는 것처럼 개인 치료사들에게 중요한다.

직장에서 (At Work)

고용이 되면, 개인과 연관된 위험요소는 그들의 전문적인 임무를 이행할 수 없는 것과 연관이 있다. 이러한 위반행위 결과로 일어난 비용은 형식적으로 전문 직업배상 보험을 통해 연기되어 집니다. 직원인 물리치료사들은 비록 회사 보험이 그들의 실적을 포함하고 있지만 그들은 각 개인 책임 보험을

Activity 11.8
환자 대기목록(Patient Waiting List)

p61–62에 제시된 전략적인 계획 관념과 아래 표를 참조하여, 환자 대기 목록을 영구적으로 제거하기 위한 전략적 계획을 세우십시오. 환자가 그들의 처음 약속에 대해 얼마나 오랫동안 기다려야 할까? 이 방법의 효과를 결정할 수 있는 방법을 토의 하라.

무엇인가 (WHAT IS)

일정은 무엇인가(WHAT SHOULD BE)

갭 (GAP DATA)

질문 :

답변 :

그러므로
이러한 요구를 해결하기 위한 결정

프로그램(도전) 상황
(PROGRAM (CHALLENGE) STATEMENT)

전략적 계획 (STRATEGIC PLAN)
다음에 대한 책임을 통해 개발 :

비전, 사명, 목표 (Vision, Mission, Goals) :
정책과 과정 (Policies and Procedures) :
마케팅 (Marketing) :
직원관리 (Staffing) :
환자케어 (Patients Care) :
재정 (Fiscal) :
윤리적 및 법적 사항 (Legal and Ethical) :
위기 관리 (Risk Management) :
의사소통 (Communication) :

가지고 있을 필요가 있다. 고용주는 그들 직원의 행동에 책임이 있다. 이것이 고용주는 고소당하고 직원은 그렇지 않다는 것을 의미하지는 않다. 변호사는 두 사람에게 행동을 취할 것이다. 고용주는 직원의 행동에 책임이 없으며 법적인 책임 또한 없다. 매니저는 직원이 전문 직업에 있어 그들의 임무를 수행하지 않아 환자에게 갈 손실 가능성을 감소시켜야 할 책임이 있다.

비록 고의적이지는 않지만, 물리치료에 있어 환자에게 가해진 부상은 그들의 상태가 호전되기보다 화상, 골절, 또는 더 나쁜 상태를 포함하고 있는지도 모른다. 전형적으로, 이 같은 손상은 직원이 요인, 예방 조치, 그리고 사용금지 사유 등을 복잡하게 하기 때문에 일어난 결과이다. 직원이 치료에 대한 환자의 계속적인 반응을 가까이 관찰하지 못한 것이 불행한 사고의 원인이 됩니다. 치료기간 동안 환자의 안전을 확인하기 위해 중재를 수정하지 못하는 것이 또한 손상으로 이끌어 줍니다.

방향 (Direction)

물리치료 보조사나 다른 보조사의 부적절한 방향과 감독은 전문 직업 책임배상에 있어 또 다른 중요한 요소이다. 매니저는 정책과 과정, 다른 사람을 지휘하고 감독하는데 있어 물리치료사의 독립적인 의사 결정을 도와주는 조직 문화를 발달시켜야 한다. 물리치료사는 언제 그리고 어떤 치료 방법을 물리치료 보조사에게 전해줄 수 있는지를 매번 치료 때마다 각 환자를 위해 결정할 필요가 있다. 환자의 상태와 물리치료 보조사의 기술과 전문 지식이 다양하기 때문에, 보조사의 과제 임무에 대한 포괄 보험 계약을 권하지 않는다.

매니저는 또한 자격이 없는 직원 임무를 세심히 살펴야 한다. 그들이 받는 훈련은 환자에게 불법적인 행동이나 손상의 위험을 줄이기 위해 형식적임에 틀림없다. 위임과 감독의 수준이 물리치료사의 치료를 다스리는 다수 주 법규에 포함되어 있기 때문에, 정당하게 지휘하거나 감독하는 것의 실패로 인한 환자에게 오는 손실을 고소 당할 뿐만 아니라, 그들의 자격증에 있어 징계 처분의 위험에 처할지도 모른다. 매니저는 환자들에게 주어진 치료 동안 일어나는 손상은 물리치료사의 책임이라는 것을 직원이 이해하도록 할 필요가 있다. Activity 11.9 참조하라.

Activity 11.9
위임(Delegation)

Eric Walters는 그의 외래환자 치료를 위해 또 다른 물리치료사를 고용하기를 희망하고 있었고 마침내 20년 동안 급성환자와 양로원에서 물리치료사 보조 역할을 한 Candace Dumar를 고용하게 되어 행운이라 생각하고 있다. 물리치료사 직원 중 하나인 Julie Spencer는 그녀의 걱정을 얘기하기 위해 Eric에게 다가왔다. 그녀는 Candace가 외래환자치료 환경에 적응하지 못한다고 느끼고 있다. Candace는 Julie와 상관없이 계속해서 치료계획을 수정하고 환자의 상태와 목표에 맞지 않은 정보를 제공하고 있다고 한다. 그녀가 Candace와 그녀의 걱정을 상의하려 할 때, Candace는 20년 동안 경험이 있고 그녀가 무엇을 하고 있는지를 안다고 말했다. 그녀에게 주어진 환자에 대한 더 많은 책임을 가지고 있고 그녀는 이러한 임무가 축소되기를 원치 않는다고 주장해왔다.

환자관계 (Patient Rapport)

가장 강력한 위험관리 도구는 환자와 전문적인 관계를 형성하는 것이다. 비록 물리치료사와 보조사가 충분히 주위 깊게 행동하지 않았더라도, 그들이 존경과 품위를 가지고 환자를 치료해 주었다고 느끼고 있다면 고의적이지 않고 피해갈수 없는 손상을 입더라도 법적이 조치는 취하지 않을지도 모른다. 실수는 언제든 발생하기 마련이라는 것을 말해주고 있다. 최고의 집중과 기술조차도, 피해갈수 없는 사고는 발생하기 마련이다. 사고가 일어났을 때 바로 행동을 취하는 것이 법적 조치를 피하는 것이다. 환자는 진실을 기대하고 실수를 눈감아줄 수 있다. 치료의 결과로 발생한 손상을 회복 하기위해 계획을 세우는데 정직하고 차분한 것이 중요한 첫 번째 과정이다. 환자의 가장 흥미로운 것에 초점을 맞추는 것이 그 문제를 작게 만들거나 현실을 모면하려는 시도보다 더 나은 긍정적인 결과를 가져올지도 모른다.

후속 호출과 문제가 발생했을 때 언제든지 물리치료사가 대기하고 있다는 것을 환자에게 확신시켜주는 것이 또 다른 도움이 되는 위험관리도구이다. 많은 환자들이 치료 중재에 있어 정상적인 반응으로써 통증이 증가하거나 새로운 증상이 발생하기 때문에, 환자가 치료실을 떠난 후에도 언제든지 호출을 하라고 하는 것이 좋은 위험관리의 예이다. 그들이 느끼는 것은 예상된 것이고 정상이라는 것을 설명하는 것이 때때로 그들이 손해를 보고 있다는 불신을 줄일 수 있는 방법이다.

매니저는 관계를 형성하는데 어려움을 가지고 있는 환자에 대해 직원들이 준비가 되도록 하는 것이 필요로 한다. 전문적인 관계를 형성하기 위한 치료사의 많은 노력에도 불구하고 갈등이 생깁니다. 발생한 문제의 기록과 취한 행동이 중요한다. 갈등이 해결될 수 없다면, 환자를 다른 치료사에게 옮기거나 치료를 종료하는 것이 유일한 해결책 일 수 있다. 이 같은 상황은 전문적인 관계의 일방적인 포기를 피하기 위해 주위 깊게 다루어져야 한다. 부족한 치료로 인해 환자가 손해를 봤다면, 고소당할 위험이 있다. 치료의 이동이나 치료의 종료는 환자에게 받아들여져야 하고 치료사는 완전함을 위해 이 같은 조치를 취할 필요가 있다.

물리치료사에 있어 환자 치료의 또 다른 중요한 양상은 환자와의 사적인 접촉 때문에 일어납니다. 물리치료사의 중재는 많은 접촉을 포함하고 있다. 만약 이것이 분명히 설명되어지지 않고 접촉의 허락이 허용되지 않는다면, 환자는 접촉을 성적인 관계로 잘못 이해할지도 모른다. 실행하기 전에 알리는 것이 물리치료에 있어 특히 중요한 멘트이다. 환자는 접촉이 필요한 곳이 어디고 왜 접촉이 되어야 하는지 알아야 할 필요가 있고 그리하여 그들의 허락을 얻을 수 있다. 성추행은 매우 심각하게 다루어지고 있기 때문에, 치료사나 환자에 의한 부적절한 행동은 미연에 방지되어야 한다. 환자에게서 성적인 은어를 막는 것은 주위 깊게 다루어져야 한다. 또 다른 치료사에게 치료를 이동하거나 치료하는 동안 같이 참석하는 것이 필요할지도 모른다.

많은 환자들이 이미 재활을 위한 그들의 요구는 직업관련 부상, 차사고, 공공장소에서 낙상의 결과이기 때문에 소송을 포함하고 있다. 그 환자들의 기록이 법정에서 손상 회복의 증거로 제출할 수 있기 때문에 매니저는 정확성과 완성도를 위한 그들의 의료 기록을 검토하는데 특별한 주의가 필요하다.

비록 매니저는 애정 문제를 조절할 수 없지만, 환자와의 개인적인 관계를 피하는 것이 중요한다. 그들은 치료사의 권력을 이용하여 부적절한 행동을 제안하고 다른 환자에게는 특별하고 좋아하는 치료를 제공한다는 인상을 주게 됩니다. 매니저는 이 같은 상황을 주의해야 할 필요가 있고 환자를 다른 치료사에게로 보냄으로써 사적인 관계를 분리하는 행동을 취해야 한다. 직원들 사이에서 비슷한 관계 역시 어려울지도 모른다. 다른 직원들은 이러한 관계를 편애나 업무 실행 평가에 대한 공정하지 못한 결정을 가져온다고 생각할 위험이 있다. 그들의 근심은 환자의 결과와 직업만족도에 영향을 끼칠 수 있다.

전문적인 발전 (Professional Development)

직원 각 개인의 특정한 목표를 다루고 있는 전문적인 발전 계획은 지식과 기술을 발전시키기 위한 개개인의 특별한 요구를 다루고 있는 것이 모두에게 직접적으로 일관적인 코스를 제공하는 것보다 실수와 손해를 줄이는데 있어 더 효과적이기 때문에 위험을 줄일 수 있다. 직원들은 그 교육의 비용이 그 기관을 통한 개인 투자라 생각하고 그들의 전문적인 발전과 기관의 목표에 따라 교육과정을 계속할 수 있도록 원하는 그들의 요구를 정당화할 필요가 있다. 매니저는 사회 문화적 문제, 배상, 다른 중요하지 않은 주제와 연관된 코스에 주위를 기울일 필요가 있다. 이러한 요구 분석 없이, 발전에 있어서의 투자는 치료의 질과 환자 결과에 영향을 줄 수가 없다.

직장의 종료 (Termination of Employment)

승진에 대한 의견 충돌, 봉급인상, 고민 그리고 차별은 직장의 결말을 의미한다. 연관된 소송은 매우 비싸고 많은 어려움을 주게 됩니다. 대부분의 주에서는 종업원은 고용주의 의지에 따라 해고된다는 것을 인식하고 있다. 개인적인 정책은 이 같은 복잡한 법적관계 때문에 적어도 매년 준수에 대해 분명히 해야 하고 검토되어야 한다. 고용에 있어 종업원의 권리와 책임에 대한 평등, 믿음, 그리고 소통이 즐겁지 못한 직장의 결말을 피하게 할지도 모른다.

위험 확인 (Identifying Risks)

정책과 과정을 유지하기 위한 주어진 치료처럼 현재 의미가 있는 모든 기관은 공식적으로 적어도 6달에 한번은 그것들을 예방하고 조절하는데 필요한 노력의 위험과 효과를 검토하는 것이 필요하다. 물론 이 검토는 기록되어져야 하고 이것에 대한 행동조치는 실제로 시행되어져야 한다. 이 과정은 기록의 회고 검토를 포함하고 있다; 위원회 기록, 품질 보증과 안전 보고, 성능 측정, 동업자 평가, 기준, 질적인 자료, 과정 검토와 제출된 사고보고 등. Sidebar 11.4 참조하라.

사고, 발생, 그리고 심각한 사고 (Incidents, Occurrences, and Sentinel Events)

비록 이러한 용어들은 교체 가능하도록 쓰여 질 수 있지만, Carroll은 사고를 정규적이 치료나 정상적인 경영과 함께 꾸준히 지속되지 못한 어떠한 것이라고 정의하고 있다. 단어 "Occurrence"는 임상적으로 사고와 연관되어 쓰일지도 모른다. 의료서비스에 있어, sentinel events는 죽음 또는 심각한 신체적 문제나 정신적 손상 등을 암시하는 사고나 발생의 또 다른 용어이다. 의료 서비스 기관은 그들에 대한 책임이 있다는 것을 강조하기 위해 어떤 좋지 못한 결과를 sentinel events라고 표시한다.

이러한 과정의 문제에 있어 이런 위험을 확인하는 것은 실제로 보고하는 사람들에 달려 있다는 것이다. 사람들은 개인적으로 그들에게 올 부정적 결과나 그들이 내부 고발 자나 문제아로 알려지기를 원치 않기 때문에 보고하는 것을 주저하게 될지도 모른다. 아마도 그들은 간단히 일어난 일이 보고된 실제적인 사고라는 것을 인식하지 못한다. 때때로 임상적이지 않은 중요한 문제를 간단히 지나치게 됩니다. 보고하는 것을 쉽게 하기 위해, 기관은 공식적으로 표준 보고 형식을 가지고 있어야 한다. 사고 보고의 기본적 내용물은 :

1. 사고의 날짜와 시간
2. 포함된 사람들의 이름
3. 나이, 성별, 진단, 그리고 의사

Sidebar 11.4

책인 테스트(A Liability Test)

아래 질문은 잠재적인 전문적 책임위험 요소에 대한 태도 의식을 언급하고 있다.
직원들이 전문적 발전을 계획하면서 위험관리 중재를 요구하는 부분을 발견할 수도 있다.

Y N 치료할 자격이 있는 치료사들에게만 환자의 치료를 제한할까?
Y N 치료사들은 환자에 대한 그들의 법적 의무를 알고 있을까?
Y N 치료사들은 환자의 목표나 예후를 상의 할 때 너무 낙관적이지 않도록 주의를 하나요?
Y N 모든 환자들이 승낙을 하며 재활 프로그램에 참가할까?
Y N 그 기관은 환자의 기록에 당황하거나 매우 영향을 받나요?
Y N 의료 기록이 기관과 개인에게 소송에 있어 최대의 방어를 제공할까?
Y N 치료사는 만약 환자가 지시를 따르지 않거나 치료를 중단한다면 특별한 조치를 취하나요?
Y N 치료사는 환자와 가족에게 요령이 있을까?
Y N 치료사는 환자를 보호하기 위해 서로 다른 의료 전문사와 함께 상의 하나요?
Y N 환자와 가족에 대한 지시가 완전하고 이해가 갑니까?
Y N 치료사가 병원에 없을 때는 환자에게 알려주고 그 환자의 치료를 위해 다른 것을 준비 할까?
Y N 전문가는 태만의 가능성이 보일 때마다 합법적인 충고를 찾고 있을까?
Y N 치료사는 합법적인 조언을 가지고 있지 않다면 그 사례에 대한 어떠한 진술도 하지 않을까?
Y N 모든 기구와 환경이 가장 안전한 상태에 있을까?
Y N 모든 치료사들이 모든 기구를 사용할 준비가 되어 있을까?
Y N 모든 직원들이 자격이 있을까? 유능한가? 정중한가?
Y N 현재 치료사가 수업과 발표를 가지고 있을까?
Y N 치료사가 다른 의료치료 직원 비평하는 것을 삼가고 있을까?
Y N 수수료에 관한 좋지 못한 오해를 피해갈수 있을까?
Y N 직업과 관련된 부상을 가지고 있는 궁핍한 환자와 소송을 하고 있는 다른 사람들에 대한 기록에 특별한 치료가 적혀 있을까?
Y N 치료사의 전문적인 기술과 경험이 다른 전문가들과 어떻게 비교 됩니까?
Y N 그 환자의 치료가 의심이 간다면 환자는 충고를 받을까?
Y N 치료사가 항상 주의 깊고 생각이 깊다고 환자들이 확신하고 안심할까?
Y N 환자에게 영향을 줄 사회적, 종교적, 경제적 요소들이 고려 사항에 주어져 있을까?

4. 사고 묘사
5. 증인의 이름과 연락 번호
6. 증인의 사고 묘사
7. 제시된 치료
8. 보고를 완성한 사람의 이름, 직함, 위치
9. 보고를 준비하는 사람의 서명과 날짜

사고는 개인적인 의견이나 판단을 피하고 사실과 매우 세심한 정보만을 포함하고 있어야 한다. 가능하면 언제든지, 이차적 정보에 기반을 둔 사람에 의해 완성되는 것보다 사고와 연관된 실제 사람이 보고서를 완성해야 한다. 형식적인 과정은 보고서를 매니저에게 먼저 보여주는 것이다. 매니저는 수정을 제안하고 사고 보고서의 모든 구성 요소들의 완성도를 가까이 관찰하여 그것이 정확할 수 있도록 한다. 즉각적인 행동이 필요하지만, 매니저가 사고 보고에 대한 더 많은 분석을 포기한다는 것을 의미해서는 안 됩니다. 매니저는 그들이 그 사고에 연관이 있든 아니든 간에 편견 없이 사실의 정확한 보고를 위해 그 사고가 다른 사람들과 상의 돼서는 안 된다는 것을 보고자에게 자주 상기 시켜줘야 할 책임을 가지고 있다.

사고보고는 품질보증과 다른 행정작용을 위해 내부적으로 사용되어야 하는 비밀 정보로 다루어져야 하기 때문에, 그것이 의료기록에서 조회 되서는 안 됩니다. 사고 보고에 대한 언급이 법적인 과정동안 사고 보고의 우연한 폭로로 결과가 날지도 모른다. 이 보고소의 비밀은 연관된 군과 기관의 보호에 중요한다. 대부분의 주에서는 이러한 정보를 기관 품질보증과정의 부분으로 보호하여 사람들과 기관이 걱정 없이 그 과정을 이용할 수 있다. Activity 11.10 참조

위험 분석 (Analyzing Risks)

위험관리 매니저는 근본 원인에 도달하기 위해 잠재적인 위험과 사고 보고에 대한 자료 분석을 변화시켜야 한다. 근본원인은 그것이 제거된다면, 사고나 잠재적인 위험이 재 발생하지 않는 요소이다.

ACTIVITY 11.10
사고 보고서(An Incilent Report)

이 완성된 사고 보고서를 비평하십시오.

INCIDENT REPORT
GREENDALE HEALTH CARE

경 고 : 이 보고서의 정보는 비밀이 유지되어야 하고 주 정부 법에 의한 특혜를 가지고 있다. 이 정보의 불법적인 사용은 벌금에 적용됩니다. 이 보고를 의료기록에 저장하거나 언급하지 마십시오.

사고의 날짜와 시간 : *2007년 10월 1일 오후 3:15*

연관된 사람 이름 : *물리치료사 Brenda Jones와 환자 Ethel Walker*

나이, 성별, 진단, 그리고 의사 : *의사 Creighton의 88세 여자 환자*

사고의 묘사 : *물리치료사와 걷는 도중 통로에서 넘어짐*

증인의 이름과 연락 정보 : *없음*

사고의 증인 묘사 : *없음*

제공된 치료 : *X-ray of right hip*

이 보고를 완성한 사람의 이름, 직함, 위치 : *재활 매니저 Richard Ricardo*

다른 기관에서 보통 사용하는 하나의 간단한 분석 방법은 5가지 이유 접근 방식이다. 매니저는 간단히 "왜 이것이 일어났을까?"라고 물어 봅니다. 대답에 반응한 후, 다음 질문 역시 똑같다. 이 질문은 5번 반복될 때까지 계속 반복됩니다. 비록 어렵거나 빠른 규칙이 아니지만, 5번이라는 것은 근본적인 문제가 위원회나 기관 권할밖에 있는 문제에 도달하기 위한 평균 요구되는 숫자인거 같다. 질문에 답하는 시간은 몇 분에서 몇 주 걸릴지도 모른다. 손실 위험의 예로 그림 11.1을 참조 하라.

비록 5가지 이유는 좋은 시작 출발점이지만, 그것은 질문에 대한 답이 정확해야만 가치가 있다. 예를 들어, 첫 질문에 대한 답이 거지가 약을 사기 위해 돈이 필요했다-라면, 그 분석은 완전히 다른 방향으로 가고 있다. 5가지 이유의 중점은 인간요소나 상호작용에 중점을 두고 있기 때문에, 대부분의 환자 치료 위험이나 사고의 주원인이 되는 사람보다 많은 상호 작용 시스템 과정에 중점을 두고 있는 위험 요인 분석에 있어 더 복잡한 접근을 요구하는 의료 서비스 기관에서는 가치가 되지 못한다. 비록 그 형식은 다양하지만, 확장된 근본원인 분석은 의료서비스에 있는 더욱 형식적이고 세밀한 분석을 위해 쓰이고 있다. 그림 11.2는 업무흐름도를 포함하고 있는 과정의 한 예이다.

그 기관의 모든 요원이 어떤 사고의 분석에 도달할 필요는 없다. 아마, 도표에 포함되어 있지 않은 몇 가지 요소의 조화나 다른 요소들이 과정에서 발견될지도 모른다. 이러한 다양한 요소들이 가능한 근본원인의 대안 책으로 시험하는데 있어 더 좋을 수 있다. 의료치료에 있어, 특히 sentinel events에 추가된 관점은 근본원인, 해결책, 선택된 조치의 확인을 보조하는 증거를 요구하기도 한다. 과정에 있어 개인적인 편견에 의존하기보다, 확인된 원인과 효과 관계를 보조하는 믿을 수 있는 정보에 중점을 두는 것이 취해야 할 행동의 영향력과 수락을 증대 시켜줍니다.

THE 5 WHYS

종료 후 누군가가 Buchanan물리치료실에 들어가 컴퓨터와 TV 그리고 다른 것들을 훔쳐갔다.

1. 왜 이것이 발생했을까?
   유리문이 쉽게 깨져 거지가 사무실에 들어가는데 아무 어려움이 없었다.
2. 왜 이것이 발생했을까?
   이 빌딩에 모든 기관이 같은 유리문을 가지고 있다.
3. 왜 이것이 발생했을까?
   그 빌딩과 모든 기관의 입구에 꾸준히 많은 사람들이 출입하기 위해
4. 왜 이것이 발생했을까?
   재산 가치를 올리고 사업을 격려하기 위해
5. 왜 이것이 발생했을까?
   그 물리치료실의 수입을 올리고 사업을 추가하기위해

조치 : 유리문을 다시 바꾸고 다음 주까지 알람 시스템을 설치하십시오.

그림 11.1 Example of the five whys

매니저의 책임
(A Manager' s Responsibility)

위험을 예방하고 줄이고 제거하는 것은 매니저로 하여금 전체적으로 개인과 기관에 영향을 주는 다양한 범위의 가능한 사건과 결정에 항상 의식하게 한다. 이것이 모든 책임에 바탕이 되는 책임이다. 그들의 위험관리 책임이 어려움이 라기는 보다 자문으로써 보는 매니저는 모든 사람들이 위험관리를 그들의 업무의 한 부분으로 보게 한다. Activity 11.11과 11.12 참조하라.

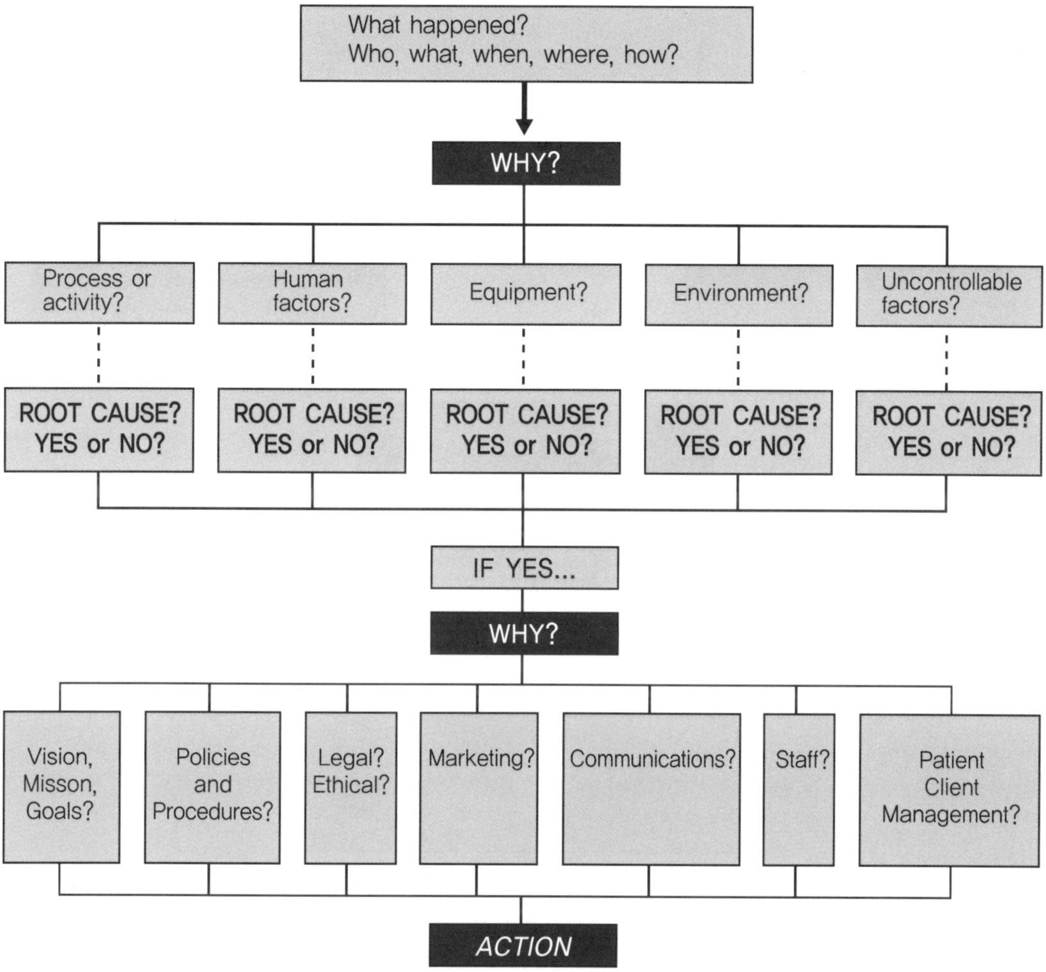

그림 11.2 Root cause analysis.

참|고|문|헌

1. Carroll R. *Risk Management Handbook for Health Care Organizations.* San Francisco: Jossey-Bass; 2001.
2. iSixSigma LLC. *Determine the root cause: 5 whys.* Available at: http://www.isixsigma.com/library/content/c020610a.asp. Accessed January 22, 2008.

Activity 11.11
위험관리의 격차에 대한 전략(trategies For Gaps In Risk Management)

물리치료를 하는데 있어 위험관리의 격차를 확인하십시오. p61-62에 있는 표를 보고 아래 표를 작성하여 확인된 격차를 줄이십시오. 이 같은 전략의 효과가 어떻게 결정되어 지는지 토의하십시오.

무엇인가 (WHAT IS)

일정은 무엇인가 (WHAT SHOULD BE)

갭 (GAP DATA)

질문 :

답변 :

그러므로
이러한 요구를 해결하기 위한 결정

프로그램(도전) 상황 (PROGRAM (CHALLENGE) STATEMENT)

전략적 계획 (STRATEGIC PLAN)
다음에 대한 책임을 통해 개발 :

비전, 사명, 목표 (Vision, Mission, Goals) :
정책과 과정 (Policies and Procedures) :
마케팅 (Marketing) :
직원관리 (Staffing) :
환자케어 (Patients Care) :
재정 (Fiscal) :
윤리적 및 법적 사항 (Legal and Ethical) :
위기 관리 (Risk Management) :
의사소통 (Communication) :

ACTIVITY 11.12
사례 연구(Case Studies)

작은 그룹을 만들어 다음과 같은 사례를 토의 하십시오. 각각의 사례의 어떤 요소들이 전문 직업 책임 위험을 증가시키는지를 결정하십시오. 활동 11.5의 표가 도움이 될지도 모른다. 치료사가 너무 태만했었나요? 표 11.2를 이용하여 각 사례의 근본 원인 분석을 실행하십시오. 어떠한 위험관리 중재가 각 사고의 재발을 줄이기 위해 실행되어져야 할까? 각 사례의 법적이고 윤리적인 문제가 무엇일까?

사례 1

고관절 전치환술 3주후 어떤 환자의 걷는 능력이 충분히 향상되어 물리치료사는 간호 직원들과 상의하여 그 환자가 요양원 안에서 통제 아래 워커를 사용하여 걸을 수 있도록 하였다. 다음 날 부엌으로 걷는 동안, 그 환자는 약간의 고관절 통증을 호소했고 쓰러지기 시작했다. 그와 같이 걸었던 간호 보조사가 그의 넘어짐을 방지 했고 그는 의자에 앉았다. 그는 그가 괜찮다고 말했다. 다음날 그는 고관절 통증으로 더 이상 걸을 수가 없었다. 간호 감독관은 인공 고관절의 탈구를 보기 위해 엑스레이를 신청했다. 그의 회복 기간은 바로 잡는 수술과 그의 두 번째 병원 입원동안 폐렴의 발전으로 더 길어 졌다. 그 환자는 재활 센터와 물리치료사를 상대로 환자의 올바른 걸음걸이에 대해 간호 보조사에게 제대로 지시하고 감독하지 못한 것에 대해 고소를 했다.

사례 2

골다공증 증세를 가지고 있던 한 여인이 오른쪽 팔목 골절로 물리치료를 받고 있었다. 그녀는 또한 허리 통증으로 인해 기능이 제한되었기 때문에, 물리치료사는 척추에 핫 팩을 두고 마사지를 해주었다. 환자는 허리 치료로 인해 잠시 통증을 느낄 수 없었다고 했다. 그 환자는 그녀의 12번째 약속을 전화로 취소했고 접수자에게 마사지로 인해 척추에 골절이 생겼다고 말했고 치료를 더 이상 할 수 없을 거 같다고 했다. 그 접수자는 그 전화를 그냥 "취소"라 생각하고 있었다. 그 환자는 그녀의 팔목의 치료를 더 이상 받을 수 없도록 만든 새로운 부상으로 인해 물리치료사를 고소했다. 그녀의 손사용을 매우 제한하는 팔목의 구축이 더욱 심해졌다. 그녀는 또한 물리치료사가 의사의 주문 없이 그녀의 척추를 치료했기 때문에 치료 법규 위반으로 고소를 했다.

사례 3

그녀의 치료 기간 동안 지속적으로 요구를 하는 한 환자가 오른쪽 마비와 연관된 통증에 대한 오른쪽 어깨에 핫 팩을 두고 있었다. 그녀는 필요할 때 벨을 사용하도록 지시를 받았다. 비록 그 빌딩에 있는 몇 명의 사람들이 핫 팩이 너무 뜨거워 그녀가 소리를 지르는 것을 들었지만 그녀의 치료 동안 아무도 옆에 없었다. 그녀는 벨을 여러 번 울렸다. 방 너머로 물리치료 보조사는 그녀에게 제발 조용히 해달라고 말했고 ,그녀가 지난 치료에도 열이 충분히 뜨겁지 않다고 불평했다는 것을 상기 시켜 줬다. 물리치료 보조사가 20분의 치료를 마치고 핫 팩을 옮겼을 때, 그 환자는 핫 팩이 그녀의 옷 위에 놓아졌다고 주장했다. 물리치료 보조사는 이미 물집이 생기기 시작한 화상을 발견했고 얼음을 적용했다. 그 환자는 피부 이식을 요구했고 물리치료 기관, 물리치료사, 물리치료 보조사를 고소했다.

사례 4

한 물리치료사는 매일 2주 동안의 물리 치료 후 계속해서 매우 심한 통증과 척추의 운동제한을 보이고 있는 환자에 대해 도수치료 자격증을 막 수여한 동료 직원에게 물었다. 그 환자는 다음 치료 때 동료 직원과 만나는 것에 동의를 했다. 치료의 시작에 있어, 그 물리치료사는 새로운 치료사에게 명백한 소개와 환자의 문제에 대한 분명한 요점을 제공한 후 다른 환자를 보기 위해 갔다. 그 동료 직원은 그의 중재로 계속 진행했다. 그 환자는 치료 과정 동안 통증이 매우 증가하는 것을 느꼈다. 그 환자는 치료를 당장 중단하라고 하고 병원을 떠났다. 그녀는 몇 가지의 실패한 수술로 인해 필요했던 그녀의 문제를 악화시키는 원인이 그 치료라 주장했기 때문에 물리치료사와 물리치료 기관 둘 다 고소하였다. 그 전 치료사는 그의 동료 직원과 환자의 기록을 상의 하지 않았다는 것을 인정했다. 그 동료 직원은 그가 의료 기록을 다시 보지 않았으며 치료를 시작하기 전에 자신만의 기록과 실험으로 실행했다는 것을 인정했다.

사례 5

오랫동안 무릎 통증을 호소하고 있는 환자가 마지못해 관절경 수술에 동의했고 그는 수술 후 표준 치료요법을 위해 물리치료 센터로 옮겨졌다. 기다리고 있는 환자들 때문에, 물리치료가 2주 후로 연기되었다. 그 환자는 수술 간호사가 그에게 따라 하라고 했던 운동을 집에서 최선을 다해 했다. 물리치료사는 초기 시험을 시행했고 그 환자가 이미 2주 동안 물리치료를 받아온 것처럼 치료 요법을 시작하기로 결정했다. 그녀는 물리치료 보조사에게 그 치료를 계속해서 하도록 했고 그녀에게 3번째 할 때 알려달라고 했다. 그 물리치료 보조사는 이 센터에는 처음이어서 환자가 매우 고통스럽다고 불평하여도 무릎에서 이상한 소리를 들었지만 계속해서 무릎에 수동 관절 운동을 하였다. 그 환자는 물리치료사를 보기를 요청했고 매우 심한 통증을 느끼고 이 같이 심하게 스트레치 운동을 한 적이 없었다고 말했다. 무릎을 실험해 보지 않고, 물리치료사는 그냥 얼음 팩을 적용했고 하루에 몇 번 이렇게 적용하라고 환자에게 지시했다. 그 환자는 다시는 돌아오지 않았다. 그 환자는 물리치료사, 물리치료 보조사, 물리치료센터, 그리고 그곳에 맡겼던 외과의사 전부 고소했다. 그 환자는 추가 수술이 필요했고 다시 손상당한 무릎의 재활을 위해 오랫동안 치료를 받아야 했다. 그 기록은 단지 업무 흐름 차트의 표시만을 포함하고 있다.

ACTIVITY 11.12 - 계속 -
사례 연구(Case Studies)

사례 6

한 아이는 지난 6개월 동안 그의 운동프로그램을 잘하고 있었고 그의 부모님은 매우 기뻤다. 운동을 열심히 했다는 보답으로, 치료 끝에 몇 분 동안 트렘블린 위에서 뛰는 것을 허락해 주었다.
트렘블린 위에서 놀고 있는 동안, 비록 물리치료사가 그를 감시하고 있었지만, 그녀는 잠시 동안 다른 곳에 집중을 했다. 그 아이는 떨어져 뇌진탕을 당하고 왼쪽 상완 골에 골절을 당했다. 팔의 움직임으로 인해 팔꿈치 구축이 생겼고 또 다른 치료센터에서 물리치료를 연장해야 했다. 비록 의사가 머리 손상으로 인한 뇌 이상의 증거를 보고하지는 않았지만, 치료는 아이의 두려움과 혼동으로 복잡해 졌다. 그 가족은 물리치료사와 그 센터를 고소했다.

사례 7

그 환자는 비록 그녀의 목 경련과 두통이 감소하고 있지만 그녀가 물리치료를 받은 2주 동안 오른쪽 상지 쪽에 무감각과 저림이 악화되고 있다고 말했다. 물리치료사는 가능한 빨리 신경외과 의사에게 가보라고 제안했다. 그 환자는 그녀의 가족 담당의사에게 신경외과의사를 추천해달라고 물어봤다. 추천 대신에, 그 의사는 계속해서 물리치료를 받으라고 제안했다. 물리치료사는 그 치료가 무감각과 저림에 아무런 도움이 되지 않기 때문에 치료를 중단해야 한다고 결정하기 까지 계속해서 치료를 받았다. 그녀는 그 환자가 떠나는 것을 허락했고 다시 신경외과의사를 보도록 했고 연락할 수 있는 의사의 이름까지 제안했다. 2주후 환자는 2개의 목 디스크 탈출을 보여주고 있는 MRI를 가지고 왔다. 비록 수술이 성공적이었지만, 그 환자는 오른쪽 상지에 남아있는 약함과 무감각이 존재하고 있었다. 그녀는 그녀의 상태를 정확하게 그리고 제때에 가늠하지 못한 물리치료사와 가족 담당 의사를 고소했다.

사례 8

한 환자가 모든 환자들이 외래환자센터에서 사인을 하는 재정 책임서류에 사인을 했다. 그는 전체 청구금액의 20%를 지불하는 것에 동의했고 사무실 매니저는 한번 방문 때마다 20불 이상이 되지 않을 것이라고 장담했다. 그의 재활코스의 종료 쯤에, 그 환자는 50번의 방문에 대한 1000불을 지불했었고 비록 센터에서는 한 번의 방문에 300불을 청구 했지만 보험사가 센터에 그들 계약에 동의한 것처럼 5000불을 지불했다. 그 환자의 의사는 16번의 추가 방문을 주문했다. 그 병원의 매니저와 접수자는 보험회사로부터 추가 방문에 대한 어떤 것도 증명된 것이 없다고 환자에게 고소했다. 그는 만약 보험회사가 청구를 거절한다면 16번 방문에 대한 지불을 자신이 하겠다고 동의서에 사인을 했었다. 그는 전 청구서처럼 이 같은 추가 방문에 대해서도 같은 청구 방식이 적용되어야 한다고 확신하고 있었다. 그 보험회사는 16번의 추가 치료에 대해 방문 당 57불을 물리치료센터에 배상해 줄 것을 제안했다. 그 물리치료사는 금액이 너무 낮았기 때문에 거절했고 환자에게 그의 조치를 충고했다. 그 환자는 물리치료사가 치료법에 어긋나는 사기를 범했다고 주 물리치료협회에 보고했다. 그는 전에 치료사가 같은 치료에 대해 조금 청구하겠다고 했을 때와는 다르게 보험회사에 청구된 300불의 금액을 그에게 전부 청구하는 것은 정직하지 못하다고 고소했다. 그는 그가 첫 50번의 방문에 대해 그와 보험회사에서 합한 120불을 청구해야 한다고 생각하고 있었다. 그는 지불하지 않았고 이 문제가 해결될 때 까지 지불하기를 거절했다. 그는 그 물리치료사의 매니저가 돈에 대해 그를 희롱했다고 보고하고 있다.

사례 9

한 여자는 차사고 후 그녀의 척추 수술이래로 지난 6개월 동안 간간이 일주일에 3번 통증감소를 위해 같은 외래환자 치료를 받고 있었다. 어느 날 그녀는 요추와 오른쪽 가쪽 발목에 전극을 붙이고 간섭전류치료를 포함한 보통 때처럼 치료를 받고 있었다. 항상 그녀의 치료사가 치료를 준비해주고 병원에 있는 입원환자를 돌보기 위해 떠났다. 또 다른 치료사가 치료를 끝내고 전극을 떼어 내어 주었다. 그는 그녀의 발목이 평상시 보다 더 붉어져 있는 것을 발견했다. 그는 그녀에게 불편함을 느끼지 못했냐고 물었고 그녀는 다리의 무감각 때문에 아무것도 느끼지 못했다고 말했다. 그 치료사는 매우 흥분했고 이 전기치료가 결코 다시 이용되어서는 안 된다고 말했다. 그 환자는 또한 그녀의 치료사가 전류 조절하는 법을 그녀에게 알려 줬고 아마도 그녀가 이번에 너무 높이 올렸을 거라고 얘기 했다. 다음 치료 동안에 오른쪽 발목에 화상이 생겨 그 환자는 응급실로 옮겨졌다. 그 환자는 실제로 상처를 치유하기 위해 괴사조직제거 수술과 피부 이식수술이 필요했다. 그녀는 센터와 물리치료사를 고소했다.

ACTIVITY 11.12 - 계속 -
사례 연구(Case Studies)

사례 11

그 환자는 그 사고 당시 유명한 요양 재활센터에 있는 88살의 주민이었다. 그의 열약한 상태는 그가 약 처방을 받고 있는 치매로 인해 더욱 복잡하다. 재활 팀은 그 환자가 낙상의 위험이 높기 때문에 제한되어 있고 감독 아래의 상태를 제외하곤 항상 규제가 필요하다는 결정을 반영하는 의료 기록을 보고 했다. 그 환자는 안전장치가 적당히 있는 휠체어로 치료실로 이동하여 왔다. 그 작업치료 보조사는 휠체어 손잡이에 감싸져 있는 안전장치를 제거하고 너무 무기력하여 참가할 수 없는 환자와 치료를 시작하려고 한다. 그 환자의 물리치료는 작업치료 후 바로 시행되어 집니다. 그 환자의 치료가 주어진 물리치료 보조사는 같은 방에서 또 다른 환자를 치료하고 있었다. 그 작업 치료사는 그 환자에게 안전장치를 다시 하지 않고 물리치료사에게 데려다 주었고 그 환자가 잠에서 깨어있지 않다고 보고 했다. 그 작업치료사는 그러고 직원 사무실로 돌아왔고 그 작업 치료 보조사는 환자를 그녀의 방으로 옮기기 위해 이동했다. 물리치료사는 이미 그 환자를 깨우려고 노력했지만 성공하지 못했고 간호사에게 이것을 보고했다. 물리치료 보조사는 아직 그 환자 치료를 시작하지 않았고 또 다른 환자를 그의 방으로 이동하기 위해 치료실을 떠났다. 잠시 후에, 직원 사무실에 같이 있는 작업치료사와 보조사는 큰 소리를 들었다. 그 환자가 서서 넘어진 것이다. 다른 곳에 있던 물리치료사와 물리치료 보조사는 환자가 재활 센터에서 부상을 당했다는 방송을 들었다. 그들은 치료실로 급히 돌아왔다. 그 환자에 대한 실험 결과 그의 고관절이 부셔졌다. 그 환자는 응급실로 옮겨져서 낙상으로 인한 왼쪽 고관절 골절이 되었다. 고관절 수술이 바로 시행되었다. 그 환자는 몇 주후 돌아가셨다. 그의 가족은 요양원, 물리치료사, 물리치료 보조사, 작업치료사, 작업치료 보조사 모두 소송을 걸었다.

제 12 장

법적 윤리적 책임
Legal and Ethical Responsibility

학|습|목|표

- 미국 법적 시스템의 구조를 확인하라.
- 법적 권리, 임무, 그리고 해결책을 토의하라.
- 계약, 위험행위, 그리고 불법행위에 대한 매니저의 역할에 대해 상의하라.
- 고용법의 선택된 양상에 대해 토의 하라.
- 환자의 허락, 믿음, 그리고 권리에 대해 토의하라.
- 선택된 의료 서비스 전문가에 있어 환자 치료책임에 대한 주 법규를 비교하라.
- 그 기관의 법적인 임무를 전달하는데 있어 매니저의 역할을 상의하라.
- 경영 윤리와 미국 물리치료사 협회(APTA) 윤리 코드의 역할에 대해 상의하라.
- 주어진 불법행위의 예시를 분석하라.

학습목표

Special Note

이장의 의도는 그들의 권한이나 환경과 연관이 있는 잠재적인 법적 책임이나 문제를 매니저에게 알려주는 것이다. ***이 내용물은 법적 조언으로 다루어져서는 안 된다.***

개요 (Overview)

의료서비스에 있어 매니저는 다양한 법적 그리고 윤리적인 책임에 직면하게 된다. 미국 법적 시스템의 정확한 개요는 의료 서비스 법적 문제가 몰락하는 것을 이해하는데 도움을 줍니다. 그림 12.1 은 미국 법적 시스템의 4가지 종류의 근원법과 의료 서비스에서의 영향력을 보여주고 있다. 매니저는 직원과 환자의 권리뿐만 아니라 그들의 기관과 직원의 법적인 임무에 집중해야 한다. 사회의 요구에 도달하는 데 있어 근거 있고 책임 있게 처신해야 하는 전문법, 계약, 그리고 책임 모두 의료서비스 매니저의 책임에 부과되어 집니다.

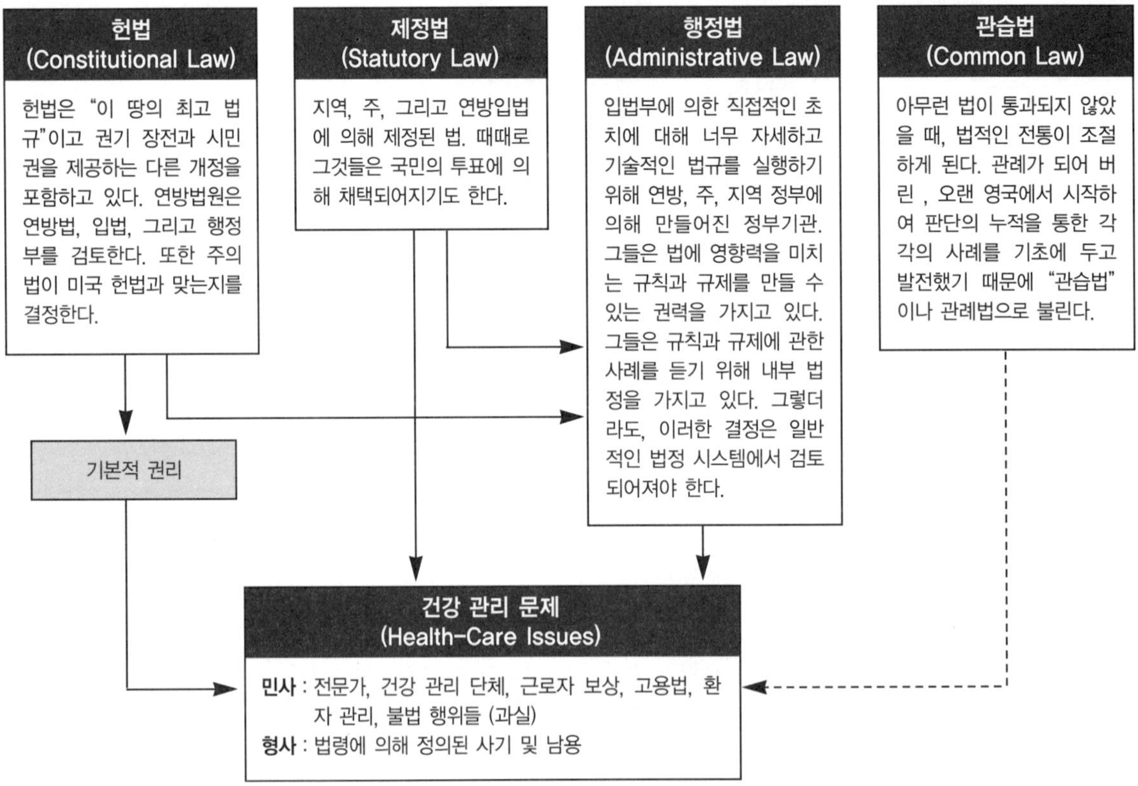

그림 12-1 미국 법률 시스템 및 보건 의료에 미치는 영향의 개요

권리와 임무 (Right and Duties)

매니저는 모든 법적 권리는 그들 자신과 다른 사람들에 대한 임무를 포함하고 있다는 것을 이해해야 한다. 전통적인 예로, 자유표현의 권리는 화재가 발생하지 않았을 때 복잡한 극장에서 "불이야"라고 소리를 지르는 권리를 포함하고 있지 않다는 것을 보여주고 있다. 다른 예로, 팔을 휘두를 수 있는 사람의 권리는 그들 중 한 사람이 또 다른 사람을 때릴 때 끝나게 됩니다. 팔을 휘두르는 사람은 다른 누군가를 때릴 수 있는 위험성을 피하기 위해 근거 있는 주의를 할 임무를 가지고 있다. 의료 서비스의 예로, 매니저는 의지에 따라 직원들을 고용하고 해고 할 수 있는 법적인 권리를 가지고 있을지 모르지만, 그들은 또한 고용법 시행을 보여주고 있는 안내서에 따라 심각하게 그런 행동을 취할 임무를 가지고 있다.

해결책 (Remedies)

매니저가 이해할 필요가 있는 또 다른 기본적인 법적 원리는 "모든 잘못된 것은 해결책을 가지고 있다"이다. 법적인 불법행위는 법정에 의해 부과된 처벌에 의해 해결되거나 완화될 수 있다. 범죄에 대한 법정의 구제 방법은 많은 벌금이나 감금에 의해 부당하게 취급당할 수 있다. 민간상 불법행위는 법률적이고 공평한 해결책을 포함하고 있다. 비록 돈이 적절한 해결책이라고 간주되어지지 않을지도 모르지만, 법적인 해결책은 초래된 손실에 대한 돈이다. 예를 들어, 공정한 해결책은 돈이 아니라 특별한 목표를 전달하는 것일지도 모른다. 의료 서비스의 예로는 환자는 특별한 명성을 가지고 있는 의사에 의해 행해지는 수술과 계약을 맺지만 그 수술은 실제로 의사의 파트너나 보조사에 의해 실행되어 집니다.

매니저는 다방면의 책임을 넘어 법적인 문제에 직면하게 됩니다. 선택된 문제는 이러한 문제의 복잡성의 관심을 높이기 위해 아래의 장에서 명백히 다루어집니다.

관리자의 법관계
(Legal Concerns of Managers)

계약 (Contracts)

계약은 법적으로 시행할 수 있는 협약창출이다. 이것은 아마 구두나 문서일 것이다. 그러나 협약은 반드시 각각의 관계자를 위한 몇몇 장점이나 고려사항을 포함한다. 계약의 각 당사자는 계약에 따른 거래의 혜택을 받을 권리가 있다. 따라서 관리자는 계약 제공대로 수행할 의무가 있다. 법원은 종종 일부 조항은 절대적인 것을 발견할 것이다. 오직 법원은 손해의 대체가 공평하다는 것을 결정할 수 있다. 계약이 묵시 경우 당사자의 행동에 따라, 법원이 결정할 수 있다. 다른 기간의 부재에, 상대방은 합리적 비용 청구(quantum meruit) 라고 불리는 이 서비스의 공정한 단서를 제공받을 것이다. 의료보험 관리자에게 가장 관심은 다음과 같습니다.

- 서비스와 장비 유지 계약
- 고용인 이익을 위한 계약
- 타사 직업인과의 계약
- 등기소, 배치 기관, 또는 독립적인 계약자와 계약
- 채용 계약
- 환자와의 암시된 계약
- 임상의 교육 협정

왜냐하면 구두계약과 문서계약 모두 당사자 사이의 약속 또는 계약의 법적 구속력 교환, 법률로 시행되기 때문이다. 관계자는 반드시 그들과 협상하기 위하여 변호사들에게 의존하여야만 한다. 고용 계약서에 제한적인 언약은 고용 끝난 후 어떤 일에서 직원을 방지한다.

경쟁업체를 위해 고용자가 일할 수 있을까? 얼마나 빨리? 얼마나 바로 가까이에서? 어떠한 업무적인 비밀의 위험을 안고? 이러한 대비는 아마도 고용인의 권리를 침해할 수 도 있다.

미국은 또 다른 하나의 상태로부터 다양 법령을 통해 이러한 언약의 합법성을 해결한다.

변호사는 이러한 계약은 주 법률을 준수 보장하거나 몇몇 상황에서 국가의 법률 계약 협상에 사용된다. 변호사는 또한 고용자나 다른 사람들이 어쩌면 계약을 위반할 때 상의할 수 있다.

불법행위 (Torts)

불법 행위는 다른 사람에 저지른 잘못의 상해이다. 상해 상대방은 보상을 추구할 수 있는 자격이 있다. 자동차 사고로 입은 피해는 과실의 불법이 있을 수도 있다. 왜냐하면 다른 자동차를 치지 않기 위해 피할 의무가 있기 때문이다. 의료서비스에서 환자보호와 그들의 사생활 존중의 의무는 아마도 대부분 중요한 의무일 것이다. 이것의 실패는 법률에 의해 아주 심각하게 다루어진다. 만약 적절한 주의를 행사하지 않은 경우 의무의 실패는 과실의 불법 행위를 구성하고 어떤 결과 상해에 대한 책임을 만든다.

전문 의료 과실 (Professional Malpractice)

의료 과실은 과실과 의료 관리자에게 특별한 관심을 기반으로 특정 불법 행위이다. 전문 의료 과실의 불법 행위는 다음 요소로 구성되어 있다.

- 치료의 특정 기준에 부합하는 의무
- 장애 치료에 필요한 표준을 준수
- 실제 부상이나 손상
- 지휘와 상해 사이에 법적으로 충분한 연결

주의의 기준은 정확한 의미의 법적 용어이다. 전문적인 관행은 일반적으로 성명을 아래 하나와 유사한 포함한다. 즉, 치료의 표준의 허용 법적 정의이다. 비록 정의가 자세함에 있어서는 달라질 것이다. 혼동이 용어를 의역하거나 법적 분석 이외의 목적을 적용해야한다.

예를 들어, 기본적인 관리법은 연습, 가이드라인이나 다른 임상적인 "표준"이 필요치 않다

왜냐하면 변수를 포함하여 그 기본적인 관리는 물리 치료사의 과실로 그 표준을 준수하는 데 실패 여부를 결정되어야합니다. 이러한 결정은 재판에서 유능한 전문가의 증언에 의해 설립하실 수 있다. 전문가의 의견이 다를 수 있기 때문에, 그 결과는 종종 "전문가의 전투"이다. 예를 들어, 만약 그 환자가 적절한 치료를 받았다 그러나 하지만 그 결과로 다른 요인으로 인해 예상되지 않았다면 그것은 의료사고가 아니다.

정의가 세부적으로 다를 수 있을지라도, 용어를 바꾸어 표현하거나 법적 분석이외의 목적으로 적용하는 시도로 혼란을 야기할 것이다. 예를 들로, 가장 중요하게, 치료의 법적 기준은 전문적인 실행, 지침이나 다른 임상 기준과 동일시하지 않는다.

포함된 변수 때문에, 치료의 기준과 물리 치료사가 태만하여 그러한 기준을 준수하는 데에 실패했을 지라도 사례별로 결정되어야만 한다. 이러한 결정은 재판에서 능숙한 전문가의 증언만으로 설립될 수 있다. 전문가의 의견이 다를 수 있기 때문에 결과는 종종 "전문가들의 싸움"으로 보여 진다. 예를 들어, 환자가 적절한 치료를 받았다면 의료과실은 아니지만 결과는 다른 요인들 때문에 기대했던 것처럼 되어 지지 않았었다.

다음과 같은 시나리오를 생각해 보자 : 개인의 현재 상태를 수용할 필요로, 물리 치료사가 동반되어 고관절 치환을 해야 할 환자 수술계획을 수정할 수 있다. 환자는 순환 결핍이나 낙상에 대한 두려움으로 예견된 것처럼 독립적으로 걸을 수 없게 될 수도 있다. 이 경우, 함께 했던 치료사가 같은 환자를 다루고 환자가 치료 동안에 해나 상처를 입지 않도록 주의 깊게 치료할 것이다. 환자가 독립적으로 보행할 수 있게 하려는 목표를 이루는 것을 실패하는 것은 대부분 직업의식의 태만은 아닌 것 같다. 반면에, 같은 시나리오를 사용하여, 치료사가 환자의 순환문제와 두려움, 의료과실로 간주될 수 있는 환자가 걷지 못하게 된 결과가 초래된 실패를 논하는 데에 실패한다면, 유사한 환경에서 신중한 치료사는 고려하여 영향을 줄 수 있는 치료를 실행하며 이러한 모든 중요한 요인들을 받아들일 것이다.

관리자 및 환자에게 해로움
(managers and Harm to Patients)

불행하게도, 관리자들은 사고를 직면 할 수도 있다. 이 위험을 감수할 수 있는 더 많은 토론을 보기 위하여 11장을 보아라. 사고가 발생하면 관리자는 직원들이 사건의 논의를 피할 수 있도록 해야 한다. 사건은 그 절차에 따라 조직 내에 첫 번째로 보고됩니다. 관리자의 부재 시, 조직은 변호사 또는 전문

또는 일반 의료 보험을 제공하는 보험 회사에 직접 보고할 수 있습니다. 관리자들은 반드시 문서, 정확 철저한 것을 확신할 수 있어야하고 조사 및 법적 절차 중에 기밀을 지켜야한다. 소환장을 받은 합법적인 증언과 기록은 조직의 운영과 개인 직원들에게 비참한 파괴를 제공할 수도 있다. 직원은 좋은 실적 내역과 부정 사건에 연루되었을 때, 관리자는 직원에 엄청난 영향을 피하기 위해 지원해야 할 수도 있다. 환자에게 해가 결과가 의심스러운 성능의 기록이 있는 경우 관리자가 다른 도전을 했다. 소송은 비싸고 사람들이 직접적으로 관련되기에는 복잡한 과정이다. 조직의 원활한 운영을 유지하면서 매니저는 이러한 심각한 소송에 참석해야한다. 이러한 상황은 고용주와 직원 각자가 자신의 변호사가 소송에서 그들을 표현하기 위해 적대적인 상황으로 발전할 수 있다. 관리자는 직원과 환자들이 이러한 어려운 상황에서 자신의 직무를 유지하기 위해 계속해야한다. 더 많은 정보를 보려면 Activity 12.1을 보아라.

Activity 12.1
실무법(Practice Acts)

해리 헨더슨은 물리 치료사, 작업 치료사, 음성 언어 병리학자, 호흡 치료사, 마사지 치료사와 운동 트레이너를 포함한 재활 서비스의 관리자이다. 그는 이러한 모든 사람들을 통제하는 실무법과 행정규정으로 관리되어야만 한다고 생각한다. 그룹으로서, 선택하여 이들 보건기관의 실무법(이익이 되는 다른 것을 추가하라)을 비교하는 차트를 만들어라. 환자 관리에 대한 법적 책임성에 초점을 두어라.

기타관리 법률문제 (Other Manageral Legal Issues)

관리자들은 그들이 직면한 복잡한 의사 결정에서 많은 전문가들의 의견을 필요로 한다. 많은 의료 기관에서, 가정 법적 상담원과 위험 관리자들은 관리자에게 이슈가 떠오를 때마다 조언을 제공한다. 독립 실무자도 많은 결정을 위한 법률 고문에 대한 접근이 필요하다. 이 부분은 오직 중간관리자에게 가장 영향을 주는 법적인 관여도를 강조하기 위함이다.

고용법 (Employment Laws)

연방 및 주 법령, 그들의 수반 행정 법률과 사법 결정 수천명의 전달되거나 직원과 고용주와의 관계를 보호하기 위해서 판결을 내렸다.

- 고용 차별 법 법률, 인종과 성별, 종교, 국가, 종교, 신체장애, 나이, 때문에 일부 주에서는 고용에 대한 그들의 결정에 편견을 사용한다. 괴롭힘의 형태도 이 범주에 포함된다.
- 단체 교섭 법 고용 조건을 결정하는 고용주와 종업원의 집단 간의 협상을 제어한다.
- 고용 혜택 법 직원의 소득보안 행위는 규정의 실업 근로자에 대한 직접적인 혜택의 자금보호 설정이 복잡하다.
- 실업 보험은 자격 실직 근로자에 대한 현금 혜택을 제공하는 연방 프로그램이다.
- 근로자 보상은 금전적 혜택과 부상 또는 그들의 작업 때문에 장애인 직원을 위한 재활 서비스를 제공하는 국가 행정 법률의 또 다른 복잡한 설정이다.
- 작업장 안전과 건강법 은 근로자 보상과 밀접한 관련이 있다. 이 법은 직업 때문에 발생할 수 있는 개인적인 부상과 질환을 예방하기 위해 제공된다. Sidebar 12.1을 보라.

> Sidebar 12.1
> **노동부(The Department of Labor)**
>
> 아래의 미국 노동부 웹 페이지에 가면 더 많은 정보를 얻을 수 있다 :
> 작업치료 안전과 건강은, http://osha.gov/
> 근로자 보상은, http://www.dol.gov/dol/topic/work-comp
> ERISA, http://www.dol.gov/dol/topic/health-plans/erisa.htm
> 실업수당은, http://www.dol.gov/dol/topic/unemployment-insurance

배경검사 및 기타자격 (Background Checks and Other Credentials)

관리자는 또한 자격 증명 및 잠재적인 직원의 범죄 배경 검사 확인에 참석해야한다.

이러한 책임은 직접적으로 대중의 보호에 연결되어있다. 관리자들은 이 받아들일 수 없는 행동에 감별을 위한 책임을 지고 있다. 대규모 조직에서 관리자는 이러한 책임을 많이 다루는 인적 자원 전문가에 의존하고, 작은 관행은 법적으로 이러한 법적 요구 사항의 일부 면제 수도 있지만 모두가 공공을 보호하기 위해 공정하게 직원을 치료하는 의무가 있다.

환자 동의 (Patient Consent)

관리자들은 반드시 물리치료사가 추구하는 것, 받아들이는 것 및 문서를 증진해야한다. 그리고 환자들은 치료에 동의하여 그것들을 받을 수 있다.

환자 윤리 (Patient Confidentiality)

건강에서 비밀의 중요성은 1996년 HIPAA에서 법률이 되었다. 그것은 의료 제공자와 타사 간의 공유 내에서 의료 기록의 프라이버시의 확보를 위해 설립되었다. 관리자들은 반드시 의료 제공자들이 환자와 의학정보를 공개하지 않는 것을 확실히 하여야 한다.

이러한 환경을 만든 것은 평상시 환자에 대한 상의를 어렵게 하고 특히, 작은 조직에서는 환자와 치료사의 관계가 장기간 이어지기도 한다. 이러한 곳에서는 가족적인 분위기가 조성된다. 환자가 자신을 돌봐주는 사람에 대한 믿음은 필수적이다. 그러나, 의도하지는 않았지만 어떤 식으로든 비밀이 누설되어 그 결과 피해를 당했다면, 환자는 소송을 제기할 수 있는 권리를 가져야만 한다. Activity 12.2 보라.

> **Activity 12.2**
> **아무에게도 말하지마(Mum's the Word)**
>
> 레이먼은 농촌에서 독립된 작은 병원을 운영하고 있다. 그는 우연히 대기실에서 두 환자가 다른 환자에 대해 이야기하고 있는 것을 들었다. 그들이 주고받은 내용은 레이먼의 직원이 환자에 대해 제공받는 정보보다 더 많은 것들이 포함되어 있었기 때문에 그는 고민하였다. 그는 어떻게 해야 하는가?

환자의 권리장전 (Patient's Bill of Rights)

의료기구를 개발하거나 정보를 제공하기 위해 환자 자신의 의무를 반영하는 문장을 채택, 공정한 대우를 제공하고, 그들에 영향을 미칠 의료 결정 이상의 자율성을 권장한다. 많은 의료보험은 또한 그들의 보험 계획에서 등록된 환자를 위한 권리장전에 적응했다.

조직의 의무 (Duties of Organizations)

관리자는 또한 조직에 적용하는 법을 사람과 마찬가지로 주의를 기울여야한다. 의료보험 조직은 반드시 많은 연방부, 주 그리고 자치주 법을 따라야만 한다. 의료 기관에서 불법 행위가 개인의 행동처럼 일부 또는 전체를 관할로 보일 수도 있기 때문이다. 사용자 책임의 이론에 따라 합법적으로 그들의 고용 과정에서 직원의 행동에 대한 책임이 있습니다. 환자는 해를 끼친 전문직 종사자와 그가 속해있는 조직에 대해 법적 조치를 취할 수 있다.

반대로 고용주의 행동은 직원의 업무에 부정적 영향을 끼칠 수 있다. 안전하고 확실한 환경을 제공하는데 실패한 고용주는 직원과 환자에게 불리한 영향을 초래할 것이다. 전문직은 전문직의 규칙을 준수해야만 한다. 조직에서 필요한 면허를 가지고 있지 않다면 안전을 보장받지 못할 것이다.

또한 조직은 환자의 권리를 보장하는 시스템을 확립하는데 책임을 져야 한다. 그렇지 못하다면 전문직 종사자의 의무를 이행해 달라고 요구하는 직원과 타협해야 한다. 중간급의 관리자는 그들 스스로 그 기준을 찾아야 할 것이다. Activity 12.3을 보라.

Activity 12.3
불행한 상황(AnUnfortunate Situation)

에르마는 그녀의 직원들이 불만족하고 있다는 소문을 들었다. 직원들은 작년에 건강관리 시스템의 이익이 어떻게 23%나 증가되었으며, 그리고 그들의 봉급이 왜 동결되었는지를 이해하려고 노력 중이었다. 에르마는 어떻게 말해야 하고 어떻게 해야 하는가?

경영 윤리 (Managerial Ethics)

이전에 임상에서 건강관리 전문직에 종사하던 건강 관리 매니저는 새로운 관리자 역할에 필요한 윤리적 책임감에 대한 이해가 쉬울 것이다. 다른 매니저들은 전문 매니저 협회를 통한 도덕률을 받아들이고 있을 것이다. 어떠한 경우에도, 매니저가 환자, 도덕률을 지지하는 다른 이해 당사자 그리고 건강 관리의 질을 위해 반드시 필요한 가치를 실천하는 역할 모델들에 대한 의무를 충분히 이행하고 있는지가 직원들의 기대치가 된다.

경영에서 결단력은 개인적인 임상의 결정보다 광범위한 영향을 미칠 수 있다. 예를 들면, 경영자는 전반적인 지역사회의 삶의 질, 환자의 행복과 존엄성, 그리고 공평하고, 가까이 하기 쉽고, 효과적이고 효율적인 건강 관리 시스템을 향상시키기 위한 광범위한 책임감을 가진다. 그들의 결정은 윤리적 평가에 영향을 미치고 환자의 권리와 고용자 그리고 전체적으로는 조직과 이해관계에 있는 모든 사람들에게 중요하다.

이해의 충돌 (Conflicts of Interest)

경영자는 이익단체의 잠재적인 갈등에 대해 특히 민감할 필요가 있다. 이익단체의 갈등은 정도의 문제여서 흔히 규명하기 힘들다. 왜냐하면 합법적인 영향들이 존재하기 때문이다. 그래서 경영자는 정보를 수집할 수 있는 권한을 사용하여 획득한 이익에 대해서는 회피하기 위해 주의를 기울여야 한다. 그들 조직과 연루되고 소속되어 있다는 정보를 알리는데 실패한다면, 다른 소직들은 합법적인지에 대한 윤리적 이슈를 만들 것이다. Activity 12.4를 보라.

Activity 12.4
도덕률(Code of Ethics)

도덕률과 미국 물리치료사 협회의 모범규정에 대한 APTA 가이드를 참조하라.
그룹 토론에서, 관리직에서 물리치료사는 어떤 파트에 적용해야 할 것인가에 대해 결정해 보세요.

관리자의 책임
(A Manager' Responsibility)

경영자는 직원의 행동 그리고 환자를 보호하기 위한 그들의 조직 활동에 잠재하고 있는 합법적 영향에 대해 의식하고 있어야 한다. 이런 행동들을 막기 위해서는 좀 성가시고 현명하지 못할 수도 있지만, 경영자가 이것을 의식하고 더 위험 상황까지 가지 않도록 충고를 한다는 것은 매우 중요하다. Activity 12.5와 12.6은 합법적인 몇 가지 이슈를 보여주고 있다.

Activity 12.5
어려운 상황(A Difficult Case)

칼라는 그녀의 상황이 점점 통제할 수 없는 방향으로 가고 있다는 것을 느낀다. 몇 주전, 간호재활 센터에 있는 환자가 물리치료실에서 다쳤다. 칼라와 그 직원들 그리고 행정직원까지 모두 적절한 행동을 취했지만, 그 환자는 사망했으며 환자의 가족들은 피해에 대한 소송을 제기하였다. 가족들은 치료 중에 사고가 일어났으며 그 사고가 환자를 죽음으로 이르게 했다고 주장했다. 사고와 관련된 직원은 환자를 죽게 할 만큼의 잘못을 하지 않았다. 칼라는 사건의 중심에서 인간으로서의 고민이 점점 커져만 갔다.

환자의 사망은 너싱홈에 있는 모든 사람이 이 사건에 대해 이야기 하고 그녀는 다른 어떤 것도 할 수 있는게 없어 보였다. 치료사의 행동을 옹호하는 직원들과 반면에 이 사고와 관련된 보조원들은 그를 해고시켜야 한다고 주장했다. 너싱홈의 변호사는 칼라에게 이 상황에 대해 언급하는 것을 피하라고 조언했고, 너싱홈 관리자가 직위 해제시키는 말이 나오기 전에 치료사에게 소환장을 발부하게 했다. 루머와 사람들의 말로부터 사건의 진실을 밝혀라. 그녀는 사직서를 제출할지를 고민하고 있다. 카라에게 직면한 윤리적 문제는 무엇인가? 그녀는 어떻게 해야 하는가?

Activity 12.6
환자의 동의(Patient Consent)

61-62페이지를 참고하고 아래의 연습 문제지에 따라, 전략적 접근을 해보시오.

무엇인가 (WHAT IS)

무엇을 해야하나 (WHAT SHOULD BE)

데이터 공백 (GAP DATA)

질문 :

답변 :

그러므로
이러한 요구를 해결하기 위한 결정

문제(이의) 진술
(PROGRAM (CHALLENGE) STATEMENT)

전략적 계획 (STRATEGIC PLAN)
다음에 대한 책임을 통해 개발 :

비전, 사명, 목표 (Vision, Mission, Goals) :
정책과 과정 (Policies and Procedures) :
마케팅 (Marketing) :
직원관리 (Staffing) :
환자케어 (Patients Care) :
재정 (Fiscal) :
윤리적 및 법적 사항 (Legal and Ethical) :
위기 관리 (Risk Management) :
의사소통 (Communication) :

제 13 장

의사소통의 책임
Communication Responsibilities

학|습|목|표

- 고전적인 의사소통 모델 요소 검토
- 운영자들에 의해 사용되는 가장 일반적인 구두/서면 의사소통 결정
- 공식/비공식적 모임에 대한 전략 적용
- 구직 인터뷰 기간을 위해 효과적인 전략 적용
- 전화 의사소통 토의
- 사업모임 준비
- 그룹 발표를 위한 준비
- 비망록, 편지, 이메일, 발표 준비
- 보고서와 제안서 준비
- 재활 서비스를 위한 웹 페이지 내용분석
- 건강교육과 일반교육의 구별
- 보건의료조직 안에 있는 공통적인 의사소통 장애 분석
- 효과적인 의사소통의 격차를 극복하기 위한 전략들 규명

개요 (Overview)

효과적인 의사소통기술은 관리자들에게 우선시되는 책임이므로, 본 교재의 여러 부분에서 이미 의사소통 측면에 대해 언급되어 왔다(1장 조직 의사소통, 2장 교차 문화적 의사소통, 7장 마케팅 의사소통; 3단원의 의사소통 부제목들 참조). 의사소통은 다양한 관점에서 살펴볼 수 있는 광범위하고 복잡한 주제로서, 사회, 심리학, 디지털기술, 예술, 미디어, 문학 등 다양한 분야의 연구자들은 전달자로부터 수용자까지의 정보전달을 위해 서로 다른 시각을 가지고 있다. 13장에서는 관리자들이 메시지를 기호화(coding)하고 의사소통 채널(메시지가 전달자로부터 수용자에게 전달되는 방법)을 선택할 때 중요한 특정 구두 및 서면의사소통 기술에 대해 얘기함으로서 의사소통이라는 광

범위한 주제의 일부요소에 초점을 맞추고 있다(그림 13.1 참조). 의사소통의 여러 가지 형태들은 시각적인 요소들(슬라이드, 그래픽, 사진, 그림, 인쇄 의사소통 배치 등)을 가지고 있으며 관리자들에게는 이러한 요소에 대한 기술개발이 요구된다.

효과적이고 이해할 수 있는 공식/비공식적인 의사소통은 조직생명에 있어서 필수적이다. 조직의 중간관리자들은 자신이 몸담고 있는 조직에서 의사소통 채널의 한가운데에 서 있다는 것을 발견하게 되며, 이들의 효과적인 의사소통을 통해 보건의료조직을 성공적으로 이끄는데 기여하게 된다. 의사소통은 최상의 것이라 하더라도 완전하지 않기 때문에 그 효과는 메시지를 기호화할 때 오해를 최소화하는 능력과 메시지를 가장 효과적으로 전달할 수 있는 의사소통 채널을 선택하는 능력에서 시작된다. 관리자들은 정보를 공유하기 위해 공개적이고 신뢰할 수 있는 환경을 권장하는 반면, 의사소통 메시지를 전달받는 수용자가 난처하지 않도록 전달되는 정보의 제한에 적절한 균형을 유지할 수 있어야 한다. 표 13.1은 관리자들에 의해 공통적으로 사용되는 의사소통 채널을 분류한 것이다. 이 분류들은 이 책의 다른 부분에서 언급되지 않았던 관리자들의 공통적인 의사소통 책임에 대한 일부 정보를 제공하기 위해 본 장에서 언급될 것이다.

표 13.1 의사소통 방법과 분류

의사소통 형태	개별적	집단적
구두	일대일 공식 면담 비공식적 대화 인터뷰 전화 대화	그룹에 대한 발표 공식적 회의 원격지간 회의
서면	서신 이메일 메모	단체 이메일 발송 웹 페이지 메모 공고 매뉴얼 보고서

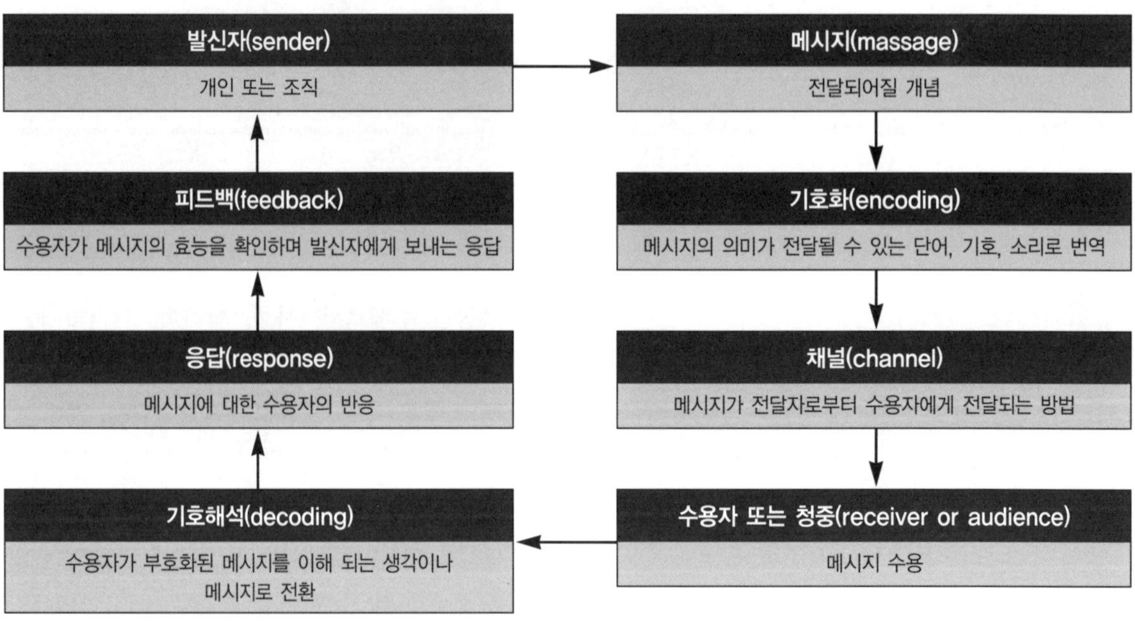

그림 13.1 의사소통 모델

구두 의사소통 (Oral Communications)

개별 면담 (Individual Meetings)

공식적인 구두 의사소통은 작업성과가 우수할 때, 메시지와 기호화가 공정하게 기준화될 수 있는 상황에서 직원과의 예정된 일대일 면담의 형태를 띠는 경우가 가장 많다. 이 면담은 다음과 같이 소집될 수 있다 :

- ◆ 정기적으로 일정이 잡혀 있고 공식적인 업무 검토가 이뤄져야만 할 때
- ◆ 조직의 목표와 일치하는 업무 및 개인적 목표를 달성한 직원들을 격려하거나 포상할 기회가 생긴 경우
- ◆ 조직의 목표가 충족되지 않고 있어 업무성과에 대한 즉각적인 관심이 요구될 때
- ◆ 직원이나 다른 사람들을 부상이나 다른 부정적인 결과에 노출시킬 위험이 있어 업무 성과에 대한 즉각적인 관심이 요구될 때

이 모든 면담들은 개인채용기록을 위해 문서화된다. 업무에 대한 기대치가 충족되거나 초과된 경우, 일을 잘했다고 격려하는 면담은 관리자의 책임 중 중요한 부분일 수 있다. 업무성과(performance)에 대한 우려 때문에 열린 면담은 메시지와 그 기호화에 좀 더 주의 깊은 계획이 요구된다. 이러한 논의와 문서화에 대한 표준화된 지침은 규모에 상관없이 모든 조직에서 필한데, 이는 주고받은 메시지에 대해 관리자와 직원이 동의하지 않을 경우 법적행동으로 이어질 수 있는 위험을 줄이기 위해서 이다.

관리자는 면담을 사전에 준비하고 그 중요성을 반영하는 환경을 조성해야 한다. 관리자는 이런 면담에서 다루어지는 논의를 업무설명과 관련된 업무성과 행동(performance behaviors)에만 제한시킬수록 업무성과를 향상시킬 수 있으며, 조직현안에 대해 상대방을 더 잘 이해시킬 수 있다. 주의할 것은 개인의 개성이나 인격이 아니라 행동(behavior)임을 분명히 하는 것이 중요한데 이는 논의가 특정업무를 수행할 능력이 있는 직원이 그러지 않는 상황을 언급해야만 할 때 도움이 된다.

이러한 업무성과 문제는 개인이 어떻게 업무를 수행하는지 모르는 상황과는 구별될 필요가 있다. 이러한 공식적인 면담은 임상전문가 또는 전문가의 개입이 필요한 사회화 쟁점으로 바뀌는 경우가 많다. 이러한 상황에서 관리자들은 그들의 기술과 전문성의 한계를 넘어 서는 직원들의 요구를 확인할 필요가 있으며, 업무성과 개선을 도와줄 수 있는 다른 사람(전문가)에게 직원들을 소개시켜줄 수 있어야 한다. 이 어려운 면담은 관리자와 직원 모두 뭔가를 배웠고 분노 없이 일을 진행할 수 있다고 느꼈다면 성공적이다. Activity 13.1 참조.

구직 인터뷰 (Job Interview Sessions)

구직 인터뷰는 채용이라는 목표를 달성하기 위해 진보된 계획과 기술개발이 요구되는 또 다른 공식적인 의사소통의 형태다. 비록 전달되는 메시지들은 구직인터뷰 별로 일관성을 갖는 것이 일반적이지만 관리자는 인터뷰 중 구직자 별로 메시지를 다르게 기호화할 수 있다. 일반적으로 엄지손가락 규칙(rule of thumb)이라는 것이 있는데, 이것은 질문을 받은 사람이 인터뷰하는 동안 80%를 말을 하게 하는 것이다. 이러한 규칙을 구직자에게 적용시키기 위해서 관리자들은 우수한 질문 및 청취기술을 개발하는 노력이 필요하다. 질문들을

구조화시키는 질문형태인 개방형질문(Open-ended question)은 지원자들이 자신들의 가치와 선호, 그리고 우선순위를 말하도록 격려함으로써 관리자들로 하여금 지원자들이 조직에 정말 적합한지를 결정할 수 있도록 만든다. 상대방이 말할 수 있도록 격려하는 질문의 예는 다음과 같다 :

- ________에 대해 이야기 해주세요.
- ________은 얼마나 중요한가요?
- ________의 문제가 뭐라고 생각하나요?
- ________이 당신을 위해 무엇을 할까요?
- 무엇이 당신을 ________하지 못하게 막았나요?
- ________에 대해 당신은 무엇을 바꿀 건가요?
- ________에 대해 당신은 무엇을 배웠나요?
- ________에 대한 당신의 견해는 무엇인가요?
- ________에 대한 당신의 인상을 말해보세요.
- ________에 대해 더 말해주세요.
- 무엇이 ________에 포함되나요?
- 당신이 가장 자랑스럽게 생각하는 업적은 무엇인가요?
- ________에 대한 당신의 평가(의견)는 무엇인가요?

위에서 빈 칸을 채우기 위해 인터뷰 담당자는 지원자의 이력서나 추천서를 미리 검토해야 한다. 인터뷰 담당자들은 어떤 질문이 이어져야 하는지를 알기위해 지원자의 대답을 주의 깊게 들어야 하고, 인터뷰의 마지막에 지원자가 조직에 대해 질문할 기회를 제공해야 한다. Activity 13.2 참조.

비공식적 대화 (Informal Conversations)

비공식적인 대화는 관리자들에게 조직과 직원들의 일반적인 경향을 파악할 수 있는 기회를 제공해 준다. 또한 동료직원을 더 잘 파악할 수 있는 수단으로 직원들의 업무성과를 포상하고, 직원들의 요구를 충족시키거나 업무 또는 조직에서의 문제가 공식적으로 제기되기 전에 미리 해결할 수 있는 기회를 제공할 수 있다. 비공식적 대화는 예정 없이 자연발생적으로 이뤄지는 상호작용으로, 문제가 더 복잡하게 되거나 대립될 때, 이를 해결할 필요성이 있을 경우 공식화 될 수 있다.

관리자들은 직원들 간의 대립상황에서 얼마나 자주 비공식적인 심판자가 되는지를 발견하게 될 것이다. 서로에 대한 입장 차이는 휴식시간 요구, 식당이용, 주차장, 지각, 전화사용 등, 어느 것에 대해서도 생겨날 수 있다. 관리자들은 언제 개입해야 하는지(일반적으로 행동이 업무를 방해할 때), 사람들이 견해 차이를 극복하지 못할 때, 사람들이 잘 어울리지는 못하지만 자신들의 업무는 여전히 수행할 수 있다는 사실을 받아들이는 시기를 결정하는 것이 필요하다. 때로는 직원들은 조직과는 잘 융화가 되지만 동료직원들과는 제대로 융화가 되지 않을 경우도 있다. 이런 대인관계에 대한 문제들을 해결하기 위해 관리자는 중립을 유지하고 업무 및 조직의 목표달성에 이러한 행동들이 미치는 영향에 관심을 가져야 한다. Activity 13.3을 참조하라.

Activity 13.1
그것에 대한 걱정(Dreading it)

이것은 Rafael Ramos가 가장 싫어하는 재활관리자로서의 직업의 일부다. Judy Waters는 업무평가에서 뛰어난 등급을 받고 있는 탁월한 물리치료사이지만 자주 지각을 한다. 비록 얼마나 늦을 것인지를 전화로 알리기는 했지만 그녀의 지속적인 지각은 Judy가 도착할 때까지 그녀의 업무를 대신하는 대신 이제 그녀의 환자들을 대기 상태로 방치하는 나머지 직원들을 화나게 한다. Rafael은 Judy의 지각에 대해 언급하기 위해 Judy와 세 번째 만남을 갖고 있는 중이다. 그는 이것이 Judy에게 마지막 기회임을 알려야 한다. 다음에 Judy가 지각을 할 경우 Rafael은 Judy를 해고할 것이다. 그림 13.1의 의사소통 모델을 고려하면서 그들의 만남에 대한 역할극을 시행하라. 61–62쪽을 참조하고 이 모임의 전략적 계획을 개발하기 위해 워크시트를 이용하라.

무엇인가 (WHAT IS)

일정은 무엇인가(WHAT SHOULD BE)

갭 (GAP DATA)

질문 :

답변 :

그러므로
이러한 요구를 해결하기 위한 결정

문제(난제) 상황
(PROGRAM (CHALLENGE) STATEMENT)

전략적 계획 (STRATEGIC PLAN)
다음에 대한 책임을 통해 개발 :

비전, 사명, 목표 (Vision, Mission, Goals) :
정책과 과정 (Policies and Procedures) :
마케팅 (Marketing) :
충원 (Staffing) :
환자케어 (Patients Care) :
재정 (Fiscal) :
윤리적 및 법적 사항 (Legal and Ethical) :
위기 관리 (Risk Management) :
의사소통 (Communication) :

Activity 13.2
채용 면접(The Job Interview)

Jennie Bakerfield는 긴장되어 있다. Jennie는 자신의 첫 채용 면접을 실시할 예정이다. 지원자는 Jennie의 늘어난 업무를 도와주기위해 시로 채용될 물리치료사로 인터뷰 중이다. 이 사람은 3개월 전 공고가 나간 후 처음이자 유일한 지원자이다. Jennie는 이 면접에 부담을 느끼는 중이다. Theresa Biscardo와 함께 면접을 하는 역할극을 시행하라. Jennie는 면접 준비를 위해 그림 13.1을 어떻게 이용할 수 있는가? Jennie는 전략적 계획을 어떻게 이용할 수 있는가? 61–62쪽을 참조하라.

무엇인가 (WHAT IS)

일정은 무엇인가(WHAT SHOULD BE)

갭 (GAP DATA)

질문 :

답변 :

그러므로
이러한 요구를 해결하기 위한 결정

문제(난제) 상황
(PROGRAM (CHALLENGE) STATEMENT)

전략적 계획 (STRATEGIC PLAN)
다음에 대한 책임을 통해 개발 :

비전, 사명, 목표 (Vision, Mission, Goals) :
정책과 과정 (Policies and Procedures) :
마케팅 (Marketing) :
충원 (Staffing) :
환자케어 (Patients Care) :
재정 (Fiscal) :
윤리적 및 법적 사항 (Legal and Ethical) :
위기 관리 (Risk Management) :
의사소통 (Communication) :

Activity 13.3
심판(The Referee)

Rosie와 Doris는 함께 어울릴 수 없는 것처럼 보인다. 동료 직원들과 환자들은 그들이 계속해서 말다툼하는 것을 목격하였고 이것은 환자관리에 방해가 된다. 재활관리자인 Jim Watson은 다른 사람들에게 미칠 수 있는 그들의 행동을 바꿀 필요가 있다는 암시를 여러 차례 비공식적으로 하였다. 그들은 서로에 대해 참을 수 없으며 서로에 대한 부정적인 상호작용은 점점 커져간다. Jim과 Rosie, Jin과 Doris의 비공식적인 대화로 상황극을 해보라. Jim은 그들을 함께 만나야 하는가? 그들 둘과 함께 하는 가능한 모임을 상황극으로 재현하라. Jim은 이 모임을 준비하기 위해 그림 13.1의 의사소통모델을 어떻게 사용할 수 있는가. Rosie 와 Doris에게는 의사소통 모델의 어떤 요소가 쟁점인가? Rosie, Doris와의 공식적 만남을 위해 61-62 쪽과 워크시트를 이용하라.

무엇인가 (WHAT IS)

일정은 무엇인가(WHAT SHOULD BE)

갭 (GAP DATA)

질문 :

답변 :

그러므로
이러한 요구를 해결하기 위한 결정

문제(난제) 상황
(PROGRAM (CHALLENGE) STATEMENT)

전략적 계획 (STRATEGIC PLAN)
다음에 대한 책임을 통해 개발 :

비전, 사명, 목표 (Vision, Mission, Goals) :
정책과 과정 (Policies and Procedures) :
마케팅 (Marketing) :
충원 (Staffing) :
환자케어 (Patients Care) :
재정 (Fiscal) :
윤리적 및 법적 사항 (Legal and Ethical) :
위기 관리 (Risk Management) :
의사소통 (Communication) :

전화 의사소통
(Telephone Communications)

긍정적인 방법으로 조직을 소개하는 일은 중요하다. 따라서 큰 규모의 조직은 전화의사소통을 중요하게 생각해야 하며 이를 모니터 하는 것은 어쩌면 당연한 일이다. 전화통화는 조직에 대한 첫 인상을 주는 경우가 많기 때문에 작은 조직이라도 직원들에게 효과적인 전화의사소통에 대한 교육을 시킬 필요성이 있다. 따라서 관리자들은 걸려온 전화에 응대하거나 전달받은 메시지에 응답할 때, 그리고 전화를 걸거나 받은 전화내용을 기록할 때 모든 직원들이 따라야 할 지침서를 만들 책임을 가지고 있다.

관리자들은 업무상 이뤄지는 전화의사소통을 위한 기호화와 의사소통 채널에 대해 몇 가지 중요한 결정을 할 수 있다. 예를 들어 연결메뉴 또는 자동연결장치의 사용은 전화를 받고 연결해주는 접수원을 대체 할 수 있다. 또한 전화업무를 담당하는 곳이 있을 경우 직원이나 관리자들은 환자관리나 다른 업무 중 전화를 받거나 메시지를 적기 위해 일을 방해 받지 않을 수 있다.

관리자들은 의사소통 실패의 위험에 있어서 연결메뉴 또는 자동 연결장치 등의 사용과 관련된 손실 또한 중요하게 생각할 필요가 있다. 전화를 건 사람들이 컴퓨터화된 메뉴나 조직 내의 다른 곳으로의 연결로 씨름하느라 남기지 않은 메시지가 있거나 또한 메시지를 받는 사람이 이로 인해 혼동된 메시지를 받는다면 이것은 조직에게 불리하게 작용한다. 걸려온 전화에 대해 나중에 응답전화를 하는 것은 작업자가 근무시간 중 여러 혼란을 방지할 수 있는 반면 전화를 건 사람들의 만족에 부정적인 영향을 미칠 수 있는 위험이 있다. Activity 13.4를 참조하라.

환자관리 중 개인 휴대전화나 전자장치의 사용(환자나 직원 모두에 의해)은 비록 그들이 사업상 전화를 받는 데 익숙해져 있다 하더라도 서로에게 방해가 되고 무례한 행동이다. 관리자들은 사적인 전화사용을 제한하는 정책이나 절차를 만드는 것이 필요할 수 있다. 환자들은 의료제공자들이 자신의 치료에 지속적으로 관심을 가지고 집중하기를 바란다. 의료제공자들이 가족이나 친구들과 나누는 개인적인 전화대화들을 환자들이 엿들을 경우 환자와의 전문적인 관계형성이 제대로 이뤄지지 않을 수도 있으며 치료 중 전화로 다른 환자의 기밀에 대해서 말하는 경우 신뢰성을 훼손시킬 수 있다.

사업회의 수행
(Conducting Business Meetings)

모임의 기본적인 규칙은 필요한 경우에만 모이는 것이다. 모임의 의장은 다음과 같은 책임이 있다 :

- 의제 설정 및 발표
- 회의 중 의제가 지속적으로 유지될 수 있도록 하는 것
- 논의를 달성되어야 할 목표에 집중 시키는 것
- 모든 참가자들의 참여를 유도하는 것
- 결정 및 취해진 행동 요약
- 도달한 합의 사항 확인
- 서기 및 시간 기록원 배정

사업회의는 문제의 해결책을 발표하거나 정기적인 대면모임이 필요한 상호과제 및 프로젝트들을 수행하기 위한 논의를 위해 사람들을 한자리에 모이도록 한다. 모임 전에 검토될 필요가 있는 정보를 회의에 참여할 사람들에게 미리 제공할 경우, 회의

Activity 13.4
전화 문제(A Telephone Problem)

Carteville 물리치료실은 전체 환자의 25%를 Costello 박사로부터 의뢰 받는다. Costello 박사는 방금 Carteville 물리치료실의 원장인 Barbara Benton에게 휴대전화로 전화를 걸었다. Costello박사는 자신이 Barbara의 사무실 전화시스템을 통해 Barbara나 다른 직원들과 환자 및 환자추천에 대한 이야기를 할 수 없었기 때문에 선택의 여지가 없었다고 말한다. Costello 박사는 매우 당혹스러워 하고 메시지를 남기는 것조차 망설인다. 그는 다른 치료실에 환자를 소개하는 것이 더 쉽기 때문에 그렇게 한다고 인정한다. 반면에 Barbara의 직원들은 자신들이 전화를 받기 위해 너무 자주 환자들로부터 떨어져야 하기 때문에 새로운 시스템을 도입하자고 요구한다. Barbara는 무엇을 해야 하는가? 이 문제는 그림 13.1의 의사소통 모델 중 어디에 해당하는가? 그림 13.1의 의사소통 모델을 고려해 이 쟁점을 언급하기 위해 이뤄지는 Barbara와 직원 미팅을 역할극으로 재현하라. Barbara는 이 문제를 언급하기 위해 전략 기획 워크시트를 어떻게 이용해야 하는가? 62-62쪽 을 참조하라.

무엇인가 (WHAT IS)

일정은 무엇인가(WHAT SHOULD BE)

갭 (GAP DATA)

질문 :

답변 :

그러므로
이러한 요구를 해결하기 위한 결정

문제(난제) 상황
(PROGRAM (CHALLENGE) STATEMENT)

전략적 계획 (STRATEGIC PLAN)
다음에 대한 책임을 통해 개발 :

비전, 사명, 목표 (Vision, Mission, Goals) :
정책과 과정 (Policies and Procedures) :
마케팅 (Marketing) :
충원 (Staffing) :
환자케어 (Patients Care) :
재정 (Fiscal) :
윤리적 및 법적 사항 (Legal and Ethical) :
위기 관리 (Risk Management) :
의사소통 (Communication) :

시 배경정보를 설명하는데 필요한 시간을 줄일 수 있다. 따라서 회의에 참석한 사람들은 정해진 회의시간을 현안에 대한 논의와 그것을 결정하는데 더 많이 사용 할 수 있다. 명확하게 제시된 회의주제와 회의목적은 회의가 잘 진행될 수 있는 첫 출발선이 된다. 이와 함께 회의에 참여하는 분위기를 조성하기 위해 모임 전 또는 중간에 메시지를 효과적으로 기호화하는 일은 효과적이고 포괄적인 의사결정을 위해 명확한 회의주제와 목적을 제시한 것만큼 중요하다.

관리자들은 회의 전에 참가자들에게 회의주제에 추가하거나 수정할 내용을 제시할 수 있는 기회를 제공해야 한다. 회의 중 활동사항에 대해 지속적으로 전달되는 정보들은 메모나 이메일 또는 발표 등을 통해 참석자들에게 전달 될 수 있다. 회의록은 모든 사람들에게 모임 후 가능한 빠르게 배포되어야 한다. 어떤 모임이든 회의주제의 첫 항목은 지난 회의의 회의록의 승인이기 때문에 문서작업은 정확하게 이뤄져야 한다. Sidebar 13.1 을 참조하라.

반대로 관리자의 여러 행동들은 효과적인 회의 활동을 저해 할 수 있다. 다음의 행위들이 이에 해당 한다 :

- 모임을 위해 정기적으로 예정된 회의의 취소 또는 연기. 이 행동은 직원들을 화나게 하는 원인이 될 수 있다. 직원들이 해당 시간에 환자치료 등 다른 일정을 잡지 않도록 정기적인 회의 시간을 달력에 표시하도록 하는 것이 현명할 수 있다. 회의가 필요 없을 때 이 시간대들은 환자관리 이외의 업무완결이나 비공식적 사교, 임상의견 결정과 관련된 논의 등을 위해 이용될 수 있다.
- 사람들이 각자 편리한 시간에 다른 채널(이메일, 메모, 게시판 공고 등)을 통해 받을 수 있는 내용들을 발표나 보고를 시킴으로서 회의에 많은 시간을 보내게 하는 것.
- 회의의 의사결정과 관련이 없는 입회인에게 토론을 하도록 요청하는 것.
- 급박하게 모임에 참가하라고 통고함으로써 자신에게 부여된 업무를 마치는데 방해가 되거나 업무를 아예 하지 못하게 하는 것. Activity 13.5 참조

> *Sidebar 13.1*
>
> **모임의제 및 의사록**
> (Meeting Agendas and Minutes)
>
> 의제는 :
> - 모임 전 참가자들이 준비할 수 있도록 충분히 여유있게 배포되어야 한다.
> - 논의와 행동을 위한 항목들, 성취되어야 할 목표들, 시간제한, 그리고 참가자들이 가지고 와야 하는 자료 등을 포함해야 한다.
>
> 의사록은 다음을 포함해야 한다 :
> - 참석자 명단
> - 모임 날짜와 모임에 걸린 시간
> - 취해진 행동과 이뤄진 배분
> - 차후 논의를 위한 새 항목 기록
>
> Note : 모임의제를 위한 예제문(Templates)은 워드 프로세싱 프로그램과 다른 소스들에서 광범위하게 가져와서 사용할 수 있다. 예제문은 모임의 의사록을 위한 요약으로도 기능할 수 있다.

그룹발표 (Group Presentations)

관리자들은 어떤 그룹에 새로운 정보를 소개하거나 훈련 및 교육을 시키기 위해 공식적인 발표를 할 때가 있다. 이 발표는 메시지, 기호화, 그리고 의사소통 채널 등에 동일한 관심이요구되고 시각적 자료를 사용하면 더욱 효과가 향상된다. 발표의 기본적인 규칙들은 다음과 같다 :

Activity 13.5
모임(Meetings)

최선의 노력에도 불구하고 Jim Munice는 직원모임을 통제할 수 없다. 먼저 매주 정시에 시작하도록 모든 사람을 모으는 것이 불가능한 것처럼 보인다. 다음으로 언저리에서 이뤄지는 대화들, 모임 중 식사, 그리고 집중 부족 등이 매우 혼란스럽다. 그는 자신이 모든 것을 할 수 있다고 느끼지 않는다. 그는 무엇을 해야 하는가? 이 문제는 그림 13.1의 의사소통 모델 중 어디에 해당하는가? Jim이 그림 13.1의 의사소통 모델을 적용하고 텍스트에서 모임을 수행하기 위한 단서를 제공한 다음 모임을 역할극으로 재현하라.

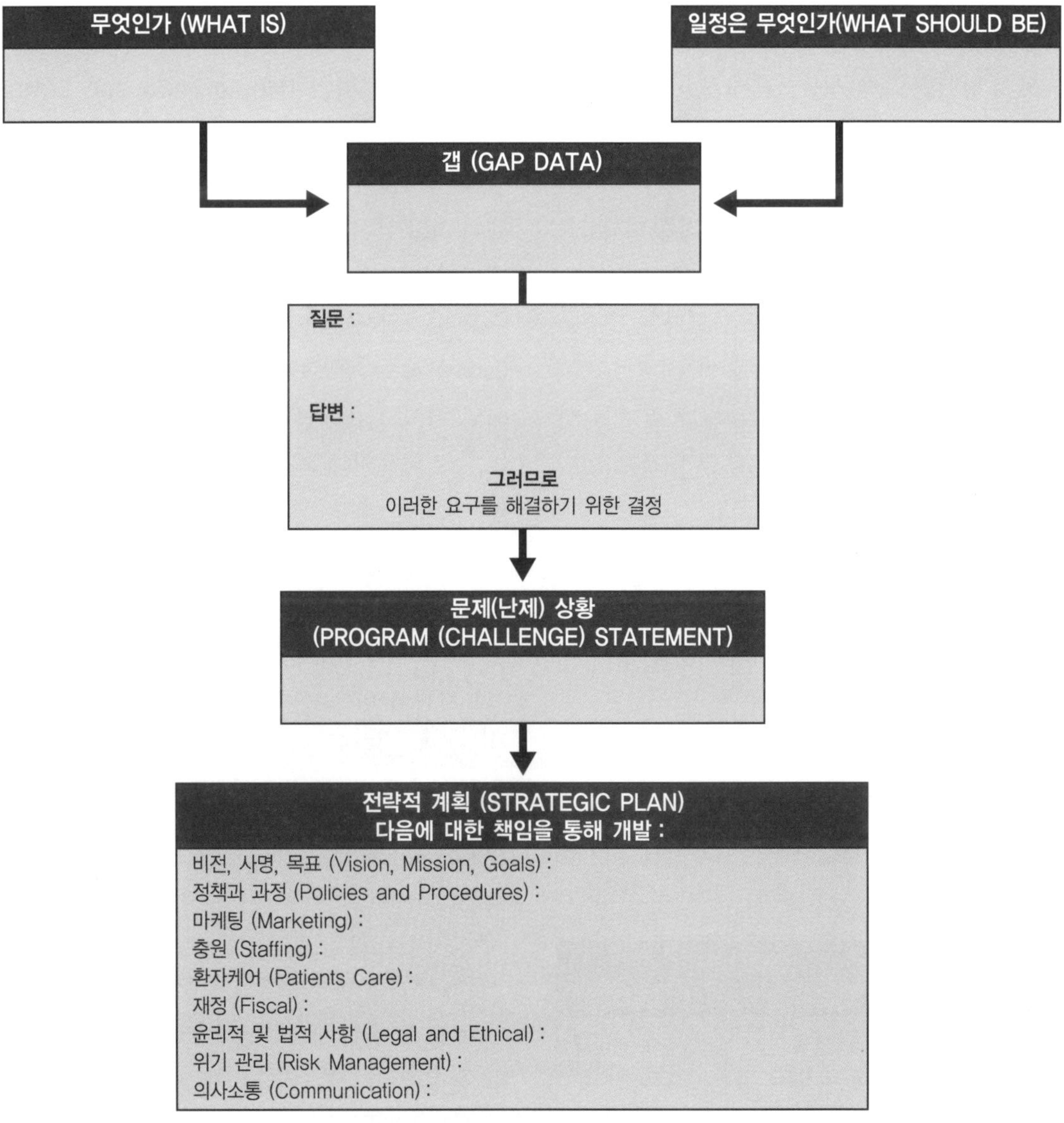

- 청중의 요구와 발표 목표(들)를 결정한다.
- 발표를 위한 요약이나 개요를 준비한다.
- 말하려는 것을 계획하되 그것을 외우지는 않는다.
- 20-25분이 청중의 관심을 유지할 수 있는 한도다.
- 시작(서론-말하고자 하는 것을 제시하기)과 중간(본론-말해야 하는 것을 말하기)과 끝(앞에서 말했던 것을 청중들에게 말하기)을 구성한다.
- 한 장의 사진(그림-슬라이드나 보도 자료 이용)은 1,000단어의 가치가 있다. 메시지를 대체하는 것이 아니라 강화하기 위해 사진들을 이용하라.
- 가능한 많은 정보를 제공하기 보다는 요점을 명확히 하기 위해 시각자료를 이용한다.
- 시각자료들은 간단하고 일관성이 있어야 한다. 다양한 폰트나 색, 잘못된 문항 등으로 뒤죽박죽이 되는 일을 피한다.
- 청중들을 몰두시킬 수 있도록 발표하려는 것을 분명하고 확실하게 알고 친숙해야 한다.
- 일어나서, 당신이 말해야 하는 것을 말하고, 앉아라.

원격지간 회의 (Teleconferences)

통신기술은 여러 장소, 원거리 화상회의 및 발표를 가능하게 한다. 의사소통과 동일한 원칙들이 카메라, 마이크로폰, 녹음장치 등의 효과적인 위치와 사용에 대한 추가적인 고려와 함께 실재 회의에 적용된다. Activity 13.6을 참조하라.

Activity 13.6
발표(A presentation)

Sandy Turkeson은 당혹감을 느낀다. 몇 시간의 준비와 대단히 많은 슬라이드에도 불구하고 그녀는 자신에 주어진 한 시간 동안 발표해야 했던 것의 반도 마칠 수 없었다. 그녀는 무엇이 잘못됐는지를 이해하지 못한다. Sandy는 무엇을 다르게 할 수 있었나? 그녀의 문제는 그림 13.1의 의사소통 모델 중 어디에 해당하는가?

서면 의사소통 (Written Communication)

내부문서와 서신 (Memoranda and Letters)

워드 프로세서와 기타 다른 소프트웨어 프로그램에서 제공되는 예제문서(템플리트)는 동일한 형태의 내부문서를 작성하기 위한 좋은 도구이다. 내부문서는 더 민감하고 중요한 메시지를 외부와 주고 받기위해 사용되며 이보다 더 공식적인 서신(letter)과는 다른 형태이다. 내부문서는 짧고 직접적인 메시지들을 연속적으로 전달하기 위해 내부적으로 사용된다. 내부문서의 형태는 날짜, 수신인, 발신인, 주제, 본론에 포함되어지는 내용을 포함한다. 첫 줄은 내부문서의 요약으로 시작해야 한다. 내부문서의 나머지는 이 요약의 내용에 대한 분명하고 직접적인 내용이 포함되어야 한다. 첨부사항이 있을 경우 내부문서에 언급되어야 한다. 보통 조직의 로고나 다른 정보를 포함하는 표제(heading)가 있는 경우가 많다. 관리자들은 중요하지만 긴급하지는 않은 것을 간단한 방식으로 알리거나 권고하고 싶을 때 내부문서를 사용해야 한다.

사업서신은 내부 주소들과 인사말, 마무리 부분 등을 갖춘 공식적인 의사소통수단으로서 수신자의 관심을 요구하는 중요한 메시지를 제공한다. 이 서신은 전형적으로 조직의 기록의 일부가 될 수 있기 때문에 발신자의 정교함과 서술능력을 반영해야 하며 내용의 정확성이나 서신 작성규칙, 문법, 철자 등의 통일을 위해 교정을 받아야 한다. 또한 사업서신은 두 당사자들 간에 의사소통을 문서화할 것을 요구하는 중요한 쟁점을 반영하기 때문에 신중하게 취급되어야하고 주의 깊게 검토되어야 한다. 워드프로세스 프로그램의 예제문서들은 처음 사업서신을 쓰는 사람들에게 도움이 된다. 관리자들은 직원들과 다른 주주들에게 다양한 이유로 –중요 모임의 후속 조치나 채용 제안 등과 같은– 서신을 작성할 수 있다. 서신의 목표 결정과 목표가 충족되었는지를 확인하는 것도 중요하다. Activity 13.7 참조

이메일 (E-mail)

사업에서 전자 의사소통은 그 내용을 읽을 수 있고 조직에 불필요하고 업무에 무관한 이메일과 쉽게 구분될 수 있을 경우에만 의미가 있다. 읽는 사람들로 하여금 비사업적인 이메일들과 쉽게 구별할 수 있도록 제목(주제 줄)을 제공하는 것이 도움이 된다. 메모와 마찬가지로 이메일은 메시지의 요점으로 시작해 그 요점에 대한 내용을 설명해야 한다.

관리자들은 조직 안에서 강력한 의사소통도구로서가 아닌 엄청난 방해요소가 될 수 있는 이메일을 통제하는 정책과 절차를 개발하고 이행할 책임이 있다. 특히 이메일이 환자관리에 방해가 될 경우 관리자들은 직원이 근무 중 메시지를 계속 확인하는 것을 자제시키기 위해 점심식사 전이나 근무 끝날 무렵에 이메일을 읽을 수 있도록 내부적으로 이메일 전달시간을 정해 둘 수도 있다.

모든 관리자들과 직원들은 왜 이메일이 필요하고 메시지 전달을 위한 최고의 수단인 지를 물음으로써 의사소통을 위해 선별적으로 이메일 사용하도록 권유해야 한다. 이메일은 대규모 집단의 사람들에게 알리거나 다른 중요한 정보들을 빠르게 배포할 수 있어 가치가 있지만, 반면에 많은 사람들에게 동시에 도달되도록 주소록(집단 이메일 발송)을 사용하는 것은, 논쟁의 여지가 있는 정보를 전달하기 에는 적합한 수단이 아닐 수 있다. 관리자들은 개인과 집단 상호간에 의사소통을 위해 주고받는 이메일 메시지의 편리한 저장과 검색(전자 또는 하드 카피)을 위한 파일링시스템을 개발해야 한다.

> **Activity 13.7**
> **메모와 편지들(Memos and Letters)**
>
> 한 직원에게 새로운 7일 간의 의료제공의 커버리지 모델(coverage model)을 수행하도록 직원들의 근무일정을 변경하도록 권유하는 편지를 작성하라. 정기적으로 주말근무 일정을 포함하는 물리치료사직을 제안하는 편지를 작성하라. 당신의 그룹에 속한 사람들에 의해 준비된 메모 및 편지들을 비평하라.

게시 (Posted Announcements)

관리자들은 이메일 의사소통을 대체하기 위해 인쇄물(hard-copy)을 통한 게시시기를 결정할 필요가 있다. 정보나 어떤 그룹이 취해야 할 행동을 게시하기 위해 전략적으로 공공 장소에 설치하는 게시판은 공식적, 일반적, 안정적인 정보전달을 위한 효과적이고 강력한 수단이 될 수 있다. 일반적으로 대규모 조직에는 게시판에 게시될 내용, 게시형식, 게시기한 등에 대한 방침이나 절차들이 마련되어 있다. 이는 시간이 지났거나 상관없는 게시물들로 게시판이 뒤죽박죽되는 일을 막아준다. 법적요건(legal requirements)들은 다른 사람에게 위임된 정보의 공공게시에 대한 지침을 제시해준다. 이에 의하면 별도로 고안된 공간에 게시되는 게시물들은 법적요건을 충족시켜야 한다. 직원의 자격

증 게시는 그와 같은 요건의 한 예에 해당한다.

관리자들은 게시된 게시물의 형태가 조직의 문화를 반영하기 때문에 이에 대해 주의를 기울여야 한다. 지속적으로 동일한 색과 게시물의 형태를 사용하는 것은 직원들이 어떠한 행동을 요구하는 발표를 확인하는데 도움이 된다. 직원들이 비공식적인 발표나 정보를 부착할 수 있도록 일반인의 시선에서 벗어난 곳에 게시판을 설치할 경우 관리자가 사무적인 공공게시 공간의 내용을 통제하는 것이 수월해진다. Activity 13.8을 참조하라.

보고서 (Reports)

관리자들은 다양한 주제, 특히 예산과 관련된 쟁점에 대한 보고서를 빈번하게 작성해야 할 의무가 있다. 관리자들은 어떤 보고서의 경우 특정한 정보요구에 대한 응답으로 작성되는 반면, 일부 보고서들은 일상적으로 작성하기도 한다. 중요한 것은 정보다. 보고서는 자료와 그 자료의 해석에 대한 것이다. 따라서 보고서의 내용은 추가적인 해석의 대상이 되어서는 안 된다.

보고서의 준비는 목적과 범위, 수신대상과 배포방법 등의 결정으로부터 시작된다. 다음 단계는 포함될 자료들의 규명과 표현방식이다. 만약 어떤 보고서가 그래프와 차트들을 포함할 경우 관리자들은 그 형식을 결정할 필요가 있다. 다음 단계는 설명된 사실에 대해 오해가 생기지 않도록 또는 혼란스러워지지 않도록 문단이나 구성 등을 잘 배열하는 것이다. 현재 진행 중인 사안에 대해 준비된 보고서는 의사소통을 용이하게 하기 위해 표준구성 방식을 따를 수 있다. 관리자들은 필요한 정보만 포함될 수 있도록 보고서를 준비해야 하고 불필요한 것은 과감하게 포함시키지 말아야 한다.

매뉴얼 (Manuals)

6장은 정책 및 절차 매뉴얼, 특히 관리자들이 관심을 가질 매뉴얼 개발에 대한 정보를 제공하고 있다.

제안서 (Proposals)

제안서는 어떤 프로그램이나 다른 해결책이 필요한 이유, 어떤 제안의 수용이 조직에 도움이 될 것인지, 그리고 행동계획 등을 설명하도록 규정된 기본요소들을 포함한다. 관리자들은 제안서를 작성하거나 제시할 주도권을 갖거나 특정한 지침을 따라 이를 준비하도록 지시를 받을 수도 있다. 특정한 형태의 제안서–타당성 조사– 개발에 대해서는 14장을 참조하기 바란다. 제안서의 목적에 따라 전형적인 제안서는 다음과 같은 요소들을 포함할 수 있다 :

- 제목
- 프로젝트 검토
- 배경정보/문제언급(진술)
- 세부적인 프로젝트
  - 목표와 목적들
  - 환자(의뢰인)
  - 방법들
  - 직원/행정
- 이용 가능한 재원들
- 필요한 재원들
  - 직원
  - 시설
  - 설비/공급 품/ 통신수단
  - 예산
- 평가 계획
- 조직에 대한 중요성
- 부록(추가 물)

Activity 13.8
이메일과 발표(E-mail and announcements)

Bill Spearman은 매주 금요일 정오까지 다음 주로 예정된 직원근무일정을 발표한다. 그는 지난 주 직원생산성과 다른 환자의 여론조사 정보를 매주 월요일 정오까지 발표한다. 그는 이 발표들을 위해 이메일이나 게시판 공고를 사용해야 하는가? 당신의 의사결정에 그림 13.1의 의사소통 모델을 이용하라. 의사소통에 대한 전략적 계획을 개발하기 위해 61-62쪽을 참조하고 워크시트를 이용하라.

무엇인가 (WHAT IS)

일정은 무엇인가(WHAT SHOULD BE)

갭 (GAP DATA)

질문 :

답변 :

그러므로
이러한 요구를 해결하기 위한 결정

문제(난제) 상황
(PROGRAM (CHALLENGE) STATEMENT)

전략적 계획 (STRATEGIC PLAN)
다음에 대한 책임을 통해 개발 :

비전, 사명, 목표 (Vision, Mission, Goals) :
정책과 과정 (Policies and Procedures) :
마케팅 (Marketing) :
충원 (Staffing) :
환자케어 (Patients Care) :
재정 (Fiscal) :
윤리적 및 법적 사항 (Legal and Ethical) :
위기 관리 (Risk Management) :
의사소통 (Communication) :

관리자들은 제안서의 제출 마감과 행동이 취해질 시기들을 확정할 필요가 있다. 구두발표 역시 필요할 수 있다. 이 경우 관리자들은 발표의 목적이 제안서가 받아들여지는 것(수용) 과 제안서의 승인이라는 사실을 깨달을 필요가 있다. Activity 13.9를 참조하라.

웹 페이지와 다른 발표 수단들
(Web Pages and Other Publications)

조직의 형태나 크기에 따라 관리자들은 현재진행 중인 마케팅 요소의 개발이나 배포에 상당한 책임을 가질 수 있다. 최소한, 관리자들은 웹상에서 자신이 필요로 하는 기술을 가진 다른 사람들과 의사소통을 할 책임이 있다. 관리자들은 직원 및 환자교육과 같이 내부적인 목적을 위해 이 채널을 사용할 수 있다. Activity 13.10을 참조하라.

같은 위치의 관리자 개입 역시 조사개발을 위해 효과적이다. 표준화된 질문들을 많이 이용하는 온라인 조사 프로그램은 처음부터 시작하는 것이 조사개발과 분석을 쉽게 만든다. 관리자들은 온라인 조사가 분석을 위한 인쇄물로 전환되는 것이 어렵다 할지라도 주주들로부터 자료를 수집하기 위한 중요한 도구임을 잊지 말아야 한다.

> *Sidebar 13.2*
>
> **건강 교양(Health Literacy)**
>
> 건강 교양에 대한 추가 정보는 http://www.iom.edu/?id=19750 나 http://www.hrda.gov/healthliteracy/에서 구할 수 있다. 읽기수준을 결정하는 공식웹 페이지를 찾아보라.

의사소통과 건강교양
(Communication and Health Literacy)

관리자들은 환자교육을 위한 의사소통 채널뿐만 아니라 기호화와 관련된 결정에 대한 책임을 가지고 있다. 예를 들어, 운동을 시키기 위해 패키지화된 컴퓨터 프로그램의 비용-이익 분석(cost-benefit analysis)을 수행하는 것은 관리자의 일반적인 책임에 해당한다. 교육대상인 환자집단에게 제공되기 위해 구입 또는 개발된 장비들의 교육수준을 검토하는 것 또한 관리자의 중요한 책임일 수 있다.

보건관리자들은 이런 기본적인 교양(영어로 읽고, 쓰고, 말하는 능력)에 덧붙여, 건강교양(Health literacy)에 관심을 가져야 한다. 건강교양은 환자들에게 필수적인 건강관련 자료들(예를 들어 처방, 병원예약 오류, 퇴원 지시 등)을 읽고 이해하는 능력이며, 건강증진 및 유지를 위해 이러한 정보들을 활용할 수 있는 능력이다.

건강교양은 특별한 상황에 있어서 관리자들이 극복해야 할 환자와의 의사소통의 주요 장벽이 될 수 있다. 사람들은 어떤 정보가 중요한 것인지를 결정하는데 어려움을 겪는 경우가 종종 있고, 어떠한 정보 없이 결론을 이끌어내려는 보호자들 때문에 잘못된 진단이 내려질 수도 있다. 많은 사람들은 자신들의 병의 증상을 일으키는 생물학적 요인에 대한 이해가 부족하여 자신들의 현재 상태에 대해 근거 없이 병의 호전에(비이성적인) 막연한 기대를 갖거나 그들이 겪고 있는 병의 상태에 대한 중요성을 이해할 만한 지식을 갖고 있지 않아 의사의 처방을 준수하지 않을 수 있다.

Activity 13.9
보고서 발표(Preparing a Report)

Pasha Williams는 사사분기마다 열리는 중역회의에서 발표될 자료들에 포함될 사사분기 물리치료서비스 보고서를 1페이지 분량으로 준비하라는 요구를 받았다. 보고서는 어떤 형식을 갖춰야 하는가? 그림 13.1의 의사소통 모델을 고려해 보고서의 개요와 형식을 준비하라. 이 보고의 책임에 대한 전략적 계획을 개발하기 위해 쪽을 참조하고 워크시트를 이용하라.

무엇인가 (WHAT IS)

일정은 무엇인가(WHAT SHOULD BE)

갭 (GAP DATA)

질문 :

답변 :

그러므로
이러한 요구를 해결하기 위한 결정

문제(난제) 상황
(PROGRAM (CHALLENGE) STATEMENT)

전략적 계획 (STRATEGIC PLAN)
다음에 대한 책임을 통해 개발 :

비전, 사명, 목표 (Vision, Mission, Goals) :
정책과 과정 (Policies and Procedures) :
마케팅 (Marketing) :
충원 (Staffing) :
환자케어 (Patients Care) :
재정 (Fiscal) :
윤리적 및 법적 사항 (Legal and Ethical) :
위기 관리 (Risk Management) :
의사소통 (Communication) :

Activity 13.10
웹 페이지 개선(Web Page Improvement)

John Evans는 재활부서 책임자로 St. Anthony 의료센터의 웹사이트에 올려져 있는 재활 관련 웹 페이지가 매우 약하다고 느낀다. 그는 그 내용이 재활서비스에 대해 제대로 설명하지 않고 있다고 생각한다. 그는 웹페이지가 St. Anthony 병원의 모든 부서들을 위해 효과적인 의사소통모델이 되기를 원한다. John의 상사는 그에게 웹 페이지 개선을 위한 제안을 논의하기 위해 마케팅 책임자와 협의하도록 허락하면서 그에게 합리적이어야 한다고 말했다. John은 다음 주에 병원의 웹 페이지 책임자인 Susan을 만날 예정이다. 이 모임의 역할극을 재현하라. John이 웹 페이지의 개선에 대해 상사에게 제출해야 하는 제안서의 윤곽을 준비하라. 그림 13.1의 의사소통 모델과 61-62쪽, 그리고 워크시트를 고려하면서 모임과 제안서를 준비하라.

무엇인가 (WHAT IS)

일정은 무엇인가(WHAT SHOULD BE)

갭 (GAP DATA)

질문 :

답변 :

그러므로
이러한 요구를 해결하기 위한 결정

문제(난제) 상황
(PROGRAM (CHALLENGE) STATEMENT)

전략적 계획 (STRATEGIC PLAN)
다음에 대한 책임을 통해 개발 :

비전, 사명, 목표 (Vision, Mission, Goals) :
정책과 과정 (Policies and Procedures) :
마케팅 (Marketing) :
충원 (Staffing) :
환자케어 (Patients Care) :
재정 (Fiscal) :
윤리적 및 법적 사항 (Legal and Ethical) :
위기 관리 (Risk Management) :
의사소통 (Communication) :

이런 문제들 때문에 관리자들은 건강과 건강관리를 증진시키는데 있어서 환자들에게 반드시 전달되어야 하는 메시지에 대한 접근과 이해의 폭을 결정해야 한다. 건강교양을 가지고 있는 사람들은 다양한 정보의 활용이 가능하기 때문에 관리자들은 이러한 정보를 활용할 수 없는 사람들에게 많은 관심을 기울여야 한다. 예를 들어 인쇄된 자료를 읽어내는 수준의 경우, 시각자료들을 활용하고 환자들에게 가장 필요한 정보만을 제공하는 것이 도움이 될 수 있다. 환자들은 질문하거나 질문에 대답할 능력을 제한시킬 정도로 자신들의 상태에 대해 겁을 먹거나 걱정하는 경우가 종종 있다. 환자들은 다음과 같은 기본적인교양에 어려움을 느낄 수 있기 때문에 관리자들은 이러한 환자들의 특성에 대해서 직원들이 인식할 수 있도록 직원들을 교육 시킬 필요가 있다.

- ♦ 서류에 표시하는데 시간이 많이 소요되는 경우
- ♦ 자신들을 위한 서류작성을 위해 다른 사람들에게 의지하는 경우
- ♦ 나중에 서류를 작성하기 위해 집으로 가져가겠다고 요청하는 경우
- ♦ 읽어야 할 어떤 것이 주어졌을 때 눈이 나쁘다고 변명할 경우
- ♦ 말로 이뤄지는 메시지보다 말을 사용하지 않는 단서에 더 집중할 경우

의사소통 장벽들 (Communication Hurdles)

구도 또는 서면 의사소통은 여러 단계를 거쳐 조직의 여러 부서에 전달될 때, 종종 차단되거나, 빠지거나, 재해석되거나, 부적절하게 걸러지는 경우가 있다. 전문적인 용어의 사용이나 그룹 내의 약식화법(그룹 내에서만 통용되는 축약된 언어들) 등도 마찬가지로 팀 구성원들 사이의 의사소통을 복잡하게 만든다.

의사소통은 개별화 될수록 더 효과적으로 기호화되고 또 해석될 수 있다. 하지만 문제의 여지가 충분히 존재 할 수 있다. 예를 들어 대인관계가 제한되거나 한 당사자가 다른 당사자에 대해 부정적인 감정을 촉발시킬 경우 개별화된 의사소통이 어려워 질 수 있다. 사람들이 발신자에 기반해 메시지를 걸러내는 경우, 메시지는 첫 번째 전달 장소에 전달되지 않을 수 있다. 또한 특정한 발신자에게 온 중요 메시지를 묵살하는 경우 특정발신자에게 뜻밖의 결과를 나타낼 수도 있다.

관리자들은 사람들이 자신에게 편안한 마음으로 이견(또는 의견)을 제기할 수 있도록 분노나 보복에 대한 두려움을 줄이고 신뢰감을 키워나갈 수 있는 직장문화를 보장할 필요가 있다. 사람들은 분노, 두려움, 부끄러움, 질투, 자기를 과장시킬 수 있는 다양한 사회경제적 상황과 상호작용을 포괄하는 자신의 이전경험을 기반으로 의사소통을 수행한다. 관리자들은 이런 행동들이 의사소통에 장벽을 만든다는 사실을 인식할 필요가 있다.

직접적으로 문제가 되는 이전경험을 해본 적이 없는 사람들은 그 메시지나 언급된 구조(틀)를 간단히 이해할 수가 없다. 사람들은 의도적이건 비의도적이건 메시지의 기호화와 해석에 부정적인 영향을 미치는 가치관이나 편견들을 개입시킨다. 이 모든 요소들이 의사소통을 하는 사람들 사이에 똑같이 나타나더라도, 관리자들은 인간의 본성인 것처럼 보이는 선별적 청취-실제 메시지보다 듣고 싶은 것을 듣기-에 민감해야 한다. 사람들은 그들에게 영향을 미치는 메시지에서 부정적인 내용은 걸러내고 긍정적인 내용은 확대하는 경향이 있다.

의사소통 장벽의 극복 (Overcoming Communication Hurdles)

특별히 메시지가 강한 감정을 유발할 수 있을 때, 관리자들은 수용자(들)의 관점에서 그것을 검토할 필요가 있다. 타이밍과 예민함은 부정적인 반응을 편향시켜 메시지가 수용되게 만들 수 있다. 관리자의 감정이 고양됐을 때는 메시지 발송을 연기하거나 보내지 않은 상태로 두는 것이 현명할 수 있다.

메시지 (The Message)

관리자들이나 다른 메시지 발송자들이 수용자(들)와 동일한 훈련을 받지 않은 경우, 친숙하지 않을 수 있는 전문용어나 축약어 등이 사전에 검토되어야 한다. 누구나 받아들일 수 있는 일반적인 용어를 사용하는 것은 의사소통장벽을 극복하는 하나의 방법이다. 관리자들은 사전에 메시지를 검토할 필요가 있는데 훌륭한 사전검토는 메시지를 검토하고 그것이 가능한 최소한의 단어와 음절로 구성됐는지를 확인하는 것이다.

때로는 근무현장에서 사용되는 단어를 사용하는 것은 더 분명한 메시지를 만들어낼 수 있다. 예를 들어, "여러분 잘 했어요(Good job)"라는 말은 다양한 사람들에게 다양한 뜻을 의미할 수 있다. 대신 "그 팀은 이번 주 목표를 10% 초과했습니다. 팀의 각 구성원들은 다음 회사신문에서 감사의 말을 들을 것입니다. 이 중요한 프로젝트에서 뛰어난 노력을 보여준 여러분 모두에게 감사 합니다."가 훨씬 더 분명한 메시지를 전달해 준다. 피드백은 발신자가 이후의 노력을 더 기울이도록 하기 때문에 필요한 경우 사람들에게 추가적인 설명을 요구하도록 권유하는 것은 의사소통을 촉진시킨다.

때로 팀원 전체에게 동일한 메시지를 보낼 필요가 있을 수 있다. 메시지를 동시에 보내는 것은 팀원들에게 메시지를 상호확인하고 수용할 수 있는 기회를 제공해준다. 물론 제대로 준비되지 않은 메시지를 동시에 보내어 걱정이나 분노를 유발키는 경우 문제가 될 수 있다.

방법 (The Method)

메시지가 중요할수록 특정한 사람에게 직접 보낼 필요성이 더 많아진다. 예를 들어 중요한 결정을 할 필요가 있는 사람에게 직접 이메일을 보내거나 전화를 하는 것은 의사결정자의 손에 도착하기까지 한사람 또는 그이상의 사람을 거칠 인쇄물 편지보다 더 효과적일 수 있다.

또 다른 예는 어떤 집단의 구성원들과 공유될 수 있는 중요하거나 민감한 내용을 발표하는 경우다. 그 소식은 모든 사람에게 동시에 메일을 보내는 것보다 직접 한 자리에 모아 전달하는 것이 더 잘 수용되고 이해될 수 있다. 간단하고 명확한 일반정보는 이메일을 보내거나 사람들이 많이 모이는 장소에 게재할 수 있다. 예를 들어 휴일파티에 대한 최종계획이나 보안과 관련된 정책 및 절차의 단순개정을 알리기 위해서는 이메일을 사용할 수 있다. 어떤 메시지는 너무 중요해서 관리자들이 이메일로 소개를 하고 모임에서 논의를 한 뒤 다시 메모 등으로 후속 조치를 취할 수 있다.

듣기 (Listening)

관리자들은 메시지를 보내는 것뿐 아니라 받아야 할 필요가 있다. 듣기는 의사소통을 개발하는 과정에서 아마 가장 가치 있고 바람직한 기술일 것이다. 다음의 예는 효과적인 듣기에 대한 전통적인 예들이다.

- "내게 보내는 메시지에 무슨 내용이 있죠?"라고 묻는다.
- 성급히 결론을 내리지 않는다.
- 산만하지 않기 위해 노력한다.
- 전달 수단이 아니라 메시지에 집중한다.
- 중심적인 생각(들)을 규명한다.
- "알겠어요, 음," "계속 하세요" 등과 같은 말을 제한한다.
- 눈을 바라본다.
- 마음으로 메시지를 요약한다.
- 메시지가 완료될 때까지 판단을 유보한다.
- 의견에서 사실을 분류한다.
- 들은 것을 기억하는 것이 아니라 정리하기 위해 기록한다.

다른 사람들에게 들으라고 권유하는 것은 자기 자신을 위해 듣는 것만큼 어려울 수 있다. 좋은 듣기모델을 만드는 것이 도움이 될 수 있다. 강요(협박)하지 않는 방식으로 수신자에게 방금 보냈던 메시지의 내용을 요약해달라고 요구하는 것은 듣기기술 개발에 도움이 될 수 있다. 이는 관리자들로 하여금 기대한 만큼 해석이 되지 않은 메시지를 재구성해서 재발송하도록 허용할 수 있다.

비밀 정보망 (The Grapevine)

비공식적인 의사소통 채널이나 네트워크는 모든 근무상황에서 발생하는 대인관계와 사회적 상호작용으로부터 발전한다. 이것은 관리자들에 의해 형성된 공식적 의사소통 네트워크와 같은 방향으로(평행하게) 발생한다. 비록 사실보다 풍문들을 유포하기 위해 오용될 경우 비밀 정보망으로 인해 어려움이 초래될 수도 있지만, 이 정보망은 잘못된 말을 회수하는 가장 빠른 방법–공식적인 채널보다 훨씬 빠른 속도로–이 될 수 있다. 예를 들어 어떤 조직이 '미국 뉴스 & 세계 뉴스 리포트' 에서 국가별 최고로 선정됐다는 사실은 빠르게 전파될 흥미로운 뉴스이다. 나쁜 날씨경고 때문에 직원들이 집으로 귀가하게 될 것이라는 사실은 정보망을 통해 유포되는 또 다른 뉴스의 예이다. 비록 잘못된 루머라도 관리자들에게 의사소통 네트워크에 대한 정보나 의사결정에 자주 유용하게 이용되는 직원들에 대한 관심 등을 제공한다. Activity 13.12를 참조하라.

관리자의 책임 (A Manager`s Responsibility

의사소통은 관리자들의 업무 중 많은 양을 필요로 하는 관리자들의 근본적이고 중요한 책임이다. 시간을 조절하는 것은 힘든 일일 수 있다. 비록 효과적으로 의사소통을 하는 것이 다른 사람들보다 어떤 관리자들에게는 더 자연스럽게 이뤄지기도 하지만, 그 중요성은 모든 사람들이 구두/서면 의사소통기술을 지속적으로 개발하기 위해 노력할 것을 요구한다. 의사소통이 없는 조직은 없다. 관리자들은 그들 자신의 의사소통기술만이 아니라 조직의 목적들이 전달되고 충족될 수 있도록 다른 사람들의 의사소통기술을 이끌어 내야 한다. Activity 13.13을 참조하라.

참|고|문|헌

1. Bernhardt JM. Accessing, understanding, and applying health communication messages: The challenge of health literacy. In: Thompson TL, ed. *Handbook of Health Communication.* Mahwah, NJ: Lawrence Erlbaum Associates; 2003.

Activity 13.11
나는 듣고 있습니다.(I'm Listening)

모니크라살은 상당한 규모의 재활센타 관리자입니다. 그녀는 의사소통 및 업무시간의 효율적 활용에 따른 성과를 매우 자랑스럽게 생각 합니다.. 그러나, 찰리맥길은 그녀에게는 눈의 가시입니다. 그는 아무것도 하지 않는 것처럼 보입니다. 그는 중요한 구두 지시와 회의 시에도, 단지 그녀만의 세계에 빠져 있는 것처럼 그저 메모만 하고 있을 뿐입니다.모니크는 찰리가 일부청각장애가 있거나 인지기능에 문제가 있는거시 아닌지 걱정하기 시작 합니다. 그녀는 그가 듣지 않으려고 하고 그렇기 때문에 생각하지도 않는 것이라고 생각이 듭니다. 그녀가 그에게 직접 이미 준비하고 있어야 할 정보 및 태도에 대해 반복적으로 지적을 할때마다 그는 항상 다음과 같이 대답을 합니다. "나는 듣고 있습니다." 그녀가 무엇을 어떻게 해야 할까요 ?

그림 13.1에 있는 커뮤니케이션모델 어디에 거짓말 문제가 있습니까?

역할게임모니크는 다음 모임때 찰리와 함께 이 커뮤니케이션모델에 대한 문제를 해결하기를 제안하려 합니다. pp.61–62참조, 워크시트 준비하고 논의 하세요

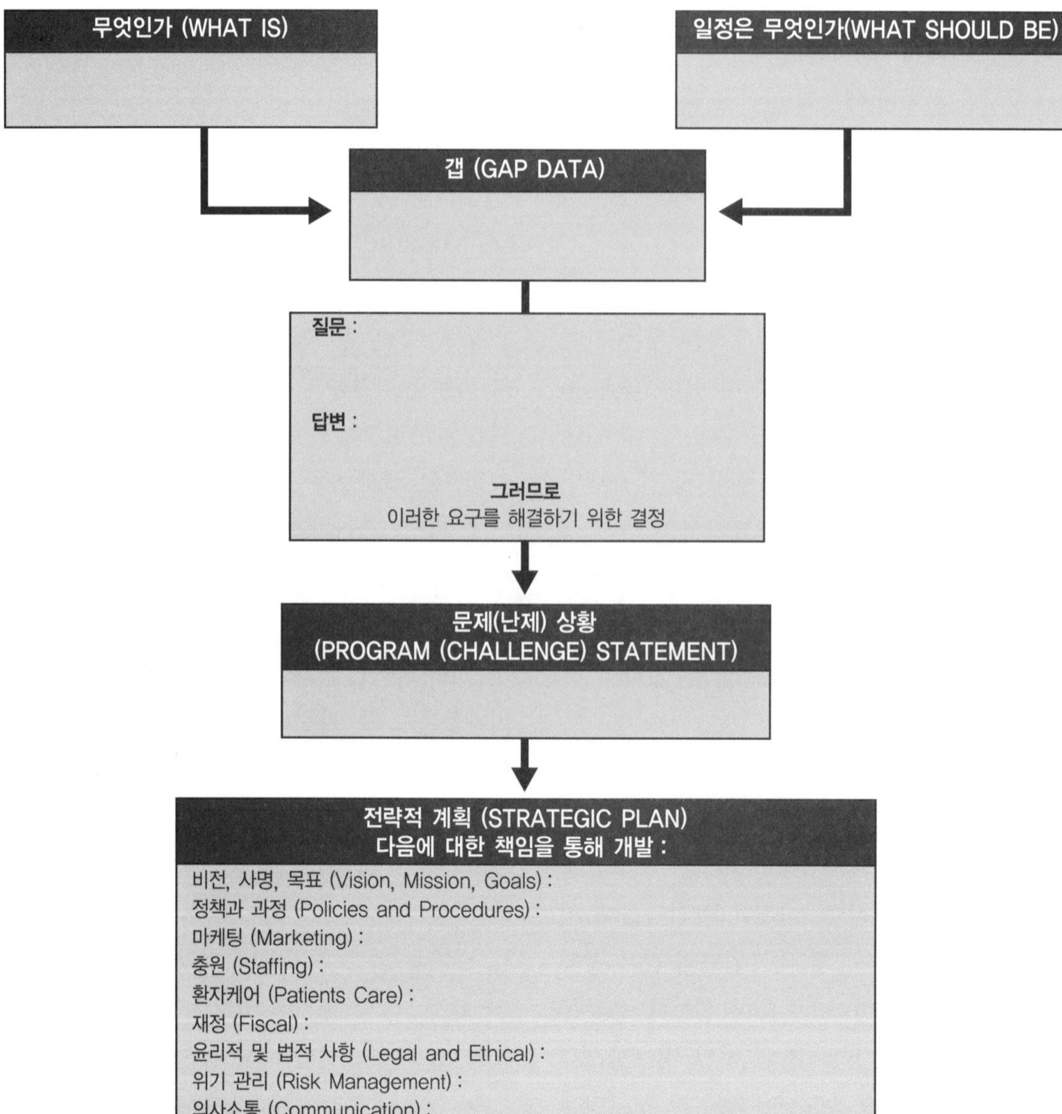

Activity 13.12
소문을 가지고(Rumor Has It)

올리버 헨드릭스는 아메리칸 전역에 여섯 지점을 가지고 있는 외래 재활 센터 지역 재활관리자입니다.
그 센타들의 관리자중 한사람이 그에게 다음과 같은 말을 전해줬다. 6개의 재활센타 중 2군데는 패쇄하고 이미 그곳의 직원들은 새로운 일자리를 찾고 있다는 소문이 있다는 것이다.
올리버는 공장이 폐쇄가 될 수 있다는 소문의 근거지를 추적하려고 마음먹었습니다.
그는 어떠한 일을 해야 할까요? pp.61–62참조, 그림 13.1에 있는 커뮤니케이션 모델과 워크시트를 고려하여 논의 하세요

무엇인가 (WHAT IS)

일정은 무엇인가(WHAT SHOULD BE)

갭 (GAP DATA)

질문 :

답변 :

그러므로
이러한 요구를 해결하기 위한 결정

문제(난제) 상황
(PROGRAM (CHALLENGE) STATEMENT)

전략적 계획 (STRATEGIC PLAN)
다음에 대한 책임을 통해 개발 :

비전, 사명, 목표 (Vision, Mission, Goals) :
정책과 과정 (Policies and Procedures) :
마케팅 (Marketing) :
충원 (Staffing) :
환자케어 (Patients Care) :
재정 (Fiscal) :
윤리적 및 법적 사항 (Legal and Ethical) :
위기 관리 (Risk Management) :
의사소통 (Communication) :

Activity 13.13
전략적 커뮤니케이션(Strategic Communication)

pp. 62-62와 워크시트를 참조 , 물리치료 행위와 그것을 통제할 전략적 구분과의 차이에 대해 서면과 구두커뮤니케이션에 대한 또 다른 제안을 선택해 보라.
제안 : 환자의 기초적 내용과 건강 글쓰기 도전 등은 문제해결에 좋은 자원이 될 수 있다.

무엇인가 (WHAT IS)

일정은 무엇인가(WHAT SHOULD BE)

갭 (GAP DATA)

질문 :

답변 :

그러므로
이러한 요구를 해결하기 위한 결정

문제(난제) 상황
(PROGRAM (CHALLENGE) STATEMENT)

전략적 계획 (STRATEGIC PLAN)
다음에 대한 책임을 통해 개발 :

비전, 사명, 목표 (Vision, Mission, Goals) :
정책과 과정 (Policies and Procedures) :
마케팅 (Marketing) :
충원 (Staffing) :
환자케어 (Patients Care) :
재정 (Fiscal) :
윤리적 및 법적 사항 (Legal and Ethical) :
위기 관리 (Risk Management) :
의사소통 (Communication) :

제 14 장

타당성 조사 수행
Conducting a Feasibility Study

학|습|목|표

- 타당성 조사와 사업계획 비교
- 타당성 조사개발에 포함된 과정의 중요성 결정
- 수용 가능한 타당성 조사 시 작성되는 서류특징 결정
- 타당성 조사준비

학습목표

개요 (Overview)

이 장은 조직 내에 새로운 사업이나 프로그램을 위한 타당성 조사를 수행하려는 경영자나 관리자에게 폭넓은 정보를 제공한다. 타당성 조사는 공식적인 사업계획의 전신으로, 자금투자 확보를 목적으로 투자자, 은행가, 또는 정부기관을 대상으로 사업발표를 하기 위해 상세하고 복잡한 사업계획에 장시간을 투자하기 전, 사업 아이디어의 실행 가능성을 확인하게 해준다. Sidebar 14.1을 참조하라.

독자들은 이 장을 통해 물리치료실 개업을 위한 실제 타당성조사에 필요한 실제적인 자료를 수집

> *Sidebar 14.1*
>
> **타당성 조사와 사업계획**(Feasibility Studies and Business Plans)
>
> ◆ 타당성 조사는 개발업자만 볼 수 있는 내부문서다. 이는 잠정적인 사업이 추구할 가치가 있는 지를 명시하고 검증하는 역할을 하거나, 실무 장소 또는 프로그램을 위한 원래 아이디어에 대한 대안이 되기도 한다. 사업 계획에서 기대되는 세부적 재정자료와 관련된 지원 문서들은 타당성 조사에 포함되지 않는다.
>
> ◆ 사업 계획은 제안된 사업(실무 장소 또는 프로그램)의 실제적인 수행을 위한 세부사항을 제공하고 그것을 후원하는 잠재적 투자가나 토지소유자를 확신시키는 역할을 한다. 사업 계획은 어떤 차용자가 제안된 사업의 모든 사업적 측면들과 그것이 향하는 방향을 이해한다는 사실을 반영하는 세부사항을 포함해야 한다. 보건의료(건강관리) 시설의 전문적이고 사회적인 책임들은 사업계획에서 덜 강조된다.

할 것으로 기대한다. 독자들은 자신들이 만든 타당성 조사를 공식적인 사업계획으로 확대할 수도 있다. 독자들이 사업계획을 실행할 경우, 컨설턴트와의 상담, 미국 소기업 담당 행정관 또는 다른 관계기관들을 통해 추가조언을 받는 것이 필요하다. 사업과 관련된 사전전문지식에 따라 회계소프트웨어와 사업계획을 도와주는 소프트웨어가 도움이 될 수도 있다. 이러한 도구들과 수단들은 현재 구상중인 사업계획을 훨씬 쉽게 만들어준다.

과정의 중요성 (Importance of the Process)

타당성 조사와 사업계획은 모두 중요한 사업과정으로서 경영자와 관리자가 목표로 하고자 하는 것을 명확히 하고, 잠재적인 장벽, 위험, 그리고 사업 목표를 이루기 위한 전략들을 고려하도록 해준다. 외부의 자금조달 재원에 의존할 필요가 없는 사람들이라도 최소한의 타당성 조사 없이 개업을 하는 것은 무의미하며 정확한 타당성조사를 통해 제안된 사업이라 하더라도 그 계획이 위험하다는 결과가 나왔을 경우, 성공할 가능성이 희박한 사업계획에 필요한 금융서류를 제출하기 위한 노력은 무의미하다.

많은 사람들은 단기간에 덜 공식적인 방법으로 다양한 결정을 내리기 위해 타당성 조사를 실시하는 경우가 많다. 대부분의 사람들에게 이 과정은 실제 결과물?서류작성이나 계획?만큼 중요하다. 더 공식적인 과정과 결과물들은 더 많은 시간을 필요로 한다. 실질적인 서류작성을 위한 시간은 공동체나 의료시스템 내에서 개업 또는 프로그램을 위한 잠재적인 장소나 성공 가능성을 확인하기 위해 필요한 자료를 수집하고 분석하는데 요구되는 시간보다는 적게 걸린다.

비록 타당성조과 과정에서 필요한 많은 요소들에 대한 분별력가질 수 있도록 단계별 모델(step-by-step model)이 제안되기는 하지만 타당성조사 과정은 점진적으로 진행되는 과정으로서 한 섹션에서 정보가 수집됐을 때 수정을 하기 위해 다른 섹션으로 되돌아가는 것이 필요할 수도 있다. 이 과정은 프로젝트 또는 서비스 자금 확보를 위해 정부나 단체의 보조금을 개발하는 과정과 유사하다. 이 둘의 차이는 보조금은 미리 지정된 달러의 양에 의해 추동 되지만, 프로젝트는 주어진 지침에 한정되어야 한다는 것이다. 관리자들 역시 그들 조직의 비전과 미션(mission)에 일치하는 자금조달 기회를 찾는 것을 선택할 수 있다

실제 서류 작업 (The Actual Writing)

타당성 조사결과를 서류로 작성하는 것은 다른 의사소통 형태와는 차이가 있다. 서류를 읽는 독자들은 요점에 맞도록 분명히 정리된 서류를 기대한다. 핵심은 연구나 소설이 아니라 사업이기 때문에, 서류작성 스타일이 사업서류 작성스타일로 쉽게 바뀌지 않는다 라는 것이다. 개발업자가 프로젝트에 열정을 느끼고 헌신적이라 하더라도, 타당성 조사서를 읽는 독자들은 사실에만 관심이 있으며 의도된 사업 또는 프로젝트의 주제나 중점사항을 알 필요가 있다. 이런 스타일의 서류의 특징은 다음과 같다 :

- ◆ 단락화 : 단락화 된 목록은 읽기를 수월하게 만든다.
- ◆ 완성 : 결정이 이뤄질 수 없도록 대답되지 않은 질문을 남기지 않는다.
- ◆ 간결 : 최소한의 단어와 단문을 사용.
- ◆ 단호 : 요점 중시, 감정 배제.
- ◆ 전문 용어 지양 : 인상적이기보다는 산란하게 만들며, 서류를 읽는 독자들은 이와 다른 전문 분야에 있을 가능성이 있다
- ◆ 제한적 : 누가? 무엇은/ 언제? 어디서? 어떻게?
- ◆ 설명 가능 : 전문적으로 보이는 가계약을 통해 공식적으로 발표할 수 있을 만큼 간결하고, 정확한 철자, 타당한 문법 구사.
- ◆ 타당함 : 결정에 필요한 사실만 포함
- ◆ 검토 : 객관적인 외부인이 최종안을 검토
- ◆ 간단 : 이해하기 용이
- ◆ 단락화(sectioned) : 제목을 가진 작은 주제들로 분리
- ◆ 구체적 : 얼마나 많이(수적, 양적으로)필요한가가 핵심 질문이다.

14장의 내용은 타당성 조사의 여러 기본적인 특징들 중 하나일 뿐이다. 많은 다른 모델들과 특징들이 이용 가능하지만, 개발업자들은 여기서 제안된 특징에 있는 모든 항목들을 포함하려 해서는 안 된다. 여러 이용 가능한 모델들이 서비스보다 결과로 유도되기 때문에, 일정한 수정이 필요할 수 있다. 특정한 타당성 조사는 모든 요소들을 언급할 필요가 없을 수 있고, 경영자와 관리자들은 그들이 필요로 하는 것을 과정 중에 포함시킬 것을 요구 할 수도 있다.

예를 들어, 정책이나 과정의 특징들이 포함될 수 있다. 내용은 보고서를 물리치료에 다양한 단계의 친숙도를 가질 수 있는 예상 독자들의 특정한 필요에 맞추기 위해 기록될 수 있다. 개발업자들은 자신들의 의사결정을 위해 필요할 수 있는 정보를 가장 잘 반영하거나, 프로젝트에 대해 최종 결정권을 가진 사람들의 필요들을 충족시키는 서류를 만들기 위해 어떤 특징을 이용해야 하는지 결정해야 한다. 물론 타당성 조사를 수용하거나 거절하기로 결정할 사람들이 따라야 할 형식이나 모형을 제공할 경우 개발업자는 그것을 따라야 한다.

다음에 언급될 섹션(section)들은 타당성 조사를 수행하기 위한 출발점인 예제들 이다. 독자들은 잠정적인 물리치료실에 대한 실제적인 자료들을 수집하고, 검토와 토론을 위한 타당성 조사서를 작성함으로써 개인 또는 집단으로 그 과정에서 참여하기를 기대한다. 독자들은 다음의 활동들에서 자신들의 노력의 결과물들을 수집하기 위해 자신들의 컴퓨터에서 전자폴더나 하드카피 폴더를 만들어야한다. 타당성 조사의 부록에 포함되는 항목들을 수집하기위해 만든 다른 폴더는 이 내용을 조직화 하는데 도움이 될 수 있다. 작업 서류들과 재원들은 다른 폴더에 수집되어야 한다.

여기서 언급돼야 하는 타당성 조사의 중요 요소들은 다음과 같다 :

Ⅰ. 요약문(Summary Statement)
Ⅱ. 시장(Market)
Ⅲ. 실제 요구 사항들(Practice Requirements)
Ⅳ. 재정(Finances)
Ⅴ. 조직(Organization)
Ⅵ. 결론(Conclusion)

I. 요약문 (The Summary Statement)

요약문은 의사결정권자들이 서류의 나머지 부분을 읽기 위해 시간을 투자할 것인지를 빨리 결정할 수 있도록 사업서류 맨 앞에 위치한다. 따라서 요약문을 읽기 위한 시간이 60초를 초과해서는 안 된다. 예를 들어 :

> ***(치료실 또는 새로운 서비스의 이름)***은 ***(시작 날짜)***에 ***(장소)***에서 ***(서비스의 형태)***를 ***(표적 시장)***에 제공할 것이며 ***(전면시행일)***까지 완전히 운영될 것이다. 예산은 다음의 것들을 충족시키기 위해 ***(잠정적인 재정 출처)***를 통해 마련될 것이다 :
> 비전 : ***(비전내용 삽입).***
> 미션 : ***(미션내용 삽입).***
> 목표 : ***(목표내용 삽입).***

제안된 업무나 프로젝트가 경제사회학적으로 미치는 영향을 발표하는 것은 비전, 미션, 목표를 언급하는 또 다른 방식이 될 수 있다. 손익분기점(이후 논의)은 전면시행일을 대신할 수 있다. 비록 짧고 직접적이지만, 요약문의 빈 칸을 채우는 것은 어느 정도의 생각을 요구할 것이다. 요약문은 보통 서류작성의 처음이자 마지막 부분으로서 요약문의 첫 초안은 개발업자의 꿈과 이상을 반영한다. 이는 개발과정에서 몇 차례 수정될 수 있다. 예를 들어 표적시장(target market)과 지역은 개발업자가 경쟁대상 및 대체지역(alternative locations)을 조사하면서 바뀔 수 있다. Activity 14.1을 완성하라.

II. 시장 (The market)

전문성 검토 (Overview of the Profession)

타당성 조사를 한 개발업자들은 그들 외에 그 서류를 읽을 의사 결정권자가 물리치료실무나 하는 일에 대해 많은 것을 알고 있다고 추정해서는 안 되며 그들이 알고 있는 것은 정확하지 않을 수 있는 것을 염두해 두어야 한다. 이 '전문성 검토' 섹션 에서는 사실(facts), 수치(figure), 정의(definition)가 포함될 수 있다. 전문용어를 피하는 것이 중요함으로 미국 물리치료사 협회나 다른 출처의 공식문서들은 수정될 필요가 있을 수 있다. 사업

Activity 14.1
요약보고(Summary Statement)

전술한 예제문항(템플리트)의 빈 칸을 채움으로써 대형 조직에서 선별되고 실제적인 물리치료사 업무 또는 신규 프로그램을 위한 첫 요약보고서 초안을 작성하라. 이 단계에서는 요약보고서를 이상적이고 희망적인 실무로 간주하라.

힌트

1. 이 섹션을 위한 과정은 반드시 서류의 빈 칸 순서를 따를 필요는 없다. 예를 들어 잠정적 실무의 이름을 정하는 것은 결정될 필요가 있는 첫 번째 일이 아닐 가능성이 높다. 이 장 후반의 브랜딩 논의를 참조하라.
2. 과정의 이 부분에 할애되는 시간을 미리 결정하라. 이는 실무를 위한 이상을 결정하는 첫 시도이며 이 단계에서 완벽할 필요가 없다는 사실을 기억하라.
3. 특별히 조직의 목표 설정에 대한 정도에 대해서는 5장을 참조하라.

소개를 준비할 때 물리치료사와 접촉해본 적이 없는 사람을 생각하되, 간결하고 요점에 맞도록 작성해야 한다. 이 '전문성 검토' 섹션 에서 bullet points('●' 표시)의 사용은 효과적일 수 있다. 타당성 조사에서 이 부분은 변하지 않을 가능성이 높다. 이는 최종 타당성 조사에 포함되기 위해 별도로 문서화될 수 있다. 새로운 프로그램을 개발하는 조직의 관리자들은 전문성 검토 항목에 거의 시간을 소비하지 않을 수도 있다. Activity 14.2를 완성하라.

Activity 14.2
전문직의 검토(Overview of the Profession)

물리치료 전문직에 대한 검토(예 : 누가, 무엇을, 어디서, 언제, 어떻게?)를 준비하라. 그것은 명확하고 요점이 잘 정리됐는가? 문단 구분점(bullets)들은 효과적으로 사용됐는가? 이해하기 쉬운가? 전문 용어들이 배제됐는가?

경쟁과 수요 (Competition and Demand)

개발업자들은 다양한 수단을 이용해 새로운 물리치료실무에 대한 현재 경쟁자와 잠재적 경쟁자들에 대한 정보를 확인하는 것이 필요할 것이다. 웹사이트 검색이나, 전화번호부, 전문가 모임의 네트워킹, 물리치료 학교와 연관된 조직들의 명단, 상공회의소, 그리고 다른 사업관련 단체 등이 현재 또는 잠재적 경쟁자들에 대한 정보를 알 수 있는 출처들이다.

물리치료 서비스에 대한 일반적 요구를 결정하는 것은 어느 정도의 노력이 요구된다. 미국의 인구통계 자료는 특정지역의 인구분포에 대한 정보를 제공하며 상공회의소는 일반적으로 유용할 수 있는 경제개발 서비스를 갖추고 있다. 다음의 질문들은 경쟁과 수요에 있어서 고려할 만한 질문들이다 :

- 해당 지역은 계절의 영향을 받는 공동체인가?
- 누가 중요한 고용주들인가?
- 65세 이상, 86세 이상, 5세 이하 인구의 비율은?
- 보험이 없는 인구의 비율은?
- 기존의 치료실들이 물리치료사와의 면담을 위한 대기자 명단을 갖고 있는가?
- 해당 지역 공동체에서 의사중심 서비스가 미치는 영향은 무엇인가?
- 현재 사람들이 물리치료를 받기 위해 이동하는 거리와 시간은 어느 정도인가?
- 지역의 병원들의 현황은?
- 현재 진행 중인 보건의료 합병이나 인수가 있는가?
- 보건의료기구의 확장계획이 있는가?
- 잠재적 추천자들은 누구인가?
- 잠재적 추천자들에게 접근할 독특한 기회들이 존재하는가?
- 전문직이나 지역에 대한 현재의 가시성에서 어떤 장점이 있는가?

타당성 조사를 한 개발업자는 탐정이나 스파이 역할을 할 필요가 있다. 이는 첩보작전과 같다. 수집되는 정보는 정확하고 자세해야 한다. 개발업자는 해당질문들을 기밀로 유지하 하면서 정보의 출처에 대해 질문하는 것에 대해 주저해서는 안 된다. 경쟁자의 치료실에서 서비스를 받은 사람들과 이야기 하는 것은 잠재적인 표적시장에 대해 중요한 추가 사실을 얻을 수 있다. 새로운 사업계획에 대해 개방적이고 정직한 태도를 취하는 것은 다른 사람에게 정보를 얻기 힘들게 만드는 방어막을 만들 수 있지만 때론 다른 사람들로 하여금 도움을 주도록 하는 요인이 될 수도 있다. 현 상황에서는 새로운 치료실이 얼마나 큰 위협이 될 수 있을 지를 결정하는 것이 필요하다. 특히 지역에 처음 진출하는 경영자들은 이 타당성 조사단계에 많은 노력을 기울일 필요가 있다. 지역사회의 분위기를 파악하는 것은 또 다른 현재의 사실과 수치들만큼 중요할 수 있다.

잠재적인 보험계약 (Potential Insurance Contracts)

주요 재원(수입원)이 제 3자 지불인(보험회사 등과 같은)이 될 것으로 추정하면서, 타당성 조사는 다음의 단계들을 따르면서 건강보험 정보를 포함할 필요가 있다 :

- 잠정적인 표적시장의 건강보험 출처와 형태 규정
- 각 건강보험 증권에 대한 보상금의 모델규정
- 그 모델에서 물리치료사 서비스에 대한 보상 범위 결정

서비스를 제공하기 위해 보험회사들과 새로운 계약을 협상할 가능성은 다음에 결정할 사항이다. 물리치료 서비스를 받은 환자의 보험보상 범위가 주요 수입원이라면, 치료실을 위한 타당성 조사에서 중요한 단계다. 표적시장에서 대부분의 사람들이 가입한 보험의 대부분에 물리치료 서비스에 대한 보상이 포함되지 않았거나 보험회사들이 새로운 치료실과 계약을 하지 않는 것으로 판명되는 경우, 타당성 조사는 이 시점에서 종료될 수 있다. 만약 다른 재원(수입원)이나 다른 표적시장이 존재한다면, 제안된 계획에 대해 가능할 수 있는 대안으로 제시되거나 보험계약에 추가되는 보충재원으로 제시될 수 있다. 미 보험가입자나 보상범위가 적은 보험가입자의 현금 지불계획은 대안적으로 제시될 수 있는 재원의 예이다.

조직개발 프로그램에 관여하는 관리자들은 보건의료 시스템과 보험계약이 더 광범위하게 협상되기 때문에 이 부분의 타당성 조사에 크게 신경을 쓰지 않을 수 있다. Activity 14.3을 완성하라.

표적시장 (Tarket Market)

경쟁, 수요, 그리고 물리치료 서비스에 대한 보험 등에 대해 수집된 정보는 표적시장의 가치를 확인할 수 있게 한다. 이러한 정보를 알지 못한 채 해당 시장에 대해 성급한 결론을 내리는 것은 어리석은 일일 수 있다. 예를 들어 경쟁이 거의 없거나 전혀 없는 경우, 해당 시장은 분명할 수 있지만, 경쟁이 많은 경우에 틈새시장을 분명히 규정하는 것이 필요할 수 있다. 비록 특정한 경험과 신뢰도를 갖춘 물리치료사들은 특별한 물리치료요법을 선호할 수 있지만, 그에 대한 수요가 없을 경우 성공가능성은 희박할 것이다. 반대로 개발업자

Activity 14.3
경쟁과 요구(The Competition and Demand)

모든 재원들을 다 사용한 후, 이 섹션의 타당성 조사를 준비하라. 단락으로 구분된 목록들은 경쟁, 수요, 보험 등의 주요제목들 아래 정리된 이 정보와 관련해 가치가 있을 것이다. 이 섹션의 신뢰성을 높이기 위해 발표된 정보의 출처들을 포함하라. 개발업자들은 "~에 대해 들어본 적이 없나요"라고 말하는 누군가에게 완성된 계획을 발표하는 불편한 입장에 처하고 싶어하지 않는다. 그것은 업무나 프로그램을 시작하는 타당성에 새로운 단서를 제공할 것이기 때문이다.

힌트 :

1. 사실에 근거하라. 개인적인 의견이나 루머는 의사결정을 위해 튼튼한 토대를 형성하지 않는다.
2. 이 섹션의 타당성 조사에서 정보는 의사결정자에게 제출되기 전이나, 타당성 조사를 위한 시간이 많이 걸릴 경우 경영자가 치료소를 개점하기로 결정하기 전에 재확인될 필요가 있다. 준비 기간 중 발생할 수 있는 건강보험의 변화를 규명하는 것도 역시 중요하다.

> **Activity 14.4**
> **표적시장(Target Market)**
>
> 표적시장을 규명하고, 그 시장에 대해 확실한 지지 근거를 확인된 경쟁, 수요, 그리고 잠정적으로 충족되지 않은 필요들과 관련시킴으로써, 시장에 대한 지지 근거를 제시하라. 필요한 경우 요약 보고서를 수정하라.

들은 경쟁자에 의해 충족되지 않는 수요를 파악해야한다. 특정 시장의 필요를 결정하기 위해 집중적인 인바운드 마케팅(inbound marketing)을 실시하는 것은 '표적시장' 세션의 타당성 조사의 근거로서 활용된다. Activity 14.4를 완성하라.

예상 시장점유율 (Expected Market Share)

시장점유는 특정제품의 전체 판매에 대한 비율이나 부분이다. 보건의료 경영자 역시 자신들이 제공하려는 서비스의 시장점유율을 예측하는 것이 필요하다. 만약 그들이 표적시장의 모든 사람들이 자신들이 제안한 조직이나 프로그램에서 제공되는 서비스를 받을 것으로 예상한다면, 이 '예상 시장점유율' 섹션에서 필요한 모든 것은 그렇다고 말하는 문서일 수 있다. 그러나 만약 표적시장이 기존 조직에게 서비스를 받는 경우 파이 도표가 필요할 수 있다.

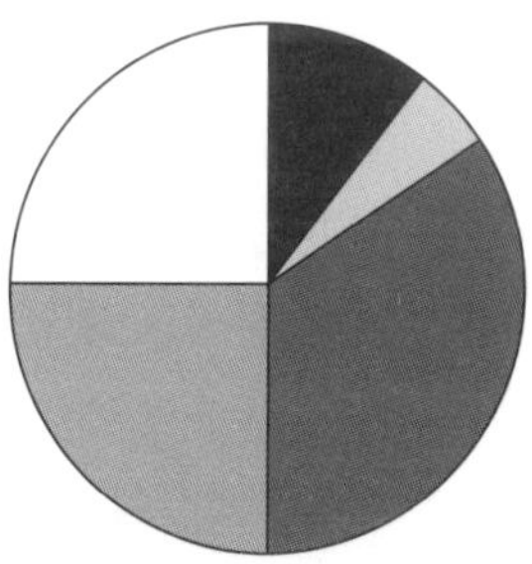

그림 14.1 Sample pie chart to reflect market share for 10,000 patients.

> **Activity 14.5**
> **시장점유(Market Share)**
>
> 가능한 경우 제안된 업무에 대한 시장점유를 산정하고, 이 세션에서 서면으로 설명을 하거나 이 정보를 반영하는 파이 도표를 포함하라. 이 정보가 포함되어야 하는 지를 결정하기 위해 요약 보고서를 확인하라.

예를 들어 표적시장에서 메디케어 혜택을 받는 환자가 10,000명이 있고 개인 물리치료실이 2개, 외래환자 진료를 하는 병원이 1개 존재할 경우 파이 도표는 그림 14.1과 같을 수 있다. 시장점유 정보의 가치는 추정치 이상의 보건의료를 결정하기 힘들 수 있는 이 표들에 대한 개발업자의 확신에 달려있다. 이로 인해 시장점유가 결정권자들에게 별 가치가 없을 경우 이 섹션은 서면 보고서에서 제외될 수 있다. 그러나 경쟁력을 명확히 하기 위해 타당성 조사의 일부로 시장점유율을 고려하는 것은 도움이 된다. 1개 이상의 표적시장이 존재할 경우 각 표적시장에 대해 파이도표를 그려보는 것은 더욱 의미 있는 일일 수 있고 사업의 잠재력을 명확히 하는 데 도움이 될 것이다. Activity 14.5를 완성하라.

브랜딩 (Branding)

지금까지의 자료들에서 새로운 업무나 프로그램이 타당할 것 같다는 가능성을 보여주기 시작한다면, 이 시점에서 치료실의 이름, 로고, 그리고 기타 다른 이미지에 유의할 필요가 있다. 많은 개발업자들에게 브랜드명 부여하기는 타당성조사에서 재미있는 부분이긴 하지만, 이런 일은 가장 중요한 일이나 전념해야 할 첫 번째 과제 또는 가장 많은 시간을 투자해야 할 일이 되어서는 안 된다.

경영자들은 타당성 조사의 준비에서 그래픽 아트에 투자하기 보다는 이용 가능한 도표를 이용하거나 임시 브랜드명의 가능성을 설명하는 쪽을 원할 수 있다.

잠재적인 아웃바운드 시장전략이 단락별로 제시된 형태로 표현될 수 있다. 전문적인 마케팅 서비스를 획득하려는 계획이 여기에 포함될 수 있다. 제안이 수용된 경우 이 문제를 다룰 마케팅 직원이 있을 수 있는 대형조직에서 프로그램을 개발하는 관리자들을 위해서는 이 단계가 타당성 조사에 포함되지 않아도 된다. 이 관리자들은 조직의 기존계획에 누가 그리고 어디가 적합한지에 대한 아웃바운드 마케팅 아이디어를 제시할 필요가 있을 뿐이다. Activity 14.6을 완성하라.

Activity 14.6
브랜딩(Braning)

요약 보고서에 업무를 위해 선택된 이름을 포함하고, 부록에 임시 로고 및 다른 브랜드의 예들을 포함시켜라. 이는 전달되어야 할 브랜드와 이미지, 그리고 단란 구분된 목록으로 형성된 잠정적 외부 마케팅 전략을 간단히 설명하는 짧은 섹션이다. 채용될 마케팅 상담 서비스도 이 섹션에 포함되어야 한다.

잠재적인 시장 장벽들
(Potential Market Barriers)

잠재적인 시장 장벽은 개발업자들이 그들의 표적 시장에 부정적으로 영향을 미칠 수 있는 모든 가능한 요소들을 고려하고 있다는 사실을 보여주는 기회가 된다. 표적시장의 주요 고용주인 사업에서의 대량 해고나 은퇴자들이 나이가 들면서 가족들과 더 가까운 곳으로 이동하기로 결정한 경우와 같이 최악의 시나리오를 고려하는 것이 유용할 수 있다. 여기에는 제안된 사업이 완수된 경우에 그에 대한 경쟁자들의 가능한 반응이 포함될 수도 있다.

Activity 14.7
장벽들(Barriers)

이 섹션에서는 잠재적인 시장 장벽을 모두 주의 깊게 고려하라. 목록과 단락들이 읽기를 용이하게 만들 수 있다. 장벽들과 그것들을 극복할 수 있는 잠재적인 행동들을 목록화한 표는 이 정보를 제시하는 또 다른 방식이다. 장벽들의 발생 가능성의 순서에 따라 장벽들을 목록화하는 것 역시 도움이 된다.

개발업자들은 그들이 제안을 검토하는 의사결정자들에 의해 "만약~할 경우"라고 규정되는 중요사항을 언급하지 못하거나, 실무가 시작됐을 때 (불의의 사태나 몰랐던 정보에 의해) 당황하게 되는 것을 원하지 않는다. 따라서 타당성 조사에 대한 장벽을 신중하게 고려하는 것이 중요하다. 이런 부정적인 요소들이 있을 가능성은 충분이 있기 때문에 이에 대한 대략적인 추정을 하는 것이 바람직하다. Activity 14.7을 완성하라.

III. 실무 요구사항들
(Practice Requirements)

타당성 조사에 대한 이 섹션은 의사 결정권자들에게 실무나 프로그램에 대한 이미지를 제공한다. 의사 결정권자들은 이 요구사항들의 재정적 효과보다는 미적 가치관에 대한 관심이 덜할 것이다. 이 섹션은 실무의 목표를 이루기 위해 필요한 공간, 장비, 그리고 인력 간의 관계에 대해 신중한 고려를 반영해야 한다. 이 요구사항들을 탐구하는 것은 흥미로울 수 있고, 개발업자들은 이 섹션을 위한 정보를 수집하기 위해 상업적 부동산 전문가와 장비, 가구 공급자들의 지원을 요청할 수 있다.

접근 (Access)

개발업자들은 두 가지 형태의 접근을 고려할 필

요가 있다. 첫 째는 주차장에서 치료실 입구까지의 거리-치료실이 1층이 아닐 경우에는 엘리베이터까지의 거리-와 특정한 날씨 조건들과 같은, 특별히 장애를 가진 사람들을 위한 치료실까지의 물리적 접근이다. 서비스에 접근할 수 있는 능력을 최대화하기 위해, 표적시장(들) 환자들의 입장에서 생각하는 것은 잠재적 경쟁력으로 이어질 수 있다.

접근은 시기 적절한 방법과 지체 없는 일정약속에 따라 적절한 물리치료 서비스를 결정할 수 있는 직원의 존재를 의미한다. 타당성 조사에서 서비스에 대한 이런 정보를 포함하는 것은 고객에 대한 세부사항과 약속(헌신)에 유의하고 있음을 보여주며, 이는 의사 결정권자들을 우호적으로 보이게 만들 수 있다. 이런 형태의 서비스에 대한 추가적인 관심은 경쟁적 우위의 또 다른 출처가 될 수 있다.

위치와 공간 (Location and Space)

물리치료실이 없는 지역에 위치하는 것은, 개발업자들이 무시했지만 분명히 존재하는 바람직하지 못한 어떤 요소 때문이 아니라 아무도 그에 대해 생각하지 못한 것이 그 이유일 경우에는, 매력적으로 보일 수 있다. 이상적인 위치도 더 자세한 분석이 이뤄지면 그렇게 매력적으로 보이지 않을 수 있다. 표적시장(들)이 보건의료와 연관되어 형성된 의료 지에 위치하는 것에 대한 찬반 역시 고려 대상이 될 수 있다. 예를 들어 가시성이 높은 위치의 공간은 비용이 많이 들지만 아웃바운드 마케팅에 대한 필요가 줄어들 수 있다.

언급될 수 있는 중요 질문은 위치에 얼마나 많은 비용이 들 것인가 이다. 다른 위치의 비슷한 장소에 대비한 비용을 의사결정권자들에게 제시하면 이들에게 위치에 대한 결정을 이해하는데 도움이 될 수 있다. 우리가 목표로 하는 표적시장(들)에 장소의 이점에 추가적인 정보를 제공하는 것은 (특별히 선정된 위치의 면적 당 가격이 다른 위치에서보다 높은 경우) 중요하다. 대중교통 정거장의 존재 여부, 고속도로 진입로까지의 거리, 러시아워 형태 등은 표적시장에 중요하고, 의사 결정권자들은 선정된 장소에서 이런 쟁점들을 조사했고 이에 대한 언급을 하고 있음을 알 필요가 있다.

개발업자들은 물리치료실 공간이 어느정도 필요한지, 환자의 사생활과 안전, 그리고 법정 요구사항과의 일치를 위한 배치 등에 대해서도 언급해야 한다. 확장을 위한 공간이나 잠재적임대조건(lease)의 주요 조건들도 언급되어야 한다. 대형조직의 상급관리자들은 처음부터 개발업자들의 타당성 조사에 공간과 위치의 한계를 제시할 수 있다. 이런 관리자들의 요구는 미리 정해둔 범위내에서 그들이 원하는 목적을 달성할 수도 있고, 반대로 주어진 조건을 충족시키기 위해 목적이 수정될 수도 있다. 모든 개발업자들은 자신들의 생각을 명확히 하기 위한 평면도를 준비하고자 할 수 있다. 이는 타당성 조사의 부록에 포함되어야 한다. 평면도는 가능한 경우 축척(비율)에 따라 그려져야 한다. 평면도를 만들기 위해 소프트웨어를 사용할 수 있다.

장비 (Equipment)

이 섹션은 단순하게 각 항목의 추정경비와 더불어 창업장비 및 공급품들의 상세한 목록을 의미할 수 있다. 아마 이는 읽는 흐름을 방해하지 않기 위해 타당성 조사의 본론보다는 부록에 위치하도록 할 수 있다. 이 섹션의 텍스트는 장비를 위한 목록과 전체 추산 개업비용의 주요 범주들에 대한 검토만을 포함해야 한다. 비정상적으로 비싸거나 비전통적인 장비에 대해서는 정당한 이유가 포함되어야 한다. 이 섹션은 진료, 사무실, 접수대에 필요한 가구들도 포함된다.

인력 필요와 이용 가능성
(Workforce Needs and Availability)

개발업자들은 예상되는 의료 및 비의료 직원의 자격과 전문성 및 개업시점과 영업이 전면적을 이뤄질 때 각각 필요한 사람들의 수를 논의할 필요가 있다. 이 수치들을 공간 필요 사항과 연결시키는 것이 필요하다. 개발업자들은 잠재적 채용방법과 전국 및 지역노동 통계자료에 의존할 수 있고 그것을 채용비용과 연결할 수 있다. 사람이 없는 조직은 존재할 수 없기 때문에 인력은 타당성 조사의 중요한 요소다. 잠재적 직원채용의 창구로서 대학과 전문대학과의 관계도 여기에 포함되어야 한다. Activity 14.8을 완성하라.

> **Activity 14.8**
> **업무요구사항(Practice Requirements)**
>
> 이 섹션을 준비하고 그것을 뒷받침하기 위해 부록에 자료들을 수록하라. 그 자료들이 상세하더라도, 이 섹션은 간단할 필요가 있다. 도표, 표, 잘 정리된 목록의 사용이 도움이 되고 부록에 포함되어야 한다. 개인적인 의견이나 편견을 피하고 제안을 뒷받침하는 정보
> 만을 포함하라. 필요한 경우 요약 보고서를 수정하라.

Ⅵ. 재정 (Fiances)

대차대조표를 제시함으로 재정부분을 시작하는 것이 좋은 방법이다. 대규모 조직에서 타당성 조사를 준비하는 관리자들에게, 한 프로젝트에 포함되는 비용들은 이 섹션에서 제시될 필요가 있는 것이 전부일 수 있다. 초대형 조직에 속한 상급관리자들은 이 비용들의 관련성을 검토한다. 그러나 경영자들은 대규모의 재정손실을 피하기 위해 재정부분에 특별한 관심을 기울일 필요가 있다. 타당도 조사의 이전 부분들이 강하고 인상적이라면, 어떤 의문도 남아있지 않고, 위험들도 규명됐고, 결론 수치가 무엇이던 영업장소에 대한 투자가 현명한 것처럼 보이기 때문에 최종결론(완전 가동 시 기대되는 수익)은 우호적인 결정이어야 한다. 최종결론에 도달하기 위해 개발업자들은 다음의 자료들이 필요하다.

순자산과 신용출처 (Equity and Credit Source)

순자산과 신용출처부분은 신용거래 경영자들에게 자신들의 개인적 재정출처와 부채 등에 대해 엄격하게 정직할 것을 요구한다. 순자산 또는 자기자본은 투자와 축적자본을 포함한다. 자기 자본 = 자산 − 부채. 자산은 개인적인 현금예금, 예금과 투자에 대한 이자, 부동산, 기타 직접 소유하고 있는 가치 있는 항목들을 포함할 수 있다. 부채는 신용카드, 융자 등에 의한 빚이다. 신용출처는 가족이나 친구, 은행, 신용조합 등으로부터의 융자를 포함한다. 이 순자산과 신용출처부분은 기존 조직의 관리자들에게는 필요하지 않다.

자본 없이 자본을 빌리는 것은 어려운 일이기 때문에 순자산을 축적하지 못했거나 신용 기록이 좋지 않을 수 있는 독자들은 "가상" 타당성 조사의 개발을 위해 10만 달러의 순자산이 있다고 "가정"할 필요가 있다. 비록 가정이지만 자산축적을 위한 계획을 수립하는 것은 좋은 훈련이다. 경영자가 될 의도가 있건 없건 간에 새로운 경력의 시작으로 재정계획 과정을 밟거나 재정계획 자문을 받는 것은 유익한 시간이 될 수 있다. 자산이 있는 독자들은 그들 자신이 사용하기 위해서나 잠재적 대금업자들이 요구할 정보를 제공하기 위해 타당

성조사에서 순자산과 신용출처 부분을 완수할 목적으로 얼마나 많은 추가적인 자금이 필요할 지를 결정하려면 일단 자기 자산에 대한 정확한 계산을 할 필요가 있다. Activity 14.9를 완성하라.

Activity 14.9
순자산과 신용출처(Equity and Credit Sources)

이 섹션을 위해 자산과 잠정적인 신용 자산의 목록을 준비하라. 빈 칸을 채워라.
자기 자본 = 이 섹션의 ________ 교육적인 목적으로 10만 달러나 다른 일정한 액수가 사용될 수 있다.

손익분기점 분석 (Break-Even Analysis)

손익분기는 예산과 지출이 일치하는 지점이다.

이는 이익과 손실이 없는 지점을 의미한다. 이 지점을 지나면 영업이나 프로그램이 수익을 올리게 되는 것으로 추정된다. 손익분기는 재정적 결정이 복합적인 요소에 기초하고 이미 오래 전에 손익분기점에 도달했을 조직의 관리자들에게는 중요하지 않을 수 있다. 처음부터 시작하는 경영자들은 타당성 조사에서 이 손익분기점 분석의 중요성을 발견할 것이다.

손익분기점 분석은 비록 수치들이 시간의 경과에 따라 변할 수 있더라도 가능한 정확할 필요가 있는 추정에 근거한다. 영업장소가 개장하기 전의 손익분기점은 사업이 몇 달 동안 운영된 후의 손익분기점과 같지 않을 수 있다. 다행히 예상보다 먼저 손익분기점에 도달하기도 하지만, 보다 일반적으로는 가장 잘 준비된 계획이라도 여전히 예측할 수 없기 때문에 손익분기점 시기가 늦춰지기도 한다. 손익분기점을 결정하기 위해 개발업자들은 다음 사항들을 결정할 필요가 있다:

- ♦ **판매 또는 서비스의 단위** : 물리치료실에서 대부분의 보상모델 요구사항들 때문에 서비스의 단위는 치료 기간(세션)이다.
- ♦ **가격** : 물리치료실에서 이는 평균치료 기간에 대한 보상을 위해 제출된 평균청구이다.
- ♦ **변동비용(직접적)** : 치료 기간의 횟수가 늘어나면 증가하는 비용.
- ♦ **고정비용(간접적)** : 제공된 치료 기간의 횟수와 상관없이 같은 비용. 제공된 치료 기간이 없어도 비용은 존재.

물리치료의 비용은 치료기간 대 비용으로 가장 잘 결정된다. 이때 평균치료 기간 동안 평균적인 환자 치료비용이 어느 정도인가가 문제다. 이 비용은 몇 달 동안 고정적이지 않을 수도 있다?월별 환자수가 적을수록 치료 기간 당 비용은 커진다. 환자들의 동질성이 많을 수록 추정비용의 정확성이 높아진다. 그러나 개발업자가 환자 및 물리치료실에 대해 대단히 잘 알 경우에는 평균 비용이라도 타당성 조사용으로 충분하다. 전체 월별 비용을 구해 예상되는 월별치료 기간의 횟수로 나누면 월별 치료 기간 당 비용이 산출된다.

손익분기점 분석에 대한 문제는 매월 전체 가변 비용 + 고정 비용을 지불하기 위해서는 기간 당 $__의 비용으로 이뤄지는 월별 치료 기간의 수가 얼마나 돼야 하는가이다. 가상의 신규 영업에 대한 간단한 예는 다음과 같다 :

예

	월별 10회 치료 기간	월별 100회의 치료 기간
총비용	$4,500 + $5(10) = $4,550	$4,500 + $5(100) = $5,000
총예산	$100(10) = $1,000	$100(100) = $10,000
이익	$1,000 − $4,550 = (− $3,550)	$10,000 − $5,000 = $5,000
수익률		50%

영업을 위한 월별 고정 비용이 $4,500이고 치료 기간 당 가변 비용 $5일 때 공식은 다음과 같다 :

월별 고정 비용 + (치료 기간 당 가변 비용 × 월별 치료 기간의 수) = 전체 비용 치료 기간 당 평균 예산은 $100이다.
월별 예산 = 치료 기간 당 예산 × 월별 기간의 총수
수익 = 예산 −전체 비용 수익률 = 예산 − 비용 ÷ 전체 예산(%로 표시)

영업에 대한 손익분기점은 비용과 예산이 일치하는 지점이다. 손익분기점은 예산이 $50 × 방문수인 그림 14.2에 나타나는 것처럼 일반적으로 직선표로 표현된다. 이 영업에서 손익분기점이 되는 방문수는 월별 전체 예산이 약 $4,000나 방문객이 80명일 때로 예상되는 추천이나 보험회사와의 계약, 그리고 다른 요소들이 기대대로 이뤄질 경우 6월에 가능해진다. 이때 사업의 주요 규칙은 명확해진다. 치료 기간 당 비용을 낮추고 치료 기간의 수를 높게 잡는 것이다. 수익이 사업의 목표다.

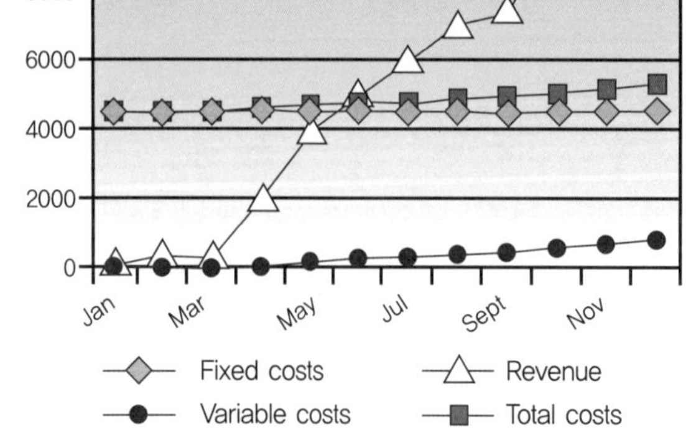

그림 14.2 Sample break-even chart.

전체 개장 및 운영비용 결정

(Determining Total Start-Up and Operational Costs)

타당성 조사에서는 확인된 수치나 최선의 추정치가 필요할 수 있는 모든 것이다. 대답될 수 있는 질문들은 영업 첫 날까지 필요한 돈이 얼마이며, 수익이 날 때까지 영업을 유지하기 위해(손익분기점에 도달하기 위해) 얼마의 비용이 필요한가? 이다. 근거 있는 추정치는 수용 가능하지만 비용의 누락은 그렇지 않다. 이 과정은 모든 비용이 규명될 수 있도록 주의 깊게 수행되어야 한다. 비용을 파악하고 고려하는 일에 실패하면 다른 어떤 요소보다 사업의 조기실패를 초래하는 원인이 된다.

보건의료에서 제 3자 지불인이 지급하는 보상금 수표를 처음 받기까지는 계약자들의 협상과 보상 시스템의 작동을 위해 시간이 걸리기 때문에, 치료기간이 제공된 경우라도 실제 돈이 들어오는 시기(보험사로부터 지급되는 환자진료비)는 연기된다. 다른 수입출처들도 처음에는 지연될 수 있다. 적절한 계획이 없을 경우 이 시기가 영업의 실패로 인해 두렵게 생각 될 수 있다. 이는 경영자가 사업을 진행하기 위해 비용을 지불하는 시기이기 때문에 그런 생각으로 편해져야 한다. 새로운 프로그램을 개발하는 관리자들의 경우 기존의 시설이나 장비를 이용할 수 있으면 비용은 낮아질 수 있다. 새로운 독립적 센터의 개발은 새로운 영업의 시작에 노력을 기울이는 것과 동일한 주의가 요구된다. Activity 14.10을 완성하라.

Activity 14.10
치료기간당 비용(Cost/Treatment Session)

제안된 업무를 위한 개업 및 초기 운영 비용의 목록을 작성하라. 개업하기 위해 얼마가 필요할 것인가? 6개월(손익 분기점이 결정됨에 따라 시간의 길이는 변화 가능) 동안 매월 사업을 유지하기 위해 얼마가 필요할 것인가? 목록의 완성도와 정확성을 보장하기 위해, 그 목록을 비슷한 타당성 조사를 개발 중인 다른 사람들이 만든 목록들과 비교하라. 목표는 적용 가능할 경우 융자에 대한 이자를 포함한 개업 및 운영 비용의 정확한 목록이다. 소유주/관리자도 월급을 받는 것을 기억하라. 비용이 일반적으로 수용 가능한 범주 안에 포함되는 것처럼 보이도록 다른 목록들과 함께 "추정치들"을 확인할 수 있는 기회이기도 하다. 부록에 속하는 도표 형식에 인건비를 포함시키는 것은 도움이 될 수 있다.

수익 (Revenue)

수익은 환자들이 받는 서비스에 대한 비용인 건강보험 회사의 상환 모델에 주로 의존한다.

이러한 모델과 무관하게, 상기의 결정되는 평균비용/평균 치료 세션은 재정적인 기획 의도에 계속된다. 계획된 각 유형에 대한 수익/월은 아주 다를 수 있다. 수익 모델의 짧은 비교로 표 14.1를 보라.

이러한 비교는 계약 협상과 재정적인 위험에 회사의 인내를 고려할 필요의 중요성을 증명한다. 각 모델에서 최악의 시나리오를 간주할 필요가 있다.

현금 흐름 (Cash Flow)

현금 흐름을 이해하는 것은 중요한 관리 도구다. 비록 수입에 초점을 맞추는 것이 흥미롭지만 중요한 것은 수입과 지출과의 관계다. 비록 영업장소가 수익을 창출하고 있는 중이라 하더라도, 모든 비용과 융자지불금을 지불하기에 충분한지가 더 중요한 문제다. 현금 흐름은 당좌예금과 유사하다. 발행된 수표에 해당하는 금액이 있는 지를 결정하는 것은 현금 이동 분석의 한 형태이다. 제 3자 지불인에 의존하는 보건의료 관리자들에게 제공된 서비스에 대해 지불된 수표는 서비스가 제공된 후 몇 주 후에 도착하기 때문에 현금 흐름은 아주 중요하다. 보상모델에 따라 환자의 전체 의료계획이 완료되기 전까지 일부 청구들이 제출되지 않을 수도 있다.

현금 흐름은 보통 단순하게 지불된 비용에 대해 수령된 비용을 비교해서 월별 기준으로 결정된다. 타당성 조사에서 월별 투영된 현금 흐름표를 사용하는 것이 유익할 수 있다. 두 가지 중요한 범주들은 "운영, 투자 등으로부터의 "현금 흐름"과 "자금의 이용"이다. 재무제표는 현금의 순증가(감소)이다.

Activity 14.11
전체예산과 수익(Total Revenue and Profit)

도표를 완성함으로써 치료실의 첫 해에 대한 전체 예산을 예상하라. 배상 모델은 첫 번째 칼럼에 목록화 되어있다.

전면 운영 시 예상되는 대차대조표
(Expected Balance Sheet When in Full Operation)

대차대조표는 타당성 조사에서 중요한 또 다른 도구이다. 이는 회사의 재산과 채권, 그리고 어느 특정시기의 순자산액에 대한 잉여 소유권 주장 등에 관한 서류화된 보고서이다. 대차대조표는 날짜별 사업의 축적된 기록이며 조직의 가치 변화와 부채나 자본이 늘어나거나 줄어드는지 등을 결정하기 위한 비교를 위해 사용된다. 조직의 대차대조표는 다음의 내용들을 포함한다 :

자산 (Assets)

- 현재의 자산(현금 및 현금화할 수 있는 항목들)
- 수령 가능한 계좌들(영업장소에 지불될 금액)
- 재고(판매 가능한 상품들) 적용 가능할 경우
- 사전 지불된 비용들(보험, 세)

표 14.1 이익에 대한 배상모델의 역량

모델	이익에 대한 영향
1. 자유 일정	치료 세션에서 제공되는 서비스의 단위가 많을 수록 예산도 늘어난다.
2. CPT 코드/단위의 기초에 근거	영업 중단 시간이 없도록 의료 제공자가 효과적이고 예정된 치료세션을 채울 것이 요구된다. 치료 세션의 수와 단위/치료 세션의 수 모두 수익에 중요하다. 환자의 목표를 충족시키는 세션의 수 또는(그리고) 지불 가능한 단위들의 수에 대해 제3자 지불자의 사전 승인이 일반적이다.
3. 건 당 : 건수/월 × 평균 비용/월별 건수	개인이 받는 치료 기간의 수와 무관하게 비용은 사람당 고정 금액을 받는다. 환자가 목표를 충족해야 할 필요가 있는 세션이 적을 수록 수익은 늘어난다. 필요한 세션의 수에 대한 전체 비용이 건 당 비용을 초과할 경우 제공자는 손해를 본다.
4. 방문 당: 방문수/월 × 비용/방문	지불비용/치료 세션은 치료 세션의 비용보다 더 많이 소요된다. 방문이 많을 수로 수익이 늘어난다. 수익을 늘리기 위해 비용/세션을 통제하는 것이 특별히 중요하다(직원 시간, 서비스를 제공하는 사람의 비용)
5. 인원 별 계산 :	제공자는 특정한 그룹 안에서 모든 환자를 돌보기 위해 연별 고정된 총액을 수령한다. 수익은 실제로 물리 치료를 받는 그룹에 속한 환자의 수에 좌우된다. 물리치료를 필요로 하는 사람들이 많고 그들 각자가 더 많은 물리치료를 필요로 할 수록 수익은 더 줄어든다.

- 투자액(주식, 증권, 은퇴 기금) 적용 가능할 경우
- 업무 자산(토지, 건물, 운영에 사용되는 설비 등)
- 무형 자산(프랜차이즈, 영업권 비용, 법적 비용)
- 다른 자산(특정 목적의 기금, 소유주에 대한 선금)

채무 (Liabilities)

- 현재의 채무(현재의 자산과 함께 다음 해에 지불될 부채로 융자 상환금, 소득세, 지급 급여세, 임금, 관리비 등)
- 장기 채무(1년 이상 이후 상환되는 부채)
- 거치 예산(제공된 서비스보다 먼저 지불된 돈)
- 소유주의 순자산(소유주에 의해 투자된 금액과 축적 자금[유보 이익금])

Activity 14.12를 완성하라.

Activity 14.12
대차대조표(Balance Sheet)

치료실의 개업 1주년에 해당될 수 있는 예상 대차대조표를 작성하라. 대차대조표를 타당성 조사의 부록에 배치하라. 예상 대차대조표는 균형을 유지해야 한다는 사실을 기억하라. 자산 - 부채 = 0. 대차대조표의 이 섹션에서 부록을 간단히 참조하라. 개발업자들은 대차대조표를 완성하기 위해 전문가의 조사나 소프트웨어를 사용하려 할 수도 있다. 자산과 부채의 이해는 추가적인 출처를 얻을 수 있다.

기본적인 가정과 요약
(Underlying Assumptions and Summary)

타당성 조사의 재정 섹션에서 마지막 문단은 제시된 정보의 바탕에 깔린 가정을 요약해야 한다. 그 부분에는 명확하고 간결한 진술로 재정 정보가 함께 제시되어야 한다. Activty 14.13을 완성하라.

Activity 14.13
요약(Summarizing)

이 정보를 명확하게 요약해 타당성 조사의 재정 부분의 마지막 섹션을 준비하라. 단락화된 목록이 유용할 수 있다.

V. 조직 (Organization)

법적 구조 (Legal Structure)

경영자들은 법의 시각에서 볼 때 계약에 참여하는 권한과 빚을 지불할 의무, 그리고 소송 당할 수 있는 행동에 대한 책임이 있는 등 별도의 법적 실재로 새로운 치료실을 창립할 필요가 있다. 영업장소는 개인 소유, 제휴, 소유권, 법인, 협회, 또는 다른 조직의 형태를 띨 수 있다. 개발업자들은 이 결정으로 인한 세금의 결과가 복잡하기 때문에 이 섹션의 준비에 법적 자문을 받아야 한다.

의사 결정 흐름 (Decision-Marking Flow)

타당성 조사의 이 부분은 명령 체계(존재할 경우)를 포함하는 조직표나 서술에 의해 표현될 수 있다. 치료실이 작을 경우, 이는 구성원과 주주 사이의 간단한 설명일 수 있다.

주요 개인들과 자격 (Key individual and Qualifications)

이 섹션은 이 제시된 직위와 그 직위에 대한 설명을 포함해야 한다. 업무 설명은 부록에 배치되어야 한다. 직위들을 채울 사람들의 이름은 그들이 알려진 인물인 경우 이 섹션에 목록이 제시되고 그들의 이력들은 부록에 포함되어야 한다. Activity 14.14를 완성하라.

> **Activity 14.14**
> **조직(The Organization)**
>
> 타당성 조사의 조직 섹션을 준비하고 필요한 경우 부록에 정보를 포함하라.

VI. 결론 (Conclusion)

Activity 14.15를 완성하라.

> **Activity 14.15**
> **요약보고서(The Summary Statement)**
>
> 마지막으로 요약 보고서를 다시 보고 결론을 작성하기 전에 제안된 업무나 프로그램의 가능한 최선을 반영하기 위해 필요한 경우 수정을 하라.

이 시점에서 개발업자들은 타당서 조사서를 다시 읽고 숙고할 시간을 가질 필요가 있다. 이 섹션은 그들의 일의 결론이다. 여기에는 다음과 같은 진술이 포함되어야 한다 :

이 타당성 조사에서 수집된 정보에 기초에 이 치료실은 (타당하다 / 타당하지 않다).

개발업자들은 타당성 조사의 이 부분에서 다음의 질문들에 대답할 필요가 있다 :

- 자금 조달을 위해 공식적인 사업 계획이 제출되어야 하는가?
- 그 생각은 전체적으로 폐기되어야 하는가?
- 더 매력적일 수 있는 대안들이 존재하는가?
- 그 대안들은 자세히 표현(제시)되는가?

Activity 14.16을 완성하라.

> **Activity 14.16**
> **결론(Conclusion)**
>
> 타당성 조사의 결론을 준비하라.

관리자의 책임 (A Manager`s Responsibility)

타당성 조사의 개발은 보건의료 사업을 개발하려는 경영자에게 처음이자 가장 중요한 책임이다. 대형조직의 관리자들에게 이 과정의 중요성과 타당성 조사를 제출할 능력은 그들의 조직 목표를 충족시키는 과정에서 덜 중요할 수 있다. 관리자들은 정확한 사실과 수치와 함께 제대로 뒷받침되는 강력한 제안을 개발하기 위해 컨설턴트나 그들 조직 내부의 다른 사람들에게 도움 요청하기를 주저해서는 안 된다.

3부

특정 물리치료 환경에서의 관리
Management in Specific Physical Therapy Settings

3과는 물리치료사들의 치료 환경(practice setting) 범위, 물리치료사들이 직면한 경영 관련 문제들, 그리고 건강관리 전문가들이 환자 관리의 질적인 면에 영향을 미치는 것으로 설명하고 있는 일반적인 쟁점들을 더욱 자세히 살펴볼 수 있는 기회를 제공할 것이다. 이 과에 있는 각 단원들은 주요 치료 환경에 입각한 물리치료(혹은 재활) 관리 서비스에 대해서 설명할 것이다. :

- ✦ 장기 치료(long-term care)
- ✦ 외래환자 클리닉
- ✦ 공공 학교의 특수 교육반(special education unit)
- ✦ 가정 건강 기관 (home care agency)
- ✦ 병원과 건강관리 체계

외래환자 클리닉과 같은 몇몇 환경에서, 관리자들은 다른 건강 전문가와의 업무 관련성이 적을 것이기 때문에 물리치료사들은 단원의 주요 주제가 될 것이다. 장기 관리 상황과 같은 환경에서, 재활 관리자(물리치료사)는 다른 분야의 건강관리 전문가들과의 업무 협조가 더 많이 필요할 것이다. 클리닉 관리자가 여러 전문 분야로 구성된 치료팀을 이끌고 있다고 하더라도, 독자들이 보다 쉽게 이해할 수 있도록 각각의 부분들은 각 단원에서 설명될 것이다.

이 과의 각 단원은 두 부분으로 나누어진다. 각 단원의 첫 번째 부분은 물리치료사의 업무에 영향을 미치는 환경에서의 현대적인 특징과 일반적인 관점에 대해 설명한다. 두 번째 부분은 환경에서의 잠재적인 경영 역할을 구체화시키고, 2과의 본문에서 나타난 경영 책임의 8가지 영역에 대해 설명 한다: 비전, 임무, 목표; 정책과 절차; 영업(marketing); 직원 구성(staffing); 환자 관리; 회계(fiscal); 법률, 윤리 및 위험 관리; 그리고 의사소통. 각 단원의 마지막 부분에서는 환경적인 맥락에서 경영

의사결정 기술을 숙달할 수 있도록 다양한 정보를 제공하고 있다. 이러한 의사결정이 대부분 모든 치료 환경에서 나타나고 있지만, 이것은 특별한 환경에 중점을 두고 설명되어져 있으며, 다른 단원에서는 이를 반복해서 설명하지 않는다. 예를 들어, 이동 중에 발생할 수 있는 환자의 낙상과 관련된 의사 결정을 설명한다고 가정하였을 때, 이는 다른 환경에서도 중요하게 고려될 수 있지만, 특히 장기 치료 단원에서 중점적으로 설명될 것이다.

마지막 단원은 물리치료사가 건강-관리 기관에서의 관리자로서 물리치료사를 둘러싼 쟁점들을 설명하려고 할 때 반드시 해결하여야 할 물리치료 분야에서의 도전적인 과제들에 대해 다루고 있다.

제 15 장

장기 치료의 쟁점 관리
Management Issues in Long-Term Care

학|습|목|표

- 핵심 자격요건, 승인, 그리고 배상(reimbursement) 요구를 분석하는 것
- 장기 치료에서 물리치료사의 업무를 분석하는 것
- 환자의 재활 목표를 이루는데 있어서 치료팀(특히 간호보조원)의 역할을 결정하는 것.
- 장기 치료에서 가족 교육의 중요성을 설명하는 것
- 경영 역할과 책임에서 도전적인 과제들을 구체화시키는 것
- 주어진 상황에 맞는 경영 의사 결정을 분석하는 것

학습목표

Part 1
현재의 환경 (The Contemporary Setting)

장기 치료의 개요
(Overview of Long-Term Care)

복잡한 여러 계통의 문제들을 가지고 있는 사람들에게 치료적인 필요 사항들을 충족시키기 위하여 사회적, 의학적 서비스를 제공하는 것은 장기 치료에 있어서 매우 중요하다. 장기 치료를 필요로 하는 사람들의 53%가 노인들이다. 많은 젊은 사람들이 인지장애 및 정신 질환 때문에 장기 치료가 필요하다. 장기 환자 치료는 질환의 진단 및 치료보다는 기능 및 활동 능력에 중점을 두고 있다.

장기 치료는 지속적인 관리로 나타낼 수 있으며 (그림 15.1에서 보여지는 것처럼), 전문적인 관리에서부터 일반적인 처치까지 넓은 범위에서 이루어진다. 장기 치료는 그림의 원 안에 표시된 다양한 환경에서 발생할 수 있다. 가정 관리(home care)(환자의 집에서 제공되는)는 전문적이거나 일반적인, 혹은 환자가 가정에서 동시에 두 수준의 서비스를 받을 수 있는 간헐적 장기 치료의 독특한 형태라는 것을 명심하라. 가정 관리는 다른 단원에서 자세히 설명될 것이다. 전문적인 다분야 치료가 장기 치료를 위해 꼭 필요하기 때문에, 대부분의

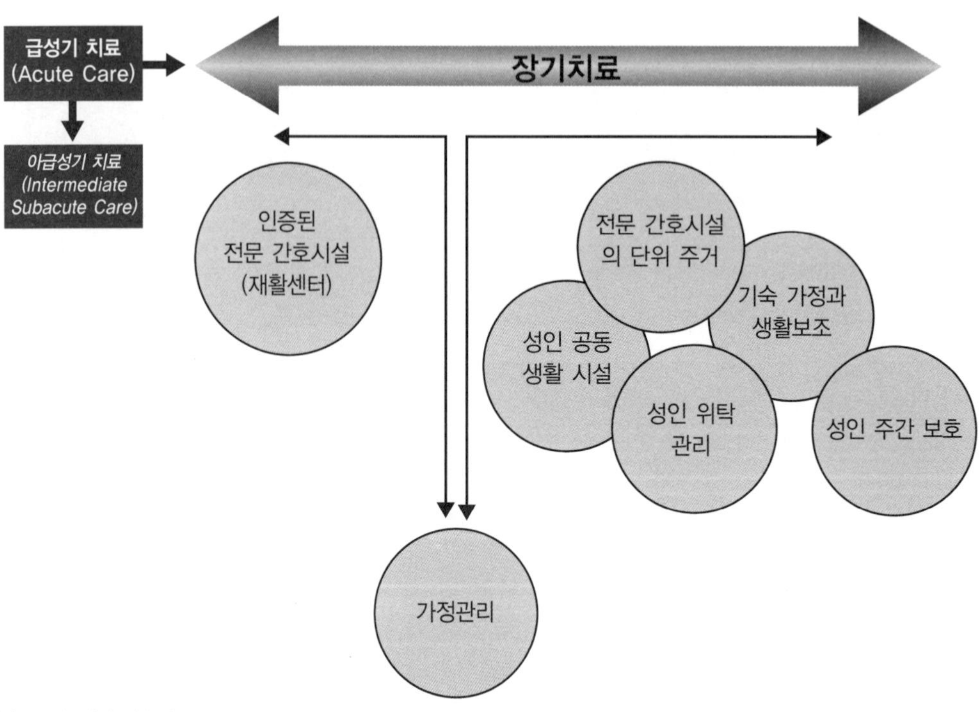

그림 15.1 건강-관리 연속성

환자들은 급성기 관리 병원(acute care hospital)을 통해 직접적으로 입원하게 된다.

일반적인 주거 치료(nonskilled residential care)는 중복되고 혼동될 수 있는 다양한 이름으로 많은 형태의 장기 치료 및 생활 보조시설에서 제공될 수 있을 것이다. 이러한 시설들은 법률적으로 여러 규제를 받고 있지만, 이들의 서비스는 비전문 인력을 고용하여 거주인들이 자신의 개인적 욕구를 스스로 알아서 해결할 수 있도록 돕는 수준이다. 몇몇 주거 시설은 정신지체 성인과 같은 특정 사람들에게 맞추어져 있다. 종종 움직임 능력이 일정 수준이상 되어야 이 시설들에 들어올 수 있다. 예를 들어, 환자들은 시설에서 무리 없이 생활할 수 있도록 최소한 독립적인 휠체어 운동성을 보여야만 한다.

성인 (공동) 생활 시설은 사람들이 큰 건물에서 개별적 혹은 공동으로 주거하면서 음식 및 활동들을 공유하는 것으로 주거 치료의 특별한 형태라 할 수 있다. 일반적으로 교통과 집안 살림 서비스를 이용할 수 있다. 거주자들의 약물치료와 다른 건강-관리 필요 사항들을 점검하고 보조할 수 있도록 하루 24시간 간호 감독이 시행된다. 일반적으로, 거주자들은 보행이 가능하여야 한다. 이들은 외래환자로 혹은 잠시 동안의 가정 치료 서비스를 통하여 간헐적인 물리치료를 받을 수도 있으며, 일상생활동작 혹은 가사 활동 보조를 위한 일반적인 가정 관리 서비스를 간헐적으로 장기간 받을 수도 있다.

간호가정(nursing home)은 환자(이런 환경에서는 종종 거주자로 언급됨)가 다분야의 전문적인 치료를 받도록 인증된 의학치료 기관이며, 장기 수용치료가 제공되는 의학치료-인증 기관과는 다른 것이다. 비록 이들이 같은 건물에 있지만, 이들은 다른 규정을 적용받기 때문에 분리되어 관리된다.

수용시설에 거주하는 사람들에게 같은 건물에 있는 인증된 의학치료 기관으로 공식적으로 이동해야 하는 새로운 문제들이 발생할 수 있다. – 예를 들어, 넘어져서 고관절이 골절된 사람들. 이들은 급성기 및 아급성기 동안 여러 분야의 전문 치료를 받기 위하여 그 곳에 머물러야만 한다. 이와 반대로, 전문적인 재활 치료를 위하여 병원에서 간호가정으로 옮긴 사람들이 집으로 퇴원할 만큼 충분히 회복되지 않았다면 수용 치료시설로 이동되어야 할 수도 있다. – 예를 들어, 재활 목표에 부합되지 않은 뇌졸중 입원 환자, 혹은 가족 지원이 충분하지 못하여 집으로 돌아가기 어려운 환자.

간호가정의 수용치료 시설에 있는 사람들은 입원 시설에 거주하고 있을지라도 개인 가정에서 생활하고 있는 사람들처럼 외래환자로 노인의료보험제도(Medicare) Part B 혹은 저소득층 의료보장제도(Medicaid)-간헐적 전문 재활 서비스 혜택을 받을 수 있을 것이다. 회전근개 파열(rotator cuff tear)로 인하여 물리치료가 필요한 사람을 예로 들 수 있다. 또 다른 예는 노인의료보험제도 Part B 서비스에 해당하는 환자로 전문 치료기관에서 거주시설 옮겨서 간헐적으로 재활 혹은 간호 서비스를 계속적으로 받고 있는 환자를 들 수 있다.

장기 치료의 요소에 해당하는 환자 보조 수준은 안전을 고려한 일반적인 관리 혹은 약물치료 적용에서부터 모든 일상생활동작을 위한 최대 보조에 이르기까지 다양한 범위를 보인다. 이러한 필요사항은 시간에 따라 바뀔 것이다. 계속적인 장기치료의 개념은 이러한 모든 필요사항들과 관련될 것이다. 일반적으로 이것은 개인 가정, 많은 여가활동의 기회, 생활보조 시설, 전문 간호 시설, 외래환자

치료, 그리고 주거 치료가정을 포함하는 지역사회의 한 형태로 이루어질 것이다. 지역사회 거주자들은 개인가정을 구입할 수 있으며, 의학적, 사회적 요구사항이 바뀔 때마다 지역사회 시설 이동을 포함하는 지역사회 평생치료 계약을 할 수 있다.

아급성기(급성기와 장기치료 사이)는 병원의 하위기관, 전문 간호 시설, 혹은 환자의 가정에서 제공되는 단기간(일반적으로 6주 이내)의 집중 재활, 치료 혹은 집중 관리로 정의된다. 아급성기 치료는 19장에서 설명된다. 아급성기 치료의 목표는 장기치료를 위한 요구사항을 감소시키거나 지연시키기 위하여, 그리고 가정과 독립적인 생활로 되돌아가는 기회를 향상시키기 위하여 환자가 가능한 독립적으로 되도록 만드는 것이다. 또한 이것은 오래 동안 병원에 입원하는 것을 막기 위하여 사용될 것이다.

다른 측면에서, 장기치료는 비거주 성인 낮병원 관리 시설(day-care center)을 포함하며, 이는 혼자서 안전하게 있을 수 없기 때문에 가족들이 매일 혹은 간헐적으로 치료시설에 데리고 오는 사람들에 대한 전문적, 비전문적 서비스의 범위에서 결정된다. 이를 통해 사회적 및 신체적 지지를 받을 수 있으며, 가족 구성원들이 일하고 다른 가족들을 돌볼 수 있는 자유시간이 생긴다. Sidebar 15.1은 장기치료와 이들에 대한 물리치료의 역할에 대한 주요 특징에 대해 요약하고 있다.

> *Sidebar 15.1*
>
> **장기치료에서의 현재 관점**
> **(Current Issuses in Long-Term Care)**
>
> 현대의 장기치료와 현재의 정책 관점에 관한 자료는 미국건강관리협회(American Health Care Association)의 홈페이지 http://www.ahca.org/about/profile.com 에서 찾을 수 있다.

전문 간호 시설 (Skilled Nursing Facilities)

전문 간호 시설은 재활센터로도 불리며, 노인의료보험제도와 저소득층 의료보장제도의 인증이 필요한 시설이다. 전문 간호 시설은 가장 큰 제약을 받는 건강-관리 환경으로, 이 단원에서 집중적으로 설명될 것이다. 건강관리에서 이러한 요소의 중요성은 아래에 나타나 있는 2004년의 전문적 간호가정 통계에서 설명되어 있다.

- 미국 노인의료보험제도와 저소득층 의료보장제도 수혜자들을 위한 1,750,000개 이상 의 전문 간호 침상과 16,000개 이상의 인증된 장기치료 시설이 있다.
- 5,000개 이상의 간호 가정이 있다.
- 노인의료보험제도에서 인증된 것이 아니고 저소득층 의료보장제도에서도 아닌 시설이 4,000개 이상 있다.
- 노인의료보험제도와 저소득층 의료보장제도에서 인증된 시설은 약 5,600개 정도이다.
- 미국에서 간호 가정의 병상 입원율은 80% 이상이고 11개 주에서는 90% 이상이다.
- 140만 명이 간호 가정에서 영구 주거하고 있으며, 거의 이와 같은 수의 사람들이 급 성기 치료를 위하여 재활 시설에 단기간 입원하고 있다.
- 환자들의 2/3 이상이 움직임과 식사 시 다른 사람의 도움이 필요하며, 또한 요실금이 있다.
- 미국 건강-관리 비용의 6%가 간호 가정 치료를 위해 사용된다.
- 전문 간호시설에서 환자 한 명당 월 평균 건강-관리 비용은 5,690 달러이다.

표 15.1 장기치료 수준과 물리치료의 역할

장기치료 형태	서비스 수준	물리치료의 역할
전문 간호 시설 (재활센터)	전문 간호 및 재활 서비스는 치료의 통합적인 요소이다. 입원 기간은 100일 이하가 좋으며, 낮은 강도의 치료를 제공해주는 기관으로 이동하기 전인 아급성기의 재활 치료가 필요한 환자들에게 적당하다.	환자를 안전성이 좋은 적정 수준의 기능으로 회복시키기 위한 여러 분야의 재활팀의 구성원
거주치료 가정	일반적인 개인 치료를 제공해주며, 혼자서 자신의 개인 욕구를 해결하지 못하는 사람들을 돌보는 것. 일상생활동작에 대한 최소에서 최대 보조, 그리고 만성 질환에 대한 의학적 관리를 제공한다. SNFs에 비전문적인 치료시설이 있을 것이다.	거주 치료 시설이 SNF에 있을 때, 물리치료사들은 단기간동안, 일주일에 몇 번 가량(즉, 환자들은 바이러스 감염치료를 위해 입원한 후 3주 동안 주 3회 물리치료를 받는다)의 노인의료보험제도 외래환자처럼 치료하여야 한다. 환자의 독립성과 최적의 삶의 질을 가질 수 있도록 회복 프로그램과 기능 유지 프로그램을 만드는 것은 치료사 업무 중의 하나이다. 물리치료사들은 이러한 환경에서 가정 치료 환자들로서 양육 및 위탁 가정의 환자들을 치료하여야 할 것이다.
성인(공동) 생활 시설	시설에 살고 있는 사람들에 대한 식사 서비스, 조직화된 활동, 그리고 의학적 상태 관리 제공. 또한 치매와 같은 환자들의 안전성을 보장하기 위한 제재 시설(lockdown unit)도 포함되어야 할 것이다.	물리치료사들은 환자들에게 가정 치료 서비스를 제공하여야 할 것이며, 환자들은 물리치료를 받기위하여 외래환자로 치료실을 방문하여야 하고, 혹은 현장 치료(on-site therapy) 클리닉이 있어야 할 것이다.
지역사회 지속 관리	사람들의 독립적인 주거 공간인 아파트 혹은 가정집, SNF, 성인공동주거시설, 그리고 주거가정 혹은 시설과 같은 캠퍼스 서비스 제공. 환자들은 자신들의 삶의 나머지 부분을 위하여 프로그램 안에서 자신들의 욕구를 충족시킬 수 있다. 환자들은 지속적으로 자신의 요구사항에 따라 한 형태의 치료에서 다른 형태의 치료로 옮겨 갈 수 있다.	물리치료사는 SNF에서의 입원환자 서비스, 캠퍼스 안 자신의 가정에서 혹은 보조 수용시설에서 살고 있는 사람들에 대한 외래환자 혹은 가정 치료, 그리고 주거치료 기관에 있는 환자들의 간헐적 치료를 제공하기 위하여 지역사회 혹은 다른 기관(agency)을 통한 서비스 계약에 의해 고용되어야 한다. 물리치료사들은 간호 인력 개발과 환자 교육 프로그램을 위한 교육적 책임을 가져야 한다. 물리치료사들은 지역사회 일원으로써 건강 및 보건 프로그램 개발을 도와야 할 것이다. 다른 물리치료사 혹은 물리치료 회사들은 지역사회의 다른 요소로 서비스를 제공할 수도 있을 것이다.
성인 낮 병원 관리	정규적으로 지역사회-기반 치료 센터에서 개인 치료와 사회 활동에 대한 보조 제공. 고객들은 하루가 끝날 무렵에 자신의 집으로 돌아온다. 환자들은 지속적으로 자신의 요구사항에 따라 한 형태의 치료에서 다른 형태의 치료로 옮겨 갈 수 있다.	물리치료사들은 집단 운동 프로그램을 개발하기 위한 자문가의 역할을 수행할 수도 있다. 물리치료사들은 치료 자원이 제한적일지라도, 치료센터에서 전문적인 외래환자 서비스를 필요로 하는 환자들을 치료해야 할 것이다.

병원으로 부터 퇴원한 환자들이 정확히 파악됨에 따라 전문적인 간호 관리를 필요로 하는 사람들의 수가 증가되고 있으며, 동시에 변제(reimbursement) 감소 및 금융 제한이 도입되고 있다. 많은 간호 가정들이 문을 닫고 있으며, 혹은 현재 파산 보호 정책 아래에서 운영되고 있다. 운영자, 관리, 그리고 조직 구조가 빈번히 바뀌고 있다. 건물들 사이의 자원 이동과 관련된 큰 국가적인 연결체계로 향하는 경향은 이러한 건강-관리 정책 및 변제 결정의 한 결과일 것이다.

간호 가정 규제 및 질 관리 (Nursing Home Regulations and Quality Management)

일괄 예산 조화 법안 (Omnibus budget reconciliation act, OBRA)

일괄 예산 조화 법안을 포함하고 있는 1987년 연방 간호 가정 개혁 법안(Federal Nursing Home Reform Act)은 장기치료에 대한 변화를 주기 위한 주요 활성방안이었다. 이것은 노인의료보험제도와 저소득층 의료보험제도를 수용하는 시설들에서 각 입원 환자들이 신체적, 정신적, 사회-심리적 건강상태를 유지하도록 하기 위한 필요조건이었다. 환자들의 치료와 권리에 대한 국가 기준은 다음 사항들을 포함하고 있다 :

- 환자 삶의 질과 치료의 질에 대한 중점
- 의학적 처치없이 걷거나 목욕하기 같은 ADL을 수행함으로서 각 환자의 능력을 유지하거나 개선 할 수 있다는 새로운 기대
- 개별적 치료 계획을 만드는데 도움이 되는 환자 평가 과정
- 비용 미납 및 위험한 행동이 없거나, 혹은 환자의 의학적 상태가 유의하게 변하지 않아도 간호 가정에 입원하여 머무를 수 있는 권리
- 간호 가정에서 안전하게 머물러 있거나 자금을 은행에 맡겨 놓을 수 있는 권리
- 밤중에 가족 및 친구들이 방문하거나 병원에서 퇴원한 후에 간호 가정으로 돌아올 수 있는 권리
- 개인 주치의를 선택하거나 의무기록을 볼 수 있는 권리
- 거주자 혹은 가족 모임을 조직하거나 이에 참여할 수 있는 권리
- 불필요하고 부적절한 신체적, 화학적 제한물을 없앨 수 있는 권리
- 노인의료보험제도와 저소득층 의료보험제도 가정을 위한 자격 기준을 통일시킬 것
- 노인의료보험제도와 저소득층 의료보험제도 서비스 비용을 지불하기 위하여 가족 구성원들에게 의지하는 것에 대한 금지
- 최소한의 연방 기준에 부합하지 않은 인증된 간호 가정을 위한 새로운 치료방법

이러한 기준을 맞추기 위한 재활서비스의 중요성은 분명하다. 기능장애가 있는 환자들을 단순히 돌보기만 하는 일반적인 관리를 시행하다가 기능을 회복시키고 유지하기 위하여 전문적인 치료로 전환시키는 것은 많은 간호 가정 시설에서 경영상 어려움이 될 수 있을 것이다. 일괄 예산 조화 법안은 전문 간호치료의 모든 경영 측면에서 규제 권한(regulatory mandate)이 잘 지켜지도록 하는데 중점을 둔 것이다. 직원/환자 비율, 24시간 치료 동안의 자격증소지자와 비소지자, 그리고 최소자료설정(Minimum Data Set : MDS, 이후에 설명될 것임)은 이 법안의 산물이다. 치료의 질과 환자의 삶의 질을 향상시키려는 노력을 설명하기 위하여 요구되는 부담스러운 보고서 작업은 이러한 치료를 실제로 제공하기 위하여 계속되어야 한다.

규제 조사 (Regulatory survey)

일괄 예산 조화 법안 준수에 대한 것은 연례 주 조사(annual state survey)와 노인의료보험제도 및 저소득층 의료보험제도 서비스 센터(Centers for Medicare and Medicaid Sevices, CMMS)에 의해 만들어진 인증과정을 통해 결정된다. 조사는 모든 간호 가정에 대해 불시에 시행하는 현장 회계(on-site audit)를 포함한다. 여기에는 질적 기

준에 대한 검토가 끝난 후에 시행되는 직원들, 환자 및 가족 구성원들에 대한 인터뷰도 포함된다. 조사의 목적은 제공된 치료가 질적인 측면에서 정해진 규범과 각 환자들에 대한 필요 사항과 부합하는지 아닌지를 평가하는 것이다. 노인의료보험제도 및 저소득층 의료보험제도 규칙, 혹은 주 자격 법률(state certification law)에 위배되는 경우 입원료 미지급, 벌금, 자격 폐지, 그리고 환자 이송과 같은 처벌을 받게 될 것이다. 구체적으로 드러난 잘못은 빨리 해결되어야 한다.

조사 및 다른 행정 자료 요구에 더하여, 의료보험제도 서비스 센터는 각 개인이 받고 있는 치료를 포괄적으로 보고하기 위하여 사용되는 최소자료설정을 통해 간호 가정을 모니터하여야 한다. 자료는 합쳐지고, 분석된 후 다방면의 치료에 대한 모든 질적인 측면과 환자 권리 준수를 포함하는 특정 지침으로 전환되어야 한다. 이러한 모든 정보는 일반인들에게 제공되어 가족들이 간호 가정 선택에 관련된 의사결정을 할 때 도움을 되도록 하여야 한다. 이것은 간호 가정에서 치료의 질을 지속적으로 향상시키기 위한 또 다른 장려책이 될 것이다. 특정 간호 가정에 대한 더 많은 정보는 Sidebar 15.2를 참고하라.

> *Sidebar 15.2*
>
> **간호 가정에 관한 자료**
> (Data on Nursing Homes)
>
> 각 환자에 대한 주조사와 최소자료설정의 자료는 http://www.medicare.gov/NHCompare/Include/DataSection?Questions/SearchCriteria.asp?version=default&browser=IE%7C7%7CWinXP&language=Enblish&defaultstatus=0&pagelist=Home&CookiesEnableStatus=True에 있는 각 노인의료보험제도/저소득층 의료보험제도에서 찾을 수 있다. 선택된 같은 규모의 둘 혹은 세 가정 간호에 대한 자세한 정보를 읽어라.

장기치료의 승인
(Accrediation of Long-Term Care)

장기치료 기관을 통해 두 기관으로 부터 자발적인 승인 여부를 확인할 수 있다. 연합위원회(Joint Commission)로 언급되는 건강관리 기관 승인 연합 위원회(Joint Commission of Accreditation of Health Care Organization)는 병원 보다는 다른 건강-관리 기관을 포함시키기 위하여 승인 활동을 확대시켰다. 자격 인증은 아마도 규모가 큰 간호 가정 혹은 커다란 건강-관리 체계의 부분인 간호 가정에 있어서는 더 중요하며 더 실행 가능할 것이다. 연합위원회의 승인은 전문 간호 시설 인증 과정에서 요구되는 기준을 초과할 수도 있는 특정 질적 표준에 대한 인정을 의미한다. 최근, 재활기관 승인 위원회(Commission on Accreditation of Rehabilitation Facilities, CARF)는 평생 관리 승인 위원회(Continuing Care Accreditation Commission, CCAC)와 병합하였고 평생 관리 은퇴 사회(Continuing Care Retirement Communities, CCRCs)와 다른 형태의 노인 서비스 네트웍을 위한 승인 체계가 되었다. 이러한 승인은 은퇴 사회와 다른 노인 서비스 네트웍에 대한 정부의 규칙이 일관되지 않기 때문에 전문 간호 시설의 승인 체계보다 더 중요할 것이다. 이러한 기관에 대한 더 많은 정보는 Sidebar 15.3을 참고하라.

> *Sidebar 15.3*
>
> **장기치료 승인**
> (Accrediatation of Long-Term Care)
>
> 연합위원회
> (http://www.jointcommission.org/AccreditationPrograms/LongTermCare/)와 CARF-CCAC (http://www.carf.org/)의 기준과 목표에 대해서 더 많은 정보를 보려면 웹페이지를 참고하라.

전문 간호 시설에서 물리치료의 독특한 특징 (Unique Features of Physical Therapy Practice in Skilled Nursing Facilities)

전문 간호시설 운영자가 지켜야 하는 규제 권한의 대부분은 간호가정 운영자가 준수하여야 하는 것과 유사할지라도, 전문 간호시설은 영리, 비영리, 혹은 정부 조직의 형태로 나타날 것이며, 이들의 조직 구조는 독립적으로 운영되도록 등록된 작은 가정에서부터 많은 주에 수백 개의 간호가정을 가지고 있는 큰 국립 간호가정 기업으로 매우 다양하다. 이와 같은 여러 지역을 포함하는 큰 조직들에서 지역 관리자 및 기업 전문가들에 의해 제공되는 지원 가치는 의사–결정 권한(decision–making authority), 업무 보상(work incentive), 업무 시행 모니터링, 그리고 고용자 선택에 영향을 줄 수 있는 요구 조건에 대해 치중되어야 한다. 이러한 관점들은 각 부서의 중간 관리자들에게까지 주어져야 한다.

중간관리자들은 장기치료에 포함되는 물리치료사 및 다른 전문가들의 업무와 관련된 요소들, 만성 질환을 가지고 있는 노인 환자들의 임상적인 관리에 있어서 여러 문제들을 처리할 수 있는 환경, 복잡한 급성기후 관리를 위해 환자들에게 필요한 사항, 그리고 복잡한 규제 요구 등을 고려하여야 할 필요가 있다. Sidebar 15.4를 참고하라.

Sidebar 15.4

전문간호시설의 업무 특성(Characteristics of Work in Skilled Nursing Facilities)

- 여러 전문가 팀으로부터 포괄적인 치료를 시행하는 것은 환자에게 여러 방면에서의 상호작용과 모니터링을 받을 수 있는 기회를 준다.
- 삶의 질을 유지할 수 있도록 환자의 기능적 능력과 독립성에 중점을 두라.
- 재활팀의 치료를 잘 수용하고 있는 복잡한 문제를 가진 환자들이 긍정적인 결과를 보였을 경우 이와 관련된 보상을 해주라.
- 환자를 위한 특별한 프로그램을 만들기 위하여 보호자들에 대한 교육과 보조에 중점을 두라. 종종 가족들과 상호작용하여야 한다. 특히 퇴원 계획을 가지고 있다면 더욱 그러하다.
- 복잡한 문제를 가진 환자 돌보기를 꺼려하거나 도울 수 없는 가족 구성원들에게 옮겨져 치료를 받는 애로사항이 발생할 수도 있다.
- 자동적인 의사결정을 통해 처음부터 끝까지 포괄적인 치료 계획안에서 치료를 시행하고 지속할 수 있는 능력을 가지고 있다.
- 환자의 안전성과 적정 수준의 연령에 대한 중요성을 인식할 기회를 많이 갖는다.
- 복잡한 문제를 가진 환자들에 대한 임상적인 전문성을 넓히고 새로운 프로그램을 개발하며, 영업기술을 향상시킬 수 있는 기회를 많이 갖는다.
- 환자 접촉 시간과 관련된 서류 작업과 기록 업무가 요구된다.
- 치료 스케줄을 잡는 것에 대한 어려움과 환자들이 치료받도록 준비시키고 다른 환자들의 활동을 통제하여야 하는 간호 인력들에게 주어지는 높은 부담감 때문에 직원들의 스트레스가 높을 수 있으며, 일과 중에 치료 스케줄 조정이 잘 안 될 수 있다.
- 서로 상충되는 것처럼 보이는 순응(compliance)과 변제(reimbursement)에 대한 다양한 안내지침을 충족시키는 것은 높은 생산성을 요구한다.
- 일상적인 활동으로 재활 프로그램을 이월시키기 위하여 간호 보조원과 활동 진행자들에 대한 의존성이 생길 수 있다.
- 행동장애를 보이는 치매 환자들을 돌보는 것에 애로사항이 있을 수 있다.
- 환경과 치료가 순응적인지를 확인하기 위한 엄격한 규제요구를 절충하기 위해서는 시간이 필요하다.
- 모든 전문분야에 대해서 높은 직원 이직(turnover)을 보인다.

이러한 큰 조직에서는 다른 건강-관리 조직에서는 볼 수 없는 상위 관리 기회가 이루어지고 있다. 아마도 어떤 다른 환경보다도 재활 전문가들의 경력은 장기 치료에서 더 많이 쌓아지고 있다. 일반적인 재활 팀을 포함한 다분야의 전문가 팀들이 여기에 참여하고 있다.

전문간호 시설에서 치료팀 (The Care Team in Skilled Nursing Facilities)

아마도 전문 간호 시설의 가장 두드러진 특징은 거주 환자들에 대한 치료의 주된 책임이 의사보다는 전문 간병인에게 더 많이 주어진다는 것이다. 모든 환자들은 치료팀의 결정을 확인하는 의사(종종 단시간 근무 의사) 기록을 갖게 되며, 전문 간호 시설에 의해 고용된 의료 관리자는 질적인 임상서비스를 제공하는 것에 대한 행정적, 실무적 책임을 진다.

간호 간정에 거주하는 많은 환자들을 책임지는 의사 혹은 의사집단은 규칙적으로 환자들을 치료하고 의사들에게 환자들에 대한 정보를 보고하는 사람으로 간호사 혹은 보조 의사를 배정할 수 있다. 간호 가정에 거주하는 환자들의 주간 관리(day-to-day management)에서 거의 보이지 않는 의사들은 현재 주 순회(weekly round)를 시행하고 있을 수도 있다. 관리자 위원회의 분기 모임에 참가시키는 것 이상으로 환자 치료에 직접적으로 의료 관리자를 포함시키는 것은 계속 증가되고 있는 추세이다. 간호 관리자와 함께 재활서비스 관리자들은 치료 계획 모임을 통해 각 환자 치료에 대한 전문가 결정을 만든다. 큰 센터에서 관리자들은 이러한 치료 계획을 만드는 과정에서 직원들의 결정을 모니터하고 평가할 수 있다. 종종 제한적이고 성가신 조직에 관련된 많은 규제 들이 있음에도 불구하고, 물리치료사들이 제공하는 치료 수준과 환자(복잡한 문제들로인하여 급성적으로 증상이 악화되는 경우)의 일상적인 관리의 세부사항에 대한 임상적인 의사 결정함에 있어서 높은 수준의 자율성을 보장받는다.

또한 치료에 대해 예기치 않은 반응이 나타날 때 혹은 거주 환자의 의학적인 상태가 예상 밖으로 나빠질 때 즉각적으로 임상의사결정을 하여야 하므로, 치료사는 독립적으로든 간호 자문역할로서든 많은 책임을 갖는다. 관리자는 치료사가 전문성에 맞게 이러한 능력을 가지고 있는지 확인하고 점검하여야 한다. 재활치료에 대한 환자들의 전반적인 잠재성과 안전성에 관한 중요한 결정은 매우 큰 비중을 갖는다. 임상적인 관심사항 혹은 의학적인 응급상황이 발생하였을 때 이러한 환경에서 치료사들은 의사들의 빠른 의사결정에 잘 반응할 수 있을 것 같지 않다. 대신에, 의사들은 의학적인 결정을 내릴 때 치료사 및 간호사가 환자와 갖는 일상적인 접촉과 전문지식을 중요하게 생각한다.

또한 관리자들은 시설에 입원할 사람들에 대한 정보를 평가하는데 중요한 역할을 한다. 아마도 누가 전문 간호 시설에 입원 할지를 판단하는 것이 더욱 중요한 관리 책임일 것이다. 입원한 사람들은 재원 관리의 모든 측면에서 영향 받을 것이다. 거주 환자들이 이러한 재원을 사용하는 것에 대해 정확히 예측하는 것은 조직에 대한 재정 영향을 최소화시키고 긍정적인 임상 효과를 얻는데 중요하게 고려된다.

조직 구조에 관계없이, 간호 가정 운영은 규제 변화에 유연하게 반응할 수 있는 직원들에 따라 달라질 수 있으며, 특히 이것은 규제 체계의 처벌 특성 때문에 더욱 그렇다. 제한된 변제 기회와 더불어 규제 요구의 증가는 간병인에 대해 충분한 급료를 지불하기 위한 재원 부족을 초래할 수도 있다. 보상을 제대로 받지도 못하면서 어렵고, 소모적이며, 매력적이지 않은 일을 수행하는 것은 건강관리에서 간병인들의 가치를 폄하시키는 것이다. 이러한 관점은 장기 치료에 있어서 어려운 점 중 하나이다.

물리치료사와 인증된 간호보조원 (Rehabilitation Professionals and Certified Nursing Assistants)

전문 간호시설에서 재활서비스 관리자들의 중요한 또 다른 책임은 자격증을 가진 간호사의 감독 하에서 치료에 관계된 다른 사람들보다도 잦은 빈도로 거주 환자들과 상호작용하는 인증된 간호보조원들(certified nursing assistants, CNAs)과 업무 관계를 밀접하게 갖는 것이다. 간호보조원이 시설 관리에서 그리고 환자들의 생활에서 차지하는 역할의 중요성을 과소평가하면 재활서비스에서 목표에 이르지 못하게 되거나 환자들에 치료결과가 계획한데로 나타나지 않을 수 있다.

간호보조원은 각 환자들을 위한 적정 수준의 치료에 이르는데 필요한 이월효과(carryover)를 결정할 수 있기 때문에 간호 가정을 향상시킬 수도 있으며 혹은 망칠수도 있다. 이것은 조직의 재정적인 성공과 밀접하게 관계된다. 충분히 훈련되지 않았고, 업무량이 많으며, 지위가 그다지 높지 않은 간호보조원은 자신들이 중요하다고 생각하지 않는 것처럼 보인다. 이는 직원들 사이의 이직과 관련된 것이 아니라 이들이 가지고 있는 불만족과 노력 부족을 반영하는 것이다. 물론, 이차적인 효과는 전문 간호 시설에 큰 영향을 미칠 수 있는 불만족 환자 및 보호자 그리고 치료 연속성 부족 때문에 나타난다.

특히 전문 간호 시설에 거주하는 환자들의 예민함 수준이 증가됨에 따라 간호보조원이 책임감을 갖고 더 잘할 수 있도록 준비해주어야 하는 재활 관리자들의 역할은 더욱 커지고 있다. 이러한 책임감은 종종 복잡한 의학적, 정서적, 인지적인 문제를 가진 환자들에 대한 정서적, 신체적 업무 요구가 많이 주어지는 것과 관계된다. 간호보조원의 참여를 높이기 위한 프로그램에 참가하는 것은 업무 장벽을 구체화하고 이들의 의견을 게재를 촉진시키기 위하여 고려되어야 한다. 문제가 발생하였을 때 무엇을 해야 할지에 대한 강의를 듣는 것보다는 함께 문제 해결을 위해 토론하는 것이 보다 효과적인 전략일 것이다. 지역 기술 학교의 협조하에 재활 직원들을 포함시키고 가정내(in-house) 훈련 프로그램을 개발하는 것은 치료팀의 능력을 높일 수 있는 다른 방법이다.

재활 전문가들은 두 가지 중요한 방식에서 환자 치료목표를 성취하는데 간호보조원의 역할을 중요하게 고려하고 있다. 목욕시키기, 옷 입히기, 그리고 밥 먹이기 등에서 간호보조원의 노력이 없다면 거주 환자들은 치료 전 준비가 어려워 재활 치료에 참여하기 어려울 것이다. 만약 환자들이 치료에 참여하지 못한다면 치료사들은 변제를 위한 치료 빈도 및 기간 목표를 조정하여야 할 것이다. 간호보조원의 협조가 없다면 환자 재활을 촉진시키기 위하여 시행되는 환자들의 운동 혹은 활동을 제대로 시행하지 못할 것이며, 결과적으로 임상적인 치료 결과는 충분히 나타나지 않을 것이다.

협조적이지 않고 저항이 많은 환자들을 들어 옮기고 씻기기 위하여 간호보조원은 신체적인 노력이 많이 필요하기 때문에 물리치료사들과 상호 유익한 관계를 만들어야 한다. 인지적이고 기능적인 능력에 기초하여 행동을 이해하고 조정하도록 간호보조원을 돕는 것은 결과에 영향을 미칠 수도 있다. 특정 환자를 관리하는데 있어서 자세히 설명해주고 교육하여 간호보조원의 역할을 돕는 것은 그들에게 할당된 환자들의 치료와 재활의 질을 높이는데 더욱 효과적으로 기여하도록 할 것이다.

간호보조원은 종종 끊임없는 업무 요구와 심지어 심한 인지장애가 있는 몇몇 환자들로부터 심한 욕설을 들을 수도 있다. 이들은 정해진 치료 프로그램과 새로운 치료방법에 충분한 시간과 관심을 두는 것이 어려울 수 있다. 물리치료사들은 간호보조원의 일을 더 쉽게 만드는데 중요한 역할을 할 수 있다. 단순히 그들의 의견을 묻고 그들이 돌보는 환자들에 대한 의사결정을 할 때 그들을 참여시키는 것을 통해 그들의 업무에 많은 영향을 줄 수 있다. 이러한 협력은 간호보조원이 일을 더 현명하게 하도록 할 수 있으며, 물리치료사들은 이들이 환자들과 보다 친밀하게 자주 접촉하기 때문에 거주 환자들에 대한 중요한 정보를 보다 수월히 얻을 수 있을 것이다.

물리치료사와 가족교육
(Rehabilitation Professionals and Family Education)

가족참여는 다른 환경에서보다도 전문 간호 시설에서 재활의 중요한 요소이다. 종종 집으로 돌아갈지 혹은 거주치료 시설로 옮길지를 결정하는데 있어서 핵심요소는 가족이다. 다음의 요소들은 재활 치료의 결과와 관련된 가족 교육에 영향을 미칠 수 있다.

- 가족의 지식, 태도, 그리고 신체 능력을 포함하는 기술.
- 물리치료사의 능력, 의지, 그리고 가족 구성원을 포함시키는 기술.
- 상해 혹은 병변 이전의 환자와 가족의 관계성.
- 포함될 수 있는 가족 구성원의 가용성과 참여 기회.
- 환자의 인지 상태(더 많은 장애가 있으면 가족들의 더 많은 참여가 필요함)
- 가족 훈련을 위한 다양한 공식적, 비공식적 방안(지지 집단, 가정 방문, 몇 시간동안 방문하는 "개방(open-door)" 정책, 그리고 스케줄 변화)

이러한 요소들이 치료환경에서 도움이 되는 것으로 밝혀지긴 했지만, 전문 간호 시설의 재활 관리자들은 아마 환자들이 대부분 가족 교육에 민감하게 반응하기 때문에 가족 교육을 시행하는 것에 많은 애로사항에 직면하게 된다. 전문 간호 시설에 거주하는 환자들은 종종 인지 장애 및 복잡한 의학적인 문제들을 가지고 있으며, 이는 집으로 돌아왔을 때이든 혹은 거주 치료시설로 입원할 때 가족 구성원들의 보조를 더 많이 필요로 하는 것이다. 이러한 가족 구성원들, 특히 배우자와 자녀들 역시 자신들도 나이를 먹으면서 환자에게 도움을 주는데 있어서 인지적으로, 신체적으로 제한적인 애로사항이 있는 노인일 수 있다. 자신들뿐만 아니라 환자들의 제한점을 돌봐야만 하는 보호자들을 교육시키는 것이 가장 중요한 첫 단계이다.

관리자들은 부적절한 퇴원 계획 때문에 발생할 수 있는 소송을 줄이기 위하여 가족 구성원의 능력과 제한점을 정확히 평가하여야 할 책임이 있다.

만약 가족들이 환자를 도울 수 있을 만큼 인지적, 신체적 능력을 충분히 가지고 있다면, 그들은 종종 전문 간호 시설에서 가족 교육과 거주 환자들의 직접적인 치료에 참여할 수 있다. 관리자들은 재활 과정 동안 가족들을 참여시키기 위한 다양한 방법들을 창조적으로 만드는 것에 적극적이고 주도적이어야 하며, 교육프로그램에 재활 팀원들을 포함되도록 충분히 지원하여야 한다. 시작점은 치료사들의 기술을 향상시킬 수 있도록 직원 능력을 높이는 것이며, 이를 통해 환자들에 대한 치료와 치료목표 설정에 가족들을 효과적으로 참여시킬 수 있다. 그럼으로 인해, 치료사들은 가족들이 환자에게 갖는 애정 어린 치료 효과에 만족하게 될 것이다.

Part 2
관리 쟁점들 (Management Issues)

장기치료 관리에 대한 개요 (Overview of Management in Long-Term Care)

침상수가 50개 이하인 전문 간호 시설의 수는 침상수가 200개 이상인 전문 간호 시설의 수와 비슷하다. (주목: 침상은 Part A 아래에서 저소득층 의료보장제도에 해당될 수 있는 환자들을 위한 가용 공간을 나타내기 위하여 사용된 용어임) 다른 요소들보다도, 간호 가정의 규모와 노인의료보험제도 및 저소득층 의료보장제도에 의해 인증된 침상 수가 전문 간호 시설에 있는 재활 서비스 모델을 결정한다. 복잡한 환자들로 설명될 수 있는 노인들에 대한 전문적 치료 요구가 증가됨에 따라, 전문적 치료시설과 비전문적 치료시설을 혼합해서 만드는 것보다 현재 간호 가정에서 노인의료보험제도 침상으로 인증된 환자 침상을 갖도록 하는 것이 더 일반적인 것이다. 전문 간호 시설에서 물리치료사들의 경영 역할에 대한 예는 아래와 같다. :

- 대규모 전문 간호 시설에서 물리치료 서비스에 대한 전통적인 관리자(훈련-전문 관리자들의 수가 감소되고 있기 때문에 거의 보이지 않음).
- 전문 간호 시설의 재활 서비스에서 모든 훈련의 책임을 가지고 있는 전문 관리자. 비용 절감을 위하여 혹은 치료사들이 이 역할을 수행할 만한 여력이 없기 때문에, 관리자는 물리치료 보조 혹은 작업치료 보조가 되어야 할 것이다.
- 전문 간호 시설의 전국 체인점의 많은 시설들(5-10)에서 직원 및 환자 관리와 재활 서비스에 대한 책임을 가진 구역 관리자(area manager). 지역 관리자(regional manager)들은

구역 관리자와 유사한 업무를 수행할 것이며, 보다 많은 영역(5-20)에 대한 책임을 질 것이다. 관리 팀의 일부분으로서, 결과 및 다른 자료에 대한 전체 해석과 같이 조직 관련 결정에 대한 기여도까지 책임 범위에 포함되어야 할 것이다. 이들은 각 주의 관리자인 부사장에게 보고해야 할 것이다. 업체 수준에서 각 재활 전문분야의 임상 전문가들은 임상적인 쟁점에 관해 구역 관리자들 및 지역 관리자들에게 충고하고 자문할 것이다.

- 소규모 전문 간호 시설에 고용되어 환자 치료와 경영책임을 모두 가진 단독 물리치료사.
- 병원의 전문 간호 시설과 모든 다른 입원환자 및 외래환자 시설에서 제공되는 물리치료 서비스의 모든 측면에 책임을 지는 대규모 교육병원에 있는 재활 관리자.
- 대규모 조직에서, 관리자(supervisor)들은 주간 운영(day-to-day operation)을 관리하는 경향이 있다. 이들은 직원 채용이 필요할 때마다 직원을 이동시키는 것에 대한 유연성을 가질 것이다.
- 외래 환자 및 전문 간호 시설 치료 업무를 수행하여야 할 물리치료사의 배정을 조정하고 서비스를 제공하기 위하여 간호 가정과 계약한 개별 치료 소유주들(owners).
- 위에서 설명된 환경에서 물리치료사들의 배정에 대한 계약 협상책임을 가지는 계약 치료 서비스 회사의 관리자들.
- 전문 간호 시설 집단에 대한 자문가인 물리치료사들. 이들은 물리치료 혹은 재활 서비스를 모니터하고, 전문 모델에서 직원을 훈련시키며, 행정가들에게 충고한다.

전문 간호 시설의 조직적 차이 때문에 경영책임은 매우 광범위하다. 전문 간호 시설은 임상적인 치료 결과뿐만 아니라 예산, 질 조절, 영업, 그리고 고객 만족에 대한 부분까지도 책임져야 한다. 관리자들의 가용성과 그들이 감독하여야 할 직원들과의 계약 사항까지 일정하고 예견적인 것에서부터 멀고 간헐적인 것까지 다양하다. 그들이 어느 정도 직접적인 환자 관리에 참여하느냐에 따라 그들의 경영 역할의 정도는 달라질 수 있다. 장기 치료에서 관리자들은 환자치료에서 중요한 역할을 담당할 것이며, 이를 통해 경영책임을 위해 소요되는 시간을 감소시킬 수 있을 것이다.

또 다른 측면에서, 관리자들이 직접적인 환자 관리에 참여하거나 관찰하는 것을 다소 줄임으로 인해, 그들의 경영은 아래에서-위로(bottom-up)라기 보다는 위에서-아래로(top-down) 주어지며, 이는 그들이 자신들이 할당 받은 시설에서 이익 추구, 예산 관리, 그리고 관리자 양성에 중점을 두기 때문이다. 이 두 극단적인 측면에서의 균형이 깨지게 되면 전문 간호 시설 관리자들은 종종 모든 규제 요구를 준수하면서 질 높은 재활 서비스를 제공하여야 하는 책임 때문에 많은 애로사항에 빠지게 된다.

관리 책임 (Management Responsibilities)

임무, 비전, 그리고 목표 (Mission, Vision, and Goals)

재활 관리자들은 전문 간호 시설의 임무와 비전 창출, 혹은 정규 심사에 참여할 필요가 있으며, 이를 통해 현대 재활치료의 역할은 더욱 확실히 자리매김할 수 있다. 건강관리 정책이 변해감에 따라, 전문 간호 시설의 목표에서 재활의 역할을 구체화시키기는 것은 관리자들의 몫이다. 전문 간호 시설은 규제 및 철학적 측면에서 고려되어야 하기 때문에, 이들은 간호 가정 운영자들(administrators) 및 간호 관리자들과 잘 협력하여야 한다.

관리자들은 임무와 비전을 실제 활동으로 바꾸고 조직 목표와 재활 전문가들의 주간 책임 사이의 연결고리를 설명하기 위한 다양한 방법을 구체화시킬 필요가 있을 것이다. 특히 조직 변화의 시기에, 관리자들은 임무와 목표를 직원 행동으로 이행 변화시키기 위하여 부지런히 움직여야 한다. 전문가 책임과 조직 문화를 만들려는 요구 사이의 잠재적인 갈등 사항을 조화시키는 것은 전문 간호 시설 관리자들, 특히 이익 추구를 위한 기업에 있는 관리자들에게 무엇보다도 중요한 것이다.

규모가 큰 전국적 기업이 개별적 거주 치료를 제공해주는 규모가 작은 독립적인 간호 가정을 합병하는 것은 전형적인 시나리오이다. 모든 침상은 인증된 노인의료보험제도 침상으로 전환되며, 모든 직원들은 새롭게 실행되는 노인의료보험제도 법률에 따라 기록을 유지하고 질 높은 치료를 제공하기 위하여 더 높은 업무 요구를 받게 된다. 이런 상황에서 재활 관리자들은 치료 철학(사람들을 치료하는 간호)으로부터 각 거주 환자들이 가장 높은 기능적 수준을 성취하게 만들 수 있도록 치료계획의 목표 설정을 위한 재활 철학으로 이행하는 전략을 필요로 한다. 관리자들은 규제 변화를 구체화시키고 정책과 절차를 수정하기 위한 계획을 만들 필요가 있다. 비전과 임무가 수정됨에 따라, 업체 지시와 전문가 치료 지침 사이의 잠재적인 갈등을 해결하는 것 또한 관리자들에 의한 면밀한 모니터링을 필요로 할 것이다.

정책과 절차 (Policies and Procedures)

역할과 책임을 명백히 규정하는 정책과 절차는 다분야의 전문 영역이 포함될 때 특히 중요하다. 정책과 절차를 설정하기보다는 규칙을 이행하는 것이 전문 간호 시설에서 관리자의 더 중요한 역할이다. 그들이 미처 고려하지 못하였던 규제와 규칙에 대해 책임져야 하는 것은 많은 경영상의 애로사항을 만든다.

만약 전문 간호 시설이 재활서비스를 제공하기 위하여 직원을 채용하는 것 대신 외부 대행사(agency)와 계약을 체결하였다면, 이러한 계약 관리자들은 대행사와 전문 간호 시설의 계약에 있어서의 상호 우선순위에 대해 정리하여야 하는 추가적인 부담을 갖게 된다. 대행사의 고용인들이 어디에 배정되건 상관없이 이들과 관계된 정책과 절차는 전문 간호 시설의 정책과 절차와 조화를 이루어야 하며, 조직의 공식적이지 않은 문화와 무리 없이 소통할 수 있어야 한다. 어느 것에 더 중점을 두어야 할지를 결정하는 것은 어려운 일이다.

영업 (Marketing)

재활 관리자들은 큰 업체의 부분인 전문 간호 시설에서 프로그램 개발에 기여할 수 있는 많은 기회를 가질 것이며, 혹은 규모가 작은 전문 간호 시설에서 프로그램 개발 계획을 담당할 것이다. 특정 요구에 부합되는 체계적으로 잘 고안된 프로그램에 대해 특정 환자군을 목표로 적합한 시장을 구체화시키는 것은 일반적으로 사용되는 영업 전략 중의 하나이다. 기억 장애를 가진 환자들은 목표 시장의 한 예이다. 또한 전문 간호 시설은 개인적인 요구를 맞추기 위해 가정과 같은 환경에 집중하여야 한다. 각각의 경우에, 재활 관리자들은 대개 영업팀의 일원으로 고려된다. 그들은 다른 전문 간호 시설와 다른 형태의 장기치료 서비스와의 경쟁 때문에 보다 적극적으로 재활서비스 영업을 시행할 준비를 해야 한다.

초기에는 주로 건강-관리 정책의 변화에 맞추어 따라가지만, 간호 가정 관리자들은 점점 더 재활 관리자의 역할을 수행하게 된다. 이들은 의뢰기관과의 관계가 강해지도록 촉진시키는 것을 통해, 환자 치료 결과를 최적화시키는 것을 통해, 그리고 틈새 시장을 알아내는 것을 통해 환자가 적절히 전문적인 치료에 접근할 수 있도록 전문 간호 시설를 도와야 한다. 관리자들은 재활서비스를 적절히 사용하도록 지지하고 필요할 때 제공될 새로운 치료를 알아내도록 할 필요가 있다. 전통적으로 간호 인력들이 장기 치료에서 가장 중요하게 고려되고 있으므로, 다른 서비스의 관리자들은 간호 직원들을 대상으로 영업할 필요가 있다. 전문 간호 시설에서 많은 진전은 간호사들에게 만들어지고 있으며, 이들은 질환 치료, 재활 사고방식으로의 전환, 그리고 의사결정에 대한 관심 때문에 의학 치료 모델에서 가장 쉽게 설명될 수 있다. 진단에 대한 환자들의 기능적 관심을 향상시키는 것에 중점을 둔 치료로 전환시키는 것은 중요하다. 결과적으로, 재활 관리자들은 전문 간호 관리에서의 핵심 위치에 있는 것이다.

직원 구성 (Staffing)

직원 이직은 전문 간호 시설 관리자들의 가장 큰 관심일 것이다. 새 직원에 대한 모집, 선발, 심사, 자격 점검, 그리고 초기 교육시키는 것과 관련된 비용은 직원의 한 달 급여를 초과할 것이다. 그러므로 관리자들은 추가 직원을 고용할 필요가 없을 만큼 가능한 많이 직원들을 확보하고 있을 필요가 있다. 직원 확보는 성장 기간 동안 더욱 중요하게 고려된다. 전문 인력들의 경쟁이 증가할 때 직원 요구와 이직은 동반해서 증가된다.

노인 거주 환자와 보호자가 직원이 바뀌는 것을 심각하게 생각하기 때문에 장기 치료에 있어서 직원이 이직하지 않도록 하는 것은 특히 중요하다. 이들은 직원이 바뀌는 것을 잘 참지 못한다. 새로운 직원은 일상적으로 시행되는 일반적인, 일관된 치료를 적용하지 못할 수도 있으며, 이로 인해 많은 환자들은 적정 수준 기능을 유지하지 못할 수도 있다.

임시 근로자들의 요구를 들어주는 것은 이들이 거주 환자들의 복잡한 상태와 특이한 성격에 대한 지식이 없고 치료 병력에 대해 잘 알지 못하기 때문에 장기 치료에서 도움을 받는 것보다 더 많은 문제가 발생할 수도 있다. 이 때문에 전문 간호 시설는 환자 치료를 판단하는 것에서 높은 오류의 위험성을 갖게 될 수 있다. 오류가 발생하는 것 때문에 직원을 잃게 되고, 이들을 대신하여 새로운 직원들이 더 많은 오류를 만들게 되는 악순환 고리가 계속 발생할 수 있다.

재활 전문가들은 일반적으로 직원이 부족한 시기에는 치료사를 순환 근무시키는 것으로 생각한다. 치료사들은 단기 할당되며(즉, 6-13주), 높은 급료와 많은 경험을 하게 될 기회를 얻게 된다. 관리자들은 치료사를 배정하는 것이 항상 충분하지 않다는 것을 알기 때문에 전문적, 행동적 수행 관점은 효과적으로 설명되지 않는다. 이러한 서비스를 제공할 수 있는 대행사에 지불되는 추가적인 비용은 높지만 이를 피할 수는 없다. 거주 환자들의 삶의 질과 이들에 대한 치료의 질을 높이는데 있어서 다른 방법-전일 근무하는 영구 직원-을 찾는 것은 간호 가정에서 중요한 재정적 고려사항일 것이다.

지원 인력 (Supportive Personnel)

주 법령은 전문 간호 시설에서 면허증이 있는 물리치료사 보조 및 다른 지원 인력들의 역할에 대한 행정 규칙을 규정하고 있다. 대부분의 주에서 물리치료사 보조는 물리치료사가 유무에 상관없이 전문 간호 시설에서 일할 수 있다. 지시와 감독의 수준이 합법적일지라도, 관리자들은 환자 상태의 복잡성과 민감성, 그리고 인력의 전문성을 고려하여 물리치료사 보조의 역할을 결정하여야 할 것이다. 환자 상태가 매우 불안정하고 예측적이지 못하다면, 치료를 독립적으로 수행할 수 있도록 물리치료사가 상주하여야 한다. 특정 시점에 각 환자들에 대한 의사결정을 해야 할 책임이 있는 치료사들은 자신들이 지시내리고 감독하여야 할 물리치료사 보조들의 기술과 지식이 어느 정도인지 알아야 하며, 이를 신뢰할 수 있어야 한다. 특히, 물리치료사들이 상주하지 않는 경우에 더욱 그러하다. 동시에, 효율성을 유지하고 비용을 절감할 수 있도록 물리치료사 보조를 고용하여 적절히 활용하는 것은 물리치료 서비스 관리에 매우 중요한 관점이다. 환자를 치료하고 경과기록을 잘 정리하여 치료 보고서를 작성하는 임무와 책임을 명확히 하는 것은 복잡한 상태를 보이는 환자들의 생리학적인 부작용 위험성을 감소시키는데 필요하다. 물리치료사 보조의 강점과 약점은 물리치료사에게서 보일 수 있는 것보다 많지 않을 것이다.

전문 간호 시설 인력 구성에서 내재하는 위험성 때문에, 시설 환경의 유지, 환자 이송, 심부름(running errand), 서류정리, 그리고 다른 관리 업무 보조와 같이 물리치료사 보조보다 더 낮은 등급의 인력들에 대한 지시는 비치료 책임으로 제한될 것이다. 그들은 치료 회기 동안의 보조 업무로 환자 치료에 포함될 수 있다.

관리자들은 물리치료사 보조가 가족 및 간호보조원과 다른 보호자들을 교육시키는 데 얼마나 필요한 존재인지 알아야 한다. 일대일 지도와 교실 교육을 제공하는 것은 물리치료사 보조들에게 매우 중요한 업무이다. 이러한 과제는 치료사들이 일대일 환자치료에서 직접적으로 주어져야 하는 복잡한 임상 의사결정에 참여하도록 유도할 것이다.

아마도 다른 환경 이상으로, 전문 간호 시설에서 물리치료사 보조들은 자신들이 행정업무를 수행하는 만큼 보다 넓은 경력 기회를 얻게 되며, 특별한 치료로 여겨지는 분야에서 복잡한 환자들을 치료하는 임상적 기술을 익힐 기회를 많이 갖게 된다. 예를 들어, 근로자가 부족하기 때문에, 행정적인 기술과 전문성을 인정받아 물리치료사 보조는 재활서비스의 관리자 역할을 할 수도 있다. 치료사들의 이직 혹은 임시 직원이나 순환 치료사들의 비율 때문에 아마도 이들은 직원들 중 가장 높은 사람일 것이다. 관리자인 물리치료사 보조들은 행정적으로는 전문가일 수는 있지만, 임상적인 전문성이 부족하기 때문에 환자 치료에 대한 임상 의사결정을 만들기는 어려울 것이다. 이들은 자신들의 위치 때문에 물리치료사들과 다른 치료사들이 환자에 대한 중요한 임상 의사결정을 늦추지 않도록 해야 한다. 이러한 위치에 있는 물리치료사 보조들은 환자 치료 업무와 행정업무를 분리시켜 자신들이 면허증 없이 물리치료를 하지 않도록 하는 것을 유념하여야 한다. 물리치료는 면허증이 있는 물리치료사에 의해 지시되고 감독되어야 한다. 지위가 바뀌었다고 하더라도 물리치료사의 역할과 책임은 명확히 지켜져야 할 것이다.

일반적이지 않은 운영 방침은 임상 치료 관점보다는 재정 및 인력을 다루려는 건강-관리 전문가들의 변화를 나타내는 것이다. 다양한 전문성을 가진 직원들을 감독하는 위치에 있는 관리자들은 건강-관리-전문분야를 경영 의사결정에서 중립적인 것으로 여겨야 할 것이다. 이것은 물리치료 임상 의사결정뿐만 아니라 물리치료사 보조들이 중립을 유지하는데 도움이 될 것이다. 전문가들이 임상 의사결정을 만드는 것에서 역할 모델과 멘토를 갖도록 하는 것에 대한 잠재적인 견해 차이는 이러한 모델이 성립되지 못하도록 하는 요인이 될 것이다.

환자 치료 (Patient Care)

변제는 전문 간호 시설에서 환자/고객 관리와 복잡하게 얽혀져 있으며, 이것은 원활치 않은 재정 상황에 직접적인 영향을 주는 환자 치료 결정을 하게 만든다. 복잡한 재정적인 요소에 더해서, 관리자들은 치료사들이 환자들의 복잡한 상태에 대한 직접적 치료로 나타나는 생리학적인 효과를 평가할 준비가 잘 되어 있다고 확신하여야 한다. 치료 회기 동안의 면밀한 모니터링은 환자들에 대한 위험성을 감소시키는데 중요하다. 또한 전문 간호 시설에서 치료사들은 새로운 운동 과제를 학습하기 어려운 환자들 혹은 심각한 질환 때문에 기능을 잃어가도 있는 환자들의 사회심리적인 요구에 따라 치료 선택이 달라질 수 있다는 것을 알아야 한다. Sidebar 15.5를 참고하라.

> *Sidebar 15.5*
>
> **의학치료 질 향상 사회(MEDQIC)**
> **(Medicare Quality Improvement Community)**
>
> 전문 간호 시설과 다른 건강-관리 시설에서의 치료의 질 관점에 대한 더 많은 정보를 원한다면 http://medqic.org/dcs/ContentServe?pagename=Medqic/MQPage/Homepage를 방문하라.

전문 간호 시설에서 향후의 비용 지불 (Prospective Payment in SNFs)

환자에 대한 치료 목표를 달성하기 위하여 여러 전문분야 내에서 혹은 여러 전문분야 사이에서 근거-중심 치료를 적용하는 것은 전문 간호 시설에 부과되는 향후 지불 시스템 때문에 무엇보다도 중요하다. 설정된 치료 계획을 준수하고 환자들이 전문 치료 서비스를 하루 몇 분, 몇 회 시행하는지는 서비스 비용 지불을 위해 필요하다. 이 과정에서 규칙을 융통성 있게 적용하는 기술은 적절하고 효과적인 중재를 제공하는 것만큼 중요하다. 이러한 복잡한 지불 체계에 대한 자세한 정보는 관련 기사에서 언급된 웹페이지에서 찾아볼 수 있다. 그들은 계속적인 수정을 통해 새로운 활동이 요구되므로 빈번히 언급된다. 현재 이러한 지불 체계에서 가장 중요한 것은 아래에 설명되었다.

- 전문 간호 시설에서 제공되는 치료에 대한 노인의료보험제도 Part A 전향적 지불은 환자가 입원에 대해 하루 단위 비율(diem rate)로 정해진다. 이 기본적인 비율에 따라 모든 서비스 비용 지불이 합산된다. 단지 환자 관리

> *Sidebar 15.6*
>
> **전문 간호시설에서 전향적인 지불**
> **(Prospective Payment in Skilled Nursing Facilities)**
>
> 전향적 지불의 복잡성에 대한 더 많은 정보를 얻길 원한다면, http://www.cms.hhs.gov/SNFPPS/와 http://www.cms.hhs.gov/SNFPPS/Downloads/3ruralchart.pdf의 차트를 보라. 이 차트에서 노인의료보험제도가 지불하는 서비스가 무엇이고 이것들이 시골 병원들에서 어떻게 청구되어야 하는지에 대한 정보를 얻을 수 있다. 이 정보는 병원들이 병원 내의 간호가정으로 취급될 수 있는 지정된 변환 침상을 어떻게 다루는지를 반영한다.

뿐이 아니라 간호가정의 전체 비용을 담당하기 위하여 이 비율은 정규적으로 연방정부에 의해 정해지고 심사된다. 도시와 시골 간호가정의 비율은 다르게 적용된다. Sidebar 15.6을 참고하라.

- 기본적인 하루 단위 비율은 최소자료설정 시작을 포함하는 거주환자 평가 도구(Resident Assessment Instrument, RAI)와 거주환자 평가 프로토콜(Resident Assessment Protocols, RAPs)의 결과, 그리고 사용(치료시간) 지침에 따라 각 환자들에게 수정되어 적용된다. 거주환자 평가 도구는 전문가 팀(즉, 영양사, 치료사, 간호사, 약사 등)에 의해 수행된다. 거주환자 평가 도구 점수를 통해 각 환자의 상태가 어떤지를 파악할 수 있으며, 특정 환자들을 위해 주어지는 전문 치료(시간) 서비스 제공자에 대한 임금을 결정할 수 있다.
- 환자 섞임(case mix)과 시간 수정(time adjustment)은 평가 체계인 Resource Utilization Groups III(RUGs)에 근거하여 이루어진다. 각 환자들의 RUG는 대개 최소자료설정 조정자인 간호사들의 서명으로 표준 최소자료설정에 들어올 때 치료팀의 각 구성원에 의해 주어진 자료를 통해 결정된다. 최소자료설정은 잠재적으로 발생할 수 있는 문제 영역에 대해 더 많은 평가를 이끌 수 있는 거주환자 평가 프로토콜 중 하나 이상으로 시작할 것이다. 대개, 최소자료설정의 다른 부서는 팀의 다른 구성원이 배정된다. 이러한 중요한 문서를 더 잘 이해하기 위해서는 Sidebar 15.7에 제시되어 있는 웹페이지를 참고하라.

> *Sidebar 15.7*
>
> **최소자료설정(MDS)**
>
> G 부서와 RAPs 목록에 관심을 가지고 최소자료설정을 찾기 원한다면, http://www.cms.hhs.gov/NursingHome/QualityInits/downloads/MDS20MDSAllForms.pdf를 참고하라.

- 이 최소자료설정 변제 요구는 또한 각 환자(거주 환자)에 대한 철저한 평가를 통해 치료의 질에 영향을 미치게 된다. 이것은 모든 사람들이 같은 언어를 사용하기 때문에 시설 내에서의, 시설들 사이의 의사소통을 향상시킨다. 이러한 변제/질 접근(reimbursement/quality approach)은 질 높은 치료를 통해 삶의 질을 향상시키기 위하여 환자들의 신체 상태가 악화되는 것을 예방하고 현재의 근력을 유지하도록 하기 위하여 고안되었다.
- 다른 팀 구성원들을 통해 주어진 자료들 사이의 최소자료설정에서 모순점이 없도록 하는 것은 각 환자들의 환자 섞임 RUG 집단을 정확히 결정하는데 중요하다. 재활관리자들은 각 환자들의 간호 가정 입원에 대한 의사결정에 포함된다. 가장 높은 RUG 수준으로 환자들을 분류할 수 있는 모든 요소들을 구체화시키는 것은 간호가정의 재정적인 안정성을 유지하는데 중요하다. 이들은 변제되는 것보다 더 많은 치료를 제공할 여력이 없을 것이므로 필요한 치료 수준을 정확히 예측하여야 한다. 이 과정에 영향을 미치는 기술과 지식은 관리자들에게 매우 중요하다.
- 가정 간호가 변제에 있어서 높은 수준의 하루 단위 비율을 적용 받기 때문에 53 RUG III 분류는 가정 간호에서 가장 중요하게 다루어

져야 하며, 이는 재활 서비스에서 환자에게 필요한 항목을 통해 나타난다.

- 환자가 배정된 RUG 분류의 53 수준을 결정하는 것은 환자가 받아야 할 서비스와 각 치료 서비스의 적용 시간의 수와 관련된다. 이러한 배정은 변제에 대한 요구사항을 직원들이 잘 준수할 수 있도록 관리해야 하는 재활 관리자들에게 중요한 관점이다. 노인의료보험제도 및 의료보장제도 기관은 제출된 자료의 정확도를 평가하기 위하여 자료평가 및 확인(Data Assessment and Verification, DAVE) 계획을 시행하였다. 치료시간과 관련된 코딩(coding)과 문서기록 규정에 대한 정보를 얻으려면 Sidebar 15.8을 참고하라.
- 각 환자의 최소자료설정으로 부터의 자료는 각 주의 중앙 자료은행(databank)으로 전해진다. 이는 의료보험제도 서비스 센터에 있는 국립 데이터베이스로 전달되어 분석되며, 결과에-입각한 질 향상 기준의 측정에 사용된다. Sidebar 15.9를 참고하라.

> *Sidebar 15.8*
>
> **자료평가 및 확인**
> (Data Assessment and Verification, DAVE)
>
> 치료 시간에 대한 정보는 http://www.qtso.com/download/mds/DAVE_TipSheet_Section%20Plb%20Therapies_March%202005.pdf를 참고하라.

> *Sidebar 15.9*
>
> **질 결과(Quality Outcome)**
>
> 질 계획(quality initiative)에 대한 더 많은 정보를 얻길 원한다면, http://www.cms.hhs.gov/NursingHome/QualityInits/01_Overview.asp를 참고하라.

간호 재활 (Nursing Rehabilitation)

장기 치료 범위의 다른 끝 부분은 거주 치료에서 개인 환자들에게 주어지는 간호 재활(회복 치료 서비스)에 대한 경영책임이다. 재활 관리자는 거추 치료를 받고 있는 모든 환자들이 가능한 오랫동안 최대의 수행 수준을 유지할 수 있도록 걷고 운동하는지를 확인하여야 할 책임이 있다. 환자에 대한 일상적인 치료의 부분으로 활동을 수행하도록 간호보조원을 교육시키는 것과 센터 활동 프로그램의 부분으로 집단 신체 활동의 필요성을 강화시키는 것을 통해 재활 관리자들은 환자 치료 결과가 좋게 나오도록 하는데 큰 영향을 미칠 수 있다. 만성 질환에 대한 의학적 관리의 중요성이 강조됨에 따라, 회복 치료의 복잡성과 일관성은 향상되어야 할 것이다.

재정 (Fiscal)

역사적으로, 변제 정책은 모든 치료 환경에서 치료 서비스 제공 형태를 변화시키는 중요한 요소였다. 전문 간호 시설은 치료 기록과 치료 청구서를 일치시키는 것이 종종 어려울 수 있다. 치료가 매우 여러 분야에서 제공되지만, 기록과 청구서는 하나의 분야이다. 또한 현재의 저소득층 의료보장제도의 청구서가 치료 시간에 근거하고 있기 때문에 실제 치료 시간은 서류에 정확히 기록되어야 한다. 규제 조사(regulatory survey)에는 변제 권리를 지지하기 위하여 임상 기록 심사를 위하여 청구서 서류 심사가 포함된다.

일관성과 정확성을 향상시키기 위하여, 특정 환자와 관련된 관리 제공자의 수를 줄이는 것은 치료 서류들, 주단위의 경과기록, 그리고 청구 서류 사이의 일치성을 높일 수 있으며, 여러 치료 분야가 더 조화롭게 이루어지도록 하는 방법일 것이다. 정확한 보고를 위한 관리 책임은 서류와 청구서에 대한 회계 감사를 필요로 한다. 이러한 책임은 지불 거부의 위험성을 줄이는데 중요하며, 특정 청구 항목에 포함시키기 어려운 치료 활동들을 구체화시키는데 도움이 된다. 다른 전문 분야의 활동과 중복되는 활동들이 기록되지 않도록 하는 것은 명백한 관점 중의 하나이고, 이를 통해 기록과 청구는 정확해질 것이다. 기록과 청구 책임이 개인 치료 제공을 통해 중지되기 때문에, 치료사들은 합법적으로 관리자들이 이러한 중요한 책임에 도움이 될 것이라 기대한다. 회계 책임을 위하여 재활 관리자들은 현재 노인의료보험제도/저소득층 의료보장제도의 규칙을 이해하고 있어야 하며, 이것이 빈번히 바뀌고 있다는 것을 인식하고 있어야 한다. 이들은 규칙 이행을 위하여 직원들뿐만 아니라 잠재적인 위험성 영역(거짓 청구, 남용, 서비스의 사용 부족 혹은 과사용)에 대해 조언할 수 있도록 상위 관리자들과 이러한 정보를 공유하여야 한다.

재활 관리자들은 재정 계획에 대한 책임을 갖지 않을 것이지만, 예산 결정, 특히 중요 장비(대개 서비스 확장을 위한)를 구입하는 것과 예산을 빠르게

표 15.2 RUGs 예

RUG 수준 재활/간호	환자 요구 조건	재활 시간 및 분야	전형적인 환자	일상생활동작 지수와 MDS*로 부터의 RUG 코드
최고로 높은/광범위한	IV, 기관지절개술(tracheostomy), 호흡기, 혹은 지난 14일 동안 흡입(suctioning), 금식(Nil per os, NPO) 지시, 지난 7일 동안 비경구 수액(parentral fluid)	주당 720분 재활 혹은 그 이상. 주당 한 재활 분야 5일 그리고 주당 다른 분야 3일.	가정으로 복귀하거나 낮은 수준의 치료를 받을 정도로 매우 좋은 재활 잠재성을 가지고 독립적으로 활동하는 신경학적 진단을 받은 환자.	16–18 RUX 7–15 RUL 광범위한 간호 없이 매우 높은 수준이 필요하다면: 16–18 RUC9–15 RUB 4–8 RUA
매우 높은/광범위한	위와 같음	500 분 혹은 그 이상. 적어도 5일 동안 적어도 한 재활분야	가정으로 복귀하거나 낮은 수준의 치료를 받을 정도로 좋은 재활 잠재성을 가진 뇌혈관장애, 관절전치술, 그리고 약간의 보조를 필요로하는 새로운 상태를 가진 환자.	16–18 RUX 7–15 RUL 광범위한 간호 없이 높은 수준이 필요하다면: 16–18 RVC 9–15 RVB 4–8 RVA
높은/광범위한	위와 같음	주당 325분 재활 혹은 그 이상. 주당 적어도 5일동안의 한 재활 분야	뇌혈관장애, 고관절 골절, 그리고 장기치료를 위하여 퇴원할 수도 있는 예정 수술(elective surgery)	16–18 RVX 7–15 RVL 광범위한 간호 없이 높은 수준이 필요하다면: 13–18 RVC 6–12 RVB 4–7 RHA

RUG 코드의 정의를 위하여
http://www.cms.hhs.gov/SNFPPS/downloads/RUGDesSch.pdf를 방문하라.

배정하는 것과 관련된 사항에 대한 결정권을 갖게 될 것이다. 이들은 종종 예산을 만드는 것보다 예산을 실행하는데 더 많은 책임이 있을 것이며, 배정된 예산을 절감하려는 결정을 하게 될 경우가 매우 많을 것이다. 비용, 특히 인건비를 조절하는 것은 경영 노력의 중점이 된다. 또한 직접 청구에 해당하는 환자 치료 관련 자원을 찾는 것은 이익 수준을 유지하기 위하여 이익–관련 협력을 야기 시킬 것이다.

법률, 윤리, 그리고 위험 관리
(Legal, Ethical, and Risk)

환자들은 종종 인지 장애와 복잡한 의학적 상태를 가지고 있고 건강 혹은 회복에 영향을 미치는 많은 변수들이 있으며 이 때문에 치료 기간이 길어지게 되므로, 장기 치료는 고위험 환경으로 여겨질 수 있다. 환자들이 자신의 치료와 결정에 참여하는 능력에 관계없이 그들의 권리와 품위를 지켜주는 것은 무엇보다도 중요하다. 이것은 전문 간호 시설의 직원들이 종종 사회에서 가장 다치기 쉬운 사람들의 치료를 담당해야 한다는 높은 수준의 책임감을 기본적으로 고려한 것이다. 환자의 움직임을 조절하기 위한 안전장치를 사용하는 것으로부터 생활 의지에 이르기까지, 전문 간호 시설의 직원들은 매일매일 주요 법률 및 윤리적 관점에 직면하게 된다. 관리자들은 질문에 대한 책임을 가져야 하며, 그들이 감독하는 사람들의 가치를 이해하고 있어야 한다. 그럼으로써 자신들이 치료하여야 할 사람들의 품위를 떨어뜨리거나 그들의 권리를 침해하는 잠재적인 경우를 피할 수 있을 것이다.

가족 구성원들에게 전문 치료를 위임한다거나 다른 비전문 고용인을 통해 관리하는 것은 안전성을 저해시킬 것이다. 안전한 환경으로의 퇴원을 위하여 치료를 점차 낮추어 가는 것은 관리자들에게 다양한 기회를 주는 것이며 때때로 법률적인 문제를 유발할 수도 있는 것이다. 관리자들은 다음 주거 환경으로의 유연하고 안전한 이행에 필요한 포괄적이고 전문적인 퇴원 계획을 세울 때 재활 관점을 반영하는 것에 대한 책임이 있다. 잠재적인 위험 요소들을 구체화시키고 안전성 조건이 충족되었는지 확인하는 것이 주요 책임 중의 하나이다.

안전에 대한 합당성과 목적을 세우는 것은 환자와 가족들이 이전 생활로 돌아가려는 욕망이 강하기 때문에 종종 수월하게 이루어질 수 있다. 많은 장벽을 가진 사람들을 집으로 돌아가도록 도우려는 창조적인 계획과 욕망은 전문 간호 시설에서의 재활을 보상적이고 흥미롭게 만든다. 이러한 역할의 중요성과 성취 만족을 전할 수 있는 관리자들은 가장 강력한 보충도구 중의 하나를 갖는 것이다.

의사소통 (Communication)

끊임없는 요구를 갖는 거주 환자들에 대한 전문 간호 시설에서의 작업 속도가 빠르기 때문에 직원들 사이의 비공식적인 대화 기회가 거의 이루어지지 않는 것처럼 보인다. 그러나 환자 치료에 대한 공식적인 대화는 종종 의무적이며, 자세히 기록된다. 전문 간호 시설의 규모에 따라 직원들은 환자들의 전체 치료를 통하여 특정 단위로 접근하는 팀으로 집단화될 것이다. 이러한 팀 모델은 공식적, 비공식적 의사소통을 향상시키는데 더욱 효과적이다. 대부분의 거주 환자들의 개별화된, 장기 요구 때문에, 환자 치료에 관한 포괄적인 쟁점을 토론하기 위하여 보호자들을 모으는 것보다는 특정 환자에 대한 정보를 제공하는 것이 환자를 돌보는 모든 사람들에게 더 효과적이다. 이러한 팀 모임이 공식적으로 이루어지고 있으므로, 각 전문

분야는 각 환자 치료에 대해 만들어지고 기록되어진 전문가 결정으로 대변된다.

관리자들은 종종 그들이 하는 모든 것이 모임에 참여하는 것이라 느낀다. 최소자료설정 조정자, 사회사업가(social worker), 사업 사무실 관리자(business office manager), 입원 진행자(admission coordinator), 그리고 다른 사람들과 함께, 재활 관리자들은 간단하고 격렬한 모임에 매일 참석할 것이다. 토론 주제에는 대개 입퇴원 통계 조사에 대한 최신 정보 및 심사, 환자와 관련된 사건 혹은 문제를 보고하는 24-시간 간호 보고서, 그리고 환자 처구 기간에서 남아 있는 일수를 상기시키는 것 등이 포함된다. 이러한 모임을 통해 전문 간호 시설의 재정에 영향을 미치는 요소들을 조절하는 것이 중요하고 시급하다는 것을 알 수 있다. 다른 모임들은 각 환자를 위한 최소자료설정이 전문적으로 완성되고 수정되는지를 확인하기 위하여 필요하다.

재활 관리자들은 전문 간호 시설에 있는 간호 관리자(director of nursing, DON)와 많은 상호관계를 가져야 한다. 그들은 같은 쟁점에 많이 직면하게 된다. 예를 들어, 이 둘은 효율적인 직원 사용과 치료 제공을 위한 재정 자원에 대한 책임을 가지고 있다. 이 둘은 주간 인력 운영과 전체 서비스 운영에 대한 책임도 가지고 있다. 또한 치료 계획을 만들고 이행하는 것은 책임을 공유하는 것으로 이해될 수 있다. 간호 관리자는 많은 의사 결정을 따를 수 있는 간호 가정 운영자의 가장 중요한 사람이다. 간호 관리자와의 강한 전문적 관계를 만들고자 하는 재활 관리자들은 특히 임상적인 문제들이 두 분야에서 함께 나타날 때 그들이 경영 팀의 일부라는 것을 알게 될 것이다.

재활 관리자들은 또한 간호 가정 운영자와 공식적으로 매일 만날 것이다. 이 빈도는 간호관리자의 역할과 보조 운영자들의 존재에 따라 다양할 것이다. 하나의 센터에서 다른 센터로 옮길 때마다, 관리자들은 그들이 각각의 간호 가정 운영자들과 같은 직접적 작업 관계를 가질 것이라는 것을 확신하지는 못할 것이다. 대개 이러한 모임은 노인의료보험제도 통계에 대한 심사, 저소득층 환자들 혹은 특별한 처치가 필요한 환자들의 치료에 대한 허가, 예산, 영업 계획, 그리고 세무 조사(census building) 등을 포함한다. 간호 가정에 있는 환자들에 대한 직접적인 책임이라기보다는, 운영자는 대개 결과와 전체적인 간호 가정의 이익에 대한 더 폭넓은 책임을 갖는다. 전문 간호 시설의 규모가 커짐에 따라, 관리자들은 직원들의 수행도를 공식적, 비공식적으로 모니터하기 위하여 많은 직원들과 상호작용할 수 있는 더 많은 기회를 갖게 된다. 치료사의 수가 증가됨에 따라, 새로운 치료사들은 더 심층적인 모니터를 받아야 하며, 의사결정 과정에 보조적으로 참여하여야 한다. 전문팀이 장기 치료에서 무엇보다도 중요하긴 하지만, 관리자들은 분야에 적합한 팀을 만드는 기회를 더 많이 갖게 된다. 이러한 팀들은 복잡한 의학적 상태를 가진 환자들과 그들의 전문 소견에 따라 기대되는 만성 질환 관리에 대한 증거를 적용하고 기여할 수 있게 된다. 센터 내에서든 혹은 몇몇 시설들이 있는 구역 내에서든 이러한 전문적인 상호작용(즉, 저널 클럽)을 촉진시키는 것은 중요한 경영 도구일 수 있다.

결론 (Conclusion)

장기 치료는 제공된 서비스 폭과 노인들의 만성 질환을 관리하기 위한 질 높은 서비스 요구가 증가될 것으로 예상되기 때문에 다른 건강관리 요소들보다도 더 많이 물리치료사들에게 많은 경영 기회를 제공한다. 오늘날 전문 간호 치료의 관리는 경력을 쌓기 위한 임상 학습 경험과 기회의 다양성 견지에서 과거의 급성 치료 병원에서의 관리와 유사하다. 관리자들은 종종 부정적인 개념을 가지고 있는 치료사들을 변화시키기 위하여 장기 치료 환경으로 이러한 흥미로운 특성을 옮기는데 중점을 두어야 할 것이다.

내적인 기업 경영 프로그램이든 혹은 자기-지향적 전문성 개발이든 물리치료사와 물리치료 보조들은 그들 스스로 장기 치료에서 다양한 수준의 치료와 관리에 대한 경력을 쌓도록 준비하여야 할 것이다. 그들은 물리치료 서비스의 기회를 넓히기 위하여 노화 관련 서비스에서의 새로운 접근법을 생각하여야 할 것이다. 이 같은 접근법들은 관리자들의 생각과 계획에 의해서만 제한될 것이다. Activity 15.1에서 15.7은 장기 치료 관리를 위한 시나리오를 보여주는 것이다.

참|고|문|헌

1. Pratt JR. *Long-Term Care: Managing Across the Continuum.* 2nd ed. Sudbury, MA: Jones and Bartlett Publishers; 2004.
2. National Center for Health Statistics. Health, United States, 2006 with chart book on trends in the health of Americans. Hyattsville, MD: Centers for Disease Control; 2006. Available at: http://www.cdc.gov/nchs/fastats/nursingh.htm. Accessed September 12, 2007.
3. McCarthy J, Friedman LH. The significance of autonomy in the nursing home administrator profession: A qualitative study. *Health Care Management Review.* 2006;31:55–63.
4. National Long-Term Ombudsman Resource Center. OBRA '87 Summary. Available at: http://www.ltcombudsman.org/ombpublic/49_346_1023.cfm. Accessed September 12, 2007.
5. Commission on Accreditation of Rehabilitation Facilities. Who we are. Available at: http://www.carf.org/consumer.aspx?content=content/About/News/boilerplate.htm. Accessed November 1, 2007.
6. Hill RD. *Geriatric Residential Care* Mahwah, NJ: Lawrence Erlbaum Associates, Inc.; 2002.
7. Ryan NP, Wade JC, Nice A, et al: Physical therapists' perceptions of family involvement in the rehabilitation process. *Physiotherapy Research International.* 1996;1(3), 157–179.
8. Department of Health and Human Services. Prospective payment system and consolidated billing for skilled nursing facilities-update-notice. Available at: http://www.cms.hhs.gov/snfpps/downloads/cms-1530-n-display.pdf. Accessed November 16, 2007.
9. Erhart A, Delehanty LM, Morley NE, et al: Consistency between documented occupational therapy services and billing in a skilled nursing facility: A pilot study. *Physical & Occupational Therapy in Geriatrics.* 2005:24(2), 53–62.

Activity 15.1
환자 혹은 고객(Patients for Clients)

전문 간호 가정에서 재활 서비스를 받는 사람들이 미국물리치료사협회에서 정의된 것과 같이 환자 혹은 고객이라는 말 중 어느 것을 더 좋아하는가? 집단 토의에서 너의 답을 옹호하라. 무슨 차이가 만들어졌는가?

Activity 15.2
전문 간호 시설에서의 관리팀 (The Management Team in SNFs)

Pleasant Valley 치료센터(Care Center)는 200-병상의 전문 간호 시설로, 비전문 주거 치료를 위하여 30-병상 가량의 병동이 있다. 운영자인, Sam Simmons, 간호 관리자인 Rebecca Romano, 그리고 재활 관리자인 Louise Lopez는 매주 월요일에 1시간씩 회의를 통해 의견을 조율하며, 주어진 문제를 해결한다.

계속적으로 해결되지 않는 쟁점들은 주말 치료의 질을 감소시킨다. 하루 단위의 업무로부터 일관적으로 주말 직원들을 배정하고 있고 전체적인 정보가 주중 직원들을 통해 주말 직원들에게 잘 전달되도록 노력하고는 있지만, 이러한 여러 업무들이 성공적으로 잘 이루어지지는 않는다. 거주 환자, 가족, 그리고 직원들은 토요일과 일요일에 제공되는 치료의 모든 측면에 대한 불만 사항을 끊임없이 얘기하고 있다.

Sam은 이러한 불만 사항들 때문에 인접 주 조사 동안 몇몇 영역에서 정확한 규정 준수가 이루어지지 않게 될 것이라고 매우 염려하였다. 그는 Rebecca와 Louise에게 이러한 불만 사항의 근본적인 원인이 무엇인지 밝혀낼 수 있도록 다음 주 토요일과 일요일에 전일 근무하도록 요청하였다. 그들은 24/7가 일관적으로 24/7를 의미하는 것에 동의한다. 그들 각각은 토요일과 일요일 동안에 바라거나 요구하는 것들에 대한 목록을 만드는 것에 동의한다. 그들은 주말 업무관련 자료를 모으기 전인 금요일에 그들의 의견을 잘 조율하고 공유할 것이다. 바라는 것을 적은 마지막 목록에 무엇이 있어야 할 것인가? 그들은 정보를 어떻게 모을 것인가?

Activity 15.3
의료보험제도 서비스 센터와 물리치료 (CMMS and Physical Therapy)

의료보험제도 서비스 센터(CMMS) 홈페이지를 방문하여 http://www.cms.hhs.gov/default.asp?에서 인증된 전문 간호 시설을 위한 물리치료 필요조건을 찾아보라. 그들이 어떻게 재활서비스 관리에 영향을 미칠 것인가?

Activity 15.4
연합위원회와 장기 치료(The Joint Commission and Long-Term Care)

Pleasant Valley 치료센터의 Sam, Rebecca, 그리고 Louise는 연합위원회와 Pleasant Valley의 승인을 구하는 것에 대한 찬반 토론을 하기 위하여 주마다 모임을 갖는다(활동 15.2를 보라). 그들이 무엇을 물어보아야 하는가? 그들이 설명하여야 할 다른 고려사항은 무엇인가? 힌트: 더 많은 정보를 얻으려면 연합위원회 홈페이지를 방문하라.

Activity 15.5
전문 간호 시설에서의 물리치료 업무(The Work of Physical Therapy in SNFs)

Pleasant Valley 치료센터의 재활 관리자인 Louise Lopez는 이직률이 높아 평균 재직기간이 단지 6개월밖에 되지 않는다는 것을 큰 문제로 생각하고 있다. 지원자들은 노인들을 좋아하기 때문에 간호 가정에서 일하고 싶다고 종종 그녀에게 말한다. 그러나 그녀는 그들이 환자 상태와 치료에 대한 규제 요구의 복잡성을 이해하지 못하고 있다는 것을 발견하였다. 그녀가 무엇을 해야 할 것인가?

Activity 15.6
간호 보조원과 물리치료(Cans and Physical Therapy)

Louise Lopez는 해야 할 것이 무엇인지 알지 못한다. 비록 그녀의 직원들이 하루 8시간씩 일하고는 있지만, 모든 환자들이 오전 10시에서 오후 2시 사이에 치료받고 있는 것처럼 보인다. 치료는 한꺼번에 이루어지고 이 시간동안에는 매우 시끄러우며, 그렇지 않을 때는 비어 있다. 환자와 치료사들은 서둘러야 하며, 치료실이 치료 환경이라기보다는 치료 공장처럼 보인다. 직원들은 환자들이 준비가 되지 않아 오전에 일찍 치료받으러 오지 못하며, 환자들은 오후에 다른 사회적 활동을 위한 일정에 참여하여야 한다고 보고한다. 그녀가 무엇을 해야 할 것인가?

Activity 15.7
가족 교육(Family Education)

Pleasant Valley 치료센터의 재활 관리자인 Louise Lopez는 해결하여야 할 또 다른 쟁점을 가지고 있다. 그녀가 치료 회기동안 치료실에서 많은 가족 구성원들을 보고 있을 지라도, 그들은 참여하기보다는 관찰하고 있는 것처럼 보인다. 그녀는 이것이 가정으로 퇴원하는 비율을 낮추는데 영향을 미친다고 믿는다. 그녀는 일대일 가족교육을 강화시키는 것인지 혹은 가족 교육 교실을 만들 것인지를 결정하려고 노력하고 있다.

Activity 15.8
소유권 변화(Ownership Change)

Robert O'Reilly는 3년 동안 20 전문 치료 병상과 30 주거 병상을 가진 Montana 지방의 전문 간호 시설인 Mountain Top 간호센터(Nursing Center)의 재활서비스 관리자였다. 전문 간호 시설에 있는 유일한 물리치료사로서, 그는 물리치료사 보조의 도움을 받아서 모든 물리치료 서비스에 대한 책임을 지고 있었다. 그는 또한 하루 단위로 일하고 있는 작업치료사, 언어병리 치료사를 고용하고 평가하는 책임을 가지고 있었다. 그는 전문 간호 시설에서 재활서비스의 개발과 합병에 대한 자신의 업적과 간호 직원들과의 좋은 업무 관계에 대해 큰 자부심을 가지고 있었다. 더 이상 좋은 것은 없었다.

Mountain Top의 운영자는 간호 가정 회사인 All Nation Care에게 Mountain Top을 매각하였다고 알리기 위하여 일반 직원회의를 요청한다. 첫 번째 달은 새로운 소유권 전환 과정을 이행하기 위하여 All Nation Care의 이행 팀이 Mountain Top에 있을 것이다. 그는 시설의 규모가 두 배로 커짐에 따라 급여 수준을 포함하여 전반적인 것들이 좋은 쪽으로 변할 것이라고 직원들에게 장담한다. 안정화된 이후에 Robert는 All Nation Care 회사의 재활 조정자와의 회의를 위하여 어떤 질문을 준비하여야 할 것인가?

Activity 15.9
환자 낙상(A Patient Falls)

Robert O'Reilly는 일요일 아침에 집에서 북쪽 병동의 면허증이 있는 치료 간호(licensed practical nurse, LPN) 수간호사로부터 한 통의 전화를 받는다. 그녀는 물리치료사 보조와 간호 보조원이 이동 시 두 사람의 최대 보조가 필요한 Langdon 부인을 침대에서 의자로 옮기던 중 환자가 넘어졌다고 보고하였다. LPN은 Landon 부인의 고관절이 골절되었다고 생각하고 있으며, 그녀가 무엇을 해야할지 알기를 원하고 있다. 아래의 빈칸을 채우라: Robert는 즉시 을 해야 할 것이다. 그는 또한 향후에 유사한 일이 일어나는 것을 예방하기 위하여 을 해야 할 것이다.

Activity 15.10
서비스 중복(Duplication)

재활기록에 대한 월간 감사를 시행할 때 Robert O'Reilly는 몇몇 환자들의 물리치료 및 작업치료 목표, 치료중재, 그리고 청구서가 중복되었다는 것을 알았다. 그는 이러한 서비스 중복을 어떻게 해결할 수 있을 것인가? 왜 이것이 해결될 필요가 있는 것인가?

Activity 15.11
새로운 기회(A New Opportunity)

Seashore Pavilion은 노인의료보험제도/저소득층 의료보장제도에서 인증된 200-병상의 전문 간호 시설이다. Tina Tirelli는 10명의 물리치료사와 10명의 물리치료사 보조에 대한 물리치료 관리자로 이제 막 새로운 직무를 시작하였다. 그녀의 애로 사항중의 하나는 복잡한 의학적 처치가 필요한 아동들의 치료를 위해 16-병상 주-기금을 받는 소아 시설이다. 현재 직원들 중의 어느 누구도 아동에 대한 서비스를 제공하려고 하지 않으며, 할 수 있는 사람도 없다. 그렇기 때문에 새로운 직원을 뽑아야 한다. 이 시설에 대한 주기금 지원은 이러한 아동들에게 재활 서비스를 제공하는 것에 관한 규제 조항을 따르지 않으면 없어질 수도 있다. 그녀가 무엇을 할 수 있을 것인가?

Activity 15.12
완전한 범위의 서비스(A Full Range of Services)

Moonlight Bay는 거주자들에게 완전한 범위의 사회적, 의학적 서비스를 제공하는 큰 규모의 은퇴 사회(retirement community)이다. 재활 서비스는 운영자인 Janet Blackstone의 주요 관심사이다. 전문 간호 시설에 있는 직원들이 Moonlight Bay의 고용인들이고 지역사회 거주자들이 외래환자 재활 서비스를 받을 수 있을지라도, 그들은 종종 인접 도시의 다른 외래 환자 센터로 간다. 주거 시설에 모여 있는 성인 거주자들은 Moonlight Bay의 간호 직원들에게 가정 간호 관리를 받고 있을지라도, 시 가정 건강(City Home Health)를 통하여 가정 치료 재활서비스를 받는다. 거주자들에 대한 지속적인 치료를 약속하는 것에 관심을 가지면서, 그녀는 전문 간호 시설에 있는 재활 관리자인 Robin Blessing에게 이것을 어떻게 할 수 있는지 설명하도록 요청하였으며, 지역사회 내에서 모든 재활 서비스를 유지할 수 있는 계획을 제안하도록 요구하였다. Robin의 보고서에는 무엇이 포함되어야 할 것인가?

Activity 15.13
환자 진전(Progression)

물리치료사인 Inez Roberts는 어려운 상황에서 재활 관리자인 Robin Blessing과 만난다. Inez는 물리치료사 보조인 Karl Smith가 협조적이지 않다고 보고한다. Karl에 대한 그녀의 경고에도 불구하고, 그는 종종 Inez와의 상의 없이 환자의 운동과 체중지지 훈련을 진행하였다. 다른 치료사들은 Karl과 문제가 있는 것처럼 보이지는 않는다.

Activity 15.13
환자 진전(Progression)

물리치료사인 Inez Roberts는 어려운 상황에서 재활 관리자인 Robin Blessing과 만난다. Inez는 물리치료사 보조인 Karl Smith가 협조적이지 않다고 보고한다. Karl에 대한 그녀의 경고에도 불구하고, 그는 종종 Inez와의 상의 없이 환자의 운동과 체중지지 훈련을 진행하였다. 다른 치료사들은 Karl과 문제가 있는 것처럼 보이지는 않는다.

오늘 참지 못할 일이 생겼다. Inez는 정형외과 의사의 전화를 받았다. 그는 환자가 자신이 지시한 것보다 더 많은 체중지지 상태에서 걷는 훈련을 받은 것에 대해 매우 화가 나 있었다. 결과적으로, 환자는 고관절전치술을 조정하기 위한 추가적인 수술이 필요해졌다. Karl은 지난 2주 동안 모든 환자 치료를 제공하였고 Inez에게 단지 환자가 잘 하고 있다고만 보고하였다. Inez는 그녀가 충분한 사유가 있기 때문에 그녀에게 사직서를 제출하도록 할 계획이다. Robin은 어떻게 하여야 할까?

Activity 15.14
환자 존엄성(Dignity)

Joanna Barnes는 규모가 큰 병원에서 6년 임상 경험이 있는 물리치료 보조이다. 그녀가 있던 병원은 입원환자 및 외래환자 순환 근무를 시행하는 곳이었다. 그녀는 Moonlight Bay Nursing and Rehabilitation Center에서 일하게 되었다. 재활 관리자인 Robin Blessing은 그녀의 임상 치료기술이 좋았기 때문에 매우 만족해하였지만 신경을 많이 썼다. 그러나 Joanna가 악의적이지 않고 남에게 상처를 주지 않는 성격이었기 때문에 그녀는 인지 장애 혹은 이상 행동을 보이는 환자들을 즐겁게 해주었다. 말과 흉내 내기로 환자들을 즐겁게 해주었고, 그녀가 있음으로 해서 재활 부서의 분위기는 밝아졌다. 모든 사람들은 그녀를 좋아하게 되었다. 그러나 Robin은 그녀가 환자의 존엄성을 무시하고 무례하고 조심성 없이 말하는 것에 대해 우려하고 있다. 그녀는 Joanna와 함께 일하고 싶다. 그녀는 어떻게 해야 할 것인가?

Activity 15.15
이동하는 치료사들(Traveling Therapists)

Moonlight Bay의 재활 관리자인 Robin Blessing은 Monatino County의 여섯 개 간호 가정의 구역 관리자로 승진하였다. 그녀는 직원 구성을 완전히 새롭게 하여야 한다. 한편으로 그녀는 미국 재활 이동인력(USA Rehabilitation Travelers)과 좋은 관계를 유지하고 있다는 것을 다행스럽게 생각하였다. 미국 재활 이동인력은 대개 한 간호 가정에 6주 혹은 13주 근무하고 다른 구역으로 이동할 수 있는 유능한 치료사들을 꾸준히 공급해줄 수 있다.

그녀는 시스템에 확고한 방향성을 면밀히 제공할 수 있도록 그들이 환자 치료를 해주길 바란다(그들의 치료 기술은 문제가 되지 않는다). 그러나 그녀는 그녀 자신이 다른 것들보다 절차상의 작은 오해 혹은 문서 및 청구서 오류를 수정하는 것 때문에 발생하는 많은 일상적인 쟁점들을 처리하는데 많은 시간을 보낸다는 것을 깨달았다. 그녀는 또한 이러한 이동 때문에 많은 애로사항을 겪고 있다. 한 센터에서 근무하고 있는 전임 물리치료사 보조인 James Butler는 4년의 근무기간 동안 새로운 치료사들에 적응하는 것에 계속적으로 불만을 토로하고 있다. 그녀는 어떻게 해야 할 것인가?

Activity 15.16
임상적, 재정적 문제들(A Clincal and Financial Challenge)

Sea Shore Health and Rehabilitation Center의 재활 관리자인 Belinda Gentry는 중역임원(executive director)인 William Winters에게 오늘 모여서 환자에 대해 상의하자는 전화를 받는다. 그들이 모였을 때, 그는 Belinda에게 주말에 입원한 신환인 Beasley 씨를 만났는지 묻는다. Blinda는 Beasley 씨가 66세 남성이고 좌측 고관절전치술을 받은 환자라고 보고한다. 그는 토요일 입원과 동시에 물리치료 및 작업치료 지시가 떨어졌다. 물리치료사는 토요일에 Beasley 씨를 평가하였고 작업치료사는 오늘 그녀에 대한 평가를 마무리 하려한다.

William은 이에 만족하였고 Belinda에게 실수 없이 재활의 최고 수준인 RUG-수준에서 Beasley 씨에 대한 변제가 이루어지도록 지시하였다. 그는 월간 보고서를 심사하였고, 더 높은 RUG 변제 수준의 사용이 25%가량 감소하고 있으며 평균 입원 기간이 4일 가량 감소되고 있다고 그녀에게 말하였다. 그는 이 이유를 새로운 직원들 탓으로 생각한다. 그는 그들이 환자를 적극적으로 치료하지 않으려 하고 있으며 환자들이 치료받도록 적극적으로 독려하지 않고 있다고 생각한다. 마지막에, 그는 Belinda에게 치료 부서에서 간호 가정의 재정을 축내고 있으며 이에 대한 조치를 취하라고 말한다. 이것에 대해 Belinda는 어떻게 하여야 할 것인가? William은 합법적인 생각을 하고 있는 것인가? Belinda는 무슨 행동을 취해야 할 필요가 있는가?

Activity 15.17
임상적, 재정적 문제들(Helping the Help)

Keisha Williams는 약 1년 경력을 가진 Sea Shore Health and Rehabilitation Center의 CNA이다. 그녀는 그녀 자신이 일과 그녀가 거주 시설에서 치료할 사람들에 대해 얼마나 만족하는지 놀랄 정도였다. 그녀는 재활 관리자인 Belinda Gentry가 그녀가 배정된 재활 병동의 간호관리자로 일하도록 그녀에게 요청하였다는 것에 매우 기뻤다. 이것은 그녀가 매우 효율적이고 환자들과 매우 잘 소통할 수 있었기 때문이었다.

Keisha는 Belinda에게 그녀가 칭찬을 많이 받고 일에 대해 잘 알고 있지만 이동에 관해 걱정하고 있다고 말한다. 그녀는 자신의 일이 신체적으로 더 어려워질 것이며, 재활 병동에서 매우 많은 환자들이 바뀔 수 있다는 것을 자신이 좋아하게 될지 모르겠다고 말한다. Belinda는 무엇을 해야 할 것인가?

제 16 장

외래환자 센터에서의 관리 쟁점
Management Issues in Outpatient Centers

학|습|목|표

- 현대 외래환자 치료의 요소, 특징, 그리고 형태에 대해 토론하는 것
- 핵심 자격요건, 승인, 그리고 변제 필요사항을 분석하는 것
- 현대의 외래환자 치료 쟁점들(즉, 의뢰, 사례금, 물리치료라는 용어의 사용, 변제 제한 등)을 토론하는 것
- 외래환자 센터에서 물리치료사들의 업무를 분석하는 것
- 경영 역할과 경영책임에 대한 애로사항을 알아내는 것
- 주어진 외래 환자 상황에서 경영에 관련된 의사 결정을 분석하는 것

Part 1 현재의 환경 (The Contemporary Setting)

외래 환자 물리치료의 개요 (Overview of Outpatient Physical Therapy)

물리치료사들은 항상 외래환자 센터에 있는 사람들을 치료한다. 물리치료 전문직 초기에 병원 혹은 의사 사무실에 기반을 두고, 1960년대와 1970년대에 노인의료보험제도 프로그램의 시작과 함께 전국적인 재활 회사가 나타나면서 물리치료사들은 추가적인 고용 기회를 많이 얻게 된다. 또한 노인의료보험제도 프로그램의 시작은 또 다른 중요한 외래환자 만들었다 – 수익성 좋은 변제 정책으로서 물리치료사들에 의해 운영되는 개인 치료. 외래 환자 물리치료에 대한 관심은 오늘날까지 계속되고 있다. 최근 미국물리치료사협회(American Physical Therapy Association, APTA)에서 45000명 이상의 물리치료사들에게 시행하였던 설문 조사에서, 물리치료사의 56%이상이 외래환자 치료 환경에서 일하고 있는 것으로 나타났다. 2005년에, APTA 회원인 물리치료사의 41.9%가 자기-고용 전임(full-time self-employed) 물리치료사였고 2.8%가 자기-고용 시간제추가art-time self-employed) 물리치료사였다. APTA의 개인치료 부분(private practice section)은 약 4000명의 회원이 가입되어 있으며 이는 APTA 전체 회원의 5%에 해당한다.

건강관리의 모든 수준에서 입원환자에서 외래환자로 전환시키는 것은 전문가들의 자기-고용이 더 많이 나타나도록 할 것이다. 그러나 더 중요한 요소는 많은 물리치료사들이 다른 치료환경에서 보여지는 보다 급성적이고 복잡한 상태의 환자를 치료하는 것보다 만성적인 근골격계 질환을 가진 외래 환자들을 치료하는 것을 더 선호한다는 것이다. 현재 외래 환자 치료 환경에서 환자 네 명중에 약 세 명은 근골격계 질환 물리치료 서비스를 받고 있다. 외래 환자 치료에서 이러한 경향은 7573명의 APTA-면허-전문가들이 정형(4448)과 스포츠(640)보다 압도적으로 많다는 것만 보더라도 알 수 있다.

노인의료보험제도 변제 정책으로 인하여 환자들을 급성 근골격계 질환 혹은 정형외과적 수술을 받은 환자들로 왜곡된다. 변제 정책 때문에 만성 근골격계 혹은 다른 복잡한 의학적 상태와 관계된 진단을 보이는 환자들을 위한 치료는 외래 환자 서비스에서 배제되는 경향이 있다. 또한 치료사들은 치료 효과에 대한 잠재성이 낮기 때문에 만성 질환을 가진 환자들을 위한 치료 목표를 설립하는 것이 더 어렵다고 느낀다. 또한 이러한 환자들은 몸상태가 더 좋지 않은 경향이 있으며 정규적으로 외래 환자 센터에 다니는 것이 어렵다.

면허 교부, 증명, 규제, 그리고 승인 (Licensure, Certification, Regulation, and Accreditation)

센터의 형태에 관계없이, 모든 외래 환자 물리치료 제공자들은 서비스 관련 변제를 위하여 개인

치료 혹은 집단 치료로 인증되어야 한다. 제공자 조직체는 재활 대행사이든 인증된 외래환자 재활 시설(certified outpatient rehabilitation facilities, CORFs)이든 각 주의 대행사를 통해 인증되어야 한다. 이것은 복잡한 인증 과정이다. 간단히 말해서, 두 인증 형태의 차이는 제공되는 서비스에 있다. 인증된 외래환자 재활 시설은 의사 서비스, 물리치료사, 그리고 심리/직업 상담을 제공하여야 한다. 대개, 물리치료와 언어치료도 포함된다. 재활 대행사(혹은 외래 환자 물리치료시설)는 환자의 가정에서 서비스를 제거할 수도 있지만, 사무실에서 서비스를 제공해야 한다. 재활 대행사에서 요구되는 최소한의 서비스는 물리치료 혹은 언어치료, 그리고 사회 혹은 직업 상담이다. 작업치료는 포함될 수도 있다.

인증 과정은 현장 조사와 재인증을 위한 지속적인 관심을 통해 이루어진다. 집단이든 개인이든 모든 경우에, 노인의료보험제도 서비스 청구를 위한 제공자 번호를 받을 수 있도록 적절한 노인의료보험제도 전달기관의 승인을 얻어야 한다. Sidebar 16.1을 참고하라.

많은 형태의 건강관리 조직의 승인을 담당하는 건강관리 조직에 대한 연합 위원회(연합위원회)는 보행자 치료센터의 목록에 있는 재활과 외래 환자

> *Sidebar 16.1*
>
> **면허 교부(Licensure)**
>
> http://www.cms.hhhs.gov/manuals/downloads/som107ap_k_corf.pdf에 있는 주 사용 매뉴얼(State Operation Manual)을 참고하라. 당신의 주에서 인증을 담당하는 주 대행사를 찾고 인증된 재활 대행사와 CORFs에 포함된 요구사항과 과정을 결정하라.

물리치료를 포함한다. 또한 재활시설 승인 위원회(Commission on Accreditation of Rehabilitation Facilities, CARFs)외래 환자 센터를 승인한다. 관리자들은 다른 단원에서 설명된 것처럼 대행사를 인증하는 것 통해 불시에 시행하는 현장 조사를 잘 받을 수 있도록 준비해야 할 것이다.

현대의 외래환자 쟁점들 (Contemporary Outpatient Issues)

노인의료보험제도 변제 정책의 급격한 변화는 모든 외래 환자 치료환경의 관리자들과 특히 독립적으로 활동하는 물리치료사들에게 많은 장애가 되고 있다. 또한 정책은 물리치료사와 의사 사이의 전문적인 관계성에 영향을 미칠 것이다. 일반적으로 이러한 관계성은 협력적, 도덕적, 법률적인 것으로, 이는 매우 많은 환자들에게 긍정적인 결과를 초래한다. 그러나 세 가지 중요한 쟁점은 이러한 전문적인 관계에 부정적인 영향을 미칠 것이다. 이것은 물리치료사 서비스에 대한 환자의 직접적 접근, 의사 자기-의뢰, 그리고 사례금이다. 또한 변제와 관련된 다른 쟁점들은 이 단원에서 설명될 것이다.

직접 접근 (Direct Access)

치료 법령을 통하여 의사의 의뢰 없이 소비자들이 물리치료사들에게 직접 접근할 수 있도록 허용하기 위하여 주 법률가들에게 영향력을 행사하는 APTA의 노력은 매우 성공적이었다. 그러나 의사의 의뢰 없이 적용되는 물리치료 서비스에 대한 노인의료보험제도 지불이 허용되어야 한다는 것을 국회의원들에게 알리기 위한 로비는 계속되어

야 한다. 의사의 의뢰 요구에 대한 세 번째 당 개별 납부자들과 APTA의 계속되는 협상은 똑같이 어렵다.

의사의 의뢰 없이 물리치료사에게 직접적으로 접근하지 못하는 일부 환자들은 자신들의 기능 향상을 위해 필요한 치료를 효율적으로 사용하지 못할 것이다. 또한 의사 의뢰를 받도록 하는 것은 의사에 의존된 물리치료 서비스로 인하여 많은 독립적인 외래 환자 치료사들이 경쟁적인 위치에 놓이게 되는 불이익을 발생시킨다. 대규모 회사들에서 가용한 자원이 없는 독립적인 치료사는 환자들이 자신들의 사무실 밖에서 치료받도록 의뢰하고자 하는 의사와의 의뢰 관계를 설립하는데 있어서 더 많은 어려움에 놓이게 될 것이다.

의뢰 없는 치료 (Practice Withoutreferral)

의사의 의뢰 없이 치료하는 것이 법률적으로 허용된다고 하더라도, 많은 물리치료사들은 자신들의 업무 현장에 관계없이 그렇게 하지 못할 수도 있다. 한 가지 이유는 위에서 설명하였던 변제에 관련된 것이다. 또 다른 이유는 임상적인 의사결정을 하는데 있어서 의사들과의 상호작용의 중요성을 무시할 수 없다는 것이다. 예를 들어, 병원에 기반을 둔 외래 환자 치료 현장에서 의사-치료사 상호작용은 의사-중심의 강한 조직 문화의 일부이기 때문에 이는 예상된 것으로 빈번히 이루어지고 있다. 또한 재정적인 측면에서도 의사가 있는 병원에서는 외래 환자 센터와의 의뢰 관계를 요구할 것이다.

직원들이 의사들과의 관계에서 무엇을 기대하는지를 아는 것과 의사들과 강한 관계를 만드는 것은 병원 혹은 건강-관리 시스템 내에서 환자들이 한 환경에서 다른 환경으로 전환하는 것에 도움이 될 것이다. 의뢰의 토대를 강건하게 만드는 것이 외래 환자 치료환경의 관리자들에게 중요한 책무이듯이, 이러한 소통 책임은 병원-기반 관리자들에게도 매우 중요하게 고려된다.

다른 외래 환자 치료사들은 의사 진찰을 받지 않은 환자들을 평가하고 검사하는데 있어서 독립적인 의사결정 능력과 기술이 부족하다고 생각한다. 특히 처방 혹은 해석하는데 있어서 물리치료사의 식견을 넘어서는 진단적인 검사가 필요한 경우에는 중요한 환자 정보 등을 포함하는 의사 의뢰받는 것이 더 편할 수 있다. 더 많은 정보를 얻기 위하여 의사 의뢰를 요구하는 것은 일상적인 일이다.

반대로, 의사와 관계를 갖으려는 것은 물리치료사들에게 일상적인 것이 아니다. 물리치료사들에게 직접 접근하는 환자들은 더 많은 의학적 검사를 요구하는 평가를 통해 도출된 결과를 의심스럽게 생각할 수 있다. 환자가 의사 기록지를 가지고 있지 않은 경우에 환자의 주치의 혹은 가장 적절한 의사에게 의뢰를 하는 것은 물리치료사들에게 가장 어려운 일이며, 시간을 많이 소비하는 일이다. 치료 서비스를 제공하는 것은 늦춰질 수밖에 없다.

자기-의뢰 (Self-Referral)

이익을 위한 의뢰와 물리치료 서비스의 의사 권리에 대한 전문가들의 반대는 오래 지속되어온 입법 안건이었다. 이 같은 사업 관계는 환자 관점이 아닌 의사 관심사에 대한 잠재적인 갈등을 나타낸다. 또한 이러한 측면은 임상 의사결정과 환자에 대한 신탁 책임에 있어서 물리치료사들의 자율적인 권리에 부정적으로 영향을 미칠 것이다. 어떤 치료 환경에서든지 물리치료 자율성과 신탁 책임에 대한 자기-의뢰의 부정적인 영향이 발생할 수 있지만, APTA의 노력에 대한 중점은 노인의료보험제도의 외래 환자 물리치료 서비스를 제공하는 것에 있다. 자기-의뢰로부터 초래되는 물리치료사들, 특히 독립적으로 활동하는 물리치료사의 경쟁적 약점은 극복하기 어렵다.

의사들은 회복에 대한 잠재성이 가장 커서 그들의 치료를 통해 가장 많은 변제를 받을 수 있을만한 환자들을 "선별할 수 있는(cherry-picking)" 위치에 있다. 그들은 또한 치료적 목표를 성취할 수 있도록 환자들에게 계속적인 치료 서비스를 주기 위하여 다른 치료 제공자에게 의뢰하기 전에 환자에 대한 외래환자 재활 서비스를 통해 최대의 이익을 추구할 수 있다. 또한 그들은 단지 재정적으로 가장 어려운 환자들 혹은 더 많은 치료가 필요한 환자들만을 다른 전문가들에게 의뢰할지도 모른다. 이러한 재정적이고 윤리적인 쟁점들은 자기-의뢰에 관한 연방 법률을 만들게 하는 이유가 되었다.

자기-의뢰에 내재되어 있는 거짓 청구(fraud)와 남용을 우려하여, "Stark Law"으로 언급되는 연방 법률은 재정적인 이익을 위하여 의사들이 지정된 건강 서비스(즉, 실험용 서비스, 방사선, 물리치료 등) 기관으로 노인의료보험 환자들을 의뢰하는 것을 금지하였다. Sidebar 16.2를 참고하라. Stark Law는 약 20년 동안 한 단계 혹은 다른 단계에서 효력을 나타내고 있으며, 여기에는 자기-의뢰를 금지하는 것에 대한 예외 조항도 있다. Stark Law의 마지막 3단계는 법률의 허술함을 보완하고 재정관계 규칙을 명확하게 하기 위하여 이 법안을 지속적으로 개선하고 있다.

> *Sidebar 16.2*
>
> **의사 자기-의뢰(Physician Self-Referral)**
>
> 의사 자기-의뢰에 대한 더 많은 정보를 얻기 위해서는 http://www.cms.hhhs.gov/Physician Self Referral/을 참고하라.

물리치료 관리자에게 복잡하고 혼동되는 Stark 법률의 가장 중요한 부분은 자기-의뢰에 대한 사무실내 보조 서비스(in-office ancillary service) 예외일 것이다. 이 때문에, 그들의 사무실에서 제공되는 물리치료 서비스에 대한 노인의료보험제도에 청구하기 위하여 반드시 의사의 진찰을 거쳐야 하는 몇몇 상태에 대한 "규정"이 생겼다. 근본적으로, 이 규정은 의사들에게 의료 서비스에 대한 보조적인 것으로 물리치료를 지시하고 제공하도록 허용해주는 것이다. 서비스는 의사의 사무실로서 같은 건물에서 제공되어야 한다는 기준도 생겼으며, 의사들은 더 이상 변제될 서비스들에 대해 직접적으로 감독할 필요가 없게 되었다.

그러나 변제받기 위하여 물리치료의 제공자로 노인의료보험제도에서 지정된 사람(즉, 물리치료사와 물리치료사 보조)이 서비스를 제공하여야 하며, 이들은 지시 및 감독에 관한 주 법령을 준수하여야 한다. 의사들은 이것이 보조적인 서비스이기 때문에 노인의료보험제도 제공자의 수에 비례하여 서비스 청구를 할 수 있을 것이다.

이러한 고용 관계는 의사 사무실에 있는 물리치료 관리자들에게 몇몇 중요한 관점을 야기 시킨다. 치료 시 의사와 전문적인 관계를 잘 만드는 것은 물리치료사들의 전문성을 명백히 하고 존중받도록 해야 하는 관리자들에게는 핵심적인 책무이다. 특정 환자에 대한 치료사들의 임상 의사결정을 존중하는 것은 매우 중요한 일이다. 자율적인 의사 결정을 확립하기 위하여 단순히 의사들의 특정적, 표준적 지시 따르는 것은 바람직하지 않다.

의사의 노인의료보험제도 제공자 수와 사무실이 물리치료 청구를 위해 필요하기 때문에 물리치료 관리자들은 더 많은 책임감을 가지고 변제를 위한 필요항목을 정확히 확인하여야 한다. 노인의료보험제도 보험중개인들과의 계약 동의이든 혹은 사무실 정책과 절차이든 무시할 수도 있는 법률적, 윤리적인 관점에 관해 사무실 직원들을 교육하는 것은 계속 주어지는 주요 경영책임이다. 이런 환경에 있는 관리자들은 특정 환자 중점이기보다는 치료에 가장 큰 중점을 두었을 가능성이 있는 의사가 만든 치료 프로토콜과 생산 목표에 대해 더욱 조심할 필요가 있다.

*물리치료*라는 용어의 사용 (Use of the Term *Physical Therapy*)

의사들은 자신들이 시행하든, 물리치료사 혹은 물리치료사보조를 고용하든, 혹은 직접적인 면허증이 없는 직원들이 시행하든 "물리치료"에 대한 노인의료보험제도가 아닌 다른 건강-관리 보험회사에 청구하는 것은 가능하다. 면허증을 가진 건강-관리 제공자가 현재의 절차적인 전문 용어(current procedural terminology, CPT-4) 코드를 사용하여 청구할 수 있기 때문에, 이들은 열, 초음파, 마사지 운동 등의 중재방법을 이용하여 환자들을 치료할 수도 있다. 그들은 종종 물리치료사가 치료를 제공하고 있지 않지만 환자들에게 "물리치료"를 받고 있다고 말한다.

단지 물리치료치료사에 의해 행해지는 것에만 물리치료라는 용어를 사용하는 것은 전문가들이 느끼는 또 다른 딜레마이다. 외래 환자 서비스의 접근과 변제를 제한하는 많은 노인의료보험제도 정책들은 근골격계 질환의 치료에 가장 일반적으로 사용되는 현재의 절차적인 전문 용어 코드(주로 97000 시리즈)에 대한 외래 환자 청구에서 거짓 청구와 남용의 비율을 높게 만드는 것과 관련된다. 이러한 문제는 노인의료보험제도가 의사 수수료 일정(Physician Fee Schedule)에서 각 현재의 절차적인 전문 용어 코드의 가치를 계속적으로 만들도록 하지만, 이 코드를 사용하여 건강 전문가들이 제공하는 청구서를 조절하거나 결정하지는 못한다. 노인의료보험제도는 97000 시리즈에 해당하는 치료들에 대한 제공 면허가 있는 모든 제공자들이 그렇게 하도록 동등하게 자격을 부여하고 있다.

이로 인해, 개인 치료를 시행하고 있는 물리치료사들은 회사에서 근무하는 외래환자 물리치료 제공자들과 경쟁적인 위치에 놓이도록 만드는 것뿐만 아니라 다른 97000 치료들을 직접 청구할 수 있는 카이로프락터, 의사들, 그리고 다른 제공자들과도 경쟁하여야 한다. 97000 시리즈에서 현재의 절차적인 전문 용어 코드와 관련된 거짓 청구 및 남용에 책임이 있는 이런 사람들을 분류하는 것은 어려운 일이다. 국가 제공자 식별 표준(National Provider Identification Standard)을 통해 알아보는 것은 실제 청구와 관련된 치료를 제공하는 사람을 구체화시키는 것을 통해 이런 상황을 명백히 할 수 있으며, 다른 형태의 전문가들을 비교할 수 있을 것이다. Sidebar 16.2A를 참고하라.

> *Sidebar 16.2A*
>
> **국가 제공자 식별 표준**
> (National Provider Identification Standard)
>
> 이 프로그램에 대한 더 많은 정보를 얻기 위해서는 http://www.cms.hhhs.gov/nationalprovidentstand/을 참고하라.

사례금 (Kickbacks)

Stark Law는 "사례금 방지 법안(Anti-Kickback Statute)"라 불리는 1987년의 저소득층 의료보장제도와 노인의료보험제도 환자 보호 법령(Medicare and Medicaid Patient Protection Act)과 혼동될 수 있을 것이다. 이는 임상의사결정에 잠재적으로 부정적인 영향을 미칠 수 있으며 불공정한 경쟁을 이끌 수 있는 상황을 보완하는 법안이다. 간단히 말해서, 이 법안은 직접적으로 사례금, 뇌물, 혹은 리베이트(rebate)를 주고받는 것, 혹은 간접적으로 현금이나 저소득층 의료보장제도와 노인의료보험제도에서 보험혜택을 받는 환자들에 대한 의사 의뢰와 같은 형식으로 연결시켜주는 것을 금지하는 것이다.

사례금 방지 법안에 대한 위반은 범죄이며, 이것은 위반자들을 색출하기 위하여 범죄조사를 하기보다는 경고성 조사에 더 많은 비중을 두고 있는 시민 법안인 Stark Law 보다 더 크게 처벌받는다. Stark Law에서의 예외처럼, 사례금 방지 법안을 개정하여 특정 형태의 사례금에 대한 예외 조항을 두고 있다. Sidebar 16.3을 참고하라. 의뢰의 토대를 넓게 하려는 관리자들은 저소득층 의료보장제도와 노인의료보험제도와 관련된 연방 법안뿐만 아니라 자신들이 속한 주의 사례금 방지 법안을 준수하는데 주의하여야 하며, 이것은 일반적으로 모든 형태의 환자 의뢰에 더 많이 적용될 것이다.

> *Sidebar 16.3*
>
> **사례금(Kickbacks)**
>
> 사례금 예외 조항에 대한 더 많은 정보를 얻기 위해서는 http://www.oig.hhs.gov/fraud/safeharborregulations.html을 참고하라.

심각한 문제들에 대한 법률적인 해결책에도 불구하고, 현재의 변제 체계는 의사들이 건강-관리 관련 의사 결정을 하도록 계속적으로 지원해 주며, 이는 재정적인 치료 선호도와 관계된 정책에 대해 의회에 로비하는 능력을 반영한다. 또한 의사들은 환자들에게 영향을 미칠 수 있으며 힘을 쓸 수 있는 위치에 있다. 많은 사람들이 건강-관리 선택에 관한 정보를 취합하고 분석하는 것에 더 많은 관심을 가지고 있지만, 주치의의 조언이 환자 관점이 아닌 다른 요소들에 의해 영향 받고 있음에도 불구하고 대부분의 사람들은 이를 믿고 따르는 것처럼 보인다.

의사들에 대한 환자 의존감을 바꾸는 것은 경영 전략뿐만 아니라 전체적인 관점에서 물리치료 전문성 전략을 필요로 한다. 관리자들은 그들의 가장 중요한 몇몇 사업 목표를 달성하기 위하여 환자 의존감을 변화시키는 것보다는 "시스템을 작동시키는 것"에 얼마나 많이 그들의 노력을 집중할 것인가에 관한 거의 매일 매일의 의사결정에 직면하고 있다.

변제 제한 (Reimbursement Limitations)

많은 사람들이 물리치료, 언어치료 및 작업치료의 노인의료보험제도 Part B 지불에 대한 연단위의 재정 제한(개인별 균일할당제[capitation])의 시행을 바꾸려고 많은 로비를 하고 있다. 병원-기반 외래환자 서비스는 치료 서비스가 균일할당제에 의해 부과되는 제한 때문에 노인의료보험제도 수혜자들에 적용되지 않는 것을 막기 위하여 이러한 균일할당제로 부터 예외로 되어 있다. 이 규칙은 개별 치료환경에 있는 물리치료 제공자들에게 잠재적으로 또 다른 불공평한 차이를 가져 올 수 있다. 외래환자 관리자들은 이와 같은 외래환자 재활 서비스에서 나타날 수 있는 지불 한도의 문제를 극복하기 위하여 환자들이 1년 이내에 한 치료 제공자로부터 다른 사람으로 바꾸지("치료 바꿈") 않도록 하는 방법을 만들어야 한다.

어느 환자가 다른 치료시설에서 서비스를 시작하기 전에 한 치료 시설에서 이미 연 균할당제 총액에 도달하였는지 알아내는 것은 많은 시간이 필요한 일이다. 예를 들어, 환자는 의사, 카이로프락터, 혹은 기업 치료시설에서 물리치료를 받았을지도 모르며, 그들에게 허용된 지불 비용이 이미 다 되었거나 균일할당제 총액에 도달하였을 수도 있다. 환자의 주치의는 또 다른 의뢰를 만들 것이며, 계속적인 치료를 위하여 환자에게 개인 치료 혹은 병원-기반 치료를 받도록 권고할 것이다. 비록 병원-기반 치료가 노인의료보험제도 환자들에게 비용 한도가 정해져 있지 않을지라도, 환자의 치료 목표가 이전 치료 시설에서처럼 정리되어 있다면 비용지불이 거부될 위험성은 커진다. 연 지불 한도가 치료사가 모르는 상태에서 병원이 아닌 치료 환경에서 도달되었다면 이러한 상황에서 환자 치료를 계속하려는 개인 치료사의 변제 요구는 거부될 위험성이 커진다.

허가 (Authorizations)

또한 관리자들은 서비스를 시작하고 계속하는데 필요한 승인이 노인의료보험제도와 비노인의료보험제도 환자들을 위한 전문가들과 직원들에 의해 일관되게 그리고 정확히 이루어졌는지 확인하여야 한다. 지불거부가 승인전이 아니었기 때문에 혹은 치료를 계속하는 것에 대한 규칙이 뒤따르는 것이 아니기 때문에, 서비스를 위한 지불거부를 피하는 것이 목표가 된다. 이것은 보험업자들과의 소통이 필요한 것으로 환자 치료에 대한 지불이 의도적으로 혹은 자신도 모르게 거부된 것이 아니라는 것을 보장하는 또 다른 방법이다.

근로 보상혜택의 일부분으로 혹은 개인 상해보험(자동차 보험)을 통하여 서비스를 받고 있는 환자들에 대한 치료 허가는 연방법안 보다는 주 법령에 의해 결정된다. 또한 지속적으로 정책이 변하고 있기 때문에 관리자들은 이러한 주 법령과 규정을 준수하여야 한다. 근로 보상혜택을 받고 있는 많은 환자들이 규모가 큰 회사에서 일하는 동안 상해를 입은 것이기 때문에, 고객 권리를 옹호하기 위하여 변호사들이 의료 회의에 참여하려는 것은 특별한 일이 아니다. 고객들의 재활과 관련된 변호사들과 상호작용하는 것은 관리자들에게 많은 시간을 필요로 하는 일일 수 있다. Sidebar 16.4를 참고하라.

> Sidebar 16.4
>
> **근로 보상(Worker' s Compensation)**
>
> 근로 보상 연구소(Worker' s Compensation REsearch Institute) 홈페이지에서 WCRI 기준 연구(Benchmarks Study)를 찾으라. 결과를 분석하라. http://www.wcrinet.org/benchmarchs/benchmarchs_06/benchmarchs_06_tbl-B.html을 참고하라.

재활서비스를 위한 보험보상 (Insurance Coverage for Rehabilitation)

국회는 지속적으로 재활 서비스를 위한 노인의료보험제도 지불을 절감하고, 현재의 절차적인 전문 용어 코드 가치의 연례적 수정(annual adjustment)을 통하여 지불비용을 조정하며, 재활 서비스 비용에 대한 균일할당제를 연례적으로 수정하려고 한다. 많은 외래 환자 물리치료 관리자들이 단지 물리치료의 현재의 재정적인 문제만을 관리하는 것이 아니라 조직의 성장을 예측하여야 하기 때문에, 예기치 못한 상황들에 대처하여야 하는 이들로서는 이러한 끊임없는 법률 활동이 중요한 존재 이유가 된다.

개인 보험업자들을 위하여 비용을 조절하는 것은 종종 재활과 같은 "보조적인(ancillary)" 건강 서비스의 범위를 제한하거나 제거하는 것을 의미한다. 관리자들이 변제 시스템의 한 형태로 치료를 좁히고 사람들에게 영업하는 것은 놀라운 일이 아니다. 광범위한 자원을 가진 조직들은 동시에 노인의료보험제도, 근로 보상혜택, 개인 상해, 들에게 다른 형태의 보험을 효과적으로 다루고 있는 업체들을 도울 수 있다. 이러한 것들 중 어느 하나가 복잡하여 당황하게 될 수도 있다. 한편, 정책변화가 다른 종류의 보험보다 어떤 한 종류의 보험을 더 좋은 조건으로 만들 수 있기 때문에 다른 여러 종류의 보험업자들과 계약하는 것은 중요하다.

대체 수입 자원
(Alternative Income Sources)

진심으로 자율적이기를 바라는 물리치료사들은 보험 지불자들과 계약하지 않고 자신들의 서비스에 직접 접근할 수 있는 환자들에 대해 현금 사업을 하려 할지도 모른다. 건강 저축 계좌를 도입하는 것은 더 많은 사람들에게 자신들이 필요한 특정 서비스를 선택하여 지불하도록 해 줄 수 있다. 물리치료 관리자들은 선택을 제공해주는 주체가 되는 외래환자 물리치료 환경에 대한 주된 책임을 가지게 된다.

척추질환 환자들을 치료하는 카이로프락터들과의 영역 다툼, 수부 상해(hand injury) 환자들 치료하는 작업치료사들과의 영역 다툼, 그리고 공식적인 건강관리에 대한 비주류(fringe)에 해당하는 다른 제공자들(즉, 침구사, 롤퍼(Rolfer), 마사지 치료사 등)과의 영역 다툼은 종종 재활 관리자들의 주요 관점이다. 또한 개인 트레이너들은 보험 혜택을 다 사용한 사람들의 치료 요구를 충족시키려 노력하고 있으며, 그들의 "치료"를 계속하기 위하여 개별적이고 개인적인 운동 시간에 대한 비용을 지불하도록 할 것이다. 물리치료를 향상시키기 위하여 다른 전문영역들을 고려할 때 혹은 이들 영역들에 대해 물리치료를 분명히 구별할 때를 결정하는 것은 분명한 판단이 아니다.

최근에 재활 서비스에 대한 변제를 감소시키는 것에 대해 경영자들은 물리치료의 다양화를 통해 이를 극복하려 하고 있다. 스파 서비스, 헬스클럽 회원, 건강 프로그램 등과 같은 관련 서비스를 제공하여 건강 보험 변제보다는 현금 지불방식을 사용하는 것은 더욱 일반적인 일이 되고 있다. 그러나 물리치료 관리자들은 이러한 사업결정을 적용하는 것과 관련된 이미지를 고려할 필요가 있다. 물리치료라는 용어를 고급스럽게 사용하는 동시에 전문가 역할을 명백히 하고 굳건히 하는 것은 그들의 책임이다.

외래환자 환경에서 물리치료의 독특한 특징
(Unique Features of Physical Therapy Practice Outpatient Settings)

물리치료 혹은 재활 외래환자 센터들의 중점은 대부분 이 센터들 내에서 치료하고 있는 특별한 질환으로 구체화되는 근골격계 질환, 스포츠-관련 상해 환자들에 대한 치료이다. 또한 외래환자 치료는 아동 치료에 전문적일 수 있으며, 임파부종, 여성 건강, 혹은 작업-관련 상해와 같은 특정 상태에 중점을 둘 수 있을 것이다.

때때로 치료의 전문화는 치료를 의뢰하는 의사들의 전공으로부터 발달된다. 예를 들어, 만약 어깨충돌증후군 치료가 전공인 정형외과 의사가 물리치료센터에 대부분의 환자들을 치료 의뢰한다면, 물리치료센터는 이에 따라서 어깨 질환 재활로 특화될 것이다. 예를 들어, 다른 센터들이 스스로 스포츠의학 센터로 자신들을 설정하고, 특정 분야를 만들어 치료 의뢰를 받는다. 또한 면허증이 있는 전문가들을 고용하여 클리닉의 전문화를 이끌 수 있다. 전문가를 고용하는 것이 적합한 치료를 이끄는 것이며, 전문가들을 단계적으로 포함시키는 것이 최적의 치료를 만들기 위한 관리 전략이다.

치료 형태 (Types of Practices)

외래환자 치료환경에 있는 관리자들은 다양한 임상 치료 중점을 가지고 있는 것뿐만 아니라 그림 16.1에서 설명하고 있는 것처럼 다양한 건강-관리 조직들의 치료 선호도를 확인할 기회를 가질 수도 있다. 이에 대해서는 Sidebar 16.5와 다음 부분에서 설명하고 있다.

병원-기반 외래환자 서비스의 다른 특징들 (Other Features of Hospital-Based Outpatient Service)

병원-기반 외래환자 재활 서비스는 넓은 범위의 전문 서비스를 담당할 수 있다. 범위는 의사 치료 혹은 지역사회에서의 개인 치료의 형태와 횟수에 따라 달라질 수 있다. 예를 들어, 병원에서 수술을 시행하는 정형외과 의사는 병원에서 운영하는 외래환자 서비스보다는 그들 자신이 시행하는 치료 혹은 다른 외래환자 센터로 환자들을 의뢰할 수 있다. 그러므로 병원 전문화는 수술 후 정형외과보다는 다른 어떤 것일 수 있다. 이러한 자기-의뢰는 다른 의학 전문가로 부터의 의뢰에 의존하는 병원-기반 외래환자 센터에 국한되지 않는다. 병원들은 단지 상해를 받지 않았거나 덜 상해 받은 사람들에 대한 서비스 제공자 일뿐이다.

병원에서 분리하여 환자들이 접근하기 쉽도록 보다 편리한 위치에 외래환자 센터를 만들려는 병원과 건강 시스템의 최근 경향은 외래환자 유치 경쟁에서 비롯되었다. 한 지역에서 한 기관은 많은 센터를 가지고 있으며, 보험 혜택을 받는 사람들의 요구를 수용하기 위하여 필요한 제3자 지불 계약 기회는 더 적어지고 있다. 이것은 더 적은 계약 건수를 통해 경영 비용을 절감하려는 보험업자들에게는 좋은 것이지만, 종종 같은 보험업자와 계약하고자 하는 지역사회의 독립 치료사들에게는 많은 어려움을 초래하게 된다.

병원-기반 외래환자 치료를 담당하는 관리자들은 광범위한 지역사회 요구를 충족시키려는 규모가 큰 기관의 일부이다. 그들의 직원들은 직원회의, 임상 지도, 그리고 기관 활동에 많이 참여하여야 한다. 최적의 시장을 찾기보다는 폭넓은 환자 토대를 위한 요구를 확인하는 방법을 찾는 것이 다른 환경에서는 없는 관리 책임일 것이다.

한 치교센터에 얼마나 많은 입원환자와 외래환자 직원들을 포함할 것인지를 결정하는 것은 병원-기반 치료에서는, 특히 직원이 부족하다면, 중요한 결정일 것이다. 이상적으로, 입원환자 서비스에서 외래환자 서비스로 혹은 그 반대로 옮길 수 있으며 옮기려 하는 직원들은 관리자들이 직원 배정을 위한 인력 운영을 유연하게 할 수 있도록 허용해 준다. 종종 각각의 환경에서 근무하는 직원들은 한 치료환경에서 다른 환경으로 전환하는 것

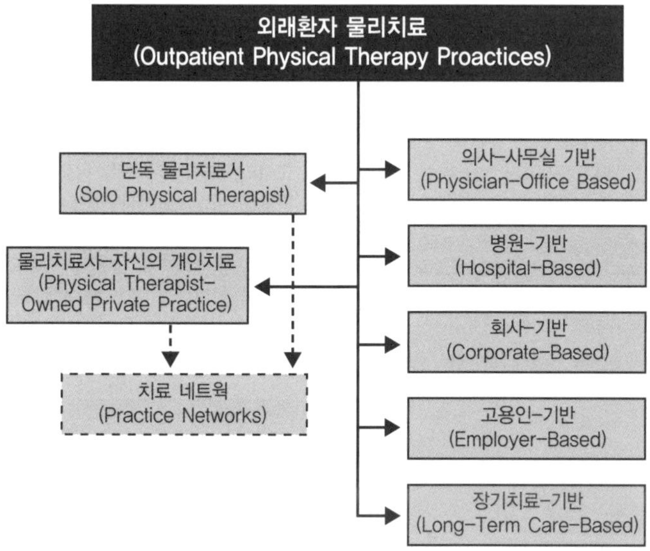

그림 16.1 외래환자 치료의 형태

Sidebar 16.5

외래환자 센터에서의 업무 특성(Characteristics of Work in Outpatient Centers)

단독 치료 :

- ◆ 종종 고도로 전문화되어 있다.
- ◆ 생존하고 있는 동안 환자들의 요구에 부합되는 일반적인 치료일 것이다.
- ◆ 임상적이고 사업적인 결정의 자율성을 위한 가장 큰 기회를 제공한다.
- ◆ 제3자 지불 계약을 협상하기 어려울 것이다.
- ◆ 의뢰의 토대를 넓게 만드는 것이 어려울 것이다.
- ◆ 전문성 고립(professional isolation)을 피하기 위한 특별한 노력을 할 필요가 있다.
- ◆ 임상적인 증거와 변제 정책에 부합되도록 노력하여야 한다.

개인(독립) 치료 :

- ◆ 제한되지 않은 사업 성장과 적합한 시장 개발을 위한 기회
- ◆ 여러 전문분야가 관련될 수 있다.
- ◆ 예측하기 어려운 변제 정책과 계약 협상에 따라 고용 가능성이 달라질 수 있기 때문에 종종 사업 책임이 환자치료에 집중되지 않을 수 있다.
- ◆ 현금 흐름과 자금 재원이 공통적인 관심사이다.

치료 네트워크 :

- ◆ 계약 협상과 청구, 영업, 질 관리 등의 다른 측면에 대한 중심화된 지원을 제공한다.
- ◆ 개인 치료의 독립성이 보존된다.
- ◆ 네트워크를 통해 지불된 비용이 크지 않기 때문에 사업 시행 비용은 증가된다.

고용인-기반 :

- ◆ 서비스를 필요로 하는 고용인들에 대한 보증인이 있다.
- ◆ 고도로 전문화된 치료
- ◆ 대규모 회사 단지에 위치하고 있어 공간비용을 줄일 수 있다.
- ◆ 고용인들에게 편리하다.
- ◆ 현장 예방 및 건강 프로그램 개발을 위한 기회.
- ◆ 서비스에 대한 직접 자금 변제는 종종 제3자 지불을 피하기 위하여 협상된다.
- ◆ 업무와 관련 없는 문제 때문에 다른 제공자들의 관리를 받고 있으며 업무-관련 병변을 가진 고용인들로 치료가 제한된다면 치료의 경계 쟁점이 나타나게 될 것이다.

Sidebar 16.5 - 계속 -

외래환자 센터에서의 업무 특성(Characteristics of Work in Outpatient Centers)

병원 혹은 건강-관리 시스템 기반 :
- 경력을 쌓을 수 있는 기회.
- 시스템의 한 부분에서부터 다른 부분으로의 환자를 전환시킴으로써, 치료의 연속성에 대한 가능성을 높인다.
- 천천히 변하는 관료 체계(bureaucracy).
- 최첨단 설비 및 장비.
- 일반적 혹은 특별한 치료 기회.
- 오래 근무하는 직원들 사이의 강한 상호작용.
- 덜 위협적인 변재 쟁점.

장기치료 기반 :
- 환자들이 장기치료 시설에서 치료센터 사이에서 이동하므로 치료의 연속성을 유지할 수 있다.
- 입원환자와 외래환자 서비스를 위한 하나의 관리 체계.
- 복잡하고 만성적인 의학적 문제를 가진 환자들의 비율이 높다.
- 노인 치료 전문화 기회.

의사 사무실 :
- 의사와 밀접한 업무 관계.
- 일반적으로 높은 생산성 요구를 포함하는 담당 건수가 많다.
- 윤리적이고 재정적인 쟁점을 가져올 수 있는 자율적인 임상의사결정에 대한 잠재적인 제한.
- 정형 전문화를 위한 기회.

기업적 센터 지부 :
- 많은 위치에서 경력을 쌓을 기회가 된다.
- 개발, 영업, 직원 은퇴 등을 위한 재원을 중앙에서 조절할 수 있다.
- 잠재적으로 주주들을 위한 치료의 질 보다는 치료의 양에 중점을 둘 위험성이 있다.
- 높은 생산성 요구
- 주주들은 중요한 이해 당사자이다.

을 원하지 않거나 쉽게 옮길 수 없는 경우가 있다. 이 두 치료 환경에서 치료 기술, 업무 속도, 그리고 임상 전공은 매우 다르다.

이러한 요소들은 특히 입원환자와 외래환자 서비스가 신체적으로 서로 분리되는 경우에, 의도적으로 두 집단을 분리하여 치료하려는 관리자 결정에 영향을 미친다. 다른 관리자들은 직원들이 두 분야에서 그들이 기술을 유지하도록 고집할 것이다. 이러한 업무 요구를 충족하기 위하여 폭넓은 분야에 걸쳐 박학다식한 사람으로서의 역할을 유지하려는 물리치료사의 능력은 단지 환자의 문제가 제한적인 범위에서만 설명되는 덜 복잡한 병원 환경에서만 가능한 것이다.

환자 외래환자 선택 (Patient Outpatient Choices)

외래환자 재활을 위한 의사 의뢰는 환자들의 위치적인 접근 편리성을 중요하게 고려할 것이다. 이는 환자의 보험업자자와 계약한 센터가 어디냐에 따라 달라질 것이다. 특정 센터에 대한 의사의 의뢰 선호도에 관계없이, 제3자 지불은 그들의 제공자 네트워크 내에 있는 시설로 외래환자 치료를 받는 장소를 제한하고 있으며, 네트워크 이외의 센터를 선택한 환자들에게는 추가 비용을 받고 있다. 이러한 현실은 환자들이 가능할 때마다 그들의 의사들이 추천하는 것을 하도록 만드는 중요한 요인이며, 의사들은 환자들의 네트워크 내에 있는 제공자들에 대한 의뢰를 수용하려고 노력한다.

외래환자 물리치료의 가장 구별되는 특징은 다른 치료환경과는 달리 치료사들이 적극적으로 고객을 확보할 수 없다는 것이다. 이것은 치료실을 방문하는 환자들의 의지에 따라 달라지므로, 관리자들은 무엇보다도 환자들을 치료실에 오도록 유도하여야 한다. 이러한 책임에서 중요한 첫 단계는 가능한 보험 책임자와 많은 계약을 만드는 것이며, 이에 따라 조직은 많은 환자들을 위한 잠재적인 제공자가 된다. 환자들이 센터에 오려고 하지만 "네트워크 밖에" 있기 때문에 그들이 올 수 없을 때, 관리자들은 어려움을 느낀다. 많은 잠재적인 환자들은 "네트워크 안에" 있는 제공자가 아닌 그들이 선호하는 제공자에게 추가적인 비용을 지불하면서까지 치료받을 여유가 없을 것이다.

같은 환자에 대한, 특히 다양한 이유 때문에 가장 적합하다고 판단되는 환자의 경우에 제3자-지불 네트워크 내에서의 경쟁은 더욱 심화된다. 경쟁적이고 이익을 실현하기 위하여, 외래환자 치료환경에 있는 물리치료 관리자들은 제공된 서비스의 질과 서비스를 위한 지불에 중점을 두어야 한다. 직원들의 치료 성공과 노력에 대해 사람들 사이에서 입에서 입으로 전해지는 것은 관리자들이 가질 수 있는 가장 가치 있는 영업 수단일 것이다. 아마도 환자의 물리치료 선택에 대한 의사의 영향을 최소화시키는 가장 좋은 방법은 물리치료 평판을 들은 환자들이 특별한 치료를 선호하여 그 치료를 받겠다고 말하도록 하는 것이다. 동시에, 환자들이 받은 서비스의 질에 만족한다는 것을 의사에게 말하도록 하는 것도 중요하다. Sidebar 16.6을 참고하라.

> *Sidebar 16.6*
>
> **의사 질 보고 계획**
> (Physician Quality Reporting Initiative)
>
> 새로운 의사 질 보고 계획에 대한 정보를 얻으려면, http://www.cms.hhs.gov/pqri/를 참고하라.

치료의 질 (Quality of Care)

다른 형태의 외래환자 센터에서 관리자 위치에 있는 물리치료사들은 이익뿐만 아니라 치료의 질을 보장할 책임을 생각하여야 한다. 관리자들이 이러한 두 범주의 책임을 감당하는데 필요한 많은 시간에 관한 고용주들의 생각은 잠재적으로 드러나지 않을지도 모른다. 사업적 측면에서 이러한 경영책임은 다른 직원들에 의해 이행되거나 보완될 수 있지만, 치료의 질 보장에 대한 전문성 책임은 비전문가들 혹은 다른 전문분야의 전문가들에게 위임될 수 없다. 치료의 힘은 관리 결정에 대한 질적인 중점, 혹은 접근 방식에 따라 달라질 것이다.

각 환자들의 질 결과 및 비용에 대한 전자데이터 수집으로 노인의료보험제도와 연결되어 있는 다른 건강-관리 환경과 달리, 지불자로부터 받아야 할 외래환자 재활 환경과 관련된 표준화되고 공식적인 서류는 없다. 구매를 위한 몇몇 시스템들 혹은 자신의 사용을 위하여 큰 조직들에 의해 만들어진 시스템들이 있을지라도, 외래환자 조직들의 치료의 질과 비용-효율성을 비교하기는 어렵다. 간호 가정과 달리, 이러한 중요한 정보를 통해 센터들을 대중적으로 비교하는 것은 가능하지 않다.

APTA의 최근 계획은 전국적인 외래환자 데이터베이스에 참여할 수 있도록 센터들의 능력을 높이는 것이다. 제공하는 서비스에 대한 자료를 공유하는 것에 대한 필요조건이 없기 때문에, 외래환자 센터는 다른 센터들과의 비교를 의도적으로 피하면서 단지 내적 과정 및 영업 과정을 위하여 자료를 수집하려 할 것이다. 규모가 큰 조직들은 이미 균등성과 생산성 측정을 위한 강력한 내적 기전을 가지고 있기 때문에, 철저한 계획과 전문가 설득을 통해 전국적으로 표준화된 외래환자 서류와 측정 체계를 구축하려고 할 것이다.

환자 만족 (Patient Satisfaction)

물리치료 결과와 질에 대한 환자 만족도를 조사

해보는 것은 직접 시행하는 정형 치료가 부담스럽거나 아플 수 있기 때문에 외래환자 관리의 질을 연구하는데 유용할 것이며, 이는 환자들은 치료에 적극적으로 참여시키는데 도움이 될 것이다.8 한 조사 연구는 외래 환자들의 물리치료 만족도가 클리닉 위치, 주차, 치료 대기 시간, 그리고 장비 형태와 같은 환경적 요소보다는 대부분 치료사와의 높은 상호작용(즉, 환자와 보내는 시간, 환자에 대한 충분한 설명과 지도, 지원 인력들의 비사용)과 관계된다고 보고하고 있다.

Part 2
관리 쟁점들 (Management Issues)

외래 환자 센터 관리의 개요 (Overview of Management in Outpatient Centers)

외래환자 물리치료에서 관리 기회는 매우 많으며, 규모가 큰 기관에서 경력을 쌓으려는 고용인들과 사업가들에게 매력적인 다양한 모델들과 조직들에서 나타날 수 있다. 경영 기회는 다음의 사항들을 포함한다.

- 물리치료사가 환자 치료의 모든 부분을 제공하며 지원인력의 사용이 제한적인 상태에서 치료를 관리하는, 대개 하나의 사무실에서 수행되는, 단독 치료. 또한 이러한 치료는 가정 치료 혹은 다른 기관에서의 계약 치료까지 포함한다.
- 몇몇 다른 물리치료사들과 지원 인력들을 고용하는 단독 사무실, 혹은 잠정적으로 많은 재활 전문가들과 지원 인력들을 고용하고 있는 여러 사무실을 포함하는 규모가 큰 개별 물리치료.
- 치료의 많은 측면에서 중심화된 지원을 받는 물리치료 네트워크의 부분인 단독 혹은 개별 치료. 이것은 일반적인 지불 혹은 네트워크를 공유하는 것을 통해 얻는 이익과 관련될 것이다. 일치 속성에 따라, 네트워크에서의 치료는 일반적으로 상대적인 의사결정 독립성으로 작동한다.
- 공간을 임대하고 의사 치료 서비스 지원에 대해 지불하는 단독 혹은 개별 치료. 이것은 전문가 자율성을 유지하면서 의사들과 전문적으로 강한 유대관계를 형성한다.
- 규모가 큰 고용주와 계약하여 고용인들에게 모든 물리치료 서비스를 제공할 수 있도록 하는 치료. 이것은 대개 작업 분석과 상해 예방 서비스를 포함하며, 일반적으로 고용주의 사업장에서 이루어진다.
- 병원 혹은 건강-관리 시스템 내의 외래환자 서비스. 이것은 몇몇 인접 사무실(satellite office)의 하나에서의 감독 책임으로부터 병원 혹은 건강-관리 시스템의 모든 시설에서

모든 재활 서비스의 관리까지 다양한 범위에서 이루어 질 것이다.

- 장기 치료 센터 혹은 지역사회에서 제공된 외래환자 서비스. 외래환자들은 노인의료보험제도 Part B 외래환자 재활에 적합한 사람으로 센터에 거주하고 있을 수도 있으며, 혹은 시설에서 퇴원하고 지속적인 재활을 위하여 외래환자로 복귀한 사람일 수도 있다. 일반적으로 관리자들은 같은 장기치료 기관에서 입원환자 서비스 책임을 가지고 있다.
- 특정 의사 혹은 의사 집단의 환자에 대해 가정에서 제공되는 의사-자신의(단독 혹은 집단) 물리치료 서비스. 치료에 대한 의사의 관심 때문에 관리자의 역할은 더욱 제한적일 것이다.
- 외래환자 센터의 체인점을 가지고 있는 전국적 회사. 관리 책임은 한 센터에서부터 몇몇 센터의 지역 관리 혹은 상위-수준 관리 위치에 이르기까지 다양할 것이다.

이러한 모델 내에서, 면허증이 있는 전문가들과 틈새시장이 있을 것이다. 치료는 특별한 진단 혹은 연령 집단에 집중하여야 할 것이다. 또는 치료는 다양한 환자 요구를 설명할 수 있는 박학다식한 사람에 의해 주어질 것이다. 외래 환자 치료환경에서 관리자들은 다음 부분에서 설명되는 책임감과 유사한 것을 느낀다.

경영 책임 (Managerial esponsibilities)

임무, 비전, 그리고 목표 (Mission, Vision, and Goals)

소유와 규모의 가능성 범위 때문에 다른 건강-관리 환경에서보다 외래환자 치료환경 사이에 임무, 비전, 그리고 목표는 더욱 다양하게 나타난다. 병원-기반 외래환자 시설은 전체적으로 기관의 임무와 비전에 부합하도록 규모가 큰 기관의 목표 및 결과와 관련된다. 이러한 환경에서 외래 환자 관리자들은 병원 임무, 비전, 그리고 목표를 만드는데 기여할 것이며, 이것들을 성취하는 것에 있어서 치료시설에 대한 책임을 확실히 갖게 될 것이다.

또한 임무와 비전을 검토하고 수정하려는 특별한 노력이 없다면, 회사-기반 외래환자 센터의 관리자들은 최소한의 노력으로 회사의 임무와 비전을 다루려고 할 것이다. 개별 물리치료를 적용하는 치료사들은 다른 것들과 분리하여 자신들의 치료를 설정하기 위한 시작점으로 비전, 임무, 그리고 목표를 만드는 것을 고려하여야 한다.

모든 형태의 외래 환자 환경에 있는 관리자들은 환자에 대한 경쟁 때문에 비전과 임무를 통하여 그들 스스로 구별하기 좀 더 어려워진다. 예를 들어, 가정 치료는 가정 치료이며, 일반 병원의 임무와 비전은 다른 일반 병원의 임무 및 비전과 더욱 유사하여야 한다. 한편, 외래환자 센터는 경쟁적인 이점을 얻기 위한 유사성보다 더 많은 차이점을 갖게 될 것이다.

또한 비전과 임무에 대한 설명을 통하여 치료의 힘을 명백히 구별하여 강조하는 것은 인원을 모으고 의뢰의 토대를 만들기 위한 강력한 도구가 될 것이며, 이해당사자들과의 효과적인 의사소통 수단이 될 것이다.

정책과 절차 (Policies and Procedures)

정책과 절차에 대한 외래환자 관리자들의 책임은 규모 및 조직의 형태에 따라 다양하다. 관리자들은 높은 조직 수준에서의 실행을 위하여 만들어진 정책 및 절차 매뉴얼 받거나, 혹은 그들은 독립된 치료나 의사 사무실에서의 개발과 이행에 대한 전체적인 책임을 갖게 될 것이다. 더 크고 더 복잡한 조직일수록 정책과 절차는 더 복잡해진다. 노인의료보험제도-인증 제공 기관이 되기 위하여 필요한 정책과 절차에 더하여, 규모가 큰 조직은 큰 규모 때문에 나타나는 더 복잡한 상호작용과 자원관리를 반영하는 정책과 절차를 확대해 나갈 것이다. 독립 치료사들은 직원이 많지 않고 공간적인 제약이 없는 관계로 사업 시행이 더욱 자동적이고 반사적으로 이루어지기 때문에 정책과 절차에 대해 비교적 급하게 생각하지 않는다.

전문가 예우 (Professional Courtesies)

의사들, 다른 건강 전문가들, 그리고/혹은 고용인의 가족 구성원들이 치료받는 경우 비용을 받지 않거나 비용을 할인해 주는 것과 같은 전문가 예우에 대한 사항은 외래환자 치료환경에서 독특하게 나타나는 정책과 절차 중의 하나이다. 비록 전문가 예우가 효과적인 영업 전략일지라도, 불공평성 혹은 사례금 금지 법안에 대한 잠재적인 위반과 같은 쟁점들이 내재되어 있다. Stark 법안은 단지 병원에서만 전문가 예우를 적용하고 있으나, 다른 치료 환경에서는 "생각할 거리(food for thought)"로 남겨두고 있다. 전문가 예우에 대한 그들의 요구는 다름을 포함한다.

- ◆ 전문가 예우 정책은 명문화되어야 하고 해당 조직을 담당하는 정부기관에 의해 승인되어야 한다. 이것은 주 혹은 연방 사례금금지 법안을 위반해서는 안 된다.
- ◆ 제공된 서비스는 일상적이고 전형적인 것이며, 의사 의뢰에 관계없이 모든 의사들에게 주어진다.
- ◆ 재정적 요구가 없다면 의사 혹은 가족들은 연방 건강 수혜자일 수 없다.

특히 개별 치료사의 경우에, 전문가 예우에 대한 연례 방문 비율에 제한을 두는 것이 필요할 수도 있다. 또한 의사와 가족들의 전문가 예우에 대한 방문 횟수를 정하는 것이 필요할 수도 있다. 어떤 경우에는 전문가 예우와 무료 서비스에 대한 균형을 맞추는 것이 고려되어야 할 필요가 있다.

비록 관리자들이 서비스 제공에 대한 여유가 없을 수도 있겠지만, 그들은 또한 이러한 것을 통해 피해가 누적되는 것을 바라보기만 할 수도 없다. 이러한 환자들의 스케줄을 잡는 것에 대한 명문화된 지침을 만들 때 비용 지불을 하고 서비스를 받는 고객의 치료스케줄과 겹치지 않도록 하여야 할 것이다. 같은 수준의 서비스를 받는 모든 환자들이 서비스에 대한지불을 할 것인지 그렇지 않을 것인지 확인하는 것은 이러한 정책을 만드는 것에 있어서의 중요한 고려사항이다. 전문가 예우를 받을 기대를 하고 있을 때 물리치료 서비스를 필요로 하는 협력자들의 치료를 위하여 같은 정책이 필요할 것이다. 가족을 치료하는 전문가들은 이러한 결정으로 인해 생길 수 있는 파문에 대해 고려하여야 한다. 관리자들은 전문가 예우가 어떻게 직접적으로 가족들을 치료하는 직원들로, 그리고 다른 사람들에게 치료받는 가족들로 확대되는지 알아야 한다.

무료 서비스 (Pro Bono Services)

유사한 정책과 절차 문제는 종종 무료 서비스의 적용과 관계된다. "pro bono publico"는 라틴어에서 유래된 말로 "공익을 위하여"라는 의미이다. 이것은 서비스를 받을 여유가 없는 사람들에게 비용 지불 없이 무료로 제공하는 전문가 서비스를 설명하기 위하여 사용된다. 법률적 전문성에 근거를 두고, 무료 서비스는 일반적으로 모든 분야에서 전문가들에 의해 제공된다. 법률적, 윤리적 책임에 충족시키기 위하여 몇몇 전문가들은 그들의 구성원들에게 무료 서비스를 제공하도록 요구하는 반면, 다른 사람들은 무료가 각 개인의 자발적인 선택이라고 믿는다.

무료 서비스를 제공하는 것이 조직의 의무는 아니지만, 종종 지불할 수 없는 혹은 지불하려고 하지 않는 사람들에게 서비스를 제공하는 것 때문에 많은 부채를 초래할 수도 있다. 부채로 인한 손실을 줄이기 위하여 관리자들은 업무 시간동안 직원들에게 무료 서비스를 제공하도록 독려할 것 같지 않다. 그러나 지역사회 조직에서 관리자들은 근무 시간에 무료 서비스를 제공하는 직원들에 대한 지침을 만들어야 할 것이다.

일반적으로 근무 시간 이후에 무료 서비스 제공을 위한 시설의 사용은 법적 책임의 우려 때문에 권고되지 않는다. 종종 전문가들은 무료 서비스의 직접적인 제공보다는 다른 다양한 수단을 통하여 무료 서비스 책임(즉, 자선 단체에 대한 재정 기부)을 경험하게 되기 때문에, 고용주들은 대개 고용된 전문가들이 근로시간 이외에 자발적으로 의무를 이행하기를 기대한다.

영업 (Marketing)

영업을 위한 경영 의무는 한 형태의 환경에서부터 다른 형태 까지 매우 다양하다. 대개 규모가 큰 건강-관리 조직 및 회사들은 조직의 시설 사이의 관리자들과 조율을 통해 계획을 이행하는 전임 영업 직원을 둔다. 독립 치료사들은 소요되는 비용 때문에 영업 업무를 수행하는 데에 있어서 불리한 측면이 있다. 관리자의 시간이 대부분 환자 치료 및 재정 관리에 맞추어져 있기 때문에, 치료를 다른 것들과 분리하기 위하여 영업을 활성화시키는 데 필요한 시간은 제한적일 것이다. 더욱이, 외부 영업 프로그램 비용이 엄두를 못 낼 정도로 매우 비싸므로, 치료사들은 서비스에 대한 좋은 전문가 평판을 받도록 고객관리에 중점을 두어야 할 것이다.

개별 치료사들에 대한 영업 노력의 우선 목표는 치료 조직들을 관리하는 것이다. 개별 치료 물리치료사들과 계약하기 위하여 거리낌(reluctance)을 극복하는 것은 경영에 있어서 주요한 문제이다. 비록 개별 치료에 의해 설정된 가격이 대개 경쟁적으로 결정되고 있을지라도, 관리 조직들은 종종 그들의 서비스 계약을 협상하는데 관심을 보이지 않는다. 아마도 이러한 관심 부족은 관리 조직들의 사업 우선순위가 계약한 조직의 규모에 관계없이 대개 고정되어 있는 경영비용을 최소화시키는 것이기 때문일 것이다. 만약 관리 회사가 이미 지역사회의 병원과 계약하였다면, 몇몇 작은 개인 치료사와 계약하는 것에 대한 이점은 거의 없을 것이다. 제공자 패널에 더해진 각각의 새로운 제공자들은 그들의 경영비용을 증가시키는 요인이 된다.

제공자 네트워크 (Provider Networks)

이러한 제3자 지불계약의 어려움은 하나의 독립체로서 개별 치료사가 치료 회사와 집합적으로 협상할 수 있도록 허용하는 물리치료 제공자 네트워크의 발달을 이끌었다. 이러한 모델은 네트워크가 보험 회사들의 경영비용을 절감하는데 도움이 되기 때문에 모든 센터들을 포함하는 여러 치료 시설들과 계약할 가능성을 높이는데 기여하였다. 서비스를 받는 사람들의 폭넓은 다양성을 수용하거나, 혹은 특정 사람들의 충족되지 않는 요구를 충족시키는 그들의 능력은 또한 제3자 지불을 가진 하나의 독립체로 협상하는 능력을 향상시켰다.

질 보장, 사용 심사, 그리고 몇몇 치료에 대한 결과 연구들을 제시할 수 있는 경우, 특히 치료 집단이 보험업자들이 제공할 수 있는 다른 형태의 변제 모델에 관해 유연하게 적용될 수 있다면, 개별 치료가 제3자 지불에 대해 더욱 매력적인 것으로 생각될 수 있다. 이러한 네트워크 사업 기회는 생각을 공유하고 임상 치료를 향상시킬 수 있도록 제공자들에게 전문적 기회를 제공한다. 이것은 몇몇 독립성을 희생하고 개별 치료를 계속 유지하기 위하여 조절하려는 단독 치료의 관리자들을 위한 매력적인 기회일 것이다.

직원 구성 (Staffing)

외래 환자 서비스가 많은 물리치료사들에게 매력적인 것이기 때문에, 관리자들은 다른 건강-관리 환경에서보다 직원을 구성하는 것에서 어려움을 덜 느낀다. 그러나 그들은 시장에 적합한 프로그램을 만드는 것에 전공 기술을 가진 특별한 치료사를 구하는 것에 어려움을 느낀다. 예를 들어, 다른 형태의 외래환자 센터의 관리자들은 근골격계 전문가를 구하는 것에서 다른 형태의 건강-관리 환경에서 보다 상호간에 더 많이 경쟁하는 것처럼 보인다.

위치적인 요인으로 인해 외래 환자의 수가 달리질 수 있기 때문에, 급여와 복지수준이 가장 중요한 협상 요소 중의 하나이다. 관리자들은 대인관계 기술이 좋은 지원자를 골라낼 수 있는 통찰력을 가지고 있어야 한다. 치료사들의 대인관계 기술은 치료에 대한 환자 만족도를 높여서 신뢰성 있는 관계를 만들고, 의사 의뢰를 위한 강한 유대관계를 만드는데 필요한 요소이다.

종종 개인 의사결정은 특화된 서비스를 만드는데 지향된다. 전문가 인증을 장려하거나 진보적으로 조직에 대한 장기 고용 책무를 지지하는 것은 종종 좋은 관리 전략이 될 것이다. 잠재적으로 더 많은 경영책임을 보장받는 물리치료사와 물리치료사 보조 직원들을 구별하는 것은 중요하다. 잠재성을 만드는 프로그램은 많은 이점을 갖는다. 경력을 쌓으려는 계획을 가진 직원들이 성장하도록 도와주는 것은 외래 환자 치료에서 인력 자원의 사용에 관한 가장 중요한 의사 결정일 것이다.

지원 인력 (Support Staff)

서비스가 노인의료보험제도 변제에서 "전문적"의 정의에 부합되어야 하기 때문에, 노인의료보험제도 수혜자에게 직접적인 치료를 제공하기 위하여 물리치료사보조와는 다른 지원 인력의 사용하는 것은 일반적으로 관리 조건에 포함되지는 않는다. 그러나 다른 사람들을 통해 물리치료를 폭넓게 제공하는 것은 솔깃한 것일 수 있으며, 이는 직원이 많지 않거나 변제가 감소되었을 경우에 더욱 그러하다. 관리자들은 물리치료사 보조가 아닌 다른 사람들의 지시와 감독, 그리고 그들이 수행하고 있는 업무에 대한 주의 깊은 설명에 대해 주의를 기울여야 한다.

심지어 이런 사람들(즉, 보조수, 기술자 등)이 선수 훈련(athletic training) 혹은 마사지 치료와 같은 다른 전문분야에서 면허를 받게 되거나, 혹은 운동 생리학자 혹은 개인 트레이너로 교육을 받고 자격을 갖게 될 수도 있겠지만, 이들이 물리치료를 시행할 수 있는 면허증을 갖고 있는 것은 아니다. 그들이 외래 환자 치료의 위치에서 가지고 있는 기술이 매우 매력적일 수도 있지만, 그들은 법적으로 할 수 있는 것과 그들이 수행하는 서비스가 청구될 수 있는지는 환자 치료에 대한 그들의 기여도와 적합한지 따져보아야 한다.

몇몇 치료에서 물리치료사 보조를 고용하는 것이 마음에 내키지 않을 수도 있다. 예를 들어 도수치료는 물리치료사 보조가 필요하지 않다. 관리자는 이러한 직원 구성 모델이 일관되고, 일대일로 적용되며, 신체 접촉이 많은 치료에 적합하지 않다고 결정할 수도 있다. 환자 치료를 위하여 다른 것들에 지향하고 있는 치료사들은 이 모델의 부분이 아니다. 그러나 직원 구성 비용이 매우 많기 때문에 관리자들은 물리치료사 보조를 고용하는 것 외에는 선택의 여지가 없을 것이다. 이것이 매우 전문적이기 때문에 이러한 형태의 치료에서 직접적으로 환자 치료하지 않으면, 물리치료사 보조는 다른 형태의 중재로 효과적으로 기여하고 더 많은 경영 역할을 보장할 수 있을지도 모른다.

학생들 감독 (Supervision of Students)

특히, 소규모의 개별 외래 환자 치료는 임상적인 교육 프로그램에 관여하는 것을 꺼려한다. 외래 환자 치료에서 직원을 구하는 것이 비교적 덜 어렵고 환자들에게 전문가의 치료를 받게 하는 영업 책무가 비교적 수월하게 이루어지기 때문에, 그들은 자신들의 치료에 학생들을 포함시키는 것을 주저할 수도 있다. 다른 외래 환자 센터들은 생산성 기대가 높기 때문에 이를 하지 않으려 할 것이며, 이러한 생산성 기대는 임상 강사들에게 추가적으로 주어지는 업무 때문에 지장을 받게 될 것이다. 반대로, 다른 외래 환자 센터들이 추가적인 인건비 없이 과중한 치료에 학생들의 일손을 보조받을 수 있기 때문에 학생들을 받길 원한다.

모든 형태의 물리치료 환경에 있는 외래 환자 관리자들은 이러한 상황에서 청구 단위를 최대화시키는 것보다 학생들의 학습 목표가 우선시해야 하는 의무를 갖게 된다. 그들의 중요한 전문적 책임을 담당하는 직원을 임상 교수로 임명하는 것은 이러한 의무 사항을 충족시키데 큰 기여를 하게 될 것이다. 임상 교육과 관련된 다른 경영 쟁점은 다음과 같다.

- ◆ 조직의 비전, 임무, 그리고 목표에서 임상 교육의 통합.
- ◆ 물리치료 및 물리치료사 보조 프로그램과 계약하기 위한 기준.
- ◆ 많은 직원들이 학생들을 감독하는 방법을 결정함.
- ◆ 임상 교육이 경력을 높이는 것과 관계되도록 통합함.
- ◆ 학생들의 학습 목표에 대한 책무를 반영하도록 생산 목표 수정하고 직원을 배정함.
- ◆ 교육과 임상 수행의 평가

환자 치료 (Patient Care)

관리자들은 환자들에게 치료에 대한 개괄적인 설명을 주어야 하며, 서비스 질뿐만 아니라 법적으로 하자가 없고 변제 조건에 부합되도록 서류를 적절한 시기에 정확히 작성하는지를 확인하기 위한 모니터링 체계를 마들어야 한다(예를 들어 서류에 대한 상호-검토 회계[peer-review audit]). 이러한 조건을 충족하는 데에는 많은 애로사항이 있다. 예를 들어, 외래 환자 서비스의 변제를 위한 서류의 목표-설정 요소는 기능적인 측면에 중점이 맞추어져 있다. 이 때문에 치료사들은 환자들에 대한 생각을 일부 바꾸어야 한다. 물리치료가 필요한 외래 환자들은 잘 차려입고 다니며 치료를 받으러 많은 곳으로 간다. 이것은 그들의 기능적 수준이 높다는 것을 의미한다. 그러나 환자들은 물리치료사들의 전문적인 서비스를 받아야 할 만큼 충분히 "아픈" 것임에 틀림없다.

종종 많은 환자들의 병전 기능적인 수준은 높게 나타난다. 일반적으로 기능적 제한보다는 통증 혹은 기능장애 때문에 물리치료가 필요한 경우가 많다. 물리치료사들은 환자들의 관심을 기능적인 부분으로 연결시키려고 노력하여야 한다. 치료가 확실히 삶의 질에 유의한 영향을 미치고 있을지라도, 몇몇 환자들은 기능 제한이 오래 지속되어 왔기 때문에 이를 향상시키는 것이 합리적인 목표가 될 수 없는 만성적인 문제를 가지고 있을지도 모른다. 만성 질환을 가지고 있는 많은 환자들에게 "물리치료사의 기술을 적용하는 것"이 "필요한 일이고 합리적인 것"인지를 결정하는 것은 어려운 일이다. Sidebar 16.7과 16.8을 참고하라.

> *Sidebar 16.7*
>
> **의치료 서비스와 노인의료보험제도**
> (Therapy Service and Medicare)
>
> 변제 쟁점의 증례는
> http://www.cms.hhs.gov/TherapyServices/에서 찾아볼 수 있다.

> *Sidebar 16.8*
>
> **보험 중개인과 매개인(**
> Insurance Intermediiaries and Carriers)
>
> 각 주의 외래 환자 물리치료 서비스의 중개인에 대한 더 많은 정보를 얻으려면,
> http://www.cms.hhs.gov/mcd/index_Imrp_bystate.asp?from2=index_Imrp_bystate.asp&를 참고하라.

서류작성 (Documentation)

주요 환자/고객 관리 책임은 질-높은 서비스에 대한 정확한 서류 작성에 있으며, 이것은 노인의료보험제도와 다른 보험회사들에 의해 만들어진 변제 조건을 준수하는 것과 관련된다. 일반적으로 각 보험업자들을 위하여 관리자들은 다음의 것들을 결정하여야 한다.

- ♦ 어느 직원이 임상 판단과 다른 사람들의 감독에 책임이 있는 인증된 제공자인지.
- ♦ 변제를 위하여 요구되는 전문적 치료 서비스 수준.
- ♦ 서류 작성 조건 (기술 수준?, 치료의 타당성?, 목표? 환자 반응?)
- ♦ 치료 동안 제출되어야 하는 서류의 표준화된 양식에 포함되는 내용들.
- ♦ 치료 계획의 재허가 혹은 수정에 필요한 자료.
- ♦ 치료 기록지와 경과 기록지에 포함될 내용.
- ♦ 퇴원 및 치료 중지 조건.

이후에, 연방 정부는 재활 서비스에 대한 노인의료보험제도 규칙에서 의학적 필요성과 그 결과에 대해 많은 관심을 두게 될 것이다. 수행에 대한 지불은 다음의 주된 변제 계획일 것으로 예상된다. 관리자들은 급성기 치료-후 활동 측정 컴퓨터-기반 구성(Activity Measure-Post Acute Care Computer-based Format, AMPAC-CAT), 치료 결과 중점(Focus On Therapeutic Outcomes, FOTO), 그리고 움직임 평가 도구에서의 외래 환자 물리치료 향상(Outpatient Physical Therapy Improvement in Movement Assessment Log, OPTMAL)과 같은 이러한 쟁점들을 설명하기 위하여 고안된 새로운 도구와 데이터베이스의 유용성을 평가할 필요가 있을 것이다.

회계 (Fiscal)

일단 보험업자와의 계약 협상이 종료되면, 주요 재정적 관심은 최초 서류 제출에 대해 완벽한 변제 요구 조건(즉 100% 완전한, 오류가 없는, 질문이 없는)이 충족되느냐의 문제이다. 종종 제공된 서비스에 대한 지불이 터무니없지는 않지만 보험중개인들의 변덕스럽고 임의적인 규칙에 따라 달라지는 것처럼 보인다. 외래 환자 관리자들은 보험중개인들이 노인의료보험제도 보상 정책에 관한 연방 법안에 맞게 지불하는지 점검하여야 한다. 변제 정책에 대한 현재의 의사결정을 잘 유지하는 것은 또한 중요하다. 이러한 사항이 잘 알려져 있지 않기 때문에, 규칙을 깨는 것은 현금 흐름과 외래 환자 치료의 이익에 매우 심각한 영향을 미칠 수 있다. Sidebar 16.9를 참고하라.

> *Sidebar 16.9*
>
> **노인의료보험제도 보상 데이터베이스**
> (Medicare Coverage Database)
>
> http://www.cms.hhs.gov/mcd/search.asp?from2=search1.asp&를 참고하라. 주에서 지역 보상을 찾아 이러한 자원에 대한 정보를 얻은 후 물리치료 주제 혹은 CPT 코드를 선택하라.

고용주들이 공제와 공동-지불 비율을 높이는 것을 통해 건강 보험계획에 고용인들을 등록시키려는 것은 흔하게 볼 수 있는 일이다. 고용주들은 이러한 이를 통해 비용 및 고용인 지불 급여를 절감할 수 있거나 혹은 그들의 보험은 감소시킬 수 있다. 그러나 공제와 공동-지불을 더 높이는 것은 많은 사람들이 물리치료를 받지 못하게 만들거나(즉, 물리치료 스케줄을 잡아놓고 오지 않거나 물리치료를 취소함) 혹은 경제적인 여유가 없어 물리치료를 받는 비율을 감소시킬 수도 있다. 이러한 보험 계획은 주요 치명적인(catastrophic) 질환이나 상해를 위해서는 바람직한 것이지만, 각 치료 회기에 절차에 따라 공동-지불되는 물리치료와 같은 서비스에 대해서는 부정적인 영향을 초래한다. 또한 외래 환자 서비스에 대한 노인의료보험제도 공동-지불은 은퇴 후 수입이 제한적인 많은 노인들에게는 엄두를 못 낼 정도로 비싼 비용일 것이다.

관리자들은 환자들의 지불 능력과 물리치료 통해 호전될 수 있는 문제들을 무시함으로써 나타날 수 있는 잠재적인 부정적 효과에 관해 환자들과 솔직하게 얘기할 수 있어야 한다. 지불 계획과 다른 전략들은 법적 관점과 허용 가능한 범위 내에서 필요할 것이다. 비용을 할인해준다거나 받지 않는 것은 불법이다.

법률, 윤리, 그리고 위험성 (Legal, Ethical, and Risk)

전문성에 대한 광범위한 윤리적 쟁점은 서비스에 접근할 수 있는 환자들에게서 보여지는 잠재적인 격차이다. 최근의 연구는 물리치료 서비스를 받는 것과 관련된 몇몇 요소들을 종합하여 정리하였다. 일반적으로, 사람들은 하나 이상의 근골격계 문제를 가지고 있는 경우, 기능적인 문제가 있는 경우, 7가지 이상의 진단 코드를 가지고 있는 경우, 대학 이상의 학력을 가지고 있는 경우, 그리고 도시에 거주하고 있는 경우 물리치료를 더 많이 받는 경향이 있었다. 물리치료를 받지 않으려고 하는 사람들은 65세 이상인 경우, 학력이 고졸 이하인 경우, 히스패닉 인종 혹은 흑인인 경우, 일반수가로 치료받거나 보험이 없는 경우, 그리고 미국의 북동부를 제외한 지역에 거주하고 있는 경우에 해당하였다. 근골격계 질환을 가진 환자들은 주치의보다는 정형외과 의사 혹은 정골(osteopathic) 의사에게 의뢰되는 경향이 많았으며, 특히 근로보상 보험에 가입되었다면 더욱 그러하였다.

서비스 과사용이 제3자 지불의 중점일지라도, 이 연구는 외래 환자 관리자들이 서비스의 사용부족에 대한 문제를 시급히 해결해야 할 필요성에 대해 제안하고 있다. 그렇게 하기 위하여, 관리자들은 물리치료 교육 프로그램과 함께 사회적, 문화적 표준을 제시할 수 있는 사업 목표를 만들어야 할 것이다.

언어 장벽을 극복하는 것은 사용 부족을 해결하기 위한 좋은 방법일 것이다. 물리치료를 받아야 하고 비용 지불을 위하여 보험이 필요한 많은 환자들은 의사소통의 장벽 때문에 이를 찾을 수 없는 경우가 많다. 또 다른 환자들은 그들의 의사들이 다른 나라에서 교육을 받았고 이 나라의 물리치료에 대한 이해가 부족한 경우 문화적인 장벽에 직면할 수도 있다. 또한 관리자들은 매우 제한적일 수 있고 주마다 다양한 저소득층 의료보장제도 프로그램에서 재활이 필요한 환자들을 옹호할 필요가 있다. Sidebar 16.10을 보라.

> Sidebar 16.10
>
> **감찰관 사무실**
> (Offic e of the Inspector General)
>
> http://www.oig.hhs.gov/publications/docs/workplan/2008/Work_Plan_FY_2008.pdf를 방문하고 어떤 감찰관 활동이 물리치료 관리자들에게 중요한지 찾아보라.

외래 환자 치료환경에서 가장 중요한 법적, 윤리적 쟁점들은 노인의료보험제도에서의 거짓 청구와 남용이다. Sidebar 16.11을 참고하라. 작동 회복 신임(Operation Restore Trust)과 노인의료보험제도 Part B 발췌 요약 체계(Medicare Part B Extract Summary System, BESS) 자료, 포괄적 오류 비율 검사(Comprehensive Error Rate Testing, CERT) 프로그램, 그리고 감찰관 사무실(Office of Inspector General)의 활동들을 통한 연방 연구들은 물리치료(혹은 정확히 말하면, 물리의학 CPT 코드의 사용)와 관계된 노인의료보험제도 체계의 거짓 청구와 남용에 대해 중점적으로 많은 주의를 기울이고 있다.

> Sidebar 16.11
>
> **거짓 청구와 남용의 정의**
> (Difinitions of Fraud and Abuse)
>
> **거짓 청구**는 건강 혜택 프로그램으로부터 금전적인 이익을 얻을 수 있도록 거짓으로 가장하는 것을 통해 이익 프로그램을 사취하여 의도적으로 계획을 세우는 것이다.
>
> **남용**은 전문적인 치료 표준에 맞지 않거나 의학적으로 불필요한 서비스에 대한 지불을 통해 노인의료보험제도에서 불필요한 비용이 잘못 초래된 것이며, 이는 의도적으로 이루어지는 것이 아니다.

거짓 청구와 남용을 줄이기 위한 연구 프로그램들을 통해 연방 및 주 대리점들과 협력할 수단이 마련되었다. 또한 그들은 적절한 권한에 대한 노인의료보험제도의 거짓 청구와 남용이 의심되는 경우 일반인들이 직통전화를 통해 직접적으로 보고할 수 있게 만들었다. 이러한 계획이 성공적으로 이루어져 수백만 달러를 절감할 수 있었으며, 이와 관련하여 많은 건강-관리 제공자들이 기소되었다. 거짓 청구와 남요에 대한 몇몇 예는 거짓 진단, 제공하지 않은 서비스를 청구하는 것, 청구서 복사, 그리고 의학적으로 불필요한 서비스 청구 요구 등이었다.

변제 비율이 높은 노인의료보험제도 제공자들

의 청구 요구에 대한 통계 분석과 현장 심사와 같은 모니터링 방법을 통해 노인의료보험제도 청구 요구의 부적절한 지불건수를 감소시킬 수 있다. 사용 관리 프로그램은 단지 수혜자들이 청구된 서비스를 실제로 받았을 경우에만 지불이 이루어졌다는 것을 보장한다. 환자의 진단과 상태, 제공된 서비스의 정도, 그리고 의학적 필요성의 부족에 대한 불완전하거나 부정확한 서류는 거짓 청구와 남용을 의심하게 만든다. 관리자들은 노인의료보험제도 지불에 문제가 없도록 지속적인 계획을 추진할 것이며, 이것은 관리자들이 서류 작성과 이에 합당한 치료사 기술을 적용하는데 많은 신경을 쓰게 만든다.

많은 진단의 결과로 치료가 요구되어지는 경우에, 재활 서비스의 변제에 대한 많은 문제들은 특정 진단에 대한 자료를 정확히 찾아내기가 더욱 어렵다는 사실과 관련된다. 또한 외부인들에게 같은 상태를 치료받는데 왜 치료 시간이 다양하게 나타나는지를 이해시키는 것은 어렵다. 다양하게 나타나는 서비스의 질과 결과는 치료 받은 정도와 직접적인 관계가 있는 것처럼 보이지는 않는다. 특정 환자들 혹은 특정 범주에 있는 환자들에게 필요한 서비스의 양 혹은 여러 서비스를 함께 받는 것에 대해 정의하는 것은 매우 어렵다. 일상생활동작들을 수행하는 능력을 결정하는 기준 방법이 없다면, 그리고 이 같은 결정으로부터 이끌어진 특정 치료 요구가 없다면, 필요성에 근거한 지불 체계는 쉽게 만들어질 수 없다.

의사소통 (Communication)

외래 환자 물리치료사들은 특정 환자의 치료에 관해 전화와 팩스를 통해 의사들과 의사소통한다. 종종 환자 보고에 의존할 수밖에 없어 환자에 대한 정보가 매우 제한적일 수 있기 때문에 환자 자료 혹은 문제들에 관해 의사소통하는 것은 외래 환자 센터에서 가장 중요하다. 진단 검사 보고서와 의무 기록을 통해 다른 정보들을 얻는 것이 항상 가능한 것은 아니다. 또한 의사들과의 의사소통은 의뢰 토대를 굳건히 만들고 좋은 전문가적 관계를 유지하는데 중요하다.

관리자들은 직원들에게 이러한 의사소통의 중요성을 계속적으로 상기시킬 필요가 있다. 또한 의사들에게 의뢰를 명백히 하도록 요구거나 추가적인 진단적인 정보를 주도록 요구하는 것은 직원들의 지식과 전문성을 향상시키고 의뢰하는 의사들의 선호도와 요구를 파악하는데 도움이 된다.

의사의 사무실에서 있는 직원들과 의사소통 형태를 잘 만들어 놓는 것은 직접적으로 의사들에게 반복해서 설명하는 빈도를 감소시키는데 도움이 된다. 전화 응답 직원들과 좋은 유대관계를 유지하는 것은 집중이 필요한 일이 아니면 물리치료사가 전화하지 않을 것이라는 것을 그들이 알 것이므로, 물리치료사들과 지원 인력들을 관리하는 관리자들에게 중요한 기술이다.

치료 계획에 대한 의사 인증 (Physician Certifications of Plans of Care)

노인의료보험제도 서류 요구에 따라 설립된 치료 계획과 이에 대한 수정에 대해 때에 맞게 의사의 승인을 받아야 하며, 종종 의사들에게 후속 조치에 대한 서류 작업을 완료할 수 있도록 상기시켜 주어야 하기 때문에, 이것은 추가적인 부담이 된다. 노인의료보험제도보상 조건에서는 아래의 경우에 해당될 때만 Part B 외래 환자 재활 서비스에 대해 지불한다.

- 의사는 외래 환자 재활 서비스 계획이 만들어지거나 만들어진 직후에 그것이 필요하다는 것을 인증하였다. 의사(의학 분야, 정골, 혹은 족부 의학 분야의 의사), 물리치료사, 작업치료사, 혹은 언어치료사는 치료 계획을 만들 것이며, 이러한 계획이 의사에 의해 만들어지지 않는다면 이는 의사에 의해 검토되고 인증되어야 한다.
- 서비스는 환자가 의사의 관리 하에 있는 동안 제공하였다.
- 서비스는 환자 상태에 대한 치료에 있어서 타당하고 필요하였다.
- 의사는 적어도 90일마다 한 번씩 같은 치료 계획아래에서 서비스 요구를 위한 명문화된 재인증 제공한다.

노인의료보험제도 중개인으로 계약한 보험 회사들은 이러한 인증과 재인증 요구가 그들이 선택한 구성 요건에 맞는지 판단할 것이다. 서류 작성은 보관되어야 하며 변제 요구가 있는 경우 제출되어야 한다. 그렇지 못하면, 지불은 거부될 것이다.

구두 지시 (Verbal Orders)

관리자들은 의사들로 부터의 구두 지시 받는 것에 합당한 모든 조건들 확인할 필요가 있다. 주 법령 혹은 제3자 지불 규칙은 누가 환자에게 물리치료를 의뢰할 수 있는지를 결정한다. 예를 들어, 환자의 치료 계획을 수정하는 것에 관해 전화 통화하는 것에서, 의사 보조는 물리치료 클리닉으로 요청된 변화를 승인하는 전화를 걸 것이다. 이러한 전화는 환자 치료에 포함되거나 포함되지 않은 물리치료사 보조만이 수용할 수 있다.

의사 보조와 물리치료사 보조 사이의 전화 대화가 허용되는지 아닌지는 몇몇 요소들에 따라 달라진다. 예를 들어, 의사 보조가 특정 시점에 다른 활동을 시행하고 있는 의사에게 말하는 경우이든, 혹은 의사 보조가 수정된 치료 계획에 대한 결정을 독립적으로 만드는 경우이든, 물리치료 법안이 물리치료사들이 지시 혹은 의뢰를 수용하는 것을 구체적으로 명시하고 있는지를 명확히 확인해야 한다. 동시에, 물리치료사가 다른 활동 중에 있는 동안 물리치료사 보조가 전화를 받았는데, 전화 내용이 간단한 메시지가 아니라 치료 계획을 수정하는 내용이라는 것을 그가 알지 못하였다면, 전화를 받았던 물리치료사 보조에 대한 사법적인 문제가 발생할 수도 있다. 이러한 모든 의사소통의 서류는 법률적인 문제를 피하고 변제 위험성을 줄이기 위하여 분명히, 자세하게 작성되어야 한다. 관리자들은 환자 치료 결정과 관계된 이러한 의사소통에 대해 상상하지 말도록 그리고 모른 척 하지 말도록 직원들에게 권고하여야 한다.

동료 지원 (Peer Support)

단독 치료 환경을 제외한 모든 외래 환자 치료 환경은 전문가 상호작용과 모니터링할 수 있는 기회를 준다. 이것은 많은 물리치료사들이 좋아하는 또 다른 환경적 요소일 것이다. 여러 전문가들의 팀워크는 대부분의 외래 환자 치료의 핵심 동인은 아니지만, 규모가 큰 센터에서 같은 분야의 치료사들 간의 상호작용은 일상적인 업무에 고립되기 쉬운 다른 치료환경에서보다 더욱 높게 나타난다.

외래 환자 센터에 있는 "체육관(gym)"은 개방되어 있어 직원 간에 지속적인 상호작용이 나타날 수 있으므로, 전문가들의 상호 간 의뢰와 전문 지식 공유에 대한 기회를 더 많이 가질 수 있다. 또한 관리자들은 업무 수행을 관찰할 기회를 더 많이 가질 수 있다. 이것은 임상 의사 결정에 대한 의사소통을 강화시키는데 도움이 되며, 치료의 질을 향상시키는데 기여한다. 많은 환자들이 유사한 상태를 호소하고 있기 때문에, 외래 환자 관리자들은 직원 회의 혹은 저널 토론을 통해 일반적인 임상 쟁점들을 더욱 쉽게 구체화시킬 수 있을 것이다.

담당 건수 모델 (Caseload Models)

규모가 큰 외래 환자 치료 환경에서 관리자들은 그들의 담당 건수 모델에 대한 영향을 고려할 필요가 있다. 같은 치료사가 배정된 환자들을 입원에서 퇴원까지 치료하여야 하는가? 매일 매일의 환자 배정은 전체 스케줄, 즉 그 시점에서 환자를 볼 수 있는 치료사 혹은 물리치료사 보조가 환자를 치료하는 스케줄 방식에 근거하여 이루어지는가? 효율성 측면에서, 관리자들은 치료사의 기술 수준에 관계없이 각 치료사의 스케줄이 채워지길 바란다. 환자 만족 관점에서 볼 때 환자를 치료하는 제공자가 빈번히 바뀌는 것은 좋지 않다. 그러나 이런 경우에는 시기적절하게 문서 기록을 하고 제공자가 바뀌기 전 마지막 시간에 이에 대해 환자에게 설명할 필요가 있을 것이다. 또한 이러한 모델은 관리자들이 비밀과 사생활에 대한 환자들의 권리를 보장하도록 요구한다.

지도 (Direction)

아마도 어떤 다른 환경에서보다도 외래 환자 클리닉은 물리치료사 보조와 다른 지원 직원들을 지도하고 감독하기 위한 가장 좋은 기회를 제공한다. 이는 외래 환자 클리닉이 개방적이고 여전히 내재적인 환경이어서 직원들 사이의 상호작용을 촉진시킬 수 있기 때문이다. 환자들에 대한 상호작용은 물리치료사 보조 대비 물리치료사의 비율에 따라 달라지는 쟁점일 것이다. 많은 물리치료사 보조들과 한 명의 물리치료사가 있는 상황에서는 많은 물리치료사들과 한 명의 물리치료사 보조가 있을 경우와 매우 다르기 때문에 의사소통 방법을 구체화시킬 수 있도록 관리자가 필요하다.

결론 (Conclusion)

외래 환자 물리치료는 향후에도 지속적인 관심이 될 것이다. 새로운 기술, 새로운 건강-관리 사업 모델, 그리고 전문 치료에 대한 새로운 기회를 통해 외래 환자 치료 체계가 지속적으로 발전함에 따라, 관리자들은 많은 기회를 발견하고 있으며, 이를 만들고 있다. 물리치료사들이 가장 선호하는 근무 환경으로, 외래 환자 물리치료 서비스는 제공된 서비스의 청구 및 지불에 대한 복잡한 업무를 수행하려는 관리자들에게 많은 전문적인 기회를 제공한다. 종종 고도로 특화되고 전문화된 전문가들을 관리하는 것은 매우 보람 있는 일일 수 있다. Activity 16.1에서 16.16은 외래 환자 치료 환경에서 관리자들이 직면하게 되는 많은 의사결정에 대해 설명하고 있다.

Activity 16.1
환자 또는 고객(Patients or Clients)

미국물리치료사협회에서 정의된 것으로 고려해 보았을 때 외래 환자 센터에서 재활 서비스를 받는 사람들이 환자인가 고객인가? 집단 토론에서 당신의 의견을 설명해 보라. 무엇이 다른 것인가?

Activity 16.2
외래 환자 서비스를 다양화 하는 것(Diversifying Outpatients Services)

Patrick Peterson은 미국 재활 회사가 소유한 123개의 센터들 중의 하나인 5번가 물리치료 센터의 관리자이다. 마지막 지역 모임에서, 그의 지역에 있는 8명의 모든 관리자들은 자신들의 센터에서 서비스를 확대시키려는 다양한 계획을 제시하였다. 센터에 현금 사업을 도입하기 위하여 8명의 관리자들이 계획을 만드는 모임에 대한 역할극을 해보라. 모든 센터들은 공간적인 제한이 있는 단독 치료 센터이다.

Activity 16.3
구인(Personnel Recruitment)

Jack Steuben은 Great Plains Health Care System의 외래환자 서비스 관리자이다. 그의 책임은 군청 소재지 주변 시골 지역에 있고 서로 30-40 마일 떨어져 있는 6개의 외래 환자 센터들의 직원을 구성하는 것이다. 현재, 그는 자치주의 인구가 늘어나고 있고 영업성과가 좋아 시스템에서 재활 서비스의 가시적인 성과가 나타나고 있기 때문에 각 센터를 관할하는 역할을 하고 있다. 그는 Great Plains Human Resources Department에 대한 연락책인 Linda Ropez에게 또 다른 모임을 요청하였다. 비록 지난 몇 개월 동안 면허증이 있는 세 명의 물리치료사들이 지원하였지만, 그들은 자신들의 전문 분야가 아닌 곳에 배정받길 원하지 않았다. 이러한 이유로 Jack은 그들을 고용하고 싶지 않았다. 모든 센터에서 직원 공백으로 인해 물리치료에 대한 대기자 명단이 생기고 있기 때문에, 그는 Linda가 직원들을 재편성하고 새로운 생각을 찾길 원한다. 이 모임에 대한 역할극을 해보라.

Activity 16.4
치료 확대(Expansion of a Practice)

Michael Moriarity는 교외의 지역사회인 Greendale에서 7년 동안 성공적으로 활동하고 있는 단독 치료 물리치료사이다. 그는 그 자신이 더 많은 책임을 질 수 있는 준비가 되어 있다고 느낀다. 최근 U.S. Rehabilitation Service가 그의 치료에 관심을 보이고 있으며, 회사는 그에게 그의 클리닉과 다른 두 클리닉의 관리자로 올 것을 제안하였다. 또한 그는 빠르게 성장하고 있는 교외 지역인 Whitehurst의 새로운 위치에 또 다른 치료 사무실을 열 것을 생각하고 있다. 마침내, 이 지역에서 가장 큰 은퇴 지역사회인 Westshore Village는 그에게 가정 간호와 외래 환자 센터에서 재활 서비스를 제공하도록 계약할 것을 제안하였다. Michael은 어느 것이 가장 좋은 직업적 기회인지 어떻게 결정할 수 있을 것인가?

Activity 16.5
직원 보유(Staff Retention)

Joslyn Robertson은 독립 치료사이고 10년 경력의 물리치료사인 Robertson과 그의 동료들을 관리하고 있다. 현재 직원은 3명의 물리치료와 3명의 물리치료사 보조이다. 그녀의 가장 상관 치료사인 Annabelle Walsh는 Joslyn에게 3마일 가량 떨어진 지역에 클리닉을 개설하고 있는 U.S. Rehabilitation Service의 다른 지위에 대해 제안하고 있다. 비록 그녀가 현재 지위를 싫어하고 있지는 않지만, U.S. Rehabilitation Service로 이동할 수 있는 기회는 매우 매력적인 것이다. Annabelle은 만약 그녀가 현재 위치에 남아있다면 결코 PT 직원들보다 더 많은 기회를 잡지 못할 것이라고 생각한다. Joslyn은 무엇을 할 것인가?

Activity 16.6
면허증이 없는 인력(Nonlicensed Personnel)

Tony Massino는 Citywide Rehabilitation의 새로운 관리자이다. 그가 현 지위에 임명되었을 때 두 명의 선수트레이너와 한 명의 마사지 치료사가 직원으로 있다는 것을 알았지만, 그가 현 지위에 임명되기 전까지는 그것을 알지 못하였다. 선수트레이너와 마사지 치료사는 환자 치료에 크게 관여할 수 있다. 심지어 그들은 그들 스스로 치료 담당 건수를 올릴 수도 있으며, 그들이 치료한 환자들에 대한 비용을 청구할 수 있다. 그가 이것에 대해 다른 물리치료사들에게 물었을 때 치료사들은 일단 환자들의 상태가 안정화 되면 그들에게 환자들을 보낸다고 하였다. 그가 왜 이것에 대해 걱정하는지 그들은 잘 모른다. 그는 무엇을 할 것인가?

Activity 16.7
의사 관계(Physician Relationship)

Ramirez 박사는 의견을 듣기 위하여 Rehab Action의 관리자인 Susan Wishart를 호출하였다. 그의 환자들은 지난 몇 달 동안 Rehab Action에서 자신들의 받은 치료에 대해 불평하고 있다. 환자들은 자신들이 오래 동안 무시당했다고 생각하고 있고, 또 다른 환자들은 자신들이 받은 치료가 좋지 않았다고 말하고 있으며, 다른 환자들은 치료 클리닉이 너무 바쁘게 돌아가고 있기 때문에 해당 치료를 다른 클리닉에서 받을 수 있는지 묻고 있다.

그는 Susan이 이러한 문제들을 해결하길 원한다. 그렇지 않으면, 그는 일차 보험 중개업체인 Americare를 불러서 이 환자들에게 다른 제공자를 연결시켜 주어야 할 것이다. Susan은 환자들이 불편하다고 생각하지 않았기 때문에 이 일에 대해 매우 당황스러워 하였다. 그녀는 지난 몇 년 동안 주요 의뢰자인 Ramirez 박사에게 의존해 왔으며, 그녀의 사업은 그가 보내주는 환자가 없다면 재정적인 위기를 겪게 될 것이다. 그녀가 어떻게 해야 할 것인가?

Activity 16.8
청구 쟁점(A Billing Issue)

Daniel Devereau는 Northern Orthopedic Associates의 물리치료 부서에서 일하고 있는 6명의 물리치료사 중의 하나이다. 그는 재활 관리자인 Polly Alberts에게 청구 부서가 그가 제출한대로 비용을 부과하고 있지 않는 것 같다고 말한다. 그와 다른 물리치료사들은 청구하는데 관여하고 있지 않지만, 그는 지난 밤 받은 치료와 치료 청구서가 맞지 않아 매우 속상해 하고 있는 예전 환자를 시장에서 만났다. Daniel은 당황스러웠고, 그것을 조사해 보기로 약속한 후 돌아갔다. Polly는 어떻게 해야 할 것인가?

Activity 16.9
서류 작성(Documentation)

St. Antothony's Hospital의 외래 환자 서비스의 관리자인 Burt Duncan은 Tamara Berkman에게 경고를 주었음에도 불구하고, 그녀는 며칠 동안 또 다시 환자 기록을 제대로 하지 않았다. 그녀가 환자들과 동료들에게 존경받는 매우 좋은 물리치료사이긴 하지만, 그녀는 서류작업을 잘 하는 것처럼 보이진 않는다. 서류작업을 하도록 시키면 그녀는 몇 시간 동안 서류 작성을 하였으나, 너무 쉽게 그녀의 이전의 습관으로 돌아가 버린다. Burt Duncan은 어떻게 하면 좋을까?

Activity 16.10
선물(Gifts)

Northern Orthopedic Associates에 있는 의사들로부터 치료 계획에 대한 서명을 받는 것이 매우 어려웠기 때문에, 규모가 작은 개인치료 시설의 관리자인 Karen Larson은 항상 이것이 불만스러웠다. 그녀 환자들의 약 20%는 Northern Orthopedic으로부터 의뢰를 받고 있으며, 그녀는 이 문제를 해결하기 위하여 그녀가 가지고 있는 시간의 80%를 소모하고 있는 것처럼 보인다. 직원회의에서 Northern Orthopedic에 대한 문제를 해결하기 위한 아이디어를 모았다. 직원 중의 한 명이 의사들에게 어깨 재활 서비스를 제공하고 저녁 만찬에 초대하자고 제안하였다. 다른 치료사는 그렇게 하는 것이 뇌물이기 때문에 불법이라고 말한다. 그녀가 옳은 것인가? Karen이 고려해볼만한 다른 아이디어는 무엇이 있을까?

Activity 16.11
스케줄 관리(Scheduling)

Marla McCormick은 몇 년 동안 Sandy Shores Physical Therapy Practice에서 일하고 있는 접수담당자로 치료 스케줄 관리까지 하고 있다. 그녀는 자신의 일을 진정으로 좋아하고 있으나 최근 4명의 물리치료사가 합류되면서 업무량이 과중하다는 것을 느낀다. 물리치료사 중 한 명은 그녀가 만든 치료 스케줄 때문에 매일 화가 나있는 것처럼 보인다. 그들과 이 문제를 토론하는 것은 그녀에게 매우 신경 쓰이는 일이다. 그녀는 그들에게 단지 무슨 문제가 있든 간에 환자들을 모두 수용하려고 애쓰고 있을 뿐이라고 말한다. 이것은 그녀가 항상 스케줄 관리 상 해왔던 것이었고, Sandy Shores의 소유주인 Burt Evans가 그렇게 하도록 권하고 있었다. 어떻게 해야 할 것인가?

Activity 16.12
근로 보상(Worker's Compensation)

Southside에 있는 Rehabilitation Care의 관리자인 Cynthia McLean은 그녀의 직원 치료사인 Kitty Salmonson의 전화통화를 우연히 들었다. Kitty는 환자 치료와 상태에 대해 자세히 말하고 있었다. Cynthia가 누구와 말하고 있는지 Kitty에게 물었을 때, 그녀는 Caan 씨의 근로 보상 변호사와 말하고 있다고 하였다. Cynthia는 어떻게 해야 할 것인가?

Activity 16.13
서비스 확대(Service Expansion)

Eleanor Prentiss는 새로 임명된 U.S. Rehabilitation Service의 지역 관리자이다. 그녀는 대부분의 사람들이 주변의 조립 공장에서 일하는 지역에 히스패닉 중산층 사람들을 위한 치료 클리닉을 만들도록 요청하였다. 이것은 미개척 시장으로 진출하려는 U.S. Rehabilitation Service의 첫 번째 시도이다. 이것이 성공하려면 Eleanor가 무슨 요소들을 해결하여야 하는가?

Activity 16.14
조사 결과(Survey Results)

Tonya Montes는 매우 놀랐다. 그녀는 지난 3개월 동안 시행되었던 환자 만족도에 대한 조사 결과를 검토하였다. 외래 환자 클리닉에서 치료받고 있는 환자들의 30%는 "다소 불만족스럽다" 혹은 "매우 불만족스럽다"에 표시하였다. 바뀐 것이라곤 약 4개월 전에 두 명의 물리치료사 보조를 고용한 것뿐이었다. 그러나 그들은 매우 잘하고 있고 그들에게 배정된 업무량을 어려움 없이 처리하고 있는 것처럼 보였다. Tonya는 무엇을 더 조사해볼 필요가 있을까?

Activity 16.15
결과(Outcomes)

Jerome Fielding은 3개의 외래환자 센터를 보유한 시설로 성장하고 있는 All County Physical Therapy의 개별 치료 시설의 관리자이다. 그는 자신의 센터에서 치료받은 환자들에 대한 치료결과를 정리하기 위한 소프트웨어를 찾아야 할 시기가 되었다고 느낀다. 그는 이 소프트웨어를 통해 무엇을 기대할 수 있나?

또한 Jerome은 전국 물리치료 네트워크에 가입하였다. 옳은 결정을 하기 위하여 그는 무엇을 고려하여야 하는가? 가능성 있는 다른 네트워크는 어떤 것이 있는가?

Activity 16.16
딜레마(A Dilemma)

Jerome Fielding은 문제를 가지고 있다. 그의 환자 중의 한 명이 몇 개월 전에 U.S. Rehabilitation Service 클리닉에서 물리치료 받고 있으나 단지 3번 정도만 치료실을 방문하였다고 하였다. Jerome은 그의 All County 센터들 중의 한 곳에서 환자를 치료하였으나, 환자가 연 지불 상한선에 이르렀기 때문에 치료비용 지불이 거절되었다. Jerome은 어떻게 해야 할 것인가? 그는 환자가 자신이 말했던 만큼의 서비스만 받았다고 믿고 있다.

참|고|문|헌

1. American Physical Therapy Association. PT demographics: Type of facility. 2007. Available at: http://ww.apte.org/AM/Template.cfm:Section=Demographics&CONTENTID=41549&TEMPLATE=CM/ContentDisplay.cfm. Accessed October 24, 2007.
2. American Physical Therapy Association. Physical therapist member demographic profile 1999–2005. Available at: http://www.apta.org/AM/Template.cfm?Section=Demographics&Template=/MembersOnly.cfm&ContentID=38175. Accessed November 14, 2007.
3. American Physical Therapy Association. Private Practice Section. Available at: http://www.apta.org/AM/Template.cfm? Section=Chapters&template=/aptaapps/componentsonline/componentsonline.cfm&processForm=1&componentType=Sections&specChoice=E&convertList2Form=yes. Accessed November 14, 2007.
4. American Physical Therapy Association. Profile of a certified specialist. Available at: http://www.apta.org/AM/Template. cfm? Section=Certification2&Template=/TaggedPage/ TaggedPageDisplay.cfm&TPLID=206&ContentID=25738. Accessed November 20, 2007.
5. Centers for Medicare and Medicaid Services. National provider identifier standard. Available at: http://www.cms.hhs.gov/NationalProvIdentStand/. Accessed December 14, 2007.
6. American Physical Therapy Association. Get connected with APTA CONNECT! Available at: http://www.apta.org/AM/Template.cfm?Section=Info_for_Clinicians&CONTENTID= 43616&TEMPLATE=/CM/ContentDisplay.cfm. Accessed November 21, 2007.
7. Guccione AA, Mielenz TJ, DeVellis RF, et al. Development and testing of a self-report instrument to measure actions: Outpatient physical therapy improvement in movement assessment log (OPTIMAL). *Physical Therapy*. 2005;85:515.
8. Monnin D, Perneger TV. Scale to measure patient satisfaction with physical therapy. *Physical Therapy*. 2002;82: 682–691.
9. Beattie PF, Pinto MB, Nelson MK, et al. Patient satisfaction with outpatient physical therapy: Instrument validation. *Physical Therapy*. 2002;82:557–565.
10. Centers for Medicare and Medicaid Services. Professional courtesy §411.350 scope of subpart. Available at: http://www.cms.hhs.gov/PhysicianSelfReferral/Downloads/Unofficial_Redlined_411_350.pdf. Accessed December 14, 2007.
11. Jette AM, Haley SM, Tao W, et al. Prospective evaluation of the AMPAC-CAT in outpatient rehabilitation settings. *Physical Therapy*. 2007;87:385–398.
12. Resnik L, Hart DL. Using clinical outcomes to identify expert physical therapists. *Physical Therapy*. 2003;83:990–1002.
13. Carter SK, Rizzo JA. Use of outpatient physical therapy services by people with musculoskeletal conditions. *Physical Therapy*. 2007;87:497–512.
14. American Physical Therapy Association. MED-MANUAL, §270. Available at: http://www.apta.org/AM/Template.cfm?Section=Private_Practice1&TEMPLATE=/CM/ContentDisplay.cfm&CONTENTID=18881. Accessed December 14, 2007.

제 17 장

경영관리 이슈-학교 기반

Management Issues in School-Based Services

학|습|목|표

- 현대의 학교 기반형 서비스의 특징 토론
- 학교 기반형 서비스의 전달에 영향을 주는 중요한 법률 분석
- 현대의 학교 기반형 연습 문제 토의
- 공립학교에서 물리치료사의 업무 분석
- 경영의 책임을 위한 경영의 역할과 도전의 정의
- 주어진 학교 기반의 상황에서 관리상의 의사 결정을 분석

학습목표

Part 1 현재의 환경 (The Contemporary Setting)

학교 기반형 재활치료 서비스의 개요 (Overview of School-Based Rehabilitation Service)

비록 학교 시스템이 건강관리 시스템의 일부분은 아니지만, 특수 교육에서 3~21세의 670 만 명 중 대부분은 학교에서 물리치료를 포함한 여러 분야의 관련 서비스를 제공받는다. 게다가, 0~2세의 유아 약 30 만명은 그들이 학교에 들어갔을 때 그들의 성공을 위한 기회를 향상시키기 위해 지역 학교시스템이나 다른 공인된 단체를 통하여 초기에 중재 서비스를 받는다. 이런 특수 교육과 그와 관련 서비스는 미국장애인교육법(IDEA)을 통하여 상황에 따라 제공된다.

IDEA 그리고 IDEIA

이후의 개정으로 1975년에 시작된-IDEA는 2004년에 장애인교육향상법(IDEIA)으로 변경되었다. IDEA의 part B는 그들의 교육 수행력에 부정적인 영향을 미치는 다음의 상태를 하나 또는 그 이상을 가지는 3살에서 21살 사이 개인으로서 장애를 가지는 아이로 정의했다.

- 정신지체
- 청각장애 (청각장애인 포함)
- 언어장애(speech, language)
- 시각장애(시작장애인 포함)
- 심한감정 장애
- 정형적 장애
- 자폐아
- 외상성 뇌 손상
- 주의력 결핍 장애
- 주의력 결핍 과잉 행동 장애
- 다른 건강 장애

비록 명백히 정의 되진 않지만, 학교 시스템은 free and appropriate 교육과 그 후원 또는 각 학생들이 그들의 교육적 목표를 달성하기 위해 필요한 관련 서비스를 제공 하는 것이 요구된다. 다음과 관련된 서비스를 포함한다.

- 언어 병리학과 청력학적 서비스
- 정신적인 서비스
- 물리, 작업 치료
- 레크레이션, 치료를 포함한 레크레이션
- 사회 복지 서비스
- 예비교육과 유동성 서비스
- 진단과 평가 목적의 의료적 서비스
- 해석 서비스
- 정신치료
- 일대일 설명 도움
- 대중교통
- 아트 치료
- 과학기술적 장치
- 학교 간호 서비스

최소한의 제한적 환경 (Least Restrictive Environment)

IDEA의 핵심 요소는 특수한 학생들에게 최소한으로 제한된 환경을 제공하는 것이다. 특수 교육 철폐론을 지지하는 법률은 학생들을 도와주기 위한 보좌관의 배치가 있는 정규적인 학급으로 학생들이 들어가는 것, 다른 보충 서비스의 제공과 도움 공학의 사용이다. 그러나 IDEA는 제한된 환경이 일부 학생에게 있어서 가능한 유일한 하나일 것이고 그것이 제공되어야 한다고 인정한다. 비록 일반학교로 편입하는 것(특수교육 철폐론)을 선호하더라도, 현실은 다양한 문제를 가진 학생들을 위해 매우 특수화된 교육 과정과 많은 관련 서비스를 필요로 하고, 적합한 교육이 요구되면 최후 수단으로 일반 교실로 장애아이가 편입되는 권리를 사용할 수 있다.

적어도, 장애 학생은 가능한 그들의 집에서 가까운 학교에서 비슷한 또래 아이들과 같은 학급에 다니기를 기대한다. 후원과 서비스는 학생에게 제공되고 일반 교사와 특수교사가 협력하여 장애를 가졌거나 가지지 않은 학생들 간의 상호작용을 위한 기회가 최대가 되도록 한다.

그 결과, 학군은 정규교육 과정을 받은 학생부터 정규과정과 특수 과정이 혼합된 교육을 받은 학생, 특수학교로 분리된 학생, 주거 프로그램 가정교육, 심지어 의학적으로 안정되지 않아 병원에 거주하는 학생에게도 반편성이 가능한 프로그램을 제공한다. 그들의 K-12를 경험하는 동안 일부 학생들은 그들의 학습 변화에 필요한 것에 따라 다른 반편성을 요구 할 수 있다. 반면 다른 학생들은 그들의 교육 경험 동안 같은 수준의 지원을 받는 권리를 가진다.

개별화된 교육 계획 (The Individualized Education Plans)

최소한의 제한된 학습 환경에서의 자유롭고 적절한 교육의 정의는 IEPs 수립을 통해서 전문적인 여러 분야의 팀과 그 부모 또는 학생들의 보호자, 그리고 고학력 학생과 섬세한 과정으로 만들어 진다. 학군은 단지 특수 학생들을 위해 IEP가 수립되는 걸 보장하는 것 뿐만 아니라 그들은 또한 IDEA에서 만들어진 다른 프로그램인 'Child Find를 통해 모든 특수 학생들을 정의하고 평가하는 것에 대해 책임질 의무가 있다.

각 학생들의 IEP는 매년 재검토 되어야 한다. 전형적으로, 계획에서 회의는 IEP를 받아들이거나, 거절하는 권리를 가지는 평등한 파트너로써 부모님과 제안된 IEP를 회의에서 논의 한다. 특히 특수 교육을 받는 학생들에게, 혹은 IDEA 제정 때문에 학군은 IEP라 불리는 제한된 환경에서의 적절한 교육의 학습 필요성 평가에 대해 아이들 개개인의 정당성을 경험하는데 큰 역할을 하고, IEP의 변화에 대한 보고는 공식적인 학교 기록의 부분으로 정립되고 문서화된다. 학생들은, 그들의 부모님을 통하여 학교가 이런 권리를 책임질 의무를 가지는 것을 논의한다. 이런 토론은 중재 또는 각 학군에서 반드시 가지는 공식적인 관리상의 공정과정을 통해서 해결 될 수도 있다.

초기 적절한 IEP는 처음 특수교육에서 학생들의 반편성을 결정한다. 그리고 그 이후, 모든 연중 프로그램 IEP는 학생들의 현재 상태와 내년을 위한 교육적 목표를 명시한다. 학군과 부모들은 학년이 시작되기 이전에 학생들의 IEP을 하는 것에 동의 한다. IEP는 강제력이 있는 합의서이다. 왜냐하면 학기는 학기말에 완성되기 때문에 여름방학 동안, 혹은 학기 중에 예상하지 못한 일이 발생하여 신상에 변화가 생겨도 서면으로 합의를 해야 한다. IEP는 다음 사항들을 포함한다.

- ◆ 다음 학년을 위한 특수교육의 목표
- ◆ 일반 학급에서 사용되는 일반 교육과정으로 목표로의 참여와 진전이 없는 학생들의 효과
- ◆ 회의에 대한 의미는 학생들이 필요한 일반 교육과정에 참가하고픈 욕구 충족의 수단
- ◆ 특수 교육 그리고 학생들이 그들의 한 해의 교육적 목표를 찾는 것을 도와줄 관련 서비스
- ◆ 학생들이 개별화된 교육적 목표를 달성하기 위한 발달, 교정상의 다른 요소들을 충족시키는 관련 서비스. 빈도, 기간, 치료세션의 길이, 치료사의 능력, 학생에 대한 치료사의 비율이 포함된다.
- ◆ 학교 인원을 위해 필요한 프로그램의 수정 또는 후원
- ◆ 학생의 진전을 부모님에게 규칙적으로 알려주기 위한 계획
- ◆ 학군 또는 주 내에서 학생들의 성취도 평가의 참여는 일반교육인구에 이용되고 수정, 개선 등을 요구한다.

IDEA의 다른 구성요소들 (Other Components of IDEA)

IDEA의 유아와 걸음마하는 아기를 위한 프로그램(program for Infants and Toddlers) 에서 작용하는 여러 조직을 통하여 재활 팀의 물리치료사와 다른 구성원들도 주정부에서 승인된 초기 치료 프로그램에 포함될 수 있다. 그 프로그램 지침은 중재를 위해 최대한 자연스러운 환경을 가능하도록 조정한다. IDEA의 Part B 의 실행에 있어 그 프로그램은 하물며 한 주에서 한 주로의 일관성이 있는 것은 아니다. 예를 들어 어떤 주에서의 그 프로그램은 미국교육부서 보단 미국건강부서아래에 있다. 주요 국가 기관은 일반적으로 모든 초기 치료사 서비스를 조정하고 제공한다. 영아나 유아를 위한 프로그램의 대상은 이전에 그랬거나, 또는 위험에 처해있거나, 교육에 방해되는 발달지연이 있는 아이들이다. 일부 국가에서는 IDEA의 part C (만 2세)는 6세까지 확장될 수 있다. 부모들은 이 나이에 part C 서비스를 계속해서 제공받는 것에 대해 part B에서의 그들의 권리가 변동되는 것을 결정한다. 이 초기 중재들은 특수 교육 도입을 감소시킨다, 왜냐하면 그들은 언어 또는 학습에 어려움이 있는 학생의 넓은 범위를 돕는다. 그러나 주목표는 최소한으로 제한된 학교 환경에서 어린 아이들이 성공적인 이행을 하는 것이다.

Part C에서 요구된 개별적인 가족 서비스(IFSP)는 part B에서 요구된 IEP와 비교했을 때 , 반영된 part C의 권한은 아이보단 가족에 초점이 맞춰져 있다. 가족 시스템 안에서 치료를 제공하는 게 중요함을 인지하는 것은 치료사에게 협력 기술과 가족들의 우선권을 존중하는 능력을 키우도록 요구한다.

교육의 또 다른 측면은 다른 전이점 이다. 16살이 되면, IDEA는 IEPs가 계획을 변화하거나, 학생이 고등학교 이후에 어떻게 나아갈 것인지 요구한다. 어른으로써 독립적으로 살아가기 위한 기술의 발달 또는 대학생을 위한 준비 훈련 프로그램이든지, 그 계획은 주목 할 만한 2차 교육 목표들과 계획을 가져야 한다.

보조 공학 (Assistive Technology)

IDEA는 보조공학의 제공과 관련 있는 다른 규칙을 정하고, 그리고 연합 서비스는 이 보조 기와

관련이 있다. 보조공학은 안경에서 복잡하고 특별히 디자인된 통신 시스템까지를 포함한다. IEP 팀은 보조공학이 일반 교과 과정, 특수 교육 또는 관련 서비스의 이용에 대한 권리를 지원하기 위해 필요하다 라고 결정하였다. 만약 교육을 지원한다면 그 장비는 집에서 사용될 수 있다. 많은 학생들에겐 보조공학은 그들이 일반 교육과정을 접할 수 있는 유일한 방법일 것이다.

일부 학교 시스템은 학생이 더이상 필요하지 않거나, 나이가 들어 사용하지 않는 보조 장비를 교환하고, 재사용하고, 새로 꾸미기 위해 커뮤니티 기관과 협조한다. 보조공학을 위한 지불은 학교 시스템의 예산의 자금을 넘어 다양한 자원, 예를 들어 보조금, 제 3자의 후원, 그리고 기증으로 이루어 질 수 있다. 학구가 장비와 장치의 제공을 조정하는 집중화된 보조 공학 서비스를 시스템 동안 IEP 팀에 의해 추천하게 하는 것은 흔하다.

특수 교육에 영향을 미치는 다른 법률 (Other Legislation Affecting Special Education)

법률의 몇몇 다른 조항은 장애를 가진 사람의 권리와 관계 된다. 학교에서 가장 중요한 것은, Americans with Disabilities Act (ADA), Rehabilitation Act 의 섹션 504, 그리고 더 최근의 개정된 법, IDEA에 유래된 교육 법률 No Chilid Left Behind (NCLB)을 포함한다.

ADA Title ll 는 국가와 지역 정부의 모든 활동을 주관하고 장애를 가진 사람들이 모든 프로그램과 공교육을 포함하는 서비스로부터 이익까지 동등한 기회를 받게 한다. 균등한 기회의 달성은 두가지 형태 일 수 있다. 새로운 건축과 건물의 개조에서의 특수건축의 기준은 좀 더 접근하기 쉬운 위치로 재배열이 필요한 프로그램이어야 한다. 기준은 건물 내에서 청각, 시각, 구음 장애를 가진 사람들에게 전달의 대안을 포함된다. ADA 필요조건의 다른 구성 요소는 장애를 가진 사람들의 구별을 피하기 위해 필요한 정치적, 습관적, 절차적으로 적절한 변경을 위한 것이다. 어떤 프로그램에 명확히 적용되는 관련 법률 또는 어떤 미국 연방 자금 금리라도 받는 기관과 관련 법률은 Rehabilitation Act의 섹션 504이다. ADA는 이 이전의 Rehabilitation Act의 폭넓은 적용이며, 그리고 그들은 같진 않으나 유사하다. 섹션 504는 이런 자금을 받은 단체가 장애를 가진 조건이 되는 개인의 이익을 차별하지 않도록 요구한다. 각각의 연방 부처와 기관은 자체 프로그램을 적용시키는 자신만의 섹션 504 규정을 가지고 있다. 그러나 그것은 ADA에서 요구하는 것과 유사하게 만들어진 합리적인 협상을 포함한 요구사항이 있다. 왜냐하면 섹션 504는 IDEA와 같은 요구사항을 충족시키는 자금을 가지고 있지 않고, 학교 시스템은 그러한 규정들을 준수하기 더 어렵다. 섹션 504 체제하의 서비스를 받은 아동들은 IDEA에서 요구하는 IEP와 비슷한 계획을 요구 받았다.

섹션 504는 특수 진단을 가진 아이들의 권리는 IDEA보다 더 광범위하다. 섹션 504는 하나 이상의 주된 삶의 활동에서 지속적으로 신체적 또는 정신적 장애를 가진 사람들을 위해 장애물 제거를 요구한다. 학교에서 배우는 능력은 삶의 활동으로 고려된다. 이 과정은 IDEA 서비스를 받을 자격이 있는 모든 학생들을 포함하고, 천식이거나 자가 제어 면역과 같은 병과 같은 일시적이거나 간헐적인 장애를 가진 아동들도 포함된다. 다른 방법과 비교를 했을 때, IDEA 자격이 있는 아동은 추가적인 서비스와 섹션 504에서 보장하는 동등한 보호를 넘어서는 보호를 받기 때문에 IDEA는 종종 비차별적인 행동보다 긍정적인 활동이 고려되어 진다.

좀 더 새로운 NCLB Act는 2004년 IDEA 수정안에 포함된 교사 자격과 핵심 학업 과목들을 위한 기준을 도입했다. 정부는 독서와 수학을 위한 교육적인 기준을 제시했고 학교구역은 매년 향상된 수준을 보여주라고 요구했다. 기준을 충족시키지 못하는 학교를 변화시키거나 또는 기준을 충족시키는 부가적인 서비스를 찾아서 학생들에게 기회를 주거나 교정활동은 이 활동의 일부이다. 비록 너무 일러서 말하긴 힘들지만, 자금이 기준을 직접적으로 충족시키는 것과 같은 특수 교육에서 잠정적인 적자 재정 영향은 가능성 있는 고려사항이다. Sidebar 17.1은 이러한 주제에 더 많은 정보를 준다.

> *Sidebar 17.1*
>
> **합법적인 정보**(More Legislative Information)
>
> 미국의 교육부 사이트 http://www.ideadata.org/index에선 IDEA와 특수교육에 관한 자료를 접할 수 있다. "Wrightslaw"란 사이트에서는 부모가 자녀를 지원할 수 있는 도구를 제공한다.

학교 물리치료의 특징 (Unique Features of School-Based Physical Therapy Practice)

학교 물리치료의 가장 명확한 특징은 건강관리세팅보다 학교가 더욱 서비스를 제공한다는 것이다. 공동작업은 지도사항을 평가하고 계획하기 위해 서비스 팀과 일반, 특수 교사들과 함께 물리치료사가 제공하는 노력을 가장 잘 표현한 단어일 것이다. 지도사항과 교과과정의 이해 없이, 물리치료사가 학생에게 최소한의 제한된 환경에 대한 결정을 하는데 어려움을 느낄 것이다.

대동작 결함이 있는 학생을 위해, 적응된 체육 교사와 물리치료사와의 공동작업은 IEPs의 발달과 시행에 매우 중요할 것이다. 적응된 체육 교육은 연방 특수 교육 권한의 일부이고 이것은 반드시 모든 학생에게 제공되어야 한다. 만약 물리치료가 더 이상 학생들에게 지도상의 이익을 위해 필요가 없다면, 적응된 체육 교육은 움직임과 신체활동과 관련 목적을 수행하고 물리치료와 적응된 체육 교육 프로그램은 자원이 한정되어 있을 때 상호보완 할 수 있는 지속적으로 강력한 방법이 될 것이다.

학교생활동안 학생의 요구와 더 진보된 수준을 원하는 그들의 요구는 학교에 기초를 둔 위치에서 물리치료사가 환자와 장기간의 관계를 형성하는 것과 같은 위치로 만든다. 비록 일반적이지는 않지만, 학교에 기초를 둔 물리치료사는 같은 아동을 3살부터 21살까지 치료하는 것이 가능하다. IEP 회의에 참석하고 1년 이상 부모들과 조금 덜 형식적인 계약을 하는 것은 건강관리세팅에서 잘 알려지지 않은 가족과 전문적인 관계를 유지하도록 이끈다. 이러한 공동작업은 교사와 부모가 동등한 위치에 있고 아동의 치료와 관련 서비스를 제공하는 위치에 있다는 것이다.

자금 원천 (Funding Resources)

건강관리 시스템같이, 학교 시스템은 많은 재정적 위기에 직면해 있다. 의회가 IDEA 기구의 비용 40%에 기여한다는 허가에도 불구하고, 이 자금은 실제적으로 재정의 20%보다 적게 차지하는 연방 자금의 큰 재정적 부족분을 유발하는 의무적인 것보다 자율적이다. 학군은 주와 지역 세금이 매년 광범위하게 변동을 거듭하는 것으로부터 자금의 나머지를 찾아야만 한다. 관리자는 다음 연방과 입법부 행동의 결과로 초점을 잡는 것이 필요하다.

몇몇 주는 서비스를 받을 자격이 있는 아이들을 위한 학교 시스템에 저소득층 의료보장제도 상환을 허용한다. 주와 지역 자원을 교육에서 다른 공공 수요로 이동하는 것은 보통이고 교육적인 관리 도전, 종종 선택적인 협상을 통해 성립되는 특히 봉급의 기간은 좀 더 지속되지 못한다는 예상을 말한다.

봉급 (Salaries)

교사들은 각 주의 국가 교육 협상체를 대표하게 된다. 비록 물리치료사들은 이 단체의 구성원이 아니지만, 그들은 봉급량과 선생들로부터 협상된 만큼 상승될 가능성이 있다. 이러한 봉급 구조는 학교-기초 봉급이 종종 건강관리 요소에 비해 경쟁적이지 않게 하기 때문에 물리치료사를 모집하는데 어려움을 겪게 한다. 몇몇 학군은 소아 재활 서비스를 제공하는 지역기반 기구를 통해서 관련 서비스와 계약한다. 그들은 상환을 받는 관습과 더불어 학교 시스템 계약이라는 관행 때문에 피고용인에게 높은 임금을 제공한다. 이 서비스의 계약은 요구 또는 더 경쟁적인 봉급을 해결할 것이지만, 이것은 강력하게 몇몇 학교와 연관된 것보다 이미 더 크게 관련되어 있는 물리치료사에게 과제이다. 만약 그들이 또한 학교 시스템에 고용되는 것을 인식하지 못했다면, 선생과 치료사 간의 인지 또는 실제 (공간상)거리가 극복되어야 한다.

또한 선택적인 협상은 교육 할당과 특정 할당에 몰두하는 시간과 관련 엄격한 규칙을 초래할 것이다. 왜냐하면 학교시스템은 빡빡하게 규제한 관례와 떨어지는 것을 못보고 이러한 두 요소는 관련 서비스 문제의 통합을 만들 것이다. 학급, 점심시간, 이동, 다른 활동의 매 스케줄은 매우 작은 차이를 보이는 작은 방에 1분 30초 간격으로 줄일 것이다. 그들의 부모 스케줄과 근무일의 조절에 익숙한 물리치료사는 학생의 하루 스케줄에서 관련 서비스를 수행하는 것을 충족하는 것에 목표를 만족하도록 해서 매우 제한적으로 학교를 찾을 것이다.

공존하는 지역 서비스 (Concurrent Community Services)

물리치료사에게 새로운 학교시스템을 위한 다른 과제는 최소한의 제한된 환경에서 교육의 목적을 성취하는 것과 관련 학생의 목표를 제한하는 것이다. 무엇보다도 먼저 학교에서의 시간은 장애학생이 문제에 직면하는 전체의 시간의 작은 부분이다. 예를 들면 침대에서 의자로 이동이나 집에서의 환경적인 장애물은 비록 그들이 학교에서 기능적인 능력과 연관할 수 없을지라도 수행할 필요가 있다. 그 결과 몇몇 학생은 동시에 지역에 기반을 둔 치료 서비스를 받는다. 만약 그렇다면 학교에 기반을 둔 물리치료사가 학교 외의 학생에게 서비스를 제공하는 직업을 가진 전문가를 포함한 그들의 공동작업 네트워크를 확장해 나갈 필요가 있다.

보조적인 기술을 위한 책임은 어떠한 아이템, 도구, 학생의 기능적인 능력을 향상시키는데 필요한 시스템의 획득을 위해서 특별하게 중앙화된 전국에 걸친 팀에 의존한 학교에 기반을 둔 치료사에게 더 높다. 이 기술은 더 구매되고, 제작되고 임대되고 조립, 수리, 장비의 유지의 책임이 있고 우선적인 책임을 지닌 재활 팀은 학생과 이것을 사용하는 다른 이를 교육하는 것이다. 새로운 기술을 계속 유지하는 것은 지역에 기반을 둔 개인과 공공 치료사 그리고 소아 병원에서 점점 학교에 기반을 둔 치료사와 그들의 동료들에게 중요한 전문적인 책임이 되고 있다.

Sidebar 17.2는 관리인이 학교에 기반을 둔 물리치료사의 보상과 충족의 요소로써 존재한다는 요소를 정리한 것이다. 교육 팀의 구성원으로써, 물리치료사는 아이의 교육적인 목표 달성을 보장하는 중요한 역할을 한다.

Sidebar 17.2

학교에 기반한 물리치료의 특징(Characteristics of School-Based Physical Therapy)

- 학생, 가족과 범학문적 교육 팀과의 장기적인 관계를 확립한다.
- 서비스는 타이트하게 된 스케줄에 통합된다.
- 전형적인 환자의 목표보다 학생의 교육적 필요성에 더 초점을 맞추어 창의적인 접근법이 필요
- 재활 팀원과 교육 전문가가 함께 상세한 협력.
- 물리치료의 역할은 교육 전문가에 의해 좋지 않게 이해될 수 있다.
- 조절과 공동작업은 의사소통 기반형 제공자와 동시적인 관리를 제공한다.
- 매년의 교육 목표를 달성하기 위한 매우 개별화된 계획.
- 치료 노력의 결과는 즉각 적으로 나타날 수 있고 장기적일 수 있고, 정의하기 어려울 수 있다.
- 학생을 위한 치료라기보다 교육적으로의 초점 이동.
- 서비스에의 금융과 행정적 제약을 이끄는 학교 시스템에 이용할 수 있는 제한된 자원(공 간을 포함하여)을 위한 경쟁.
- 짧은 공립학교 스케줄로 인해 단축된 근무일과 연장된 여름
- 다른 물리치료사로부터 고립은, 시스템에서 학교에 둘러 싸여 있기 때문이다.

Part 2
공립학교 관리에 관한 개요 (Overview of Management in Public School)

학교 기반의 물리치료의 관리 (Management of School-Based Physical Therapy)

각 학군에게는 주의 교육 범위에 기초하여 형성하게 되는 특수 교육 서비스의 주 치료사가 있을 수 있다. 전체 구역(district)을 위한 특수교육에서 관련 서비스의 치료사는 있을 수도 있고 없을 수도 있다. 특수 교육의 학생과 관련 서비스에 대한 요구의 수에 따라, 관련 각 규율을 위한 감독관은 구역 안에서 지역에 배치 될 수 있다. 이것은 집에서 재활 서비스 관계와 유사한 학교 기반형 경영의 재활 서비스의 관리 필드를 만들어 준다.

대부분의 IEPs가 아이들이 학교에 들어가기 전

에 완성되기 때문에, 관련 서비스의 넓은 규역의 필요성은 예상된다. 아이의 요구는 매년, 그 시스템으로 새로운 학생이 이동했을 때, 그리고 졸업생까지 다를 수 있기 때문에, 학교간의 각 학년마다 치료사의 배치는 중요한 과제로 남아있다.

교육 배치는 각 수준의 학생 수에 따라, 물리치료사가 배치 될 수 있다 :

- ◆ 많은 장애 학생들이 있는 특수학교. 그들은 학교의 물리치료실에서 현실적이고, 직접적인 물리치료 중재를 제공하고, 특수 교육 학급에서 보조공학에 많은 관심을 가질 수 있다.
- ◆ 학생이 일반 교육과 특수 교육의 학급에서 교육의 모든 수준을 몇몇의 학교에서 이동하는 것. 그들의 역할은 최소한의 제한된 환경에서 상담(간접)과 간헐적인 보장을 포함한다.
- ◆ 위험한 유아와 영아를 위한 프로그램. 물리치료사는 초기중재 센터에서 가족 교육 강조와 직접적인 서비스를 제공할 수 있다.
- ◆ 위 모델의 일부 조합

학군 코디네이터는 학군에 고용되어 있는 치료사들을 고용하거나 또는 사설 회사의 서비스 와 계약 또는 독립적으로 활동하는 물리치료사들과 계약함으로써 그들의 요구를 만족시킨다. 직접적인 서비스의 제공의 범위를 벗어나 능동적인 팀 멤버로서의 참가에 대해 시간을 허락하는 계약을 보장하는 것은 계약한 물리치료사들이 학교기반의 치료사들의 책임에 대해 모든 것을 충족시키기 위해 준비해야하기 때문에 중요하다.

특수교육의 학생들의 수요는 넓은 범위의 진단과 장애의 정도를 포함하며, 특히 아동들의 요구는 시간에 따라 변한다. 물리치료사들은 이러한 특수한 인구들에 대해 가르치고 배우는 것에 대한 깊은 이해력을 보완하는 넓고 다양한 상태에 접근할 수 있는 다양한 능력을 가져야 한다. 더 큰 학군에서 관련 서비스의 코디네이터들은 치료사들을 특정 위치에 있는 학교집단에 서비스를 제공하는 학제적인(interdisciplinary)재활팀에 대해 책임을 할당해야 할 것이다.

관리책임
(Management Responsibilities)

임무, 비전, 그리고 목표
(Mission, Vision, and Goals)

새로운 직원은 서비스 제공에 대한 건강관리 접근보다 교육적인 접근에 대해 그리고 IDEA의 임무와 철학의 책임에 대해 큰 변화를 가지기 때문에 임무, 비전, 목표에 대한 가장 중요한 도전은 그들을 교육하는 것일 것이다. 관리자들은 특정 학교의 철학과 IDEA이상에 대한 책임 그리고 그것의 규칙과 규제에 대해 응함을 확실히 할 필요가 있을 것이다. 많은 물리치료사들에게 학제적인 초점이 이차적인 본질일지라도, 의사결정에서 학부모와 선생님들의 높아진 역할은 관리자들이 그들이 감독하는 이들에게 전해줄 필요가 있을 만하다. 최소한으로 제한된 환경에서 교육과 관련 그것들의 제한된 목표들 중 새로운 직원에 대한 교육은 또 하나의 중요한 부분이 될 것이다.

정책과 절차 (Policies and Procedures)

국외 정책과 절차들은 교육위원회에서 발전하였고 이행을 위해 학군에 분포되었다. 그들이 그것들을 재검토하는데 일시적으로 배정받지 않는다면, 관리자들은 정책과 절차에 대한 책임감을 가지기 쉽지 않을 것이다.

IEP팀원의 역할에 대한 설명은 가장 중요한 정책과 절차일 수 있다. 아마도 다른 어떤 치료환경보다, 중첩을 피하고 서비스에서의 차이를 확인하기 위한해 서비스 통합이 학교기반의 서비스를 제공하는데 필수적이다. 자원들은 종종 부적절하며 꼼꼼히 관리되어야 하며 낭비와 중복을 하지 않아야 한다.

IEP지시 외에도 정책과 절차는 팀원의 책임을 확실하게 하고 서비스 준비에 있어 임시방편책을 만들기 위해 필요하다. 예를 들면, 물리치료사와 작업치료사가 흔히 사용하는 평가, 중재, 기타등 등의 목록을 계발하고 어떤 규율이 우선적으로 어떠한 것을 책임져야 하는지에 대해 서술하는 표를 만들면 도움이 될 것이다. 관련 서비스와 교육용 paraeducator에서 보조직원의 규칙에 대한 설명은 전문적인 규제에 따라 보증이 되고 확실한 책임선과 의사소통을 확립시켜주므로 중요하다.

관리자들은 또한 표준화된 발달적 그리고 기능적 장치가 학군에 따라 사용되어야 하는지 그리고 개별 치료사에 대한 결정권에 사용되는 것에 대해 책임이 있다. 이런 결정을 지지하는 근거를 조사하는 것은 제공된 서비스의 결과가 그들의 책임이 표준화된 측정장치들에 의존적이므로 이는 관리자에 대한 새로운 역할이 될 수도 있다.

건강관리 결정과는 다르게, 내과의사들은 절대로 실제 IEP과정과 결정에 참여할 수 없다. 학교기반의 치료사가 학교시스템에서 아이를 치료하란 내과의사들의 처방은 주마다 다양하다. 관리자들은 특히 서비스의 국민의료보조 기금을 고려한다면, 절차와 정책이 서비스의 제공에 대한 합법적 요구사항들에 부합과 내과의사와의 기대되는 관계들 다루는 것을 확실하게 해야 할 필요가 있다. 건강관리환경에서 더 흔한 의료적 지원없이 임상적 결정에 대한 책임의 주요한 이동에서 직원을 돕는 것은 관리자의 또 다른 역할이다.

마케팅 (Marketing)

특수 교육에 있어 관련 서비스들은 연방과 주 규제에 매우 의존적이므로, 새로운 프로그램들은 다른 프로그램을 만드는 것에 대해 기회를 거의 주지 않는다. 그러나, 몇몇 경영자들은 자금 자원을 인정하고 공적 개인적 자원으로부터의 대안적 자금을 위한 자금 자원을 허가 제안하는 기회를 가진다. 제안서 준비를 위한 지원 서비스는 한 학교 지역에서부터 또 다른 작품 워크샵까지 다양하며 외부 자금을 할당받았거나 가져올 수 있는 유익하다.

네트워킹은 학교기반관리가 보다 더 적절한 기능을 할 것이다. 서비스와 관련한 그들의 잠재적 욕구를 확인하기 위해 학생대표를 위한 IDEA 요소로 인해 경영자는 대부분 학교와 관련 시장 서비스를 필요로 하지 않을 것이다. 내부 네트워킹은 학교에서 주요 플레이어들과의 관계를 구축하고 확인하기 위해 보다 중요하게 작용할 것이다. 원칙과 함께 선생님들과 다른 서비스 제공자들이 연속적으로 시작해, 내부 네트워킹은 물리치료사와 다른 재활팀의 구성원들의 역할을 분명하게 하기 위하며 기초를 다지고 있는 각각 학교에 대한 계획과 직무 안에서 서비스가 잘 이루어질 수 있기 위한 목표를 확실히 하기 위해 중요할 것이다.

형식적 혹은 비형식적인 지역사회 네트워킹은 특수 IEPs의 목표에 도달하고 일반적인 특수 교육을 위한 요양사나 다른 지역사회 자원의 정체성을 위해 중요할 것이다. 예를 들어, 경영자는 든든한

의료기구 제공자, 의지기사, 보조기사와 전문적인 관계를 형성하게 위해 먼저 추진할 필요가 있을지도 모른다.

가정의학과 의사, 정형외과 의사, 혹은 관련 서비스로 아이들을 치료하는 의사를 아는 것은 중요하다. 학교에서 제공된 서비스에 대한 이해는 아마 제한적일 것이다. 경영자는 학교 기반과 지역사회 기반의 치료사들 간의 보다 나은 소통이 이루어질 때 아이의 특수 욕구를 채워줄 요구에 대한 지지를 해주는 서비스 네트워크의 폭을 보다 넓히기 위해 의사를 교육할 기회를 가질 수도 있다.

주목할 것은, 경영자는 소아 재활 서비스의 제공자에게 학교 기반 팀의 목소리와 얼굴이 될 필요가 있다. 이런 서비스가 학교에서 제공자들의 잠재적인 자원으로써 중요할 뿐 아니라, 경영자는 이런 서비스를 제공하여 학교 직원이 어린이 치료를 효과적으로 정할 수 있게 할 수 있다.

직원채용 (Staffing)

전일제 직원 담당건수의 결정은 학교 경영자에게 고민거리 이다. 학교에 기반한 직원 담당건수와 관련해 세 가지 요소가 있다 :

- 학생들에 제공되어야 한다: 서비스의 유형과 양이 거리와 학교의 수와 지리적인 영역을 모두 포함하여 각각 학생에게 주어진다.
- 치료사의 다른 의무 : 선생님이나 부모님, 외국학생이나 직원 감독자와 문서업무나 회의, 상담업무 등
- 다른 요소들 : 담임선생님이나 부모님, 후원, 학기 수, 요구된 지역사회, 지속적 교육 조건을 위한 상담 등

이러한 일들을 취하면, 경영자는 다양한 활동에 헌신한 고용인이 동등한 전일제를 실시한 주당 37.5시간 내에서 백분율을 결정하는 기록을 만들어냄으로써 할당된 직원 담당건수를 분석할 수 있을 것이다. 시간기록에서 가능한 활동은 직접적인 학생 접촉, 문서업무, IEP, 회의, 여행 시간, 평가, 상담, 점심시간, 다른 계약 업무들을 포함할 수 있다. 경영자는 직원들에게 일정하게 시간기록을 완성하기위해 물어보거나 확실한 주변 시간기록을 선택하는 게 좋다. 자료 분석은 경영자가 계속되는 기초작업에 일 할당량 조절, 직원 재분배, 전일제와 시간제 직원의 업무 비교, 혹은 각각 직원의 생산목표를 설정하는데 도움을 줄 것이다.

고용 (Recruiment)

학교 위원회의 고용인이 될 전일제 직원의 고용은 봉급이 다른 분야의 일에 비해 덜 경쟁적이기 때문에 어려운 일이 될 것이다. 모든 학교 학생들의 욕구와 관련 서비스 제공자 혹은 독립적인 일당 계약자와 계약의 선호도와 욕구를 조작하는 것과 전일제 학교 위원 직원의 예상을 맞춰주는 것은 특히, 큰 학교 지역 같은 시간이 절실한 곳에서 일을 할당하는 것을 결정하고 계획하게 만들 것이다. 예를 들어, IEPs가 사회 기반의 소아과 의사 업무에 일주일 3번 왕진과 관련 서비스를 필요로 한다고 해도 그들은 다른 날 진료실의 예정된 외래환자가 있기 때문에 오직 화요일과 목요일에만 학군에 서비스를 제공하는 수도 있다. 독립적인 계약자들은 편리한 한 곳의 학교에서만 일하거나 하계동안 집중 연간 프로그램에서 일하지 않는 것을 선택할 수 있다. 전일제 직원들은 전일제 치료사가 더 유용하기 때문에 IEP 모임에서 계약 치료사들 또는 일당 치료사가 나타난다면 화가 날 것이다.

학교 경영자들은 학교에 제공되는 서비스가 장기간이고 복잡하기 때문에 직원교대를 피하기 위해 건강관리에 접근하는 경영자들 보다 많은 어려움에 직면할 것이다. 아이들과 관계를 형성하기 위해 새로운 사람들에게 필요한 시간은 목표를 향해 나아가는 것을 지연시키거나 방해할 것이다. 게다가 전 직원의 지속성은 IEP 팀의 구성원들 사이에 더 많은 협력을 초래할 것이고 개인적인 작업분야에서 물리치료사는 몇몇 학교에서 수많은 팀들 중 하나일지도 모른다.

다른 작업 영역들처럼, 학교 사이를 이동하는 학군 직원들은 이동 서비스를 함으로써 학교 사이에서 이동하면서 많은 시간을 소비할 것이다. 종종 작업은 많이 필요로 하지만 어떤 지역은 다른 지역보다 더 매력적이기 때문에 고르지 않게 분산되어 있다. 이 선호도는 덜 매력적인 연구 과제를 위해 동기를 제공하지 못한다면 또 다른 경영 도전을 준다. 저임금 규모의 고용 보조 물리치료사들은 특히 물리치료사보다 더 많이 고용한다면 경영해결의 하나가 될 수 있다. 보조 물리치료사들은 개별적인 지역사회에 매우 정확하게 속해 있기 때문에 직원의 이동은 감소된다. 그러나 경영자들은 발생할 수 있는 다른 잠재적인 문제에 대해 주의해야만 한다.

보조 물리치료사 (Physical Therapist Assistants)

보조 물리치료사들의 역할은 직접적인 관리조항, 교사로서의 지시 제공, 그리고 직원을 원조하는 것은 제한되어 있다. 왜냐하면 의 자문과 발달은 업무 범위를 넘기 때문이다. 평가, 치료 계획입안, 그리고 다른 것들을 감독하는 것은 전형적으로 물리치료사들의 의무이다. 그것은 보조자들에게 대신하게 할 수 없다. 이 역할의 서술은 잠재 노동인원 분배를 더 제한한다. 보조 물리치료사들의 고용과 감독은 주 법령에 의해 결정된다. 이는 물리치료사는 학교에서 보조 물리치료사들을 직접적으로 혹은 현장 감독할 필요가 없다는 것을 의미한다. 업무 규정에 의존하여, 물리치료사의 기록에 의해 보조자들을 감독하는 것은 물리치료사가 다른 학교에 배당된 개개의 보조자들을 위한 감독에 책임이 있다는 것을 의미한다. 보조 물리치료사들이 순회하는 물리치료사에 의해 한 학교 업무를 배정 받을 때, 경영자들은 업무활동을 한 것을 고려하여 개인적으로 보수를 지불할 필요가 있다.

예를 들면, 보조 물리치료사가 물리치료사보다 학교에서 더 쉽게 이용된다면, 업무활동을 어기지는 않는지 관리가 필요할 것이다. 보조 물리치료사가 아동관리에 관해 나날이 생기는 문제점 때문에 의도치 않게 선의의 결정과 문제 해결을 하고 있는데 이는 확실히 물리치료사의 의무이다. 경영자들은 부모들과 교육 전문가들을 위해 물리치료사와 보조 물리치료사들의 법률적인 책임을 구별하기 위한 노력이 필요하다는 것을 알 것이다. 학교업무에서 치료사와 보조자들의 동향은 잠재적인 업무활동 침해를 피하기 위해 만들어진 결정에 대한 비상 전략을 포함한 것이다.

환자 관리 (Patient Care)

학교 기반 목표 성취와 관련 목표만을 구별하는 것은 소아 치료 경험이 있는 물리치료사조차도 어린이의 기능 능력의 철저한 분석이 요구된다. "의학적 필요"모델에서 "배움과 관련" 모델로의 생각 변화는 특히 일대일 중재를 강조하고 지역사회 기반의 소아치료를 하는 물리치료사들에겐 쉽지 않다.

태도 변화는 노력 없이 쉽게 일어나지 않는다.

학교 업무의 결정적 요소와 넓은 범위의 진단을 위해 직원의 전문적 지식을 보장하는 것, 그리고 배움의 욕구들을 경영자가 감시하는 것은 사실상 업무 목표에서 그들의 첫 번째 역할일 것이다. 경영자들은 이전에 성인을 치료했더라도 학교 시스템에서 새로운 기회를 찾는 물리치료사를 고용하는 것을 망설이지 않는다. 그렇지만 장애 아동의 관리에 대한 오랜 편견을 힘들게 수정해야 하는 것보다 소아에 대해 경력 없이 시작하는 것이 다소 쉬울 수 있다.

교실 조정 (Classroom Integration)

필요할 때만 직접적 중재를 제공하는 것과 필요할 때마다 진찰 서비스를 제공하는 것의 결정을 확실하게 하는 것은 하나의 관심사일 것이다. 분리된 치료실에서 교실과 통합된 업무로 변경했을 때 결정은 논쟁의 여지가 남는다. 예를 들어 치료사는 아이들이 대부분 자연적으로 환경과 교실에서 필요한 부족한 기능을 새로 익히도록 연습하기 위해 균형을 잡는다. 교사와 돌보는 사람에게 권고된 수행을 포함하는 중재효과가 다양한 외부요소-위치에 의해 흐려지고 기대에 어긋나기 때문에 치료 중재의 빈도를 결정해야 한다.

경영자들은 직원들이 창의적으로 자원을 확인하고 학생들의 요구를 채우기 위해 공동으로 일하루 수 있게 직원들에게 용기를 북돋아 줘야 한다. 증가된 협력은 재활팀, 교사들, 그리고 가족 구성원들 사이에 잠재적인 대립을 해결하기 위한 수단이 된다. 학교 경영자들은 건강관리에서 예상보다 더 타협에 도달하도록 직원들에게 많은 자원을 제공할 필요가 있다. 교사들은 몇 년 동안 알아온 학생들에게 귀속되었고 부모들의 태도는 매우 심각해졌다.

경영 첫 단계의 다른 부분에서 추가적인 문제가 야기되었을 때 논쟁을 풀기 위해 경영자들의 협상 기술 또한 학교 업무에서 매우 중요하다. 예를 들어, 특수 교육과 업무에 관련 상위 경영자들은 그들을 감독하는 사람으로 동일한 전문가의 훈련을 받지 않았거나 구역 내 IEP팀 중 한사람인 다른 감독에게 보고한다면 추가적인 경영 문제가 나타날 수 있다. 학군은 복잡하고, 명령의 연속인 관료 조직은 그중에서도 빈번한 조직적 변화요구의 근원이 제한되어 있기 때문에 항상 명확하지 않다.

수행 평가 (Performance Evaluation)

학교 업무는 경영 분야이기 때문에 직원 수행 평가가 어렵다. 일 년에 한번 치료사의 임상 전문 지식과 아이들의 행동을 다루는 능력을 결정하기 위해 치료 기간을 관찰한다. 경영자들은 종종 직접적인 관찰자들을 보충하기 위해 부모, 학생을 포함하여 IEP팀의 다른 멤버를 투입하기도 한다. 학생결과는 정확하지 않을 수도 있는데 각 훈련의 기여자를 뽑는 것은 명확하지 않다. 그리고 교육의 결과는 많은 중재에 따라 변하기 쉽고 긴 시간이 걸린다. 직원이 IEPs에 그들의 활동과 기여를 스스로 보고한 것을 갖는 것은 경영수단에 중요하다. 예를 들면, 업무의 직접적인 조항을 더해 수행 평가는 다음을 포함한다.

- IDEA에 따른 504항, ADA
- 치료와 관련 일반 교육 과정의 지식
- 평가 도구의 효과적인 사용과 분석들
- 상담과 협력 기술

재정 (Fiscal)

건강관리 경영자들이 예산짜는 것과 현금 수지를 관리하는 일에 직면할지라도 그들은 학교 시스템에서 구성되어 있는 것처럼 보인다. 합법적으로 예산 과정인 복합적인 연방 정부와 주 기금에도 불구하고 학교 경영자들은 총괄계정 책임의 상당량을 제외하고 재정적 결정과정에선 최소한의 역할만 한다.

학군은 Medicaid(국민 의료보장제도) 서비스 제공자로 등록할지도 모른다. 이는 Medicaid에 적합한 학생들에게 IDEA 구성요소 중 B와 C가 제공된 서비스를 상환하는 것을 허락한다. 이 Medicaid Certified School Match Program은 재활 서비스, 상담, 간호, 그리고 수송 수단 같은 직접적인 서비스를 위한 상환을 포함한다. Medicaid 적임자를 결정하는 것과 서비스의 협력을 위해 위탁하는 것과 같은 행정상의 활동 또한 상환된다. Medicaid match program의 목적은 의료 관리를 위해 학생들의 접근성을 증가시키고 학생의 건강 증진을 위해 가족들이 치료를 더 잘 이해하게 하는 것이다. 서비스 확장에 남겨진 기금을 유용하게 재투자하고 특수 교육 장비들을 사고 요구된 서비스의 목표를 위한 가격을 충족시키도록 돕는 것은 학군의 수입 자원이다.

경영자들은 지역사회의 회사에서 아이들이 동시에 치료를 받을 때 메디케이드 서비스의 중복을 방지할 계획으로 발전해야 한다.

법률적, 윤리적 그리고 위험 (Legal, Ethical, and Risk)

특수 교육은 매우 정확히 입법에 연결되어 있기 때문에, 통치에 직면한 실패는 잠재적인 법률 문제로 나타난다. 미국 대법원에선 특수 교육과 IDEA를 둘러싼 수많은 법률 사건이 있다. 예를 들면, 법정에서는 의학적인 서비스와 비교해 관련 서비스가 무엇인지 결정하는 것을 물어왔다. 개개의 아이들을 위한 물리치료 서비스의 타당성의 결과는 또한 재판에 건의되어 왔다.

역할 발표 (Role Release)

보조 물리치료사의 감독과 지시를 둘러싼 법적 문제 외에도, 비록 필요할지라도 교육 보조자, 교사 그리고 부모들에게 관리를 임명하는 것은 똑같이 위험하다. 이들 전문가의 결정은 임명보다는 누가 무엇을 지시하고 가르칠 것인가에 대한 것이다. 물리치료사들과 다른 건강 전문가들은 관련 서비스에서 학생들의 목표 달성을 위해 학부모에게 역할을 발표하기 때문에 주의 깊은 생각이 요구된다.

노동력과 다른 자원들이 제한되어 있을 때 치료사들은 그들의 서비스 요구를 만족시키려고 학교 사이에 드물게 퍼져 있기 때문에 학생들이 필요한 치료를 매일 할 수가 없다. 물리치료사들은 역할 발표가 책임의 포기를 의미하는 것이 아님을 이해하는 것이 중요하다. 양도된 일을 수행하는 다른 이들의 훈련 문서와 개개 학생의 수행을 감독하는 것은 범학문적인 교육적 관리 모델에서 특히 위험하다.

이 역할 발표 결정은 IEPs가 중립적 규율이기 때문에 훨씬 더 복잡하다. 학교에서 치료상의 서비스의 범학문적 본질은 물리치료사들이 무엇을 강화해야할지 무엇이 물리치료가 아닌지를 고심하게 한다. 물리치료는 물리치료사가 무엇을 해야 하는지 보조 물리치료사가 무엇을 해야 하는지 정의하고 있기 때문에, 다른 사람들이 교실에서 또는 집에서 물리치료사의 지시를 따르도록 돕지만, 법적으로 "물리치료를 하는 것"은 아니다.

경영자들은 또한 환자나 고객의 지식을 위해 그들의 법적 책임을 이해해야만 하고 돌보는 사람들의 교육 또한 전문적인 책임이 있어야 한다. 그들은 특히 치료사가 부지 내에서 간헐적일 때 많은 사람들이 학생들의 IEPs를 담당하는 복합적인 학교 환경에서 큰 의의를 가진다. 모든 관리 제공자들이 충분히 의무를 교육하고 개개의 일을 각 학생에게 임명하는 것에 대해 확실히 하는 것은 물리치료사와 관련 서비스 제공자들에 의해 확증되어야 하고 문서로 기록되어야 한다.

비밀성 (Confindentiality)

또 다른 법률적이고 윤리적인 관심사는 의학적 기록의 비밀성을 유지하는 것만큼 중요하게 학생 기록의 비밀성을 유지하는 것이다. 치료사들은 모든 법령에서 규제하는 훈련, 전문적인 윤리의 관례, 그리고 건강관리와 학교 환경을 적용한 훈련의 기준을 상기할 필요가 있다.

건강관리처럼, 자원 부족은 종종 윤리적 딜레마를 이끈다. 교장 또는 교직원이 진단을 받은 관련 서비스의 빈도와 기간에 대한 절차와 정책을 규격화하고 IEP 결과에 부정적인 영향을 준 생산성 목표를 수립하는 데서 오는 압박은 경영자들이 치료사들에게 놓인 현재의 법률적이고 윤리적인 딜레마를 대비할 것을 요구한다.

의사소통 (Communication)

어떤 분야 사업의 경영자들은 다른 일의 스케줄을 따라 광대한 지리적 영역에 흩어져 있는 직원과 대화하는 것에 다양한 의미를 가진다. E-mail, 전화 회의, 휴대전화, 전자 데이터베이스 접속, 그리고 다른 형태의 의사소통은 의사소통을 용이하게 하고 증거 서비스를 제공한다. 학교 경영자들은 각 학교에서 그들의 감독 하에 제공된 서비스의 유효성을 결정하는 영역에서 많은 시간을 보내는 것이 필요하다는 것을 깨달아야 한다.

경영자들은 보조 물리치료사들을 감독하는 물리치료사들이 예정된 의사소통 진행과 감독기간의 중요성을 입증할 것을 확실하게 해야 한다. 보조 물리치료사들은 정확한 연락 정보망을 가지고 있어야만 한다. 그와 같이 물리치료사도 학생이 긴급사태가 발생한다면 즉시 연락할 수 있어야 한다. 아무튼 학교 훈련에서 지원인력의 수준과 감독 빈도는 주 법령으로 정의되고, 감독자의 책임 그리고 의사소통의 문서화는 필수적이다. 만약 물리치료사와 보조자들이 동시에 동일한 장소에 있지 않았다면 이것은 특히 중요하다. 건강관리에서보다 학교 훈련에서 일반 채용이 더 많이 있을 수 있다.

유사하게, 물리치료사와 보조자들의 지시 하에 무자격 학교 조력자에게 내린 지시와 후속 관리들은 명확하게 문서화되어야만 한다. 경영자들은 훈련 요구와 그들을 위한 프로그램을 적절하게 준비할 필요가 있다. 학생들의 요구를 충족하기 위해 비 건강관리 전문가에게 일대일 지시를 제공하는데 물리치료사들은 준비 돼야 하고 보조 물리치료사들을 배정할 필요가 있다.

비공식의 의사소통 (Informal Communixation)

관련 서비스 제공자들과 개개의 학생의 IEP를 담당하는 모든 교사들의 비공식적 의사소통은 e-mail의 이용으로 용이하게 되어왔다. 치료사들은 몇몇 학교 사이를 이동하기 때문에, 비공식적으로 개개의 학교에서 마주보고 대화하는 휴식시간이 거의 없을지도 모른다. 그럼으로, 의사소통을 강화하여 경영자들은 직원을 위한 시간이 공식적으로 계획된 특수 교육 팀의 만남에서 재활 서비스를 하도록 보증해야만 한다. 제공된 서비스의 정확한 문서화의 중요성을 강조하는 것과 IEP 팀의 모든 구성원에 의해 알맞은 접근을 위해 집중된 장소에서 문서화된 서류를 정리하는 것은 또한 팀 사이의 의사소통을 위해 꼼꼼해야 한다.

결론 (Conclusion)

학교 물리치료 서비스의 경영은 유일한 도전과 보상을 제공한다. 범학문적인 특수 교육 프로그램의 절대로 빼놓을 수 없는 부분과 유능한 팀원 담당자, 의사소통자들, 그리고 학교 시스템을 통한 문서기록자들로 부터 만족감을 제공한다.

스스로 돌볼 수 없을 때 기대되는 치료의 고차원적인 법률적 기준 때문에, 경영자들은 물리치료사들이 아이들을 돌보는 것에 법률적 윤리적 문제와 직면하는 것에 대처하여 방심하지 않아야 한다. 오랜 기간 시스템의 요구의 전체 균형보다 더 많이 어린이들과 학부모들과의 전문적인 관계를 확립한 것에 대한 보상은 검토되어야만 한다. 특수 교육 프로그램의 재정적 지원, 인원 부족, 그리고 정부 권한은 관련 서비스를 통해 제공된 관리의 질을 위해 책임감을 갖고 경영자들에게 집중할 것을 많이 요구할 것이다.

복합적인 문제를 풀기위한 팀 접근은 최소로 제한하는 학문 환경의 큰 그림에 초점을 맞추도록 돕는다. 학교 훈련은 다수 건강의 연합 된 노력과 교육전문가가 없는 많은 어린이들의 수행에 기여하여 자랑할 수 있는 많은 기회를 제공해 준다. Activity 17.1에서 17.14까지는 학교 경영 결정을 할 수 있는 기회를 제공해준다.

Activity 17.1
학교 경영자와 학생들(School-Based Managers and Students)

미국 물리 치료 협회에 의해 정의된 것처럼 학교에서 환자 또는 고객과 동일하게 관련 서비스를 받을 학생이 있는가? 그룹 토의에서 당신의 대답을 주장하라. 어떤 차이점이 있는가?

Activity 17.2
큰 환경(The Big Picture)

Hamilton County에 있는 K-12 학교에서 모든 재활 서비스를 위한 그녀의 임무 외에도, Marsha Miller는 모든 학생들 사이에 비만이 증가하는 것을 검토하고 잠재적인 자금 교부 기회를 확인하기 위해 대책위원회로 위임받았다. 그녀는 프로그램 발전과 수행에서 재활 팀의 잠재적인 역할을 결정한다. 그녀가 추천할 것은 무엇인가? APTA에 의해 정의되는 학령의 어린이에 대해 다른 관점은 무엇인가?

Activity 17.3
지역사회 자원(Community Resources)

Larry Eubanks은 Union County School에서 재활 서비스의 책임자가 되기 위해 Uniontown으로 이동했다. 그는 부모, 학생, 직원들이 서로 접근할 수 있는 지역사회 자원를 위해 교육위원회의 웹 페이지를 링크시켜 발전시키고자 한다. 그는 남아있는 파내지 않은 암석이 아니라 포괄적이고 적절한 자원의 목록을 원한다. 그는 어떻게 이 아이디어를 시행하도록 나아갈 수 있겠는가?

Activity 17.4
만족스럽지 않는 수행(Unstisfactory Performance)

Larry Eubanks는 지난해 어느 날, 각 학교에서 공고되지 않은 임상의 수행과 학교 전 직원과 더불어 직원간 상호작용을 관찰했다. 그는 훌륭한 책임감을 가진 좋은 팀을 인계 받았고 각자 노력과 신뢰를 느껴 감동받았다. 그는 Jackson 중학교에서 정형외과 프로그램 책임자인 선생님 Fred Fielding으로부터의 전화를 받고 깜짝 놀랐다. Fred는 물리치료사인 Sonja Sammmons가 분열시키는 행동을 하기 때문에 학교로 돌아오지 못하도록 요구했고, 가능한 한 Larry가 오기를 기대했다. Fred는 Sonja가 일하는 시간 보다 사교인 목적으로 많은 시간을 보내고 짜증나는 학생과 싸운다고 보고했다. 그녀가 세명의 학생과 임상적인 중재를 하는 것을 Larry가 관찰하도록 허락되었다. Larry는 무엇을 해야 하는가?

Activity 17.5
학교기반 대 사회기반(School-Based Versus Community-Based)

Larry Eubanks는 지난해 Union County Schools에서 몇몇 장애학생들의 관리를 조정하는 것과 함께 전체 치료관리에 접근하여 일해 왔다. 그는 카운티의 Union County와 특수 교육 센터 중 하나인 Total Therapy Care에서 서비스를 제공하는 것 사이의 계약을 협상했다. 그 계약은 아무 문제없이 잘 되어왔다. 그렇지만, Larry는 카운티의 북쪽 절반의 K-12 학교에서 교육위원회를 통해 고용되진 전일제 물리치료사 Tanya Vargus가 치료하는 두 명의 아이의 부모들로부터 전화를 받았다. 그 부모들은 아이가 Total Therapy Care에서 일주일에 3번 물리치료를 받고 치료사가 Tanya는 부모가 아이들을 위해 할 것을 결정하고 있다며 매우 염려된다고 보고했다. Larry는 무엇을 해야 하는가?

Activity 17.6
사례연구 인력 부족(Case Study Staff Shortage)

좋은 소식은 Uion County가 주에서 빠르게 성장하는 카운티라는 것이다. 나쁜 소식은 교육위원회가 그 지역으로 옮겨온 추가적인 학생의 교육적 요구에 대해 어렵게 회의를 하고 있다는 것이다. Larry Eubanks는 현재까지 5년 동안 Uion County School들을 위해 재활 책임자로 일해 왔다. 그는 다음 주 회의를 요청한 특수 교육의 카운티 중역, Sarah Chiles로부터 메모를 받았다. 그녀는 Larry가 직원채용보다 비용을 통제하기 위해 최소한 3가지 방법을 확인하는 것과 내년에 120명의 새로운 특수 교육 학생들의 요구를 충족시키기 위한 직원 채용의 3가지 전략 준비되어야 한다고 요청했다. Larry가 현재 고려하고 있을 생각들에는 무엇이 있는가?

Activity 17.7
특수 교육 속의 임상 교육(Clinical Education in Special Education)

Larry Eubanks가 Sarah와 회의(활동 17.6을 보라) 동안 제안한 모집 전략중 하나는 지역 대학교의 물리치료 프로그램과 지역 사회 대학의 보조 물리치료사 프로그램과 함께 임상적 교육 동의를 수립하는 것이다. 이것은 또한 전문적인 학생들이 관리로 도움으로써 직원 부족을 경감시킬지도 모른다. 그는 프로그램 책임자들이 과거에 그에게 다가왔지만 그의 직원이 준비가 되어 있다는 것을 느끼지 못했다고 Sarah에게 말했다. Larry와 Sarah는 대학가 지역 사회 대학 임상 교육의 책임자를 만나기 전에 고려하는 것이 필요한데 그 문제는 무엇인가?

Activity 17.8
사례연구 : 적응하는 체육 교육(Case Study : Adaptive Physical Education)

Larry Eubanks는 Union County에서 적응하는 체육 교사의 한사람 Melissa Quintos로부터 3번째 메시지를 받았다. 그녀는 순응하는 체육 교육에서 치료가 매우 효과적이게 전주에 걸쳐 통합하는 계획을 세우고 그녀의 요청을 주장해 왔다. 그는 그가 이 문제에 관여하는 것이 준비되지 않았다고 느꼈기 때문에 그녀를 피해왔다. Larry가 그녀를 만나기전에 무엇을 할 필요가 있는가?

Activity 17.9
사례연구 : PT 보조자의 감독(Case Study : Supervision of PT Assistant)

Charlie의 어머니 Clarice Montiago는 Charlie와 함께 일하는 보조 물리치료사 Sally Simmmons를 더 이상 원하지 않는다고 Larry Eubanks에게 말했다. 그녀는 Sally가 인증된 물리치료사가 아니라는 것을 알게 되었다. Clarice는 아들의 권리를 알았고 그는 물리치료사에 의해 치료되어야 한다고 말했다. Larry는 어떻게 해야 하나?

Activity 17.10
사례연구 : 걷는 것과 걷지 못하는 것(Case Study : To Walk or Not to Work)

가을에 물리치료 직원회의 안건에 오직 하나의 안건이 있다. Larry Eubanks는 IEPs의 부분으로써 학교에서 일하는 시간동안 정책과 절차를 위한 추천서를 발전시키기 위한 워크샵을 여는 회의를 진술하는 메모를 보냈다. 이 문제는 물리치료사들 사이에 논쟁의 원인이 되어 왔다. 걸을 수 있는 학생들이 걸어야 한다고 강하게 느낀 물리치료사와 스케줄의 요구 안에 수행할 수 있는 학생들이 교실 사이를 걸어야 한다고 주장하는 교사와 경영자들 사이에 논쟁의 원인이 되어 왔다. 그들의 논쟁은 걷기위해 필요한 특수 시간 때문에 매 수업과 점심에 일찍 오지 못하거나 늦는 학생들에게 혼란이 있다는 것이다. 이 문제에 유용한 논문은 무엇인가? 정책과 절차 상태는 어떻게 해야 하는가?

Activity 17.11
차별 교육 철폐 대 포함(Mainstreaming Versus Inclusion)

Larry Eubanks는 최소한 제한하는 환경에 대한 견해 차 때문에 그와 직원간에 의사소통의 문제가 있음을 깨달았다. 치료사의 일부는 그들이 직업이 가능한 한 많이 학교에 아이들을 적응시키고 있다고 믿는다. 그리고 그들이 성공할 수 있는 수업과 활동에선 성공적이어야 한다. 다른 직원들은 학교가 아이들의 요구를 충족시키기 위해 교실과 학교를 전반적으로 적응시키도록 해야 한다고 믿는다. 어느 관점이 옳은가? 차이는 무엇인가? Larry는 무엇을 해야 하나?

Activity 17.12
학부모의 요구(Parental Demands)

Joe와 Lee는 Union County schools과 Joyce McCullen의 재활 책임자, Pretty Lake Elementary School의 교장, Larry Eubanks와 만남을 요청해 왔다. 그는 지난 IEP 회의에서 딸 Lulu는 학교에서 물리치료를 받지 못한다는 결과를 받아 매우 불행했다.
Lulu는 마을의 Kids-R-Great Rehab에서 일주일에 2번 물리치료를 받아왔지만, Lee의 건강보험으로 더 이상 이 서비스 받지 못했다. 그들은 그녀가 안정기에 도달할 수 없고, 다양한 물리치료가 증진을 가져올 것이라고 믿는다. 그들이 IEP 회의에 참석하고 목표에 도달할 타협안을 듣는다고 할지라도 그들은 만족할 수 없다. Lee는 변호사를 만났고 그들의 권리를 안다고 Mrs. McCullen에게 충고했다. 이 회의의 역할 활동을 하라.

Activity 17.13
지시와 감독(Direction and Supervision)

Pretty Lake Elementary School에서 물리치료사로 있는 Terri Edmundson은 Timmy Fletcher가 학교 버스를 오르고 내리는 방법을 만들었다. 그녀는 보조 물리치료사인 Jack Ortiz에게 다음주에 3 또는 4번 Timmy가 step을 연습하도록 지시했다. Terri는 Timmy가 계단 오르기를 수행할 수 있어 만족했을 때 Jake에게 말하라고 정형외과 보좌관으로 Timmy에게 지정된 Debra에게 지시했고, 매일 버스에서 한층 편하게 오르고 내릴 수 있도록 감독하는 그를 만난다. Timmy의 어머니는 Timmy가 버스에서 휠체어 리프트를 지속적으로 사용한다면 집에 도착할 때까지 사용할 수 있는지를 묻고 학교에서 하는 것 말고 집에서도 매일 버스를 오르내리는 것을 돕기 위해 주말에 재활 책임자 Larry Eubanks를 불렀다. Larry에게 한 질문은 무엇인가? Larry가 가진 다른 관심사는 무엇인가?

참|고|문|헌

1. U.S. Department of Education, Office of Special Education Programs. Children and students served under IDEA, part B, by age group and state: Fall 2005. Available at: https://www. ideadata.org/tables29th/ar 1-1.htm. Accessed September 21, 2007.
2. U.S. Department of Education, Office of Special Education Programs. Table 6-1. Infants and toddlers receiving early intervention services under IDEA, Part C, by age. Available at: https://www.ideadata.org/tables29th/ar_6-1.htm. Accessed September 21, 2007.
3. United States Congress. Individuals with Disabilities Education Improvement Act 2004. Sec 101, Part AA, Subpart 4, Sec 602 (3) (A) Definitions. Available at: http://thomas.loc.gov/cgi-bin/query/D?c108:5:./temp/~mdbsfV1ryh::. Accessed April 5, 2009.
4. United States Congress. *Related services in IDEIA 2005.* Sec 101, Part A, Subpart 4, Sec 02 (26) (A). Available from: http://thomas.loc.gov/cgi-bin/query/F?c108:1:./temp/~c10864HVJj:e761:.
5. Osgood RL. *The History of Inclusion in the United States.* Washington, DC: Gallaudet University Press, 2005.
6. Siegel LM. *The Complete IEP Guide: How to Advocate for Your Special Ed Child.* 4th ed. Berkeley, CA: Nolo, 2005.
7. United States Department of Justice. *A Guide to Disability Rights Laws.* September 2005. Available at: http://www.usdoj.gov/crt/ada/cguide.pdf. Accessed September 21, 2007.
8. Rosenfeld SJ. *Section 504 and IDEA: Basic Similarities and Differences.* Available at: http://www.wrightslaw.com/advoc/articles/504 IDEA Rosenfled.html. Accessed September 21, 2007.
9. IDEA Funding Coalition. IDEA funding: Time for congress to live up to the commitment mandatory funding proposal. Available at: http://www.nea.org/lac/idea/images/mandatory 2006.pdf. Accessed September 21, 2007.
10. McEwen I, ed. *Providing Physical Therapy Services Under Parts B & C of the Individuals with Disabilities Education Act (IDEA).* Alexandria, VA: Section on Pediatrics, American Physical Therapy Association, 2000.
11. Kaminker MK, Chiarello LA, O'Neil ME, et al. Decision making for physical therapy service delivery in schools: A nationwide survey of pediatric physical therapists. *Physical Therapy.* 2004;84:919–933.

ACTIVITY 17.14
생산성(Productivity)

Larry Eubanks는 한주동안 37.5시간 기초한 결과에 따라 12명의 물리치료사에 의해 무작위로 4주동안 시간 측정을 분석해 제출했다.

활동	학교 간에 PT들이 이동하는데 소비한 시간 비율 의미	한 학교에서 PT 보조자들에 의해 소비되는 시간 비율 의미
학생 접촉	44%	46%
문서업무	19%	20%
회의, IEPs 포함	16%	28%
점심	6%	6%
여행	15%	0%

그의 직원 업무에 대해 Larry가 내린 결론은 무엇인가? 보조 물리치료사의 일 분산을 위한 비율은 동일해야 하는가?

제 18 장

가정치료 조직의 경영
Management Issues in Home Care Organizations

학|습|목|표

- 현재의 가정치료 서비스들과 호스피스 범위의 특징들에 대해 토론하라
- 가정치료에서 요구하는 면허, 자격증, 그리고 인증서를 분석하라
- 현재의 가정치료 실행 논점들에 대해 토론하라
- 가정치료 환경에서 물리치료사들의 업무를 분석하라
- 경영책임에서 경영의 역할들과 과제들을 결정해라
- 주어진 가정치료 상황들에서 경영 의사 결정을 분석하라

학습목표

Part 1
현재의 환경 (The Contemporary Setting)

가정치료의 개요 (Overview of Home Care)

가정치료는 광범위한 전문 그리고 전문 보조 서비스들이고, 급성기후(postacute) 그리고 장기간의 치료이며, 의학적 그리고 비의학적으로 제공되는 사회 서비스들로, 두 가지의 폭 넓은 유사하고 서로 관련된 기능들을 포함하는 주거 환경들이다.

- 사회적 그리고 지원 서비스들. 목적은 집에서 제공되는 개인 치료로 신체를 유지하고 가능한 기능적으로 유지하는 것이다. 가정치료의 이러한 유형은 흔히 가족들과 친구들에 의해 보상되지 않는 치료이다. 부가적인 도움이 요구된다면, 그것은 현금을 지불하지 않는 것보다 더 흔하다. 이런 지불 서비스는 높은 수준의 기술이 필요없다. 대중적인 인상과 반대로, 24/7이 요구되고 의뢰인이 심하게 의존적이라면 그것은 제도상의 치료보다 더 비쌀지도 모른다.
- 급성기후(postacute) 서비스. 이것은 건강 전문가들에 의한 간헐적이고 단기간의 방문을 포함하는 중간의 또는 강한 기간의 치료 일지도 모른다. 그들은 숙련된 서비스의 전문가들이다; 그러므로 Medicare(미 노인 의료 보험(제도)), Medicaid(국민 의료 보장 제도), 그리고 다른 건강 보험 정책들에 의한 상환이 적용된다.

사회는 집에서 병들고 나이든 사람에 대한 치료에 오랜 역사를 가진다. 최근에 치료는 건강 관리 사업의 중요한 부분이 되었다. 넓은 범위의 신체적, 정신적 장애를 가지는 모든 연령대의 사람들이 가정치료를 받는다. 일반적으로 Medicaid의 혜택을 받는 아이들 그리고 일하는 나이대 어른들이 가정치료 환자의 40%를 이루고 있다. 가정치료 서비스를 받는 85세 이상의 사람들은 연령 그룹 중 가장 적게 차지한다(16%), 그러나 그들이 사용하는 양은 불균형적이다. 가정치료 지불은 48.7% Medicare 자금, 24.2% Medicaid, 3.8% 다른 보험, 그리고 22.8% 현금 지불이다. 이 지불들의 약 20%는 미국의 760만의 사람들에게 가정치료 서비스를 하는 대략 20,000의 제공 기관들로 간다. 이 기관들은 집에서 가족들, 이웃들, 그리고 친구들이 제공하는 형식 없는, 지불 없는 치료를 대신하기 보다는 보충해 준다. 가족들 그리고 다른 지불 없는 공급자들은 사회에서 의존적인 나이든 사람들의 74%를 위해 치료의 전부를 제공한다.

가정치료의 목표는 장기간 요구되는 환자들을 돌보는 가족들을 지원하는 동안, 그들이 최소한 제한적인 환경의 사회에 남을 수 있도록 건강과 기능을 극대화 하는 것이다. 건강–치료 정책의 목표는 더욱 값비싼 입원 환자 건강–치료 서비스들의 불필요한 사용을 막는 것이다. 병원 상환에서의 변화들은 새로운 간편한 기술들에 의해 초기 병원 퇴원을 가능하게 했다. 정맥 영양 주사, 화학요법, 호흡 치료, 투석 치료, 태아 모니터링, 원격모니터링, 그리고 다른 하이-테크 치료들과 같은 서비스들은 가정으로 옮겨왔다. 가정치료 서비스의 급격한 성장은 건강 치료의 제공에서 주 이슈가 되었다.

이러한 기술적인 진보들은 연약하고 의학적으로 더 타협하려고 하지만 집에서 안전하게 지내고픈 환자들을 가정치료로 하게 했다. 이런 환자 요구들을 충족하는 것은 병원들과 장기 치료 기관들로부터의 창의적이고 복합적인 퇴원 계획을 포함한다. 퇴원은 입원 기간의 목표이고, 재활의 중요한 단계이다. 입원환자의 의존적인 치료부터 집에서 독립으로의 이동은 많은 사람들의 중대한 계획이 요구된다.

환경 조절은 사람의 독립을 위한 중요한 기준이기 때문에 반드시 행해져야 한다. 각 환자의 독특한 상황은 입원환자 치료 후에 집으로 돌아가는 것과 관련된 모든 가능성 있는 문제들을 예상하기 어렵게 한다. 최소한, 퇴원 계획은 아래의 결정을 포함해야 한다.:

- 집 환경의 안정성과 접근용이성
- 환자가 자진해서 홈 서비스를 받는 것
- 기꺼이 그리고 할 수 있는 한 ADLs, IADLs에서 환자를 보조하기 위한 가족들 또는 간병인의 유용성
- 가족들의 간병을 지원하기 위해 이용할 수 있는 부가적인 자원들

Sidebar 18.1과 18.2 참조

> Sidebar 18.1
> **현재의 가정치료 이슈들**
> **(Contemporary Home Care Issues)**
>
> 현재의 가정치료에 대한 다른 자료들과 현재 정책 이슈들은 the National Association for 가정치료 & Hospice의 웹 페이지에서 찾을 수 있다. http://www.nahc.org/.

> Sidebar 18.2
> **전문용어(Terminology)**
>
> 집에서 제공되는 치료를 명하고 논의하는 데 사용되는 용어들은 상반적으로 사용되어 혼란을 낳는다. 가정은 합법 또는 이름에 기초한 사업의 자격증 상태에 대해서 만들어 져서는 안 된다. 예를 들어, home health와 가정치료는 대체 사용된다. home health는 모든 서비스들의 넓은 범위의 가정치료를 포함한 간호 서비스를 의미하거나 또는 기관의 Medicare 증명서와 개인의 지불 서비스들을 포함하는 가정치료를 의미할지도 모른다.

가정치료의 유형들
(Types of Home Care)

표 18.1은 가정치료의 3가지 광범위한 유형들 사이간의 차이점과 각각의 물리치료사 역활들을 포함한다. 이러한 몇몇 서비스들은 통합된 건강관리 delivery system, 프랜차이즈 (국가적인 회사의 단일체), 공동사업, 또는 freestanding(제휴하지 않는, 자치의), 개인 기관의 한 부분으로 존재할지도 모른다. 25%만이 병원 기관들이다.

가족과 가정치료
(The Family and Home Care)

급성기와 만성기의 조건들을 가지며 집에서 지내는 많은 사람들을 위해 비록 항상 이용할 수 있지는 않더라도 가족들로부터의 도움, 인정 많은 자원봉사자들 또는 유급 간병인이 요구된다. 이러한 도움을 위한 요구들과 이슈들은 등급, 인종, 민족성, 나이, 성별, 장소, 그리고 시간과 관련되어

있다. 예를 들어, 가족 구성원들은 종종 환자들이 쇠약해져서 죽거나 악화되는 것을 걱정한다. 그들의 지원이 요구되는 시간에 대한 불확실성은 집에서 사랑하는 사람을 관리하는 보호자들이 우려하는 부분이다. 이런 불확실성은 치료를 시작하는 것을 그들이 자진해서 하도록 영향을 미친다. 더욱 중요한 것은, 편친 가정이나 혼합 가족에서 자랐을 경우 무료 가정치료 규정이 복잡하다. 새로운 혈족 관계 역할들은 전통적인 가족 모델을 변화시키고 그들의 집에서 아프고 나이든 사람을 유지하기위해 비공식적인 간호를 침식하는 경향이 있다.

가족 구성원들은 사랑하는 사람이 가진 불능의 종류와 관계없이 가정치료에 포함되었을 때 4가지 역할들을 떠맡는다. 치료를 위한 자금 제공 원천, 그리고 지원되는 서비스의 양과 종류들 :

?? 직접적인 치료의 제공자들. 대부분 가족 구성원들은 이 치료가 그들에게 책임 또는 의무가 있다고 믿는다. 그들은 집에 "외부인"을 들이는 것을 주저할지도 모르지만, 엄청난 고통을 치료하기 위해선 전문 능력이 부족하기 때문의 외부 도움이 필요하다는 것을 동의해야한다.

- ◆ 업무 분배자들. 가족 구성원들은 오직 가족 구성원들만 만족할 수 있는 개인의 요구 항목이 만족하기 위해 특별 업무들을 수행한다. 이런 의무들을 가족 분담하는 것은 정상 가사 업무의 설명이 필요하다. 환자들을 만나는 것은 제공된 외부 서비스 대리인들 보다 보충과 보완을 필요로 한다.
- ◆ 중개인들. 역할에 맞는 기관과 조정 기술들이 발전하기위해 세세히 나눠진 서비스들 사이에서 환자를 위한 가정치료 서비스 준비, 자격 요구, 그리고 자금을 가족들에게 요구한다.
- ◆ 감독자들. 환자와 건강관리 직원들의 능력, 그리고 관계들과 관련된 업무의 질을 결정하는 것은 가족들 책임이 되었다. 몇몇 사람들이 치료의 효과적 평가의 비판적 구성요소를 제공한다.

비록 가족 구성원들이 편안함을 맡는 이러한 역할들이라 할지라도, 가정치료의 이점은-편리함, 더욱 독립적이고 환자를 위한 조절, 그리고 개인화된 관심-보호의 장소로부터 그것을 이동하고 건강관리 환경이 되기 위한 사생활로 바꾸면서 집의 순서에서 혼란을 막기 위해 무게가 달려짐에 틀림없다. 주로 배우자와 딸들과 같이 비형식적인 간병인들에게 "간호"는 불편함을 주고, 삶과 업무의 일상 패턴들이 무너진다. 미국 문화에서, 가정치료의 요구는 총체적으로 과소평가되었고 집안일, 가족 의무, 또는 자발적인 자비로운 책임으로 여겨진다. 비록 정책 입안자들이 잠재적으로 보다 값싼 치료 환경으로써 집에서의 치료를 생각할지라도, 환자들과 가족들은 간병인, 지불 소비자들, 그리고 치료의 관리자들로써 종종 위안을 위해 가정치료 서비스들에 의지한다.

가정치료와 공공 정책 (Home Care and Public Policy)

가정치료는 건강관리 정책 입안자들로 이분되어있다. 예를 들어, 가정치료는 지불된 직원에 의해 제공되는 형식적인 전문가 서비스들과 가족들과 이웃들과 같은 비형식적인 후원자들에 의해 제공되는 지불 없는 도움 둘 다를 일컫는다. 이것은 의료적, 사회적 구성요소들의 급성기 그리고 장기간 치료이다. 그것은 또한 제도상의 치료에서 축소된 관점에서 평가되는 동안 그 자체의 가치 있는 서비스이다. 렌즈가 사용되고 있는 것, 목표의 결정과 가정치료의 구성요소들 그리고 건강관리의 연속에서 장소에 의존하는 것은 복잡할 수 있다.

이러한 복잡성 때문에, 정책 입안자들은 가정치료의 비용과 이점들을 끊임없이 재방문한다. 가정치료의 전문적인 제공자들은 계속해서 케이스를 섞어서 적용하고 조정하고 아픔과 상처입기 쉬운 것에 의해 홈서비스 요구 또는 바람이 감소되는 것 없이 치료의 패턴을 변환하여 이용가능하게 조화한다.

시스템의 복잡성과 불확실성 때문에, 가정 치료는 정책 입안자의 값비싼 제도 치료에 항상 검소한 대역을 희망하지 않는 건 놀랍지 않다.

다음과 같이, 힘든 정책 문제는 아직도 효과적으로 해결되지 않고 있다.

- 복지사회가 가진 책임 또는 개인 가족의 의무는 집에서 환자를 돌보는 것인가?
- 가정 치료는 오직 대부분 환경 제한 아래 제공 받을 수 있나? 또는 그것은 언제든지 도움을 줄 수 있나?
- 가정 치료의 적당한 수납자와 지불인을 결정하는 근본적인 문제를 언제 해결 하는가 ?
- 개인의 집에서 개인적으로 제공되는 서비스의 신뢰 부족 때문에 가정 치료에 대한 마음에 내키지 않는 지불을 어떻게 극복할 수 있는가?

면허. 증명, 규정, 승인 (Licensure, Certification, Regulation, and ccreditation)

일반적으로, 모든 가정 치료 기관은 국가 법령에 따라 허가하고 있다. 면허에 대한 요구사항은 재무 안정성과 책임 보험, 임대 계약, 직원의 배경 선별 검사 준수, 관리자와 간호 책임자의 자격, 법인 서류 등을 포함할 수 있다. 노인 의료 보험 제도(메디케어)와 저소득층 의료 보장 제도(메디케이드)에 가입된 환자에게 서비스를 제공하기 위해서는, 가정 치료 기관은 메디케어 및 메디케이드 서비스센터로 부터의 인증이 요구된다. 기관의 승인은 자발적인 과정 즉, 연방정부, 주, 기타 급여 모형은 가정치료사 자신의 인증에 의존한다. 간호 국가 연맹 CHAP는 가정 보건기구에 대한 승인 단체의 하나다. 1965년부터, CHAP는 지역사회 건강의 우수성 인정을 위한 메카니즘 발전에 주도권을 잡았다.

CMMS는 가정 건강과 호스피스조직의 권위를 생각하여 CHAP를 인정했다. 단체가 제공되는 서비스 상환 참여의 Medicare 상태를 충족하는 걸 결정하기 위해 설문에 의무를 지닌다. CHAP 인증 과정은 장시간의 생활력, 민원인의 충분한 자원 성과, 본질, 처리능력에 대한 우수성의 기준에 근거를 둔다. 이 과정의 목표는 다음을 수행하는 지역사회 기반의 의료기관의 모든 유형에 도움이 된다.

- 내부 경영 강화
- 지속적인 양질 개선 촉진
- 고객 만족 촉진
- 긍정적인 민원 결과 촉진
- 보건비용 효과와 능률 방법에 있어 지역사회 보건 필요의 직면
- 전국적인 지역사회 보건 실천의 생활력 유지
- 지역사회 기반의 서비스 및 제품 공공 신뢰보증

대부분의 증명기관 같이 CHAP은 이러한 목표

를 달성하기 위한 증거로서 충족되어야하는 지침과 기준을 제공한다. CHAP의 기준은 그들의 표준 경향 4가지 기본 원칙에 근거하고 있다.

- 조직의 구조와 기능이 지속적으로 소비자 위주의 인생관, 사명, 목적을 지원한다.
- 조직은 지속적으로 고품질의 서비스와 성과를 제공한다.
- 조직은 규정된 사명과 목적 달성을 위한 인간, 제정, 물리적 자원이 충분하다.
- 조직은 장기적인 생존능력을 준비하고 있다.

최근, 또, 가정 치료단체 증명 기관은 건강 보험 인증기관의 합동 위원회, 그것은 병원에 대한 증명 기관으로 시작했다. 지금은 단순히 합동 위원회 불리는 그 승인 확인은 전국적으로 정확한 품질 기준의 지표로서 인식되고 있다. CHAP와는 달리, 합동 위원회는 의료 기관의 광범위를 증명한다. 그들은 또한 질병 관리 서비스 회사, 병원, 질병 관리 및 만성 치료 서비스를 제공하는 다른 치료 활동의 특정 질환 치료 인증을 관리한다. 공동 위원회의 책무 문구는 "도움이 되는 보건 치료 기관은 환자를 돕는다." 이다. 조직의 각 유형에 대한 합동 위원회 기준은 환자 안전, 환자 치료, 관리의 중요한 기능이 주위에 조직되어 있다. 그리고 그것은 지속적인 품질 개선 사상에 기초를 둔 성과 목표로써 틀을 형성한다. Oryx는 이러한 성과 목표의 표준화된 정보 수집을 위한 공동위원회의 창시자다. 그것은 완전히 가정치료단체로 발전되지 않았다. 대신에, 그 가정 치료 인증 결정에서 합동 위원회는 메디케어의 결과 및 평가 정보 설정(OASIS)을 통해 산출된 정보를 사용한다. OASIS는 문서/급여 제도를 가정 관리 기관의 결과 평가를 Medicare로부터 요구 받고 있다. CHAP 같이, 공동 위원회 설문조사는 인증 또는 면허에 대한 가정 간호 기관의 연방 및 주 정부 기관의 설문조사에 대해 대신 승인할 수 있다.

호스피스와 재활 (Hospice and Rahabilitation)

물리치료사의 관리와 호스피스에서의 재활 서비스들은 죽거나 죽어가는 사람들의 존엄성을 다루기 위해 삶의 질 보다 넓은 견해를 요구한다. 관리자들은 호스피스는 장소보다 환경과 치료의 자세라는 생각과 호스피스에서 그들의 역할에서 직원의 오리엔테이션을 시작해야할 필요가 있다.

죽어가는 많은 사람들에게 죽음은 각 단계에서 조금 더 회복하기위한 능력의 소실의 결과로 어려움이 계속되는 과정이다. 그것이 팀의 재활 구성원들 역할이 환자의 컨디션의 향상되는 변화 보다는 나빠지는 것을 말하는 것이기 때문에 반대로 재활이라고 불린다. 각 단계에서 최대한으로 활용할 수 있는 기능은 기대가 우려가 되지 않게 하기 위해 환자와 가족들과 반드시 논의해야 한다.

그들이 초래하는 모든 환경에서 같은 기술들을 사용하는 것, 호스피스에서 치료사들의 치료는 죽음과 죽어가는 것에 대한 그들 자신의 느낌들을 함께 다루어야할 필요가 있다. 다음의 전형적인 전제들을 수용 하에 호스피스는 환자와 가족들을 위해 최대한의 기능과 안전이 요구되는 새로운 기술들을 다루도록 돕는다. :

- 치료를 받는 사람을 위한 기본적인 고려
- 삶의 자연스러운 부분으로서 죽음을 수용하는 것

- 치료의 구성원으로서 가족 전체의 고려
- 가능한 오랫동안 집에서 환자를 부양하는 것
- 그 또는 그녀 자신의 삶을 조절하기 위한 환자 노력을 보조
- 환자 자가 치료를 위한 교육들
- 통증과 다른 괴로움을 주는 증상들의 감소 또는 제거
- 둘 이상 분야에 걸치는 팀에 의한 서비스들의 포괄적인 규정
- 단편적이 아닌 전체적인 치료

비록 Medicare에서 보증된 호스피스가 작업치료, 물리치료, 언어치료사와 계약을 가지기 위해 위임되었을지라도 그들 서비스들의 사용은 위임되지 않았다. 특히 그들이 회복의 그릇된 희망을 높일지도 모르는 재활을 받는 것과 관계되어 있다면, 호스피스에서 재활 직원 책임자들은 재활 팀의 역할에 대한 호스피스 팀의 다른 구성원들 교육을 위한 전략 발전이 필요하다. 호스피스에서 제공되는 치료는 더 포괄적인 경향이 있고 팀원들의 역할은 그 결과로서 약간 겹치게 된다. 우수한 건강 전문가로서, 간호사는 종종 필요한 체제에서 다른 전문가들의 포함을 결정한다. Sidebar 18.3은 호스피스에서 부가적인 정보를 포함한다.

가정치료에서 물리치료사 업무의 특징들
(Unique Features of Physical Therapy Practice in Home Care)

비록 물리치료사들이 가정치료 기관의 다른 유형에서 일할지라도 (see 표18.1), 그들은 대부분 수명을 가로지르는 사람에게 숙련된 서비스들을 제공하는 가정치료 기관들에 의해 고용되거나 그들의 서비스를 계약할 가능성이 높다. 비록 그들의 주 업무가 입원환자 또는 외래 환자 환경들에서 관련될지라도 가정치료 또한 그들 업무의 한 부분이다. 다음의 목록은 물리치료사들이 가정치료 서비스들을 관리할 기관의 가능성 있는 모델들의 예이다. :

- 소아 개인 치료는 집과 사무실에서 아이들에게 서비스가 제공된다.
- 오직 소아 서비스만 제공하는 가정치료 기관
- 많은 지역에서 전국적인 개인의 가정치료 법인기관
- 숙련된 간호 시설은 은퇴한 사회 내의 한 부분으로 가정치료 서비스를 제공하는 재활 직원을 가진다.
- 주거 시설에 모이는 성인들과 계약하는 가정치료 기관은 그 지역사회에서 모든 가정치료 서비스를 제공한다.
- 가정치료 직원들은 병원 기관과 병원으로부터 퇴원한 환자들에게만 서비스를 제공하는 병원 기관에 고용된다.
- 병원과 합법적인 관계의 독립적인 가정치료 기관은 건강관리 시스템 서비스의 일원이 다.
- 물리치료 회사는 몇몇의 가정치료 기관들에게 직원 출장비(일당)를 제공한다.
- 건강관리 전문가들의 등기는 일반적으로 기관들과 단기 계약을 통해 장소 상으로나 여행자로써 직원을 제공한다.
- 독립적인 계약자로 인정되는 물리치료사는 가정치료 기관의 다양성으로부터 구분된다. NOTE : 하나 이상의 가정치료 서비스가 요구

> *Sidebar 18.3*
>
> **호스피스**(Hospice Source)
>
> 호스피스에서 부가적인 정보 → American Academy of Hospice and Palliative Medicine at http://www.aahpm.org/sites/index.html and Hospice Foundation of America at http://www.hospicefoundation.org/.

되는 Medicare 환자들은 개인적인 제공자들로부터 보다도 Medicare에서 보증된 가정치료 기관을 통해 그런 서비스를 받아야 한다.

- 호스피스 프로그램들

가정치료 물리치료사들의 업무는 현재 보편적인 문제들과 어떤 다른 환경에서 만들어진 업무의 보상인 것 같다. 독특한 면은 단지 치료가 집에서 제공되는 것 때문이다. Coke는 Sidebar 18.4에 나타나있는 가정치료에서 업무의 몇몇 특징을 정의하였다.

특히 다른 건강관리환경에서 가정치료로 변화하는 치료사들을 위해 가정치료에서의 근무는 다음과 같은 고려할 부가적인 요소들을 제시한다.

- 교통 혼잡, 도로상황, 기상상황과 같은 조절할 수 없는 요소들에 의해 영향을 받는 생산성 목표
- 상환요건과 승인요건을 만족시키기 위한 세부적이고 많은 문서화에 대한 큰 책임
- 다른 팀원과의 일정 조정의 어려움 또는 여행 중 또는 환자의 집에서의 일정변화, 예상치못한 상황에 의한 긴 근무시간의 가능성
- 단체의 근무지에서 보내는 시간이 짧음으로 인해 환자관리 회의와 동료지원를 위한 다른 팀원과 얼굴을 맞대고 하는 대화나 상호작용의 기회 제한
- 환자가 자신 있는 곳에 있기 때문에 치료의 통제 감소
- 환자와 함께 문제를 해결하는 더 많은 공동 역할로의 변화
- 중환자의 기능적 능력에 대한 인식 변화
- 가정환경에서의 최대 독립 수준을 얻기위해 필요한 적절하고 즉각적인 기능에 대한 목표의 초점 변화
- 치료방문동안만이 아닌 환자 안전을 위한 책임 증가
- 다양한 약물의 상호작용과 중복이환의 이해에 대한 필요성 증가
- 환자와 그 주변 환경에 대한 더욱 포괄적인 관점의 필요
- 가정의 물리적인 배치와 가구의 크기와 형태 때문에 이상적인 치료공간이 적음

가정 물리치료사와 다른 전문가들은 종종 환자가 보살핌을 받는 것, 가족에 대한 책임 감소, 새로운 상황에서 그들이 받게 되는 관심에 대한 기쁨과 같은 이차적인 이득을 무시할 수 있도록 격려할 필요가 있다. 가정에서의 그들의 완전한 가능성을 얻기 위해서 재활팀은 환자와 가족들이 가정 치료 계획과 목표에 대해 합심하게 할 필요가 있다. 이것은 종종 확대된 가족 구성원, 가정 직원(예를 들어 가정부, 개인 요리사, 잡역부), 가정 치료 보좌관, 개인 근무 간호사를 포함하는 모든 당사자들의 편심성이 정교하게 균형을 이루는 것을 필요로 한다. 안전과 행복에 대한 위험이 아주 높을지라도 제한되고 신뢰할 수 없고 예상할 수 없는 지원 체계에서 가정에 머무르기를 주장하는 불행한 환자들은 다른 극한상황에 있는 것이 도전으로 보여 진다.

Sidebar 18.4

가정치료 환경에서 업무의 특징들(Characteristics of Work in Home Care Settings)

- 한명의 환자(그리고 그 또는 그녀의 가족)와 대략 45분 동안 환자에게 초점이 맞추어진 치료는 환자가 참여 하도록 높은 동기를 부여한다,
- 과도한 문서 업무
- 의사 면담, 교육을 위한 간병인 조정, 그리고 다른 치료 팀원들의 방문 스케줄과 같은 환자 개인 약속들 때문에 방문 스케줄 짜는 것이 어렵다
- 둘 이상 분야에 겹치는 팀에서 포괄적인 치료의 포함
- 다양한 기후 조건들에서 운전
- 익숙하지 않은 이웃들의 참여
- 치료를 위한 이상적인 상황과 안락함이 부족한 너저분한 집들
- 적절한 치료 계획들을 고안 하기위한 창의적이고 전문적인 문제와 측정 가능한 치료 결과들을 얻는 것
- 개개인을 위해 개인화된 치료로 환자 존중의 전문적 보상
- 의뢰인 요구에 기초하여 치료사 업무 시간을 독립적으로 조정
- 환자 치료를 계속하기보다 "쉬는 시간"을 인정하여 이동을 중단한다.
- 일상생활능력을 숙련되게 하고, 내구성 있는 의료 장비의 사용으로 평가와 지시하는 것, 그리고 간병인 교육의 규정에 초점을 맞춘다. 이러한 요소들은 집에서 지내는 환자의 능력을 결정한다.
- 안전 사항 설명은 최우선 사항이다. 집의 배치는 종종 더 제한하고, 더 조정할 수 있는 것을 요구한다. 두려움은 확실히 기능을 향상시키는데 장벽이 될 수 있고 그들이 도움을 위해 의지할 사람이 아무도 없을 때 환자의 회복 과정에서 제한 요소가 될 수 있다.
- 환자들은 진실한 파트너이고 그들 자신의 교육을 따른다. 그들은 병원에서 퇴원해서 협력 받을지도 모르지만, 집 그리고 다른 활동들로 환자가 시간을 더욱 투자할 때 동기부여를 받기위해 격려가 필요할지도 모른다.
- 특정 근육 그룹들 강화에서의 초점 이동은 운동으로서 기능적 활동을 수행하기 위한 기능적 활동을 위해 중요하다. 운동은 독특하게 맞춰져있고 특정 환자 요구들에 맞게 개인화되어있고 독특한 기능 부전을 설명한다.

가정치료환경에서의 물리치료사들은 가정치료에서의 사회적 문화적 영향의 중요성을 반영하기 위한 목표와 관리계획에 최선의 노력을 해야 한다. 조직문화에 대한 적응에 관하여 고려되는 요소들이 있는 다른 환경과는 달리 가정치료 물리치료사들은 그들 스스로가 그들과 함께 작업하는 각 가족들의 심리사회적 역학과 문화에 속한다는 것을 알게된다. 가정에서의 재활의 결과에 영향을 주는 모든 요소들에 대한 폭넓은 이해가 필요하다. 이러한 영향들은 환자의 근거지에 있을 때 더욱 표명되며 피하기 어렵기 때문에 물리치료사는 최소한 환자에게 중요한 문화적 영향에 대한 확인을 더 잘 준비하기 위한 일련의 질문을 개발할 필요가 있다. 질문의 몇 가지 의견이 Sidebar 18.5에 나와 있다.

Sidebar 18.5

환자 결과에서 있을 수 있는 문화적 영향을 알아내기 위한 질문
(Questions to Determine Possible Cultural Influences on Patient Outcomes)

- 당신 자신을 어떻게 표현하나요?
- 당신의 문화적 지위나 배경에 대해 말해주세요. (예를 들어 민족성, 인종, 언어) 이것이 당신에게 얼마나 중요합니까?
- 당신의 종교는 무엇입니까? 이것이 당신에게 얼마나 중요합니까?
- 성장하고 있는 당신 가족의 사회 경제적 지위는 무엇입니까? 이것이 당신에게 어떻게 영향을 미쳤습니까?
- 장애를 경험하거나 의료인이 되어 본 적이 있습니까?
- 당신의 문화/가정에서 여자로써(남자로써) 성장하는 것이 무엇을 의미했습니까?

Part 2
가정치료 관리 (Managing in Home Care)

가정치료 관리의 개요 (Overview of Management in Home Care)

가정치료의 관리는 주로 가정 치료 단체의 구조에 의존한다. 다음 목록은 가정치료에서의 잠재적인 관리 기능의 몇 가지 예를 보여 준다 :

- 간호사나 소규모로 발전중인 가정 치료 단체에서 환자를 배정받은 몇몇 사람은 물리치료사의 업무와 고용에 대한 책임을 진다.
- 가정치료 단체의 큰 국가 범위에 속한 물리치료 지역 관리자는 그들이 맡은 지역의 몇몇 다른 지점에서 물리치료사들에 의해 제공되는 모든 치료를 구성하고 목적을 맞추며 감독한다. 관리 팀의 일부로써 그들은 결과와 다른 자료들의 해석과 전체로서 단체에 관련된 결정에 기여한다. 지역의 각 사무실에는 환자를 배정하고 또 다른 환자와 관련된 물리치료사의 치료 업무를 감독하는 사람이 있다.
- 자치적이거나 병원에 기반을 둔 가정치료 단체에서의 재활 책임자나 관리자는 규율에 상관없이 재활팀의 모든 팀원을 지도한다.
- 대규모의 대학병원의 재활 관리자는 다양한 입원환자, 외래환자, 가정치료 단체에 제공되는 물리치료의 모든 부분을 다룬다. 단체가 크면 클수록 관리자는 이러한 단체의 매일 매일의 작업을 더 많이 관리할 가능성이 높다. 그들은 단체 중에서 직원을 바꾸는 융통성을 가진다.
- 개인치료 영업주(특히 소아치료)는 외래환자와 가정치료 환자가 섞여있는 물리치료 업무를 조정한다.
- 계약 치료 회사 경영자는 가정치료 환경을 넘어서는 어떤 곳에서 물리치료사의 업무에 대한 계약을 성사시킨다.

이러한 모든 계획안에서 경영진들은 가정 치료에서의 양질의 물리치료를 제공하는 것과 같은 어려운 상황에 직면한다. 경영진들은 다른 건강관리 환경에서 볼 수 있는 동일한 관리 난제를 받게 된다. 하지만 그들은 가정 치료가 분야 사업이라는 사실에 의해 화합된다. 가정 치료에서 관리되는 "분야"는 대도시나 몇몇 자치주를 포함한다. 이렇게 떨어진 배열은 그들이 반드시 가야하는 거리와 반드시 만족시켜야 하는 생산성 목표 때문에 매일 터무니 없는 중앙 가정 근무에서 다른 직원과 함께 일대일로 대면하게 한다.

관리 의무 (Management Responsibilities)

사명, 비전, 목표 (Mission, Vision, and Goals)

가정치료 단체의 사명, 비전, 목표를 수행하기 위해 그 분야에서 직원들로부터 지지를 받는 것은 동료들과 책임자간의 상호작용이 제한되어 있기 때문에 조직화하기 어렵다. 가정 치료의 전체상을 전하기 위한 기회는 쉽게 나타나지 않는다. 이런 결합력 부족이 직원들의 이직률에 기여하기 때문에 관리자들은 행동에 대한 사명과 비전을 완전히 바꾸고 단체의 목표와 그들의 매일의 책무 사이의 관계를 입증하기 위해 다양한 방법을 찾아 볼 필요가 있다. 예를 들어, 치료사 모두가 정기적으로 열리는 직원회의에 참석하기를 요구하는 것은 전체적으로 모든 단원들을 현재의 상황에 맞게 바꾸고 비전과 사명을 강화하기 위한 전략이다.

동시에 관리자들은 당대의 재활 업무의 역할을 반영하기 위해 가정 치료단체의 사명과 비전을 만드는 것이나 정기적인 검토에 참여할 필요가 있다. 건강관리 정책이 변화함에 따라 관리자들은 가정치료 단체의 목표에서 재활의 역할을 확인하고 명확히 할 수 있어야 한다.

정책과 절차 (Policies and Procedures)

연방 및 주 정부의 규제 사항은 그들의 규정에 있는 "필수요소"가 많기 때문에 가정 치료에서의 많은 정책과 절차를 좌우한다. 관리자들은 이런 규정들을 검토하고 그들이 감독하는 직원들의 수행과 목표에 대한 조화에 책임이 있다. 그들은 주요 정책과 절차를 검토하고 업무를 수행할 때 직원을 보조하는 정보를 갱신하기 위해 정책과 절차 매뉴얼의 소형 재활판을 준비한다. 예를 들어 가정 치료에서의 윤리적인 원칙과 법적인 책임의 특정한 적용이 포함되어야 한다. 가정 치료 단체 직원에 의해 만들어지고 채택된 임상 지침서는 정책과 절차를 조정할 것이다. 그것이 더 유용하고 사용하기 쉬울수록 직원들이 정책과 절차의 수정판을 채택할 가능성이 높아진다.

마케팅 (Marketing)

다른 대규모 건강관리환경에서처럼 크고 국가적인 가정 치료 단체 관리자들은 그들의 발전에 대한 책임보다 수행을 위한 마케팅 계획과 폭넓은 프로그램을 위한 도구를 더 요구받는다. 한편, 자치 단체의 관리자들은 단체를 위해 전반적인 계획으로 더 많이 투자하거나 물리치료나 학제간의 재활서비스를 위한 발전을 맡는다. 틈새시장의 추세와 질병 관리 프로그램은 마케팅 계획에서 물리치료가 포함되는 기회를 준다.

관리자들은 역사적으로 간호가 중점이던 가정치료 단체에서의 물리치료 옹호에 현명해 질 필요가 있다. 간호사는 전형적으로 가정 치료에서 환자의 지정된 케이스 관리자이기 때문에 물리치료사는 물리치료에 대한 소개를 위해 간호사들에게 의존하고 있다. 최근, 의료보험 상환 요구에서의 변화로 인해 가정 치료에서의 재활 모델의 변화가 물리치료 서비스의 이용을 증가시키는 데 도움을 주고 있다. 간호사들이 호스피스에서 재활의 역할과 다발적인 급성, 만성 상태에 있는 환자들에 대한 더 넓은 관점을 가지게 하는 것은 중요한 관리의 역할이다. 물리치료사와 간호사가 함께 방문하는 것은 물리치료사의 역할을 이해하고 물리치료사의 역할과 보조 물리치료사의 역할을 구별하는데 도움이 될 것이다. 이것은 물리치료사가 간호사와 그들의 가정 치료 역할에 대한 더 많이 배울 수 있는 기회이다.

인사 (Staffing)

대부분의 관할 구역이 요구하고 가정 치료 단체가 선호하기 때문에 가정치료에서 일하는 물리치료사는 전반적으로 다른 임상 환경 경험을 가진다. 가정 치료는 복잡한 임상 의사 결정을 포함하고 있는 분야이기 때문에 관리자들은 이미 최소 2년 또는 3년 동안 정기적으로 다른 전문직과의 상호작용을 허용하는 환경에서의 능력과 신뢰를 입증된 치료사를 선호한다. 가정 치료로 물리치료사들의 성공적인 변화를 이끄는 것은 직원의 신중한 선택을 요구할 것이다. 가정 치료는 몇몇 치료사들에게는 어렵거나 불편한 환자/치료사 관계에서의 변화로 틀에 박히지 않은 환경이므로 공식적이고 구조적인 교육이 필수적이다.

이전에 급성환자 전문 병원에서 경험이 있는 치료사들은 빽빽한 담당건수와 짧은 치료기간에 익숙하다. 이런 치료사들은 환자와 함께 하는 일대일의 긴 치료기간과 가정 치료의 더딘 속도에 적응하기 위한 지도가 필요하다. 반면 외래환자 환경에서 일하던 가정 치료 물리치료사들은 외래환자에서 관찰되는 기능수준과 비교해서 더욱 심각해 보이는 환자를 위한 높은 목표를 설정하는 것을 꺼려한다. 미리 작성된 가정 치료의 특성을 다루고 그들의 업무가 가정치료업무로 바뀌었을 때 치료사들에게 필요한 것을 예상하는 것은 경영의 우선순위이다.

동행 (Ride-Alongs)

관리자는 적응 과정의 일환으로 ride-alongs(다른 직원과 함께 방문하는 것)의 필요성을 간과해서는 안 된다. 일반적으로 직접 환자 치료를 위해 필요한 임상 전문가들은 물리치료사가 새로 가정 치료에 임하는 것을 의심하지 않는다. 오히려 이것은 고심되어야만 하는 환자 가정의 제한적인 공간과 최소한의 자원 내에서 가정 치료 시스템의 공식 규정요건을 배우고 매일의 일정을 계획하고 치료를 위한 전략을 알아가는 것이다. 이런 쟁점들은 함께 하는 기간 동안 있을 수 있고 그리고 이것은 또한 흔히 사용되는 가까운 지름길, 다른 한 시간절약 전략을 발견할 수도 있다. 그러한 적응을 시행하는 관리자는 새 직원이 새로운 직책에서 소속감을 키울 수 있게 도와준다.

가정치료의 관리자는 정규직 물리치료사들과 시간제나 일당제 또는 필요시 일하는 물리치료사들이 함께 하는 것을 관리하면서 다른 환경 관리자와 같은 문제에 직면한다. 가정치료에서 일당직은 정규직보다 덜한 수준을 추구하는 사람들에게 다른 환경에서 일보다 더 선호된다. 가정 치료는 아마도 개인적인 요구에 부응하는 작업 일정을 위한 최대한의 융통성을 제공하는 환경일 것이다.

비록 직원의 업무를 위한 좋은 관리 관행이 고려되지 않더라도 일부 관리자들은 일당제 직원들이 새로운 업무를 수락하거나 거절하고 그들의 서비스 지역을 제한하거나 예고 없이 휴가를 잡을 수 있게 해줄 수도 있다. 그들은 방문시마다 일률적인 임금을 받기 때문에 그들이 선별할 수 있게 하는 것은 그들이 더 많은 환자들을 치료하게 하는 방법인 듯하다. 이러한 관행은 일당제 직원들에게는 좋지만 종종 정규직 직원들은 만족시켜야 하는 생산 기대치가 있기 때문에 업무를 거절할 수 있는 자유가 없는 정규직 직원들은 억울할 수 있다. 만약 정규직 직원이 실망하고 떠난다면 불공평한 행동을 허락하는 것이 더 큰 문제를 발생시킨다. 왜냐하면 그들은 가장 어렵고 가장 멀리 떨어진 사람들, 더 많은 환자를 위한 치료하길 기대 받을 때 불이익을 받고 있다고 생각하기 때문이다.

가정 치료는 분야 사업이기 때문에 일당제 직원들이 그 자리에 있기를 독려함과 동시에 일당제 직원을 유리한 위치에 있다고 보는 정규직 직원들 사이에서 느끼는 부당함을 피하는 것은 가정 치료에서의 심각한 문제이다. 시간제 직원과 정규 직원을 함께 보충하기 위한 관리자의 요구는 변화가 심하기 때문에 이런 요소들의 신중한 조정은 복잡한 균형을 요구할 수 있다. 갑자기 관리자들은 물리치료의 감소된 소개 때문에 치료사들의 일당제 이용가능 인력에 대한 배정을 현저히 줄이거나 없앨지도 모른다. 빨리 서비스의 수요가 증가할 것이다. 한 가지 상황에서부터 다른 상황까지의 변화를 위해 전 직원을 위한 일관된 정책과 절차의 확립과 시행이 필수적이다.

치료사들의 마음을 끄는 가정치료 업무의 융통성과 자유는 관리자에게 중대한 사안이 될 수 있다. 예를 들어 회사가 질병관리 프로그램을 위해서나 특정 지리적 지역에서의 학제간의 발전을 추구한다면 치료 외 시간을 발전과 시행 노력을 구상하는 데 바칠 직원을 얻기란 어려울 것이다. 특히 물리치료사의 생산성이 그들이 방문하는 횟수에 기초하고 상부 경영진이 수익이 없는 어떠한 활동도 장려하지 않는다면 이런 발전 업무는 무상 노동력으로 제공될 것이다.

보조 물리치료사 (Physical Therapist Assistants)

각 주에서의 면허교부 원칙을 조정하는 규정은 보조 물리치료사가 가정치료단체에 고용될 것인지를 결정한다. 보조 물리치료사가 가정 치료에서 일할 수 있게 허락되면 관리자는 그들의 역할과 그들과 함께 일하는 물리치료사의 관리 역할을 결정할 필요가 있다.

가정 치료에서의 환자의 복잡성과 예리함이 증가될 때 관리자들은 보조 물리치료사가 모든 환자를 위한 즉각적인 임상 의사 결정을 준비하였는지에 대한 질문을 할 필요가 있다. 결국, 많은 환자들이 그들을 치료하는 물리치료사에게도 심각하고 예상할 수 없는 의사 결정 어려움을 보여준다.

경영진이 물리치료사와 보조 물리치료사의 역할, 보조자에 대한 환자의 배정에 관련하여 전면 정책과 절차를 피하는 것은 중요하다. 물리치료사가 각 환자의 치료에 관한 보조 물리치료사에게 지시하는 것과 같이 개인적인 판단을 하는 능력은 잠재적인 법적 윤리적 쟁점을 막는 관리진에 의해 보호된다.

물리치료사는 보조 물리치료사의 경험과 기술에 만족하지않는 환자의 요구와 조건에 영향을 주어야 하고 각 환자를 위해 또 시간이 흐른 뒤에 같은 환자를 위해 지시와 감독의 다른 수준을 요구한다. 관리진의 필수 시작점은 이러한 전문적인 감독 관계와 환자 치료에 대한 책임을 명확하게 정의하는 것이다. 말과 글을 통한 소통과 정식적인 보고는 정확하고 계속 전개되어야 한다.

환자 치료 (Patient Care)

Medicare의 OASIS는 모든 지식분야를 망라하는 가정치료의 임상 업무를 추진하는 데이터 집단이다. 만들어진 데이터는 결과 중심의 질적 향상(OBQI)의 측정을 위한 기반이 된다. 그것의 사용은 건강 보험 자격을 위한 참여의 건강보험 조건의 일부이다. 즉, 그것은 선택사항이 아니다. 사회인구통계학 뿐만 아니라 건강과 기능적 상태 자료도 강조된다. 비록 결과 측정을 위해 고안되었지만 OASIS 데이터는 개인의 치료 계획과 환자 평가를 위해 사용된다. 단체 수준에서 데이터는 단체 내에서의 개선을 위한 지역 확인과 치료 시작시 환자의 상태를 포함하는 case-mix 보고서로 사용된다. 그 기대는 치료의 문서화가 OASIS 용어와 개념을 통합한다는 기대치가 있다. Sidebar 18.6을 보시오.

OASIS 데이터 창출의 책임에 대한 물리치료사

Sidebar 18.6

OASIS

◆ OASIS에 관한 자세한 사항이 궁금하시면 http://www.cms.hhs.gov/OASIS/02_Background.asp#TopOfPage 와 http://www.cms.hhs.gov/HomeHealthQualityInits/12_HHQIOASISDataSet.asp#TopOfPage 으로 접속하세요.

의 방향은 이 정보의 중요성을 포함해야 한다. 누가 얼마나 많은 치료를 하는가에 대한 단체의 관리 결정은 효율적이고 가장 효율적인 근거 중심의 치료와 전문적인 의무와 일치하는 환자 치료의 제공에서 중대하다. 치료 시작 시, 60일 후, 퇴원 후의 주요소를 비교하기 위한 계통적인 접근은 다양한 수준에서의 물리치료 효과를 분석하는 기회를 제공한다. 가정치료의 물리치료 관리자는 다음과 같이 질문할 OASIS 결과를 볼 수 있다 :

- 입원에서 퇴원까지 특정 환자의 상태에서 무엇이 변화되었나요?
- 물리치료가 환자를 적절히(충분히 이용하지 못하지 않고 과도하게 이용하지 않음) 진단그룹이나 case-mix 그룹에 포함시켰습니까?
- 물리치료사는 비슷한 환자들의 치료에서 환자 각각을 어떻게 비교하였습니까?
- 총점에서 물리치료사는 환자의 결과가 전반에 걸쳐 향상할 수 있도록 무엇을 할 수 있습니까?

비록 시간이 걸리고 세부적이지만 이런 시스템은 필수 기록을 넘어서지 않는 질문에 답할 수 있는 중요한 관리 도구로 제공될 수 있다. 이것은 다

Sidebar 18.7

OASIS 특성 결과

◆ 건강 보험의 비교 프로그램을 위해 다른 웹사이트로 가세요. http://www.medicare.gov/HHCompare/Home.asp?version=default&browser=IE%7c7%7CWinXP&language=English&defaultstatus=0&pagelist=Home&CookiesEnabledStatus=True 는 OASIS 데이터에 기초합니다. 당신의 지역에 있는 가정 치료단체를 알아보세요. 어디가 최고입니까? 그들에 관해 더 알고 싶으십니까? 모든 건강관리 단체를 위해 유사한 프로그램이 있어야 합니까?

른 환경에서의 결과 연구에 도움이 되고 상환을 위한 비슷한 참가 조건을 가지지 않는다. Sidebar 18.7을 보시오.

개인 보험 정책을 가진 환자에게 서비스를 제공하는 단체의 관리자들은 이런 환자들을 위한 비슷하고 관련 있는 결과 측정의 채택을 고려할 필요가 있다. 만약 가정 치료 단체가 저소득층 의료보장제도의 장기 치료 서비스를 위한 종합적인 평가와 검토(CARES) 프로그램(성인에게 적합한 가장 덜 제한적인 환경을 결정)이나 아동을 위한 아동 종합 평가팀(CMAT) 프로그램에 참여하는 주에 있다면 관리자들은 물리치료와 다른 재활 분야에 관련된 데이터의 분석을 위한 기회를 확인할지도 모른다.

내구성이 있는 의료 장비 (Durable Medical Equipment)

물리치료 관리진은 또한 환자 치료와 환자 가정 내의 새로운 기술의 통합과 내구성 있는 의료 장비의 공급을 포함하는 가정 치료에서의 중요한 의

사결정을 맡는다. 물리치료사에게 환자의 기능적 능력을 개선시키거나 관찰할 수 있는 통신 기술과 의료 장비의 영향을 알리고 확인하는 것은 가정 치료 관리진의 중요한 역활이다.

물리치료사들은 안전을 위한 인체공학적 장비에서 생리적인 상태를 관찰하기 위한 의료 장비까지 새로운 기술에서 환자를 지도하고 이해할 준비를 해야 한다. 환자와 가족들이 새로운 장비를 다루도록 교육하고 설득하는 가정 치료 물리치료사를 준비하는 것은 다른 어떤 환경에서보다 가정 치료에서 더더욱 중요하다. 만약 직원들이 선택과 재정에 대한 임상 결정을 내리기를 기대한다면 장비를 사용하는 직원의 편의 수준을 보장하는 경영적 지원이 필수적이다.

회계 (Fiscal)

비록 재활 서비스가 가정 치료에서 항상 중요한 역할을 담당할지라도 가정 치료에서 장래 재활 수당 지급 시스템 도입은 그 경영진에게 훨씬 더 많이 주의를 준다. 만약 의학적으로 필수적인 방문 치료 횟수가 고가의 치료를 받는 case-mix 그룹의 환자를 분류하는 것을 정당화시키는 단계까지 증가한다면 가정 치료 1회당 수당지급은 현저히 증가될 수 있다. 이러한 상환금 증가 가능성과 치료의 결과 확정을 위한 의료 모델보다 재활로의 변경은 지난 몇 년간 물리치료 서비스의 수요가 더욱 커지는 결과를 낳았다.

가정치료 단체의 중간 관리직의 재정 책임은 일반적으로 다음의 요구사항을 포함 한다:

- 건강 보험과 저소득층 의료 보장제도 상환에 대한 이해와 규정 내의 변화 관찰
- 이런 급여 시스템의 규정을 준수하는 내에서 정확한 환자 평가, 임상의사 결정, 케이스관리, 문서화와 관련하여 직원들을 배정하도록 교육
- 치료에 대한 전문적인 기준, 법칙, 직원들의 윤리적 의무에 있어서 행정상 결정의 영향의 상부 관리능력을 조언

그들은 중간 지위에 있기 때문에 치료 서비스 관리자들은 회사의 수익성에 공헌할 때 물리치료 서비스의 미사용에 대한 잠재성을 줄이기 위해 중심이 되는 지위에 있다. 직원들의 전문적인 책임감을 약화시키는 회사 정책(형식적이거나 암묵적인)을 정정하는 것은 수익 창출에 있어 중요하게 작용한다. 물리치료사들은 단체의 기대와 전문적인 임무 사이의 갈등이 발생할 때 관리진들이 상부 관리진과 함께 지원과 지도를 해야 한다.

물리치료 관리자는 전략적 계획과 예산 주기동안 주로 일어나는 다른 재정적 의무가 있다. 적어도 이 과정 내에서 그들의 공헌은 가정 치료 단체에서의 물리치료와 다른 재활 치료를 제공하기 위해 요구되는 자산, 책무, 인지에 있어서 중요하다. 자원 활용에 대한 임무와 예상 수익 기대치의 성취는 관리진들의 몫이다.

현대의 예측할 수 없는 건강관리 환경에서 한 가지 확실한 것은 관리진들이 계속해서 작은 것에서 큰 것을 창출해 낼 것이라는 것이다. 비용의 조절은 결과적으로 관리상의 활기의 중심이 된다. 종종 기술 비용이 통신 증가, 일 효율성, 추가적으로 종종 주장을 납득시키기를 요구하는 치료의 질에 대한 기여에 필적했다. 잠재적인 자원을 발견하고 그들의 요구를 정당화시키는 관리진의 의무는 많은 주의를 기울여야 한다. 새로운 기술을 배우고 변화하기를 꺼리는 물리치료사들을 설득하는 것은 또 다른 난관이다. 아마도 UPS나 FedEx

와 같은 다른 사업에서 분야영업을 검토하는 것은 통신, 일정, 교육, 질적 논거를 언급하기 위한 기존의 수단을 찾아낼 지도 모른다.

법률, 윤리, 위험요소 (Legal, Ethical, and Risk)

가정 치료의 법적, 윤리적 쟁점을 해결하는 데 있어 보조 물리치료사는 그 환경이 환자의 가정이기 때문에 특유의 관리상의 문제가 있을 수 있다. 각 가정은 가정 치료 단체의 대표자로써 건강관리팀이 들어올 수 있게 요청하고 허락한 환자의 영역이다. 그런 단체는 그 일의 모든 예측 가능한 결과와 그들의 업무 범위 내에서 그 직원들의 모든 행동에 대해 책임을 져야 한다.

감독 (Supervision)

가정 치료 관리자는 직원들이 넓은 지리적 범위를 넘어설지라도 그들의 행동을 감독하기 위한 합리적인 방법을 알아내야 한다. 감독 전략은 어떻게 치료가 이루어지는지를 묻기 위해 환자에게 추후에 통화하는 것과 치료사가 경영진에게 무작위로 하는 일정 보고, 예고치 않은 현장 방문을 포함한다. 무엇이 적정한 감독인지는 물리치료사가 가지고 있는 각각의 위험요소에 달려있다. 환자로부터 긍정적인 칭찬이 없었던 숙련된 물리치료사는 그들의 환자가 가정치료의 새 물리치료사보다 최소한의 감독을 요구하거나 또는 환자나 같이 일하는 동료가 불만이 있도록 만든다.

게다가, 감독관은 가정치료가 물리치료사에게 높은 위험 환경이기 때문에 중요하다. 그들은 집 환경에서 최소한의 지휘권과 치료 환경의 최소한의 조정능력을 가지고 있다. 동시에 그들은 환자의 임상 상태 아니라 직접적인 관찰을 하지 않지만 그들의 사회, 가족 상황이 있다. 그들의 도덕적 의무와 적문적인 책임감으로부터 직업 책임이 차이를 보이는 것에 대해 치료사들이 좀 더 어려워진다. 관리자는 가정치료에서 결정되는 그들의 영향력과 중요 논점 최소한의 결정에 대해 지도를 제공해야 할 것이다.

안전성 (Safety)

가정 물리치료사는 각 상황들을 직접적으로 대하기 때문에 안전하기 않은 행동을 피하기가 어렵다. 만약 직접적인 변화시키기 불가능 하다면 임상의에게 보고하고 도움을 요청하는 것이 필요하다. 가정치료에서 오직 물리치료사의 존재와 목표를 위해 참석하는 것은 좀 더 어렵다. 환경적, 사회적, 문화적, 그리고 가족 관계의 논점은 환자의 치료 요구에 방해가 된다. 일대일의 상호작용과 가정치료에서 많은 사람들이 마음이 끌리는 실생활 문제 해결은 복합적이고 위험한 것이 증가하는 것이다.

이런 위험 때문에 관리자는 관계에 대한 주의 깊은 문서를 요청해야 한다. OASIS 요청과 상관없이 가정치료의 문서는 행동과 위험 요소를 특별히 확인해야 한다. 가정에서 환자는 충고나 행동에 대한 제안을 받아들이는 것에 대해 더 쉽게 거절하기 때문에 무엇을 말하고 해야 하는지에 대한 문서화는 의무적이다.

사기 (Fraud)

모든 건강관리 환경에는 사기가 존재할 가능성이 있지만 가정치료 분야 사업의 본질 때문에 관리자는 다음의 것들이 포함된 사기의 발생과 발생가능성을 감시하는데 좀 더 어려움이 있다:

- ◆ 불필요한 서비스의 제공
- ◆ 제공 받지 않은 서비스에 대한 청구
- ◆ 많은 금액 청구
- ◆ 위조죄
- ◆ 부정적인 차트(향상을 제외하고 오직 문제만 있는 문서)
- ◆ 더 적은 자격을 갖춘 치료사로 대체
- ◆ 이중청구
- ◆ 뇌물

관리자들은 직원에 의해 저질러진 사기를 관리하여 지키고 높은 관리자에 의해 저질러지는 사기로부터 그들의 직원을 보호하기 위해 그들 스스로 책임져야 한다.

충분히 이용되지 않음 (Underuse)

치료를 충분히 받지 않는 것은 감독 하는 관리자에게 다른 위험을 제시한다. 만약 환자가 집에서 안전하게 살기위해 그들에게 필요한 치료를 받아들이지 않는다면 관리자는 적절한 행동과 반응을 보여야 한다. 충분히 치료받지 않는 것은 치료사가 불쾌한 환자에게 이른 시기에 퇴원하라고 하거나 집의 상황이 치료사를 불편하게 한다면 하나의 요소가 된다. 관리자는 환자의 이 '떠넘기기'가 나타날지도 모르는 퇴원의 추세에 대해 경고할 필요가 있다.

가족 구성원에 대한 숙련된 치료의 위임과 보수를 받는 보조자는 잠재적으로 숙련된 서비스를 충분히 이용하지 않게끔 한다. 가정에서의 필요한 치료들을 보조자에게 교육시킬지라도 간간히 방문하기 때문에 방문을 줄이는 것은 치료의 이용증가보다 환자의 목표를 성취를 더 고려해야 한다. 관리자는 계획을 발전시킬 필요가 있다.

입원과 퇴원 (Admissions and Discharge)

'지역사회로 퇴원'이 병원에서 양직의 지표이기 때문에 가정치료에서 환자 안정성에 대한 위험이 증가된다. 양질의 목표를 달성하기 위해 병원은 집으로 환자를 보내는 것이 더 낫다고 판단했다.

가정치료 관리자는 퇴원해서 의료적으로 불안정한 환자들의 관리에 관한 병원의 결정에 관해 직원 그 계획을 효과적으로 행할 수 있도록 준비할 필요가 있다. 선택권이 주어졌을 때 그들의 목표를 달성하기 위해 필요한 노력의 이해 없이 환자는 주로 퇴원을 선택한다. 그들이 한 번 퇴원해 버리면 좀 더 적절한 장소에 대해서 설득시키기 어려울 것이다. 병원에 남는다면 이 논점을 따르는 전략을 발전시킬 때 관리자가 분석하는 또 다른 지표가 될 것이다.

의사소통 (Communication)

동시에 같은 건물의 모든 직원을 가지는 것은 가정치료에서 드물게 발생한다. 관리자와 직원의 상호작용은 더 자주 일대일 상황이 되고 이는 의사소통으로 전자제품 모델이 일반화되지 않는 한 관리자에게 부담감으로 작용한다. 좀 더 작은 조직에서 관리자는 개개인의 상호 작용 때문에 직원들 간에 좀 더 알게 되지만 좀 더 큰 조직에서는 장기적으로 각각의 사람들 간에 접촉하는 시간에 한계가 있기 때문에 그들을 감독하는 직원에 대해 알기는 불가능 할지도 모른다. 실적과 능력의 체계적인 검토에 대한 공식적인 요구의 승인기준이 없는 한 관리자는 이 때 새로운 직원과 함께 만나고 그 이후엔 거의 마주치지 않는다.

의사소통의 제한점은 환자 집에서 좀 더 긴급하고 복잡하게 될지도 모르는 특별한 임상의의 결정과 다른 실행 문제들에 대한 것이 관리자와 만나는 시간에 영향을 미친다. 몇몇 직원들에게 나타나는 폭넓은 문제들을 다루는 능력은 각각의 직원들이 고립적으로 일하는 사실에 의해 혼합된다. 요구된 환자 회의를 넘어서 직원간의 전문적이고 사회적인 상호작용을 발전시키기 위해 공식적으로 노력한다면 관리자는 일대일의 전문 조언 원천과 기관과 물리치료사들의 공식적인 접촉이 일어날 지도 모른다.

가정치료 기관에서 재활 관리자는 치료사와 같은 훈련을 하지 않는다면 정보망 수립의 중요성과 맨토링 프로그램의 극적인 증가를 해야 한다. 경험의 공유, 유사한 실행 문제의 확인 인지, 공식적 사회화는 양질의 서비스 향상에 이바지 한다. 이러한 기회를 제공하는 관리자의 능력, 어쩌면 매달 직원과의 만남은 조직에서 중요한 의무이다.

비공식적인 피드백 외에도, 관리자의 업무 실적을 공식 평가한 것에는 환자 만족도 조사, 직원 자가 평가, 실적의 직접적인 감시와 결합된 결과가 포함된다. 승인 필요조건과 상관없이 피드백과 평가의 매카니즘이 없다면 관리자는 실적 수준이 어떤지 오로지 추정할 뿐이다. 만족은 불만이 없다는 걸 뜻하지만 종종 능력 기대에 미치지 못하는 물리치료사에 의해 수준 이하의 치료를 의미하기도 한다.

결론 (Conclusion)

가정 물리치료의 관리는 다른 건강관리 환경의 관리로 부터 차별화된 기술이 필요하다. 다른 건강관리기관의 효과적인 관리 기술은 가정치료를 위해서 이동이 필요하지 않다. 집에서 매우 아픈 사람들을 위한 치료의 특별 업무와 분야 사업의 유일한 점에 대해 주의하는 것은 부가적인 준비가 필요하다. 가정치료 환경에 최대의 위험이 나타나고 직원 행동이 알려지지 않고 감시 받지 않기 때문에 가정치료의 관리는 고용인들의 신뢰가 높아야 한다. 잠재력이 있는 직원의 자격과 태도를 주의 깊게 선별하고 집 환경을 상세하게 설명하는 것은 성공에 있어 중요하다. 관리자는 복잡한 환자를 치료하는 최소한의 자원을 가진 작업환경에서 일할 유능한 환자 기술을 가진 치료사를 육성해야한다. 그들은 집에서 관리할 때의 문화, 사회적 요소에 대해 최대한의 영향력이 있는 직원을 준비해야 한다. 관리자는 환자와 직원들의 불평을 감소하도록 긍정적인 경험으로 이끌 기술을 발전시켜야 한다. Activities 18.1 ~ 18.20은 가정치료 관리 논점을 설명할 기회를 적절히 제공한다.

Activity 18.1
환자 또는 고객?(Patients or Clients?)

미국 물리치료 협회에 의한 정의를 따르면 가정치료 services를 받는 사람들은 환자와 고객 중 어떤 사람일까? 토론 그룹에서 당신의 대답을 말해보시오.

Activity 18.2
큰 그림(The Big Picture)

Pleasant Valley 지역의 홈 보건 서비스는 Pleasant Valley 가정치료 기관(숙련된 관리 제공자), Pleasant Valley 호스피스, Pleasant Valley 가정치료 보조자(개인 관리 제공자) 등의 협회로 가정치료의 3가지 구성요소를 모두 가졌다. 호스피스와 보조 가정치료사 협회에서 물리치료의 역할은 비공식적이다. 때때로 개개인의 환자들이 문제가 발생할 때 그걸 설명하기 위해 물리치료사들이 불린다. Pleasant Valley 지역의 홈 보건 서비스의 이사회는 호스피스와 보조 가정치료사 사업에 좀 더 형식적인 재활을 위해 연구가 필요함을 물리치료 관리자에게 요청 했다. 이사회에게 제출한 관리자의 보고에 무엇이 있어야 할까?

Activity 18.3
당신의 상태에서 가정치료 기관(Home Care Agencies in Your State)

당신의 상태에서 가정치료 기관의 3가지 종류의 면허를 얻기 위해 필요한 것들을 찾아라. 물리치료를 위해 어떤 자격요건이 있는가?

Activity 18.4
가정치료 기관의 인증(Certification of Home Care Agencies)

CMS 웹 페이지에서 가정치료 기관과 호스피스의 인증을 얻기 위해 필요한 것들을 찾아라. http://www.cms.hhs.gov/default.asp? 물리치료를 위해 어떤 자격요건이 있는가?

Activity 18.5
지역사회 건강 인증 프로그램과 공동 위원회의 비교(Comparision of Chap and The Joint Commission)

그들 기관의 웹 페이지의 정보를 검토해보아라. 만약 기회가 주어진다면 가정치료 기관의 팀 중 어떤 인증기관이 더 좋은가? 왜인가?

Activity 18.6
가정 물리치료의 방향(Orientation to Home Care Physical Therapy)

Jackie Mankowitz는 Glenn County 가정치료의 새로운 재활 관리자이다. 그녀는 가정치료에서 물리치료사 업무에 대한 특별한 문제와 기대를 요약하여 미래에 직원이 될 가능성인 있는 사람들을 위한 자료표(책자)를 만들었다. 그녀가 무슨 말을 할까?

Activity 18.7
직원 부족(A Staff Shortage)

Adam Anderson은 3년 동안 medicare(의료보험제도) 가정치료회사인 No Place Like Home에서 재활 서비스 관리자를 해왔다. 처음으로 기관의 관리자인 Sally Simmons는 채용 노력들이 두 개의 물리치료 공석을 채우지 못했기 때문에 직접적으로 환자를 돌보는 의무를 전일제로 시작하는 것을 요구했다. 기관은 제한된 치료 서비스 때문에 소개를 받지 못하는 위험이 있고 간호사들은 치료사들의 부족이 그들의 결과에 영향을 미치는 것에 화가 나기 시작했다. 프로그램 개발, 직원들의 사기 향상, 질적으로 향상된 결과를 만들어내는 커다란 진보에서 입지를 잃어가는 것을 근심하며 Adam은 마지못해 동의했다. Sally는 그에 동의하지만 환자들에게 좀 더 보여 질 필요가 있다고 주장한다. 그녀는 환자 관리 요구에를 충족하는 동안 그의 긍정적인 업무 노력을 유지하기 위해 제안을 요청했다. 만약 당신이 Adam이라면 당신은 무엇을 제안하겠는가?

Activity 18.8
환자 호출(A Patient Calls)

We Come to You 가정치료에서 물리치료 관리자인 Rose Rodriquez는 물리치료사가 일주일 이상 Frank에게 방문하지 못했기 때문에 Frank Fabrizi의 딸인 Maude Morgan으로부터 호출을 받았다. 그녀는 왜 치료가 갑자기 중단되었는지 궁금해 했다. Rose가 조사한 결과 그녀는 문제의 그날 4개의 치료를 취소한 Frank의 서명을 발견했고 Maude에게 알렸다. Maude는 그렇게 하지 않았음을 주장했고 기관 관리자인 Rose와 Guy Trujack은 Frank가 치료를 취소했다는 것을 보여주기 위해 Fabrizi 집에 갔다. 그들은 물리치료사 Ruthie Myers가 Frank의 사인을 위조하고 4일 동안 치료를 하지 않았다는 것이 확인 되었다. 그 다음엔 무슨 일이 일어날까?

Activity 18.9
보조 물리치료사 고용(Hiring a PT Assistant)

법으로 허가 되었어도 Comfort 가정치료는 치료를 제공하는 데 보조 물리치료사를 고용하지 않았다. 기관의 성장 때문에 물리치료사들 3개 자리는 6개월 이상 차지 않았다. 재활 관리자인 Delilah Deavon은 다른 주에서 가정치료 경력이 최소 3년~20년인 보조 물리치료사 를 Jonthan Wiley로부터 신청 받았다. 그녀는 혼합된 감정을 느꼈다 - 마침내 지원자를 받는 것에 흥분되었지만 물리치료사가 아니라 실망했다. Delilah는 다음에 무엇을 해야 할까?

Activity 18.10
새로운 기회(A new Opportunity)

Barbara Bradley는 2년 동안 성인을 위한 가정치료 기관에서 재활 관리자를 해왔다. 그녀는 외출할 수 없는 아이들과 청소년에게 가정치료 서비스를 제공하는 프로그램을 개발하는 재활 관리자가 되기 위해 Kids at Home이라는 새로운 기관에 접근하고 있다. Barbara는 Kids at Home에게 무슨 질문을 해야 할까? 그녀는 그녀 자신에게 무엇을 물어야 할까?

Activity 18.11
공동 위원회 보도(The Joint Commission Reportig)

공동 위원회는 가정치료에 앞으로 조사를 위해 새로운 매뉴얼을 발표했다. 그들은 낙상 위험 환자들의 안전 목표를 위해 새로운 부분을 추가 했다. 물리치료사가 집에 방문하기 위해 전문지식의 수집이 추가적으로 필요하다. 새로운 필요조건이 포함된 12달 동안의 증명에 대한 실패는 조사 동안 부족한 점수라는 결과가 나타날 수 있고 대략 18달 안에 발생될 것으로 예상된다. 재활 관리자인 Jody Wilson은 이 새로운 것에 직원이 이미 필요요건을 차트에 서술해 놓은 것을 추가해야 할 것을 깨달았다. 너무 많은 그들의 의견을 최소화하기 위하여 직원에게 새롭게 필요한 것에 어떤 것이 있어야 할까? 당신은 직원들이 새로운 지침을 안심하고 따를 수 있도록 문헌의 일부분을 추가적으로 확장하여 사용하기 위해 그녀에게 특별한 방법을 추천할 수 있을 것인가?

Activity 18.12
호스피스에서 재활의 역할(Role of Rehabilitation in Hospice)

Dr. Brooks는 Mr. Clark가 있는 호스피스에서 간호사로부터 물리치료사가 그의 환자를 평가하도록 요청 받았다. 그녀는 그에게 Mr. Clark가 여전히 보행할 수 있지만 침대에서 더 많은 시간을 보내고 침대 옆 변기 겸용 의자를 사용함으로써 그의 능력이 쇠퇴하고 있음을 말했다. 의사의 의문은 물리치료사가 Mr. Clark의 질병과 기능적 능력의 계속적인 쇠퇴가 예상되는데 어떻게 도울 수 있을 것인가이다. 간호 책임자는 Sam Solomon에게 일반적인 호스피스에서 이 경우 물리치료사의 역할을 설명하기 위해 의사를 부를 것을 요청했다. Dr. Brooks과 함께 상의할 것에 Sam은 무엇을 포함시켜야 할까? 미래에 간호사와 다른 의사가 같이하게 될 것을 대비한 책자를 준비하라.

Activity 18.13
관리 실적(Managing Performance)

가정치료 기관의 재활 책임자인 Sam Solomon은 초과근무를 거의 계속해온 물리치료사 직원 중 하나인 Leslie McDonald에 대해 걱정했다. 그녀의 담당건수는 다른 물리치료사 보다 많지 않고 그녀의 근무시간도 과도하지는 않았다. 그녀는 그 시간에 각각의 집에서 긴 시간 동안 그녀의 문서를 완벽하게 하지 못해서 남아 있는 것 같았다. 예상보다 길어진 방문과 그날이 끝날 때 까지 문서작성 완료를 하면서 시간이 더 걸렸다. 기관은 직원에게 치료할 때 문서 작성하도록 권고했다. Sam은 무엇을 해야 할까? Sam은 Leslie를 위해 무엇을 제안 했을까? 그는 Leslie와 함께 지역방문이나 다니는 것을 고려했다. 좋은 판단인가? Sam이 형식적으로 시작한 징계처분은 무엇을 의미하는가?

Activity 18.14
직원의 안전(Safety of Staff)

Sunset Lake에서 National 가정치료 Services의 재활 책임자인 Barbara Bronski는 위험이 있는 환자의 집에 직원을 파견하는 것에 대한 결정을 하는 관리자를 위한 정책과 절차를 개발하기 위하여 공동 대책 위원회의 위원에 임명되었다.

특별히 3가지 최근의 논점은 논의될 필요가 있다:

- 환자의 집에서 공공연한 무기 소지나 불법 채류자의 마약 복용
- 산소를 사용할 때 환자가 담배를 피우는 집의 출입
- 비만 환자와 있을 때 지원

팀에서 일을 할 때 National 가정치료 Services의 직원의 안전과 다른 직원의 안전에 대한 논점에 관한 정책과 절차의 개발은 확인해야 할지도 모른다.

Activity 18.15
마음의 회의(A Meeting of the Minds)

가정치료 재활의 책임자인 Joanna Gilbert는 건강관리 시스템, 일반적인 병원, 재활 병원에 있는 3가지 다른 재활 관리자와 최소한으로 접촉한다. 그녀는 같은 논점을 의논하기 위한 회의를 요청해야한다. 그녀의 가정치료 직원들은 병원에서부터 집으로 퇴원한 환자가 계속 이동하는 것에 관해 걱정한다. 그녀는 2가지 의제 항목으로 회의를 시작 한다:

- 환자의 집에 배달되는 장비에 대한 치료사의 부적절한 추천.
- 가족이 실제로 훈련이 없고 오직 관찰만 할 때 운동이나 이동하는 법을 가족이 가르치는 입원환자 서류.

3가지 문제 해결을 위해 4명의 사람이 회의에 참석하는 역할극을 해보라.

Activity 18.16
인원 삭감(Downsizing)

home health 재활을 담당하는 Carl Cutbertson's는 2가지 건강관리 시스템의 합병으로 발생되는 직원의 인원 삭감 부분만큼 없애왔다. 가정건강부서를 재조직하는 각 지역의 간호사 감독관이 그들의 행위를 평가하고 환자를 위한 치료사의 도움이 포함되는 각 지역에 서비스 재활에 대해 책임질 것으로 결정될 것이다. Carl은 시스템을 통한 치료 서비스 분권화에 대한 다른 결정에 대해 놀라지 않았다. 그의 직원은 이 새로운 모델로 양질의 서비스를 제공하기 위해 계속해야 할 필요가 있는 것을 빈틈없이 계획하도록 도와주기 위해 그가 자리에서 떠나기 전에 그에게 함께 만나기를 요청했다. Carl은 무엇을 추천해야 하는가?

Activity 18.17
일정(Scheduling)

Sally Sanchez는 지난 4년 동안 일했던 가정치료 기관의 새로운 재활 관리자로 Joanna Gilbert가 할 것을 요청했다. Sally는 2주 동안 그녀의 휴가 요청이 받아들여지지 않아 왔다는 것을 알게 되어 매우 속상했다. 그녀는 직원들이 해거리(격년)와 휴가보도에 대해 매년 교대해왔던 것에 대한 방침에 대해 생각했다. 그녀와 가족들은 이미 휴가를 위해 예약해 왔다. Joanna는 사과했지만 그녀를 대신할 누군가가 없었기 때문에 그녀는 선택할 수 없었다고 말했다. 예산 절감과 하루 당 3명의 직원 때문에 일시적으로 빈자리(직원 요청)가 없어 왔었던 것은 그 당시 그들의 휴가도 마찬가지라고 그들은 그녀에게 말했다.
다음 단계를 위해서 그녀는 무엇을 선택해야 할까?

Activity 18.18
보조 물리치료의 감독(Supervision of PT Assistants)

Winding River 가정치료에서 재활 서비스 관리자를 한 간호사인 Wanda Roman은 흔히 말 그대로 규칙을 따라야 한다고 믿었다. 물리치료사가 보조 물리치료사에 의해 치료되는 환자에게 최소한 5번 방문해야 한다고 주에 보고하는 것으로 물리치료를 시행 조정하는 규칙이 시행된다. 그 이전에 기관에 있는 물리치료사는 규칙 안에서 환자의 보조 물리치료사와 함께 일했고 그들이 감독관 방문을 만들었을 때에 대하여 판단하도록 했었다.
그들은 Wanda 주로부터 메모를 받았고 모든 환자들은 초기의 평가가 완벽해진 후 보조물리치료사에게로 돌아 올 것이며 감독관 방문은 그녀가 별도의 사전 승인을 하지 않는 한 5일, 10일, 15일에 하게 될 것이다. Wanda는 좋은 판단을 내렸는가?

Activity 18.19
물리치료 보조사 딜레마(A PT Assistant Dilemma)

가정치료 기관의 재활 관리자인 Jack Blair는 물리치료 공석이 마지막으로 채워져서 흥분했다. 그는 숙련된 보조 물리치료사를 고용하였다. 그다음 날 직원회의에서 그는 다음 달 1일부터 보조사로 시작하게 되었음을 알렸고 보조 물리치료에게 맡겨진 환자를 3명의 물리치료사에게 확인하도록 요청했다. 그들은 업무가 늘었기 때문에 그들 중 2명이 보조 물리치료사와 함께 일하지 않을 상황이라는 것에 충격을 받았다. 그들은 또한 자신에게 치료를 받는 것을 좋아하고 또 다른 누군가에게 맡겨진 그들 환자에게 도움을 주지 않을 것이라고 말한다. 다른 치료사는 과거 잠시 보조 물리치료사와 함께 일했었고 그것을 좋아하지 않았지만 다시 노력해볼 것이라고 했다. Jack은 무엇을 해야 할까?

Activity 18.20
위험한 상황(A Risky Situaton)

Best 가정치료의 재활 관리자인 Betsy Petersen은 전일제 치료사 중의 한사람인 Charlotte Goldman으로부터 연락을 받았다. Charlotte는 환자의 집을 떠나서 다시 돌아가는 게 너무 두렵다고했다. 그녀는 Betsy에게 다른 치료사에게 환자를 다시 맡기기를 요청했고 남성 치료사로 하는 것이 좋을 것 같다고 제안했다.
Betsy가 세부사항에 대해 요청했을 때 Charlotte는 비싼 가구가 있는 더 좋은 이웃집 중의 하나일지라도 혼란스런 상태라고 보고했다. 환자가 있는 침실을 제외하고 이 집은 어수선하고 악취 나는 쓰레기장이었다. 그러나 좀 더 중요한 것은 환자는 병원 침대 근처 테이블 위에 총이 있고 그녀는 그가 마약의 영향을 받고 있다고 의심한다. 그는 Charlotte가 그에게 도움을 줄 수 있는 가족들에 대해 그에게 물어봤을 때 불안함을 나타내었다. 그는 집에 혼자 있을 때 자신을 지키기 위한 방법으로 가지고 있기 때문에 총에 대해서는 걱정 안 해도 된다고 그녀에게 말했다. 환자는 도움 없이는 그의 침대에서 떠나는 게 불가능 했고 그의 기능적인 상태 향상을 위한 재활과 간호사의 관리에 집중할 필요가 있다. 그녀는 또한 현재 그를 맡은 팀의 다른 구성원에 대하여 걱정하고 있다. Betsy는 무엇을 해야 할까?

Activity 18.21
개인적인 차이(Personnel Differences)

John Anderson은 Central Home Health의 재활 책임자이다. 그는 Judith Marquez로부터 전일제 치료사 자리에 대한 신청을 받았다. Judith는 다른 나라의 건강 전문 교육을 받는 연수를 준비하여 기관 신규 채용을 통하여 필리핀에서 미국으로 왔다. 그녀는 5년 계약 동안 가정 간호사 서비스에서 일했는데 지금은 계약이 만료되었다. 그녀에 대한 언급은 훌륭하다.
다른 외국 수련을 받은 물리치료사에 대한 John의 경험은 부정적이다. 그녀는 수줍음이 있고 힘 있는 어조를 가졌으며 그녀의 작은 몸집 때문에 도움이 필요하다. 그는 Central Home Health에서 치료받는 환자가 다른 나라에서 온 직원을 불편하게 하거나 심지어 치료를 거부할 수 있다며 걱정하고 있다. Judith와의 인터뷰에서 John이 걱정하고 있는 것은 무엇인가? 그녀를 고용해야 할까? 오리엔테이션에서 가장 중요한 것은 무엇이 되어야 할까?

참|고|문|헌

1. Cox DM, Ory MG. The changing health and social environments of home care. In: Binstock RH, Cluff LE, eds. *Home Care Advances: Essential Research and Policy Issues.* New York, NY: Springer Publishing; 2000.
2. Basic Statistics About Home Care. Available at: http://www.nahc.org. Accessed August 28, 2007.
3. Buhler-Wilkerson K. *No Place Like Home: A History of Nursing and Home Care in the United States.* Baltimore, MD: John Hopkins University Press; 2001.
4. Crossen-Sills J, Bilton W, Bickford M, et al. Home care today: Showcasing interdisciplinary management in home care. *Home Health Nurse.* 2007;25:245–252.
5. Moore PC, McCollough RH. Hospice: End-of-life care at home. In: Binstock RH, Cluff LE, eds. *Home Care Advances: Essential Research and Policy Issues.* New York, NY: Springer Publishing; 2000.
6. Binstock RH, Cluff LE. Issues and challenges in home care. In: Binstock RH, Cluff LE, eds. *Home Care Advances: Essential Research and Policy Issues.* New York, NY: Springer Publishing; 2000.
7. Miller B. Families and paid workers: The complexities of home care roles. In: Binstock RH, Cluff LE, eds. *Home Care Advances: Essential Research and Policy Issues.* New York, NY: Springer Publishing; 2000.
8. Community health accreditation program—history. Available at: http://www.chapinc.org/chap-info.htm. Accessed August 27, 2007.
9. Community health accreditation program CHAP standards. Available at: http://www.chapinc.org/chap-soe.htm. Accessed August 27, 2007.
10. Facts about The Joint Commission. Available at: http://www. jointcommission.org/AboutUs/joint_commission_facts.htm. Accessed August 27, 2007.
11. Understanding Joint Commission home care accreditation 2007. Available at: http://www.jointcommission. org/NR/rdonlyres/BA6AEFA4-BC7B-4385-816E-D62EE667F9CC/0/07_OME_SAP.pdf. Accessed August 27, 2007.
12. Pizzi MA, Briggs R. Occupational and physical therapy in hospice: The facilitation of meaning, quality of life, and well-being. *Topics in Geriatric Rehabilitation.* 2004;20:120–130.
13. Koff T, ed. *Hospice: A Caring Community.* Cambridge, MA: Winthrop; 1980.
14. Coke T, Alday R, Biala K, et al. The new role of physical therapy in home care. *Home Healthcare Nurse.* 2005;23: 594–599.
15. Hays PA. Addressing the complexities of culture and gender in counseling. *Journal of Counseling and Development.* 1996;74: 332–338.
16. CMS. OASIS main components. Available at: http://www.cms.hhs.gov/OASIS/Downloads/maincomponentsandgeneralapplication.pdf. Accessed August 28, 2007.
17. CMS. OASIS data set. Available at: http://www.cms.hhs.gov/OASIS/046_DataSet.asp#TopOfPage. Accessed August 28, 2007.
18. Cluff LE, Brennan PF. The use of technology in home care. In: Binstock RH, Cluff LE, eds. *Home Care Advances: Essential Research and Policy Issues.* New York, NY: Springer Publishing; 2000.
19. Payne *BK. Crime in the Home Health Care Field: Workplace Violence, Fraud, and Abuse.* Springfield, IL: Charles C Thomas; 2003.
20. Polzien G. Promoting safety and security at home. *Home Healthcare Nurse.* 2007;25:218–222.

제 19 장

입원환자 병원과 보건 체계에서 관리 문제들

Management Issues in Inpatient Hospitals and Health Systems

학|습|목|표

- 현대 병원의 유형의 특성을 토론합니다.
- 병원에서 확인하길 원하는 면허, 인증 요구 사항을 분석합니다.
- 현대 병원 업무 이슈를 논의.
- 병원에서 물리 치료사의 업무를 분석합니다.
- 경영관리 역할과 책임경영의 과제를 확인합니다.
- 주어진 병원 상황에서 관리결정과정을 을 분석합니다.

학습목표

Part 1
현재의 환경 (The Contemporary Setting)

병원과 보건 체계의 간략한 개요 (Brief Overview of Hospitsls and Health Systems)

지난 25년 동안에 병원에서 발생되어진 조직적인 변화는 다른 체계에서의 다른 어떤 요인들보다도 물리치료의 실제 실행에 보다 많은 영향을 미쳐왔다. 급성기 관리에서의 재활서비스는 초기의 노인의료보험제도(Medicare)에서 각 진료 행위별 지불(fee-for-service) 모델에 의한 상환이 주요 수입발생의 중심으로부터 현재와 장래에 노인의료보험제도의 지불체계가 비용 중심(즉 포괄수가제)으로 바뀌었다. 관리의 초점은 환자 개인당 관리비용을 줄이는 방향으로 바뀌게 되었다. 이러한 조직화의 변화는 많은 물리치료사들에게 어려운 변화로 나타났다. 물리치료사들의 역할은 급성기 관리에서 환자가 퇴원하여 집으로 가기 전에 환자에게 가능한 한 많은 재활서비스를 제공하는 것으로 가능한 한 빠른 퇴원을 위해 환자가 준비하여야만 하는 특별하고 제한된 기능적인 목표들로 초점이 바뀌게 되었다.

모든 다른 실행 체계를 위한 기본으로 받아들여지기 때문에 이전의 물리치료 실행의 황금 기준, 그리고 가끔 많은 물리치료사들의 우선 작업 체계, 새로운 졸업자들은 대형 급성관리병원에 그들의 첫번째 직업을 가질 기회가 많아졌다. 급성관리 병원은 환자들에게 필요한 재활서비스에서 대부분의 시간을 관리 받기 때문에 대다수의 물리치료사들은 그들 직업의 시작을 급성관리 병원에서 일하게 될 것이라고 생각하고 있다. 급성기 관리 체계에서 광범위한 위험성이 있는 환자에 의해서 나타난 다양한 임상적 경험들, 회복의 초기 단계에서 넓어진 기간을 위해 환자가 따라야 하는 기회, 그리고 경험이 많은 조언자의 유효성들이 신참 물리치료사가 전문가로 발전하는데 중요한 것으로 받아들여졌다.

이러한 많은 요인들이 물리치료사의 직업 선택에 지속적인 영향을 미친다. 병원에서 현재의 높은 환자 이직률(주 : 환자 교체율/회전율)은 치료사에게 자주 독특하거나 적어도 드물게 보여지는 아주 다양한 환자경험을 제공한다. 가끔 조언자들은 병원체계의 많은 직원들을 이용하고, 신참 치료사는 병원에 기초한 실행에서 즉석의 임상의사결정을 하게 요구되어지는 복잡한(주 : 쉽지 않은) 도전에 직면하게 된다. 2005년 미국 병원 협회에서 조사한 병원 설문에 의해서 모여진 다음의 사실들은 병원에 기초한 물리치료의 실행에 어떠한 영향을 미쳤는지에 대한 이러한 조직적인 변화를 이해하는데 유용할 것이다.

- 미국 전체 5756개 병원의 대다수인 2716개가 보건체계(법인체가 직접 운영하거나 보건-제공 설비 혹은 부대설비가(주 : 등을 관리하는)에 속해 있고, 1455개도 보건 네트워크의 부분이다.
- 2004년에 236개 병원이 포함된 59개의 기업

인수합병에 2005년에는 88개의 병원이 포함된 51개의 거래가 추가되었다.

- ✦ 946997 병원 침대가 직원을 두고 있다.
- ✦ 외래환자 수술의 47%가 병원이 소유하는 시설에서 행해졌고 나머지는 의사 사무실 혹은 제휴하지 않은 수술 센터에서 수행되어졌다.
- ✦ 또한 병원체계의 60%는 가정보건서비스를 제공하고, 60%는 호스피스 서비스를 제공하고, 그리고 45%는 숙련된 간호시설을 가지고 있다.
- ✦ 평균 병원 입원기간은 1981년의 7.6일에서 5.6일로 감소하였다.
- ✦ 병원의 외래환자 방문도 1981년의 200백만에서 세배가 증가된 600백만이 되었다.
- ✦ 모든 수술의 60%는 외래 수술로 수행되어졌다.
- ✦ 사보험에 대한 지불 비용 비율(payment-to-cost ratios)은 135%이고, 노인의료보험제도는 95%, 그리고 국민의료보조는 86%이었다.
- ✦ 매년 병원의 고용 비용이 4%씩 증가하였다.
- ✦ 병원비용의 39%는 노인의료보험제도 환자의 치료에 관련이 있고, 37%는 사보험과 관련된 환자이고, 그리고 병원비용의 6%는 보상되지 않았다.
- ✦ 병원은 4000백만 전임에 상당하는(full-time equivalent, FTE) 근로자를 고용했다.
- ✦ 병원비용의 60%는 임금과 복리후생급부에 사용되어졌다.
- ✦ 병원의 11%는 완전히 전자 보건 기록으로 통합되었고, 57%는 2005년에 부분적으로 이 체계를 이행하였다. 부분적으로 이 체계를 사용하는 도시 환경의 500병상 보다 큰 병원들은 훨씬 빨리 전자 보건 기록의 이행을 하여야만 한다.

주어진 이러한 정보들은 그들이 생존하고 지역사회에 보건서비스를 제공하는 것을 성장시키기 위해서 병원과 보건치료(health-care) 체계의 초점이 재정적인 관리에 있다는 것은 놀랄만한 일이 아니다. 그들은 아래의 것들을 따라야만 한다.

- ✦ 합당한 순이익을 발생(수익-지출)
- ✦ 조직화를 위한 작업에 대한 자산에서의 건전한 투자 생성
- ✦ 정부 규제와 인증 요구에 충분하고 적절한 반응
- ✦ 제 3의 지불자인 고객을 만족시키는 강력한 관계를 촉진
- ✦ 밀접한 감시하의 인두세와 장래의 지불 체계에 의한 지불 방법과 총액에 대한 영향
- ✦ 절차 수행의 근원, 약물 처방, 의료 제공자의 가능한 과실, 등등과 같은 보건치료 지출의 32.3%를 담당하는 의사의 관찰
- ✦ 사법과 공공의 정밀한 조사 하에서 면세 상태를 보호
- ✦ 주요 경쟁 요인이 되는 질 향상과 평가(가끔 지역사회 안에서 균등하게 하기 위한 가격 낮추기는 종종 덜 중요한 요인임)

입원환자 병원 치료에 대한 선택된 문제들 (Selected Issues in Inpatient Hospital Care)

이러한 경향은 만일 기업인수합병으로 현재의 추이를 지속시키지 못한다면 지역사회에 기반한 자치병원들은 곧 구식이 된다는 것을 제안한다. 이 절에서는 일반 병원과 보건진료 체계, 학술적인 보건 센터, 전문 병원, 그리고 각 환경에서 관리자의 중간-

단계의 주의가 요구되어지는 아급성 병원(다양한 조직화에서 발생되어질 수 있는) 사이에서 선택된 초점들에 대해 직접적으로 다룰 것이다.

병원들의 성장 (Growth of Hospitals)

입원환자 관리의 또 다른 중요한 경향은 증가된 규제와 자금 제공의 부족의 우려에도 불구하고 병원 산업의 실지 상태가 지속적인 성장을 보였다는 것이다. 병원은 지속적으로 건설과 혁신 하에 있는 것처럼 보인다. 이러한 팽창은 소매, 건설, 그리고 제조와 같은 다른 큰 사업의 성장에 부정적으로 영향을 미치는 실제 시장의 여러 가지 힘으로부터 격리되어있다는 것을 제안한다. 보건치료 체계는 이러한 대규모 프로젝트의 후원에 필요한 자산의 부족으로는 보이지 않는다. 합병은 단 하나의 순익을 풍부하게 하는 몇몇의 조직 강화를 형성하는 동시에 병원이 잉여 인원을 저절로 낮추고 낭비를 줄이게 하기 때문에 이러한 성장에 기여해 왔다.

이러한 조직 성장의 변화를 기꺼이 받아들이는 관리자는 계속적으로 발전하기 때문에 많은 예기치 않은 경력의 기회를 발견할 수 있다. 이러한 것은 보건치료 전문가로서의 역활로부터 관리 전문가로서의 새로운 역할로의 이직을 포함한다는 것을 의미한다. 병원에서의 이러한 지위는 자격증이 필요한 것이 아니기 때문에 단지 병원 체계에서 관리자의 경력 단계를 오르기 위해 시작하기를 원하거나 결정하기만 하면 된다.

보건진료 체계와 입원 환자 전문의 (Health-Care Systems and Hospitalists)

급성기 치료 관리자에 대해 나타난 중요한 경향의 하나는 급성기 치료에 대한 의료 실행에서 입원 환자 전문의(hospitalist)의 역할이다. 다른 나라 병원에서는 입원 환자 의료 전문의가 일반적이지만 미국의 의료에서는 입원 환자 전문의가 상대적으로 새로운 분야이다. 이 용어는 1996년 입원환자를 위한 의료기록에 종사하고 환자를 회복시켜서 퇴원과 동시에 일차 진료(primary care) 제공자에게 되돌아가게 하는 의사로서 정의되면서 처음으로 소개되어졌다. 그들은 병원의 입원 기간을 짧게 하기 위한 결정을 하기 위해서 아주 빨리 매일의 환자의 요구들에 즉각적으로 반응을 할 수 있어야 한다. 이러한 증가된 효율성의 결과로서 비용이 감소된다.

이들의 개념과 역할이 아직 새롭기 때문에 입원 환자 전문의의 효율성을 결정하는 것은 어렵다. 환자와 일차 진료 의사 만족감, 입원 기간, 병원비용, 사망률, 그리고 재입원 등이 변화의 측정에 대한 결정요소들이다.

일차 진료 의사를 보지 않고 입원한 환자들은 선택의 여지없이 입원 환자 전문의에게 배정되어져야 한다. 일차 진료 의사에게 진료를 본 환자는 직접적으로 그들에게 계속해서 진료를 받거나, 혹은 일차 진료 의사로부터의 설명 혹은 간단한 통지를 통해서 입원 환자 전문의에게 진료를 받을 수도 있다. 의료분야에서도 새로운 전문가이기 때문에 많은 환자들이 심지어 자신들의 진료에서 입원 환자 전문의의 역할, 혹은 그 역활에 대한 진료조차도 알지 못한다. 특히 환자들이 한명 혹은 그 이상의 외과 의사 혹은 다른 의료 전문가에게 진료를 보고 있는 경우에는 더더욱 알지 못한다. 만성적이고 복잡한 의료 상태에 있는 다른 환자들에서 새로운 입원환자 전문의가 전부 다시 시작하는 것은 실망스러울 것이다. 만일 일차 진료 의사로부터 제공된 진료의 연계성을 잃는다면 환자는 불행하거나 두려울 것이다. 처음에 진료 그룹의 비용을 줄이고 진료의 질 향상을 관리하기 위해 병원에 의해 강제되었기 때문에 일차 진료 의사들은 이러한 새로운 진료 모델에 대하여 반감을 가지고 있고, 입원환자 전문의에게 환자를 전과시키기를 꺼려한다. 그러나 상환률(reimbursement rates)이 지속적으로 떨어지고, 입원환자 전문의가 시간과 비용을 줄일 수 있다는 것이 발견되었다. 병원에 그들의 환자를 입원시키기 위한 빠른 방문 때문에 발생하는 사무업무의 방해가 더 이상 필요가 없어지고, 환자가 사무실에 방문한 동안에 병원 간호사가 지시(orders)를 찾으려고 빈번하게 걸려오는 전화로부터의 방해가 감소되었다.

병원 경영자에게 입원 환자 전문가의 즉각적인 유용성은 그들에 의해서 발생되는 직접적인 환자 진료 문제들에 대한 임상 의사 결정과 의사소통(communication)을 증가시킬 수 있다는 것이다. 일차 진료 의사의 폭 넓은 개요의 의사소통은 항상 얼굴을 마주하고 논의를 할 수 없기 때문에 가끔 잘못된 의사소통과 의사소통의 지연을 초래한다. 입원 환자 전문의로서의 의사는 최일선의 진료 팀 구성원으로서 보다 일관되고 중요한 역할을 한다.

또한 일차 진료 의사들에 의한 입원에 대한 병원의 의존성은 진료 조직화를 관리함으로써 혹은 병원이 지원한 의료협력 공동체(hospital-sponsored physician networks)가 입원환자 진료 계획 결정과 입원에 확장된 역할을 함으로써 변화될 수 있다. 입원 환자 전문의의 증가는 입원 환자를 제공하는 보건 진료 제공자와 외래환자를 제공하는 진료제공자의 사이에 확실한 구별을 초래하여 입원 환자 진료가 그 자체로 전문 분야로 되게 되었다. 이러한 것이 의대생들이 본인들의 직업을 입원환자를 기초로 할 것인지 외래환자를 기초로 할 것인지에 대한 조기의 직업 선택을 할 수 있게 만들었다.

학술적인 보건 센터 (Academic Health Centers)

의학 연구소(the institute of medicine)는 보건 진료에서 학술적인 보건센터(AHCs)가 직면한 도전과 독특한 역할로 정의되어진다.. 의학 연구소는 동시에 보건전문가를 훈련하고, 보건을 진보시키는 연구를 지휘하고, 가끔 대다수의 병과 빈곤층의 진료를 제공한다. 이 세 가지 책임의 통합은 병을 치료하고 보건을 향상시키기 위한 증거와 지식을 제공한다.

학술적인 보건 센터는 의과대학의 학위수여(degree-granting) 기관이고, 자신들만의 적어도 한 개 이상의 보건전문 학술프로그램 갖고 있거나 병원, 병원체계, 혹은 다른 조직의 보건진료제공자들을 가르치는 제휴를 맺고 있다. 그들은 민간 조직일 수도 있고 공적인 조직일 수도 있다. 어떤 조직은 대학에 기초하고 있는 반면에 다른 것은 자치 기관들이다. 그들이 어떻게 조직되어졌든지간에 경영진의 책임은 교육, 연구, 그리고 환자 진료로 통합되어지는 모델이거나 혹은 이들을 분리하는 모델이다. 전형적으로 분리 모델에서는 학술기관의 회의에 보고를 하는 교육과 연구를 위한 최고경영자가 있다. 제휴한 보건진료 체계에서 환자 진료를 위한 책임이 있는 다른 최고경영자는 다른 이사회에 보고를 한다. 학술적인 보건센터에서 모델의 다양성 혹은 그들의 조직에 영향을 미치는 지역적 요인과 정책들 때문에 이러한 모델 사이에서의 변화는 종종 있다.

어떠한 모델이든지간에 학술적인 보건센터는

보다 전통적인 학술 모델보다는 모든 세 가지의 역할을 보다 더 효과적으로 통합 작용하게 하는 통합모델의 방향으로 지속적으로 나아가게 하는 복잡한 사업의 기업체이다.

학술적인 보건센터의 경영진은 학문의 자유와 창조성을 강조하는 전통적인 학술 모델에 새로운 통합의 패러다임을 가늠해야만 한다. 그들은 연구사업, 교육, 그리고 환자 진료라는 사회적 미션에 대한 위대한 책임감의 식견에 퇴색이 없이 이 모든 것을 실행해야 한다.

학술적인 보건센터는 지역사회에서 독특한 역할을 한다. 가끔 심한 외상과 복잡한 의료상태에 있는 환자들을 위해 다른 보건진료 조직에서는 이용할 수 없는 서비스를 제공한다. 다른 보건진료 조직과 경쟁을 하는 반면에, 또한 특별한 진료가 요구되어져 학술적인 보건센터에 의뢰되는 환자들과 퇴원하여 적절한 다른 보건진료 환경으로 의뢰하는 환자들을 위해서 그들과 협력하여야만 한다.

생존을 위한 경제적인 대 격변에 직면해 있는 다른 보건진료 조직과 마찬가지로, 학술적인 보건센터도 같은 입법상의 문제와 시장의 압력에 직면해 있다. 살아남기 위해서는 다음과 같이 해야만 한다.

- ✦ 경쟁에 집중하여야 한다. 학술적인 보건센터의 방문과 환자 수에 영향을 미치는 다른 보건진료 조직에 대한 각성을 증가시켜야 한다. 학술적인 보건센터는 경쟁의 장단점과 다른 보건진료 조직을 압도하는 전략을 개발하여야만 한다.
- ✦ 제 3의 지불인(third party payer) 즉 정부나 보험과의 협상에서 영향력을 향상시켜라. 지불인은 우세에 있기 때문에 학술적인 보건센터는 우수한 의사와 결과, 특별한 개체군들을 위한 창조된 서비스 등과 같은 그들의 장점에 대한 영향력을 강화해야만 한다.
- ✦ 다른 시장에 시설을 개발해야 한다. 학술적인 보건센터는 많이 포화된 시장보다 충분히 제공되지 못한 시장에서 센터를 개발해야만 한다.
- ✦ 공급을 통합정리 해라. 새로운 시장 갭발에 대한 대안은 기압 인수 합병의 경쟁을 감소시키는 것이다.

학술적인 보건센터의 경영인은 자원에 대한 내부 경쟁이 교육, 연구, 그리고 환자 진료 전범위에 광범위하게 퍼져 있기 때문에 그들에게 임명된 역할보다 더 복잡한 역할에 직면해 있다. 특히 학문적인 역할을 열망하는 경영인은 이러한 환경이 매력적인 직업 기회를 제공할 수도 있다.

그들이 병원을 가르치기 때문에, 비 학술적인 보건센터보다 모든 재활 훈련에서 학생들을 위한 임상교육기회를 포함시키게 경영인에게 보다 많은 압력을 줄 수 있다. 학생 취업을 위한 대학교의 요구를 수용하는 것은 생산성 목표와 활용가능한 직원의 경험 그리고 기꺼이 임상 교사가 되고자 하는 의사에 대한 균형을 잡아야만 하기에 중요한 신규채용의 도구로 고려되어질 수 있다.

전문 병원 (Specialty Hospitals)

전문 병원은 특별한 개체군을 위한 단기 치료 혹은 장기 치료를 제공하는 목적의 넓은 범위의 비영리 혹은 영리, 공공 혹은 자치 조직을 포함하는 포괄적인 용어이다. 특별한 개체군은 다음과 같다.

- ✦ 알콜 중독 과 약물 남용 재활 환자
- ✦ 신체 재활 환자

- 결핵 환자
- 암 환자
- 모자 보건(여성과 영아)
- 아동
- 퇴역 군인과 군의 요원
- 이비인후과 환자
- 심장질환 환자
- 정형외과적 수술이 요구되는 환자
- 다른 만성질환 환자(예 호흡기 환자)

아동과 퇴역군인을 위한 병원, 산과 병원 혹은 결핵 병원, 그리고 재활 센터와 같은 전문 병원은 오랜 역사를 가지고 있지만, 전문 병원의 다양한 형태와 개수에 대한 최근의 급격한 상승은 우려를 증가시키고 있다. 나라의 특정지역에서 전문 병원과 의사 그룹 사이의 협동은 그들이 서로 체결한 재무 협정에 대한 의심을 증가시켰다. 이러한 협정은 이웃해 있는 일반 병원의 자금 제공에 부정적인 영향을 미치는 것으로 받아들여졌다.

전문 병원의 지지자들은 보다 효율적으로 높은 질 향상 결과를 생산하는 의사와 병원을 위해 재정적인 포상을 제공하는 사람들로 보여 진다. 그들은 보다 집중된 환자중심 진료가 적기 때문에, 다른 병원을 혁신시키고 향상시키기 위해 내몬다고 주장한다. 비방가들은 자신들의 전문병원에서 환자를 의뢰받음으로 인해 의사가 불공정하게 경쟁한다는 것과 이러한 병원들은 더 건강하고 보험을 잘 들고 있는 환자를 위한 돈을 가장 잘 벌게 하는 과정에만 관심이 있다고 믿는다.

반론은 많은 일반 병원들은 오직 자신들의 병원으로만 환자를 의뢰하도록 의사에게 요구하는 정책을 가지고 있다. 가끔 개업의를 매수해서 독점적으로 직접 그 병원으로만 환자를 의뢰하도록 한다. 그리고 의뢰요구 네트워크를 포함하는 건강 보험 계획(health plans)에 영향을 끼친다. 정말로 그들이 의사들과의 관계에 대한 의존성에 있어서 전문 병원과 다를 바가 없다.

노인의료보험 프로그램에 의사가 소유한 심장, 정형외과, 그리고 전문 병원들의 영향은 2005년도의 의회보고서에 나타나 있다. 당시에 자료를 이용할 수 있는 몇 개의 병원만을 분석하여 얻은 자료인 그 보고서의 가장 중요한 부분은 다음의 사실들을 포함한다.

- 의사가 소유한 전문 병원에서 노인의료보험 환자를 위한 비용은 낮지 않았고 입원기간도 보다 짧았다.
- 그들은 일반적으로 상태가 덜 심한 환자들(보다 많은 이익이 예상되는)을 치료했고 상대적으로 많은 이익을 가져다주는 특정 진단과 관련된 환자군(diagnosis-related groups, DRGs)에 집중했다.
- 지역사회 병원보다 노인의료보험 분담금이 낮은 경향이 있다.
- 동일한 시장에서 지역병원의 재정적인 효과는 제한적이었다.
- 환자 선택에서 많은 재정적인 이익을 창출하는 특정 진단과 관련된 환자군과 그렇지 않은 환자군 에서 수익성의 많은 차이는 모든 급성 진료 병원의 노인의료보험 환자에 대한 장래의 지불체계를 향상시킴으로써 감소시킬 수 있다.
- 병원은 병원과 환자에게 큰 만족감을 제공하고, 생산성을 증가시키고, 그리고 어떻게 병원을 경영하는 가에 대한 보다 큰 통제를 획득하는 것을 확립해야한다.

- 또한 의사들은 부정확한 노인의료보험 지불 체계에서 유래된 재정적인 보상에 의해서 동기부여를 받을 수 있다(특정 진단과 관련된 환자군의 값과 그렇치 않은 값의 문제점들을 치료하는 데에 이 보고서를 추천한다).

재활전문 병원 (Rehabilitation Hospitals)

의사가 소유하지 않은 다른 전문 병원들 또한 도전에 직면하게 될 수 있다. 물리치료사의 특별한 관심은 극적인 상환 변화의 중심에 있으면서, 2002년에 효력을 발휘하는 새로운 노인의료보험제도에 적응하는 입원 재활전문 병원이다. 이 제도는 숙련된 요양원(nursing home)과 가정 간호국(home care agencies)에서 수집된 데이터를 사용하는 것과 비슷한 환자평가도구에 기초를 둔다. 노인의료보험제도는 아래의 진단을 받은 환자의 비율이 일정한 수준(75%) 이상을 만족하고 집중적인 재활을 요구하는 재활전문 병원으로서 정의된다. 이 진단은 최근에 개정된 13종류의 진단 그룹으로 나뉜다.

- 뇌졸중(stroke)
- 척수 손상(spinal cord injury)
- 선천적 기형(congenital deformity)
- 절단(amputation)
- 심각한 다발성 외상(major multiple trauma)
- 대퇴골 골절
- 뇌 손상(brain injury)
- 다발성 경화증(multiple sclerosis), 운동 신경 질환, 다발신경병증(polyneuropathy), 근이영양증(muscular dystrophy), 파킨슨병 등을 포함하는 신경학적 장애
- 화상
- 활동적인 다관절성 류마티스 관절염(polyarticular rheumatoid arthritis), 건선 관절염(psoriatic arthritis), 혈청음성 관절병(seronegative arthropathy)
- 관절 염증을 동반한 침투성 맥관염(systemic vasculitides with joint inflammation)
- 중증/진행 골관절염(severe/advanced osteoarthritis)
- 관절대치수술(만일 양쪽을 했거나, 환자가 아주 비만이거나, 혹은 나이가 많거나 허약한 경우)

입원 재활전문 병원 경영인에 의한 노인의료보험제도 상환의 주요한 투쟁은 이러한 정책의 변화로 인해 환자 총액(volume)에 지속적이고도 극적인 감소를 했다는 것이었다. 그리고 이것은 입원 재활 서비스에 대한 환자의 제한된 접근과 관련이 있다. 다른 진행 중인 문제는 집중적인 입원 재활전문 병원에 참여하는 환자의 능력과 관련이 있다. 왜냐 하면 환자는 급성 치료 환경으로부터 보다 안전하고 빠르게 퇴원하길 원하기 때문에 환자들은 하루 3시간의 치료 참석의 요구를 충족시키지 못할 수도 있다. 다른 환자들은 그들의 목표에 도달하기 위해 3시간 치료를 필요로 하지 않을 수도 있다. 환자 결과 예측에 대한 실패는 재정상 부정적 결말을 가지고 올 수도 있다.

또한 많은 새로운 모델의 건강보험을 사용하는 입원환자와 외래환자의 재활 치료의 보상 범위의 제한 혹은 부족은 노인의료보험제도를 하지 않는 환자들의 입원 재활치료 총액의 감소에도 기여를 한다. 이러한 정책과 상환의 문제는 계속적으로 제시되어왔기 때문에 재활전문 병원 경영자들은 예상되는 조직적 조정을 지속적으로 계속해야만 한다.

입원 재활전문 병원 경영자의 또 다른 책임은 위원회의 승인이다. 입원 재활전문 병원 승인을

위한 노인의료보험제도 요구 중 하나는 사고 전의 기능 수준으로 되돌아가기 위한 가능성을 갖게 하고, 충분히 회복되게 하기 위해서 환자들이 적어도 매일 3시간의 치료에 참석해야 한다는 것이다. 급성 치료 병원의 물리치료사들은 환자들의 퇴원 계획 의뢰서에 이러한 요구들을 충족시키게 하는 환자의 능력을 예측하여야만 하고, 입원 재활전문 병원의 승인 위원회는 환자 입원 승인 결정에 위와 같은 계획을 검토하도록 한다. 재활 센터의 훈련 그리고/혹은 프로그램 관리자는 매일매일 열리는 이러한 승인 결정에 참석하여야 한다.

입원 재활전문 병원에서의 진단학적 검사와 전통적 가정 간호에 덜 관심을 두게 되었고, 대신에 모든 팀 구성원- 재활치료와 간호- 사이에 중재의 조화를 위한 다학제간 서비스 관리에 관심을 두게 되었다. 경영자들은 급성기 치료 병원에서 일하는 치료사들이 하는 일보다 환자와 함께 장기적이고 전문적 관계를 설정하는 의료인으로서의 발전과 수행에 대해 더 노력을 기울이게 되었다.

아급성기 치료병원 (Subacute Care)

상대적으로 새로운 개념인 아급성 치료병원은 환자 상태의 복잡성 혹은 요구된 치료의 복잡성 때문에 제한이 많았던 급성기 병원치료 후에 목표-설정이 필요하고 즉각적인 혹은 대신에 재활치료를 받아야만 하는 특정한 환자군의 요구에 의해서 발전되어져 왔다. 예를 들면 외상성 뇌손상, 척수손상, 뇌졸중 환자; 산소 호흡기를 사용하는 환자; 정맥 내 항생제 주사 혹은 짧은 기간 동안 복잡한 치료의 단계가 필요한 환자들이다. 대부분의 아급성 환자는 65세 이상 고령 환자이지만, 이러한 환경은 전 생애에 걸친 치료를 제공한다.

단지 급성 치료 병원에서만 사용되는 높은 기술의 모니터링 혹은 복잡한 진단 절차에 의지 하지 않게 되었을 때 아급성 치료병원의 후보자가 된다. 그러나 그들은 전통적인 숙련된 요양원에서 제공 되어진 것보다 나은 보다 집중적인 다학제간 팀 서비스를 받을 필요가 있다. 그들은 너무 아프기 때문에 매일 받는 치료 시간을 견딜 수가 없어서 입원 재활전문 병원에 입원하기에 적합하지 않을 것이다. 완전히 헌신하는 자치 센터에서부터 아급성 병원 혹은 요양기관 그리고 병원까지 보건진료의 다양성이 제공되기 때문에 장소가 아니라 프로그램이 최선이다.

특수한 분야로서의 아급성 간호의 초기 발달은 보건 진료의 연계성에서 인지된 중요한 차이를 줄이는 이 정도 수준을 위한 필요성과 성장이 또 다른 징조였다. 같은 수준과 강도의 치료를 병원에서 받는 것과 비교하면 병원 응급실과 수술실의 비용이 제외되기 때문에 전체적인 비용은 감소되어질 수 있다. Sidebar 19.1 참조

> *Sidebar 19.1*
>
> **병원자원**(Hospital Resources)
>
> 현대병원에 대한 기타 정보는다음 웹 페이지에서 찾을 수 있습니다:
> 미국병원협회 http://www.aha. org/aha/about/병원연결 :
> http://www.hospitalconnect.com/대학보건 센터협회:http://www.aahcdc.org/급성/아급성관리 국립협회:http://naspac.net/faq.asp#Q2

개업 인가, 자격증 교부, 규정, 승인 (Licensure, Certification, Regulation, and Accreditation)

병원의 유형 또는 병원시스템과 관계없이, 의료

평가기관(Joint Commission)은 배경과 관계없는 아급성 치료를 포함하여 병원의 유형뿐 아니라 다른 건강관리 조직까지 기관을 승인했다. 개업인가와 승인은 많은 권한이 뒤얽혀서 주州의 개업인가 요구의 명시가 필요한 조직의 의료평가기관(Joint Commission) 승인을 연기했다. 노인의료보험제도 센터(The Centers of Medicare and Medicaid) 역시 노인의료보험제도/저소득층 의료보장제도 제공기관 같은 자격증 교부 필요로 하는 건강관리 조직의 의료평가기관(The Joint Commission)의 평가에 의지했다.

관리기관의 변경은 병원과 건강관리 시스템, 승인 과정이 있었다. 이는 일정한 간격의 일정을 가진 조직의 짧은 정보를 믿어지기 위해 사용되었다. 현재 의료평가기관은 프로그램 승인과 표준화를 바꾸었다. 환자 과정 수행 평가는 이해관계 당사자 간의 조직의 비교를 위해 사용하다. 이 검사과정의 중점은 알려지지 않은 장소의 방문과 함께 환자 관리의 직접적 관찰과 환자의 인터뷰, 가족 원, 학생, 조직 내 모든 스텝에 초점을 두는 것을 바꾸는 것이다.

재활병원(그리고 병원의 재활학과) 또한 의료평가기관으로부터 재활시설로써의 인가를 받아야 한다. 이 승인 과정은 환자관리의 질적 향상을 조사하는 기관보다는 자문파트너 병원의 현지조사에 근거를 둔다. 승인은 모든 프로그램 영역을 포함한다(가령, 뇌졸중, 척수 손상, 외상성 뇌손상, 소아마비). 기관은 기관의 평가와 아래 조사의 하이라이트인 표준 값과 조사 팀 결과가 일치하는지 증명에 대한 질문했다.

- ◆ 핵심적 평가와 직무
- ◆ 근무자와 다른 이해당사자로부터의 자본투입량
- ◆ 개개인 중심의 계획, 디자인, 그리고 서비스의 전달
- ◆ 근무자의 권리
- ◆ 질과 적적한 서비스
- ◆ 치료의 연속
- ◆ 리더십, 윤리, 지지
- ◆ 계획
- ◆ 재정적 관리 (위험관리 포함)
- ◆ 인적 자원
- ◆ 접근성
- ◆ 건강과 안전
- ◆ 결과 관리와 질적 향상
- ◆ 하부조직관리

CARF는 최근 Continuing Care Accreditation Commission 획득했다. 이 획득은 노인 서비스의 공급, 행동 건강, 고용, 친목 서비스, 유아, 청소년 서비스, 시각 재활, 아급성 치료 등을 하기 위해서 조직의 확장을 이끌었다.

병원과 병원 시스템 내 노동자 문제 (Workforce Issues in Hospitals and Hpspital Systems)

근무자의 축소와 직원 침상의 수의 감소는 환자 치료를 위해 예정된 지출과 이익을 유지하기 위해 가격조정을 한 1990년대의 병원 경영전략으로 되었다. 합동자금 물자의 합병과 획득, 구입력의 증가 그리고 경쟁의 감소는 건강시스템 유지 발전에 대해 비영리병원과 영리병원 둘 다 중요해졌다.

직원 모델 (Staffing Models)

병원 경영 모델은 환자서비스에 직접적으로 제

공하지 않는 직원을 위한 임금과 이익비용의 감소를 연계하여 중간위치를 납작하게 만들었다. 작은 병원단위들은 물리치료사를 포함하는 많은 경영자들과 결합하였다. 그리고 그들은 다양한 분야와 어쩌면 그들과 친하지 않는 몇몇 부분의 책임감 있는 직원을 찾았다. 경영자들은 특이한 분야의 전문가 능률과 임금이 낮은 전문가, 분야의 초보자에 관계치 않고, 이들로부터 운영의 복잡한 기반모델로 옮겼다.

이러한 노력이지만, 많은 새로운 형태의 종합적 경영형태는 총 수량의 간병 인원의 작은 비교이다. 비치료적 지원 서비스는 다른 많은 기간 직원을 포함한다. 물리치료, 작업치료, 언어치료를 연관하여 한 명의 경영자를 쓰는 전략을 일상적으로 사용하곤 한다. 새 시설의 임상경영자는 재활의학과 의사가 대부분이지만, 간호사 다른 건강전문가 역시 재활의료기관을 할 수 있다.

왜냐하면 의료경영자의 큰 책임은 학제간의 프로그램 운영으로 인한 특수한 분야에서 발생한 소득으로부터 변화되었다. 위치부터의 요구된 기술은 치료적 전문기술이 적다. 환자결과의 성취예상을 위한 치료의 질을 유지하는데 이 기술은 가격이 조절되거나 줄어들 필요가 있다. 가감되는 것은 아마도 경영자들에게는 가장 중요하다.

직원들은 아마도 경영의 통폐합으로 인해 그들의 전문적 주체성에 관해 조직적 우려가 있을지도 모른다. 이 관심은 종종 상위 경영자의 무관심을 경험한다. 그들의 응대는 적법하고 영리적 이익과 가능한 자원의 감소는 환자가 연명할 정도의 치료를 하여 많은 절박한 환자결과를 이루도록 향한다. 경영자는 중간위치 관리직의 몫과 선명하게 기록하는 것보다는 흐릿하게 의무와 권리의 요구를 접하는 것의 이점을 인식한다. 인적자원의 할당과 이용의 재조정은 이 모델의 변화를 요구하는 것처럼 더 빠르고 효과적이다.

프로그램 관리 (Program Management)

다른 경영전략은 최근 병원에 발생한 재편성의 한 결과이고 보건시스템은 프로그램 관리이다. 여러 학문분야가 관련된 팀은 특정 사람들의 요구를 충족시키기 위해 더 효율적이고 효과적이다. 임상 의사결정은 현장 기관의 작고 집중적인 그룹으로 넘어가는 프로그램으로의 책임성으로 분산되어진다. 이러한 프로그램들에서 의사의 역할은 최고의 기관으로부터 상담으로 달라질 수 있다. 이 모델에서 프로그램 관리자는 전형적으로 프로그램을 시행할 필요가 있는 모든 재정적이고 인적자원에 대한 책임이 있다. 비 임상 병원 지원서비스는 일반적으로 이런 모델에 집중화되어 유지된다. 프로그램 관리의 이러한 간단한 예는 특별한 조직이 담당하는 여러 가지 사람들의 수, 프로그램들 가운데 분포되어 있는 직원의 효용성과 조직의 크기 같은 몇 가지 요인들에 따라 여러 가지 변화가 올 수 있다. 예를 들면 큰 교육병원이 재활치료, 약국과 인력과 임무에 책임성을 가진 간호 관리자들이 있을 수 있다. 프로그램 관리자와 함께 일하는 사람들은 치료, 뇌졸중, 장기이식, 종양학, 또는 심장프로그램에 책임을 지니고 있는 사람들이다. 다른 혼합 모델 예의 하나로 프로그램 관리자는 입원환자와 특별한 프로그램으로 환자치료의 연속체를 통해 외래환자에 책임이 있다. (예, 종양학) 다른 프로그램은 모든 조합된 외래환자 서비스에 대해 책임 있는 다른 관리자와 함께 입원환자에 대해 책임이 있는 관리자들이 있다. 이러한 혼합된 모델에서 책임의 조정과 분배는 시험 및 오류 결정이나 인력의 가용성으로 종종 야기될 수 있기 때문에 혼란을 불러오고 자주 변화하는 문제가 될 수 있다. 프로그램 관리에 대한 지원은 더 강한 관계(즉, 공유목표, 공유지식과 상호존중)와 상호작용의 더 효과적인 패턴을 발전시키려는 경향이 있는 특별한 환자들과 함께 일하는 시간을 더 많이 차지하는 사람들의 헌신하는 지식에 의해 추구된다.

이러한 상호작용과 초점은 환자치료의 질향상과 비용에 있어 입원비용의 감소의 결과라고 생각된다.

프로그램 관리와 물리 치료사 (Program Management and Physical Therapists)

밀러와 솔로몬은 물리치료의 부서와 사람들이 다른 병원과 큰 의료시스템으로 통합으로 해산될 때, 다른 프로그램에 배치된 물리치료사들의 인터뷰로 몇 가지 주제를 확인했다.

결론들 가운데는 숙련된 물리치료사들이 있다는 것이었다.

- 부서별 상호작용의 일부인 협력과 우호적인 정보교류가 사라졌기 때문에 전문인 부재가 확인된다. 게다가 조직에서 전문적인 대표가 사라진 것처럼 더 이상 부서 책임자가 있을 필요가 없다고 느꼈다.
- 포기감, 즐거움의 부족, 직업 만족도와 봉급이 나아지리란 기대감이 사라짐으로 의욕을 상실하게 되었다.
- 아무도 스스로를 대변하는 물리치료사에게 초점을 맞추려고 하지 않기 때문에 강한 커뮤티케이션의 능력의 필요성이 더 중요하다. 그들을 책임질 준비 없이 부가적인 행정 책임. 아무도 스스로 대변하는 물리치료사에게 초점을 맞추려고 하지 않기 때문에 강한 커뮤티케이션의 능력의 필요성이 더 중요하다. 감독자의 임무와 일은 사라지지 않았다. 오히려 프로그램 팀 내에서 이러한 일들을 가정하여 각각의 물리치료사들이 재배치되었다. 실행의 기준은 치료의 품질에 대한 부정적인 효과와 결과로서 더 이상 언급되지 않았다.
- 현직의 단축을 포함하여 교육자금과 기회에 대한 지원이 절감된다.
- 신규 직원의 일치되지 않는 멘토링과 방향은 할당된 책임보다는 지원하려는 물리치료사의 의지에 의존하게 된다.

프로그램 관리는 적절한 배치가 이루어지지 않은 프로그램에서 물리치료에 전문가가 되고 싶어하는 새로운 졸업생들에게 더 문제 가 될 것 같아 보인다. 프로그램 관리에 대한 전문적인 장점도 확인되었다.

- 여러 분야와의 연관성이 증가된 업무는 물리치료사의 역할과 기술의 더 큰 인식에서 비롯되었다.
- 프로그램 관리는 책임 범위를 확장시키기 위해 기회를 제공했다.
- 다른 학문에서 배울 기회가 더 많아진다.

이 연구는 몇 년 전에 실시됐다. 그래서 같은 주제가 추가 조사를 요구하는 오늘날의 병원직원 가운데 지배적이지 않다.

새로운 졸업생들이 직접적으로 이러한 새로운 책임을 지는 것이 지금 더 나은 가는 확실하지 않고 간접적인 환자치료는 불확실하다. 많은 프로그램이 포함된 물리 치료사들에 대한 프로그램에서 유일한 물리치료사의 비교도 필요로 될 수 있다.

비공식적(프로그램 팀에서 다른 사람들과의 효

과적인 관계)와 공식적이 힘(조직목표에 기여)은 조직에서 물리 치료사의 권한을 증진시키는 요인으로 둘 다 중요하다. 이러한 공식적인 능력의 근원은 조직에서의 전문적인 네트워크가 해산됨으로 종종 사라진다.

물리 치료사들 간의 지원은 감소되고 연구자로서의 학문 특정 리더쉽 위치, 학과장 또는 임상 교육 코디네이터는 더 이상 유효하지 않는다.

반면에, 프로그램 모델, 프로그램 관련 그리고 환자관련 정보는 향상되고 비공식적인 힘에 대한 기회가 치료에 접근하는 조정된 여러 분야의 학문 내에서 개선될 수 있다.

부족 (Shortages)

병원 형태에 관계없이, 모든 수준의 치료에서 예상되어지는 직업인의 부족은 병원에서 가장 중요한 관리문제가 될 것 같다. 보건이라는 직업의 매력은 최근 10년 동안 변화되어 호감도가 덜한 일터에서 가장 바람직한 일터로 변한 것처럼 보인다.

미국 병원 협회의 전략 계획 위원회는 이런 경향에 관해 다음의 결론을 그렸다.

- ✦ 정보경제에서, 젊은이들은 낮은 기술로 보건을 인식한다.
- ✦ 오늘날의 노동시장에서 보건은 혼란스럽고 불안한 것으로 보여 진다.
- ✦ 과거에, 보건은 여성들에게 몇 가지 고용옵션에 불과했지만 지금은 많은 선택이 있다.
- ✦ 오늘날의 단기 체류 병원 시스템, 직원은 질병 프로토콜, 규제 준수에 집중되고 환자를 도와주는 관계를 설립하기 보다는 문서화하는 것에 집중되고 있다.
- ✦ 단기 체류자하는 사람들과, 민감한 환자들에 의해 치료와 지원에 대해 병원에 계속적인 요구를 하는 내용들은 3~4분의1 정도의 병원에서는 도달하기 어렵고 받아들여질 수 없는 것으로 보여 진다.
- ✦ 조직내의 직원의 지속적인 지원이 제공된 과거의 병원 기반 교육프로그램은 다른 형태의 보건조직에서 넓은 고용의 기회를 가진 지역 대학 졸업생들로 대체되고 있다.
- ✦ 베이비부머 세대가 병원근로자를 모집하는 상대적으로 작은 근로자 군으로 대체되어질 것이다.
- ✦ 많은 베이비 붐 세대는 병원 일의 많은 스트레스에 노출되는 위치(높은지위-상대적으로 퇴직이 가까운 나이대)에 있었기 때문에 이미 은퇴 또는 시간제로 일을 한다.

AHA 전략 기획 정책위원회는 이러한 경향을 포함한 장기적인 기간을 고려할 것을 병원에 촉구한다.

- ✦ 전자와 자동 시스템이 일부 작업의 성격을 변화시킬 수 있지만 치료의 수작업을 대체할 수는 없을 것이다.
- ✦ 한때 그랬던 호의적인 고용환경으로 돌아갈 수 있을 것 같지는 않다.
- ✦ 관리자는 적절한 지불, 자본 인수와 시장 점유율만큼 중요한 것으로 전략적인 자원으로 직원을 인식해야 한다.
- ✦ 새로운 작업 구축은 충성심을 가지고 병원에 안정감을 만드는 것이 요구된다. 영구적인 직원과 파트타임, 풀타임직원 모두 직업 환경이 상향적으로 바쁘고 불확실하다는 것을 발견한다. 확장된 기관의 이용과 인력에 더 많은 유연성을 만들기 위한 임시직원은 이러한 목표를 무너뜨린다.

- 교육 시스템은 기술을 동일시하는 데에 도움을 주고 노동시장에의 수용능력에 도움을 주기 위해 병원의 참여가 필요하다.
- 직원의 위치에서 부양과 치료-지원 기능을 강조하는 것을 직원에게 허용하는 새로운 기술은 병원을 향상시키고 개발시키고 직원을 보유하는 데에 필수적이다.
- 다른 고용 옵션과 관련하여 보건 직업의 매력이 증가함으로서 병원이 일반적으로 경제적인 면에서 직원을 모집하게 된다면 인력은 확장될 것이다.

병원 관리자는 모든 단계에서 인력 모집, 거래와 개발에 헌신할 필요가 있을 것이다. 보호자와 병원 직원 모두의 만족을 증가시키는 것은 최우선의 단계로 올릴 필요가 있다. 종사자들이 전문적인 자신의 의견의 가치와 다른 사람들을 도와주는 만족을 실현할 수 있도록 병원 업무의 성격은 행적적인 의무를 감소시키기 위한 혁신적인 접근을 동일시하기 위해 재검사할 필요가 있다. 아마도 다른 산업처럼 병원은 직원의 기술 개발과 특별한 조직의 필요에 따른 특별한 전문적인 의견에 대해 더 많은 책임을 가질 필요가 있을 수 있다. 병원에서 향상된 교육의 공정한 보상과 계속적인 훈련은 병원수익이 증가적으로 제한될 때 고용인들에 대한 교육과 훈련에 대한 진지한 계획을 요구한다.

입원 환자의 급성 치료와 물리 치료 (Inpatient Acute Care and Physical Therapy)

지난 25년 동안 보건을 변화시킨 많은 경제적이고 정책적인 변화에 대응하여 병원에서 발생했을 극적인 변화는 몇 가지 중요한 방법으로 병원에서의 재활서비스의 전달에 영향을 끼쳤다. 급성환자 치료 세팅에 있어 재활서비스의 비용 조절에 대한 전략은 다음과 같다.

- 공간과 장비비용과 환자 이송을 위해 필요한 직원을 감소하기 위해 집중 치료공간 과 치료 분야를 제거하는 것
- 효율성 향상(치료장소로 환자를 이송하는 것을 본질적으로 없앰)과 효과성(병원의 역할을 해야 하는 하는 곳에서 제공되도록 하는 기능적인 훈련)을 위해 환자 곁에서 치료 세션을 실행하는 것
- 서비스의 문서화와 조정을 위해 작고 집중적인 직원 사무실을 만드는 것
- 외래환자에게 가능한 것만큼 많은 서비스를 입원환자에게 제공하는 것(예를 들면, 수술 전 신체검사, 실험실 테스트, 환자가 응급상태 이외로 입원되기 전에 외래환자 서비스로서 취해지는 완벽한 인터뷰)
- 내구성 의료장비를 준비하고 입원환자의 비용을 감소하기 위해 환자퇴원에 대한 다른 공급원을 준비하는 것
- 덜 집중적이고 적은 비용이 들도록 가능한 곧 환자를 퇴원시키는 것

치료는 환자가 요구하는 즉각적인 기능을 하는 것과 일반적으로 몇 일 있으면 퇴원을 용이하게 하는 것으로 흘렀기 때문에 급성 치료 설정에 지금 담당하는 있는 전문적인 역할에 관해 많은 오래된 물리치료사들은 놀라워하고 있다.

최근, 환자들은 병원의 입원과 퇴원이 더 빠르고

환자들의 치료세션은 더 짧아지고 적은 직원으로 더 많은 환자를 돌보려는 수요를 충족시키기 위한 기능에 더 많은 초점을 맞추고 있다. 기능훈련 외에 중재를 제공하는 것은 많은 환자들에 대한 역할보다는 오히려 더 예외적인 것이 되고 있다. 다른 보호자를 가르치고 치료의 조정에 관해 추천을 하는 것은 병원에서 중요한 전문적인 역할이 되고 있다.

병원에서의 생산성과 치료 품질의 목표를 충적시키기 위해 요구되는 빠른 속도와 즉각적인 결정은 새로운 졸업자들에 대한 가장 적절한 준비인지의 문제를 불러온다. 종종 제한된 평가와 초기의 검사와 평가로 야기된 퇴원 계획은 물리 치료사들에게 새로운 도전이 되고 있다. 환자에 대한 접근 목표를 결정하는 것과 환자에게 적용할 치료에 대한 계획을 설립하기 보다는 물리치료사들은 환자들의 장래의 한정된 비용으로 치료를 제한하며 미리 예정된 퇴원날짜를 맞추어야 하는 것에 직면해 있다.

그러한 결정에 이르는 자료를 수집하기 위해 시간이 제한되어 있을 때 최소한의 제한 설정으로 안전하게 효율적으로 환자의 능력을 예견하기에는 몇몇 초보 물리 치료사들에게 어려움이 있을 수 있다. 다른 새로운 졸업생들은 이러한 기대에 부응할 준비가 여러 가지 측면에서 되어있다. 그들은 급성 환자 치료에 대한 결정의 빠른 속도를 즐긴다. 물리 치료사들은 위독한 사람들이나 고통스런 정신적 외상 상처에 긍정적으로 영향을 끼치는 데에 기쁨을 느끼고 새로운 의료기술의 발전에 단계에 있다는 것에 기쁨을 느낀다.

멘토링 (Maentoring)

공식적인 멘토링이나 새로운 졸업자들이나 급성 환자 치료에 새로운 경험 있는 물리치료사들에게 장담할 수 있는 코칭 프로그램 설립하는 것은 중요한 책임을 가지고 준비되어 질 필요가 있다는 것을 관리자들은 발견할 수 있다. 많은 병원의 상황에서, 물리 치료사들이 모두 같은 입원환자 설정에 있을지라도, 물리 치료사들은 현장작업으로서의 기능을 하고 있다. 물리치료사들은 하루 동안에 서로 작은 상호작용으로 곁에서 환자를 돌보기 위해 병원에 분포되어 있다.

진행 중인 각 부서별 동등한 상호작용의 부족함은 새로운 졸업자들에게 다른 문제를 야기한다. 의도적인 노력이 가해지지 않는다면, 더 숙련된 직원이 새로운 물리 치료사들에게 행하는 멘토링은 어려워지고 시간이 걸린다. 빠른 속도로 기술을 행하는 임상 결정을 개발시키는 쪽으로 향하려는 사람들이 있다는 것은 어떠한 설정에서 모든 새로운 졸업생들에게 중요한 일이 될지라도, 예측할 수 없는 급성환자 치료 설정은 환자의 회복과 퇴원에 대해 가질 수 있는 결정에 깊은 영향을 끼칠 수 있기 때문에 본질적인 것이 될 수 있다.

퇴원 계획 (Discharg Planning)

물리 치료사들은 환자의 현재 상태에 대한 정보와 임상팀(병원의 관리자, 퇴원 계획자와 환자 유치에 대한 잠재적인 용이성에서 승인된 관리자들)의 다른 멤버들과 재활에 대한 잠재성에 관한 정보를 공유하고 퇴원 결정에 영향을 미치는 사회적이고 재정적인 자원에 대한 정보에 기여한다. 많은 환자들에 있어, 종합적으로 기여하는 지식과 기술을 겸비한 물리치료사와 협의적인 퇴원 과정은 환자의 기능적인 상태를 개선하기 위한 직접적인 중재를 제공하는 사람들 보다 더 중요할 수 있다.

이러한 역할의 변화는 직업으로 다음을 포함한 급성 환자의 물리치료에 관해 더 넓은 실행을 불러온다.

- 일반적인 급성환자 치료 설정에 있어 물리치료는 핵심 또는 보충 서비스 인가?
- 다른 전문가들이 할 수 없는 급성 환자 치료에 물리치료사들은 할 수 있는 것은 무엇인가?
- 숙련된 서비스가 고려되는 급성 환자 치료에 물리치료사들에 의해 제공되어지는 대표적인 환자 치료 서비스가 있는가?
- 급성 환자 치료에 물리치료가 달리 실행되어야만 하고 어떻게 해야 할 것인가?
- 급성 환자 치료에서 퇴원 계획을 세우는 것이 발전된 기술인가?

실행 도전은 또한 45,000명의 물리 치료사들이 속해 있는 미국 물리 치료사 협회의 2007년 조사의 결과로 반영될 수 있다. 이들 물리 치료사들의 약 16.6% 만이 급성 환자를 돌보는 위치를 확보했고 비교적으로 아급성 환자를 돌볼 수 있는 위치를 확보한 물리치료사들은 60% 정도였다.

아급성 물리 치료 (Subcute Physical Therapy)

물리치료는 30년 또는 40년 전에 일반적인 병원 치료에서 지배적이었던 물리치료의 모델과 아주 유사한 아급성 치료이다. 환자들은 더 장기적으로 집중적인 재활치료를 받기 위해 아급성 센터에 머무른다. 현재물리치료의 모델은 아급성 센터, 특히 특별히 핵심을 지니고 있는 센터(예를 들면, 산소호흡기에 의존하는 환자를 돌보는 것)처럼, 아급성 센터를 발전시키는 것을 계속하고 있다.

재활병원 (Rehabilitation Hospitals)

재활병원에서 물리치료의 실행은 접근이 더 제한적일지라도 최근 동안 어느정도 변화되고 있다. 신경 재활 통합에 있어 팀워크가 연구되었고 다음을 포함한 많은 이점이 확인되었다.

- 지식과 전문적인 의견이나 경험을 공유하는 것.
- 서로 지원함으로써 지식의 격차를 관리하는 것.
- 훈련으로 치료를 통합하고 조정하는 것.
- 정보를 공유하고 책임을 공유하는 것.
- 팀 구성원의 다양한 역할을 즐길 수 있는 것.
- 같은 일반적인 목표를 향해 모든 사람들이 함께 일하는 것.
- 환자에 대한 목표를 이루려는 책임을 함께 하는 것.
- 각각의 환자를 개별적이고 전인적인 필요성으로 취급하는 것.
- 효율성을 증가시키기 위해 각 사람의 전문적인 의견과 교류하는 것
- 효율성을 개선하는 서비스의 비효율적인 반복을 제한하는 것.
- 효율성을 향상시키기 위해 적합한 사람에게 일을 할당하는 것.
- 팀원의 부적절한 일이나 업무를 제거하는 것.

Sodebar 19.2를 보아라. 표 19.1은 입원환자 치료에 세 가지 단계를 거치는 물리치료 실행에 있어 약간의 차이를 요약하고 있다. 아급성 치료의 작업은 두 가지 다른 설정의 혼합이고 그들 각각의 연속체 사이 어딘가에 위치한다.

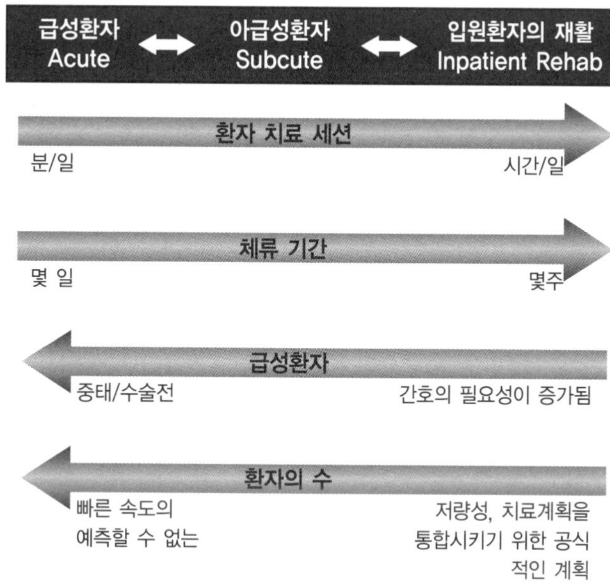

표 19.1 다른 급성 환자 치료에 있어 물리 치료의 비교

Sidebar 19.2

면제 노동자와 비면제 노동자들(Exempt and Nonexempt Employees)

급성환자 치료에서 :

- 병원통합이나 단일프로그램이나 통합에 할당된 임상 실행을 특별화하기 위해 기회들 가운데 회전시킬 수 있다면 복잡한 문제를 가진 다양한 환자들로 이루어진 경험
- 모임, 등 으로 이루어진 정교한 노력이 없다면 큰 병원과 시스템에서 다른 물치 치료사들과의 감소된 상호작용. 비공식적인 멘토링을 접할 기회가 적어짐.
- 빠른 속도와 예측할 수 없는 스케쥴은 각각의 물리치료사들에 의해 개인적으로 조절됨.
- 일의 내용과 문제 해결의 독립성.
- 실행의 국면에 있는 전문가, 큰 의료센터의 연구자와 가장 최신의 기술에 있어 상호작용에 대한 기회.
- 환자와 전문적인 관계를 설립하는 기회가 감소됨.
- 전문적인 목표나 관심에 일치하지 않는 특별한 기관에 가능성이 할당됨.
- 많이 아픈 환자나 재활 세션에 기꺼이 참여하려고 하지 않는 환자.
- 중요한 환자 치료 결정에 재빠르게 생각하는 능력을 발달시키는 것.

재활치료 병원에서 :

- 다른 물리 치료사와 팀이 결정에 합류하도록 이끄는 재활치료 제공자들과의 계속적인 상호작용을 이끄는 집중적인 운동치료와 환자 치료 회의.
- 환자와의 전문적인 관계의 오랜 기간 형성.
- 업무 스케쥴은 다른 팀원들과 함께하고 협력한다.
- 전형적으로 전문적인 팀에 할당된다. 전문적인 실행을 개발시키는 기회이지만 흥미가 덜한 실행 분야에 대한 할당의 위험이 있다.
- 의견수렴이나 전문 의사와의 적은 상호작용. 모임, 등의 수장인 의사에 의해 이끌어지는 팀

Part 2
병원기반 사례 관리의 개요
(Overview of Management in Hospital-Based Practices)

관리 책임 (Management Responsibilities)

미션, 비전 그리고 목표 (Mission, Vision, and Goals)

다른 어떤 의료 설정보다 중간 수준의 관리자는 지역 사회에 봉사에서 상위 관리의 여러 병원의 임무와 모순되는 것처럼 보이는 것의 결정과 투쟁일 수도 있다. 투명한 시스템에서 최소 비용으로 품질의 제공을 받아들일 수 있는 수준 먼저 작전과 투입을 해야 하고 측정하는 방법과 그들의 목표는 뜻에서 조직의 구성원 간의 합의가 필요하다. 개인 치료사는 환자의 치료 결정의 독립의 큰 거래를 할 수도 있지만 관리자가 상위 관리의 허가 없이는 새로운 접근 방식이나 아이디어를 시도하는 능력에 제한을 느낄 수 있다.

감소 시간과 방향에 대한 노력과 직원의 멘토를 통해 관리자는 징계 사일로보다는 프로그램 상자에서 자신을 찾아 직원들에게 경고해야 할 수도 있다.

일 조직에 직원의 관계는 팀들이 할당에 제한이 될 수 있다. 관리자는 직원이 이해하거나 큰 조직에 공약하고 목표를 보장하기 위해서 여분의 노력을 걸릴 수 있다. 관리자는 사명, 비전을 재정의 수 및 목표 또는 합병과 획득 개최되는 것으로 변화되지 않는 것으로 재주장과 직원의 안심시킬 수 있다.

정책 수속 (Policies and Procedures)

큰 조직은 더 많은 가능성이 관리자 정책과 절차도인가 및 규제 요건을 준수하는 "패키지"수의 창조보다는 구현에 대한 책임이 있다. 추가적인 정책과 절차를 필요로 근심의 품질에 영향을 미칠 구체적인 직업적인 문제가 있을 수 있다. 증거 기반 일상적 업무의 예를 들 수 있다. 모든 연습 설정에서 중요한 것은 병원에서 의사의 위치 치료 기술의 높은 수준, 그리고 혁신 경쟁력을 유지하기 위한 욕구, 공식적인 정책과 절차 확실한 증거 기반을 실행하는 것은 규칙보다는 아니지만 재활 치료 전문가와 의사를 위한 것은 예외이다.

증거 (Evidence)

그들의 최근 조사에서 Iles와 Davidson은 모든 물리 치료사의 액 70%가 그들이 있지만, 적어도 한 달에 전문적인 문헌을 읽기 전용 약 26%가 새로운 정보에 대한 온라인 데이터베이스에서 검색하는 것을 보고 하였고 사람의 비판적 평가를 연구 보고서의 같은 비율에 대해 말했다는 것을 발견하였다.

그들은 연구에서 응답자들은 증거 기반 실천 향해 긍정적인 태도를 했다 그러나 실제로는 장벽에 포함되는 일을 하는 것으로 확인하였다. :

- 시간이 최신상태로 유지하는 데 필요한
- 증거를 쉽게 이해하는 요약에 대한 액세스
- 저널 액세스

◆ 검색 및 평가 연구 증거에 대인적인 능력의 부족

학술 프로그램은 더 낳은 이러한 기술을 위한 졸업생을 준비하는 이러한 장벽이 줄어들 수 있지만 관리자는 도전적인 증거 기반 실천을 장담하기 위해서 찾을 수 있다. 그것도 아마 다른 정책 및 절차, 인증 및 기타 규제력을 지닌 필요(또는 추정되는 것) 가 함축되어 있을 수 있지만 관리자는 그 증거 기반 실습은 환자 치료의 기초로 공식화되지 않은 것을 찾을 수 있다. 정책 및 절차의 개발은 작업 설명 및 성능 평가의 일환으로써의 증거에 따라 연습을 개인의 노력의 주소 일수도 있다. 관리자는 또한 제기되고 임상적 질문 그룹의 식별에 필요한 기술을 주소 수도 평가에 대한 답변, 그리고 환자 치료에 변경 사항이 구현된다.

Geyman, Deyo 그리고 램지 프로세스들은 정보 숙달을 호출하는 전통적인 증거 기반 의학(EBM)의 수정을 개발하였다. 이 방법은 모든 의료 설정에 도움이 될 수 있지만 IT 관리자에게 병원 기반 연습 곳곳에 그들의 직원을 함께 가지고 있는 기회를 제공한다.

정보 숙달의 과정에서는 원래의 자원은 이미 유효 기간 및 바로 가기와의 관련성을 제기하였고 임상 질문에 대답 EBM 프로세스에 대한 상영되었을 시 또는 Inforetriever 같은 보조 온라인 데이터베이스의 검색에 의존한다.

예를 들어, 임상 질문이 있다. :

무릎 수술을 받은 환자의 기능, 성능에 지속적인 수동 운동 장비의 사용은 어떠한 효과가 있는가?

질문에 대한 답변은 다음 치료사 또는 치료자의 그룹이 실제로 본 무릎 수술을 한 특정 환자로 이동하여 모였다.

구체적인 질문은 이렇다. :

◆ 문학의 검토 결과는 내가 볼 수 있는 환자에게 적합한가?

◆ 새로운 정보가 제 환자의 유효기간인가?

◆ 그것이 사실이라면, 새로운 정보는 우리의 행위에 변화를 요구하는가?

행동이 질문에 대한 답변을 기반으로 이동되고 증거 기반 실천이 더 실용적이고 많은 전문가를 위한 적용을 볼 수 있다.

프로세스가 실제로 치료를 환자의 측면에서 실질적인 임상 질문에 대한 관심을 안내하기 때문에 물리치료사가 더 열심과 수집 및 증거를 기반으로 새로운 치료 전략을 실행에 시간을 투자할 의향이 있을 수 있다.

전자 의료 기록
(Electronic Medical Records)

기타 정보문제에는 관리자에게 중요한 것을 직원들이 효과적으로 정확하게 그리고 합법적으로 전자 건강 기록과 상호 작용하는 기술적인 능력을 가지고 있다. 건강 보험 음료성과 1996년 책임 법안(HIPAA)와 합동위원회의 요구에 의해 촉진, 전자 건강 기록 작업을 연구, 의료 정책, 규정, 성능 향상 그리고 환자를 지원하기 위해 데이터를 제공한다. 물리치료사에 의해 의료 설정의 다양한 전자 의료 기록의 사용은 조사되었다.

문학의 검토에 따라 몇 가지 결론이 그려져 있다.

예를 들어, 전자 증거서류의 장점 중의 하나는 전문 용어 형식의 표준화이다. 잠재적인 단점은 치료사의 작업량과 일상적 업무를 반영하지 않는 시스템을 요구한다. 보건기구의 기존 시스템과 병합 전국 물리치료사의 데이터뱅크를 개발의 노력으로 기밀 유지 규정과 서로 정보를 공유하는 경쟁 업체를 위한 꺼림 때문에 가능하지 않을 수 있다. 정책 및 절차 HIPAA 지침의 이행과 관련되어 주어진다. 또한 관리자는 정책과 절차가 인수하고 적절하고 정확하고 철저하게 문서에 대한 환자 데이터베이스의 관리를 위한 치료자의 기술적 능력을 보장 할 수 있다. 전자 건강 기록은 물리치료사의 작품을 반영하도록 소프트웨어 및 시스템을 개발 업체로 정보를 제공하는 것 또한 중요하다.

마케팅 (Marketing)

경원과 건강관리 시스템의 요즘 경향은 고객 중심으로 그들의 기대를 확인할 수 있는데 초점을 맞추고 정기적으로 그들이 이런 조직체 게에 만족하는 정도를 계속 정기적으로 확인하는데 있는 것 같다. 이러한 결과는 마케팅의 노력이 서비스를 창조하고 그것을 파는데 있는 것보다 사람들이 무엇을 원하는지 찾는데, 또한 그것을 만족시키기 위한 서비스를 어떻게 디자인 하는지를 의미한다. 환자들의 만족감 설문조사를 통한 자료 수집, 그룹화, 퇴원 후에 전화통화를 통한 후속조치, 그리고 지역사회 설문조사를 하는 것이 요즘 추세이다.

관리자(매니저)들은 병원 마케팅 부서에서 모은 사람들의 경험과 재활 서비스의 필요성에 대한 정보를 확신할 필요가 있다. 물리치료나 재활을 위한 기존의 전통적인 부서장이 없이 이러한 서비스는 간호, 의사와의 상호 관계에서 초점을 잃을 위험이 있다. 인터넷을 이용해 병원 고객과 잠재 고객을 정보와 선택권을 주는 것이 급격하게 퍼지고 있고 이와 같은 변화에 같은 레벨의 경영관심이 요구된다.

지역사회 상호 영향관계 (Community Interactions)

병원과 건강관리 시스템은 종종 지역사회 안에서 가장 큰 근로자이다. 경영진들은 그 지역사회의 건강뿐만이 아니라 그 지역 경제에도 그들의 결정이 영향을 미치는 것을 간주해야 함을 필요로 한다. 인원 감축, 합병 경쟁소실, 병원 이전, 병원 제 3자와의 협상 등 모든 것은 건강결과로 측정되는 결과 보다 그 이상의 영향을 지역사회의 미치게 된다.

역으로, 그들의 건강 관련 보험계약과 근로자에 대한 보상 조건 등의 지역사회 사업은 병원의 재정의 영향을 미친다. 시나 자치주에서는 종종 이러한 병원의 평판으로 새로운 사업을 끌거나 그들의 사업이 새로운 근로자들을 끌어오길 기대하는데 의존한다.

병원의 여러 조합적인 단체와 지역사회 조직은 병원 경영진들이 그들의 관심사를 지역사회 에 두고 유지하는데 중요한 역할을 한다. 이러한 지역사회 서비스는 고객과 지역사회 리더, 조직의 다른 점을 보는 정보의 또 다른 소스가 된다. 비공식적인 대화와 상호관계는 종종 신뢰와 협력에 중요한 근본이 되는데 이러한 신뢰의 협력은 병원과 지역사회의 성장에 중요한 점 중 하나이며 이로서 이러한 점들은 개발 점과 경향은 선행 되어야 한다.

임용 (Staffing)

아마도 임용과 관련 쟁점의 그 이상으로 재활을 근본으로 하는 병원 경영진들은 간호 인력의 재활 분야에서의 부족이 미치는 효과를 숙지해야 할 필요가 있다. 치료사들은 간호 인력과 협력과 조정을 함으로서 모든 환자의 치료를 행할 수 있게 된다. 간호 서비스가 효율적이고 효과적으로 시행이 안될 시에 치료사들을 제대로 일을 하기가 어렵다. 재활과 프로그램 경영진들은 이러한 간호 인력에 대한 개발과 모두가 최고로 일을 할 수 있게

끔 해줘야 할 필요가 있다. 치료사들은 환자의 진단적인 검사의 바쁨을 내포하고 있으므로 간호적인 개입은 재활 경영의 시간으로 볼 때 매우 상당히 필요를 요한다.

업무 만족도 (Job Satisfaction)

물리치료사들의 업무 만족도와 힘든 정도는 관심을 받아와야 한다. 왜냐하면 최근 병원에서 벌어지는 일들이 있기 때문이다. 그들의 일을 조절하고 선택할 수 있는 치료사들과 그들의 업무 분석을 통해 그들의 생산성을 높이고 오직 생존하는 데가 아닌 번영하는 병원을 기반으로 시행하는 이들에게서 볼 수 있다. 조건과 기회를 찾는데 시간적인 경영의 발전과 지역사회와의 좋은 관계를 맺고, 대표하고 취소하고 어떤 업무를 선행할 수 있는 기술적 인면에 있다. 라포폴로는 물리치료사회의 역할적인 행위와 업무 만족도, 스트레스, 조직의 대한 헌신 등이 병원 구조조정에 따른 효과를 조사했다. 이는 273명의 치료사들이 참여했으며 이들은 적절하게 감독자들의 의해 관찰되었다. 이들의 특징을 서술하였다.

- 적절히 낮은 레벨의 스트레스가 있었다.
- 그들의 직업에 관해 강한 헌신적인 생각이 있었다.
- 그들의 업무에 대체로 만족했다.
- 그들 조직에 대한 그들의 헌신은 대체로 중립적이었다.
- 경험 있는 자들은 더 역할이 많다고 느끼며, 굉장히 조직에 헌신적이라고 느꼈다.
- 자기 관심분야에서 일하는 자들은 업무 만족도가 높았다.
- 조직체계의 요구에 응하는 동한 그들은 직업적인 책임감에 계속해서 주력했다.
- 서로간의 상호개입이 발견되면 그들의 업무 만족도를 와해시키는 조직적 변화에 부정적으로 영향을 미친다.
- 의사들과 상호 적인 관계를 가진 이들은 그들의 일에 좀 더 편안하게 느꼈다.
- 전문적이고 교육적인 활동은 그들의 능숙함을 증가시킨다.
- 그들의 자치, 자율성을 낮추게 되면 숙련된 자들은 그들의 업무 만족도와 조직에 대한 헌신 도를 낮추게 된다.
- 직업적 헌신과는 직업 만족도와 조직적 헌신은 관련성이 없다.
- 역할 갈등, 과한 업무 등은 직업 만족도와 조직에 대한 헌신 도를 낮추게 한다.

적절한 감독자와 경영자의 관리와 관계없이 물리치료사들의 직업적 정체성에 대한 강한 생각을 유지시키는 것과 강조하는 데 관심을 가져야 한다. 물리치료사들은 그들의 능력을 그들의 전문성과 함께 환자들에게 시행하는 한 조직적 변화와 요구를 기꺼이 수용하려 할 것이다.

비정규직 근로자 (Contingency Works)

조직의 속한 근로자들의 헌신의 중요성은 측정될 수가 없다. 적은 결근, 적은 직원교체, 높은 직업 만족도, 높은 수행 능력은 아마도 정규직 근로자들의 결과 일 것이다. 그러한 근로자들의 힘은 비정규직 근로자와 있을 때 위험해 질 수도 있다. 비정규직 근로자들은 임시직, 잠시 고용되거나 계절적인 임시직, 계약직, 독립적인 계약자들이 있다.

고용주와 근로자들은 비정규직의 제공되는 유연성에 대해 관심을 가진다. 병원은 예산을 줄이는 기회를 찾을 수 있다. 병원은 계절에 따른 환자의 변화유동 추이와 정규직의 결근에 따라 조절할 수 있다. 보건 전문가들은 그들의 단긴 일의 경험으로 구직의 기회를 더 유연성 있게 높일 수도 있다. 그들은 아마도 그들의 일을 결정할 것이다. 그들의 결정은 시간과 관련돼있을 것이다. 그들의 평생을 고려한 영구적인 직업을 결정하기 이전에 다양한 자신의 위치와 고용적 기회를 가진다.

비용과 유연성은 근로자들이 그들의 필요에 맞게 만족시키면서 고용시키는 결정에 최우선적인 이유가 된다. 임시직들은 일을 잘하는 것으로 보이기 위해 노력한다. 단지 인력부족을 채우기 위한 임시직 고용은 추천되는 사업이 아니다. 특별한 근로자들은 증가시키기 위한 요구로서 고용 기회를 적절히 시행해야 한다. 보건 전문가들은 아마도 임시직을 선호할 것이다. 왜냐하면 업무할당에 있어서 자유롭고 이는 그들에게 상당히 매력적이다. 이러한 경향은 기존의 정규직 근로자의 부족을 야기할 수도 있다.

보조 물리치료사

(Physical Therapist Assistance)

보조 물리치료사 및 다른 병원 관계들의 대한 경영 결절은 병원에게 중요한 사항이다. 왜냐하면 환자들은 치료적으로 불안적하며 다양한 상태를 가진다. 초기의 환자 평가에 대한 빠른 변화 수요를 만족시킬 수 있는 준비된 전문가들은 매우 중요하다. 이러한 필요는 종종 보조 물리치료사에게 배제된다.

반면 초기 급성 환자에 대한 초기 보조 물리치료사의 개입은 판에 박힌 일이다. 물리치료 보조는 아마도 기존 치료계획을 위해서라고 가정해볼 수도 있다. 치료적 경향과 다른 가이드라인을 통해서 보조 물리치료사가 많은 환자를 대하는 업무에서 적절한 업무를 할당 받을 수 있다.

비용절감의 필요성은 면허 있는 경험이 풍부한 자들을 적게 이용하려 할 것이다. 경영진들은 반드시 보조 물리치료사들의 초기 치료단계의 시행여부를 규칙적으로 평가할 필요가 있다. 그들은 아마도 담당 물리치료사의 직접적인 감독 없이는 병원에서 일을 못할 수도 있다. 변상요구는 무면허 인력의 직접적인 환자 치료 개입을 제한시킬 것이다. 이는 부분적으로 재활 병원에서 시인한다.

경영진들은 전반적인 정책과 시행절차에 대해 관심을 가져야 한다. 물리치료사들의 의해 행해지는 초기 단계후의 환자들의 자율적인 변화와 그 물리치료사의 업무와 의무와 관련된 판단은 환자들의 근본 원칙을 형성한다. 부분적으로 병원에서 환자들의 상태는 약하고 안정적이지 못할 수도 있다. 경영진들은 반드시 보조 물리치료사에 대한 물리치료사의 감독과 지시의 책임감과 그들의 관계를 촉진시킬 수 있는 직업 여건을 주장하는데 명확하게 이해를 해야 한다.

한 물리치료사에게 속해있는 보조 물리치료사는 아마도 한 환자와 보내는 치료적 시간이 상당히 많아 질 것이다. 보조 물리치료사 혼자 일을 하든 환자의 요구에 따라 치료사와 치료에 둘이 동시에 참가를 하던, 보조 물리치료사는 중요한 역할을 한다. 그들이 같은 환자수를 상대하는 작업환경에서 그들은 환자치료와 관리업무에 직접적으로 시행할 수 있는 좀더 나은 기회를 가질 수 있다. 물리치료사들이 오직 그들만이 할 수 있는 일을 하는 동안에 보조 물리치료사들은 옆에서 많은 보조업무를 해줄 수 있는데 환자 치료를 위한 준비, 문서 작업, 장비를 쓰기 위해 옮겨 놓는 일등이 있다.

반대로 이미 몇몇 치료사에 의해 평가되고 검사된 환자들로 구성된 명단이 보조 물리치료사나 한 물리치료사에게 적정 수 이상의 환자가 배정된 경우가 있다. 이 같은 경우 지시와 감독이 필요하며 이를 통해 위험요소가 감소하고 주의적 관심에 드는 노력도 감소 할 것이다.

다른 대처방안은 면허가 없는 자와 있는 자들 사이에 그들에게 할당된 많은 업무에 관한 많은 관리적인 업무에 관계된 물리치료사와 보조 물리치료사의 관계를 완화시킬 필요가 있다. 경영진들은 반드시 조심스럽게 그들의 의무와 관련된 업무 설명과 트레이닝프로그램을 발전시켜야 한다.

경영진들은 또한 아마도 병원 내에서 보조 물리치료사들은 마치 접착재 같은 역할을 하는 것으로 간주해야 한다. 마치 비정규직 근로자와 학생들을 같이 그들의 비 환자치료 책임에 관한 것처럼 말이다. 정규직이 오랫동안 병원에서 일을 해온 보조 물리치료사들은 아마도 그 조직의 특이한 점들에 관한 풍부한 지식을 가지고 있을 것이다. 그들은 새로운 직원이나 학생들처럼 그들의 새로운 환경을 보여주거나 그들의 시간을 관리하는 방법을 가르쳐 주는 것은 비능률적이다. 보조 물리치료사들은 조직 내에서 물리치료사의 모든 역할을 확장시킬 수 있으며 그들의 가치를 높일 수 있음을 기억해야 한다.

주말 서비스 (Weekend Services)

휴일과 주말에 재활과 관련된 서비스가 줄어들 것이라고 가정될 때 관리를 해주는 것은 매우 중요하다. 보조적인 직원으로서 책임감 있는 물리치료사로서 확인될 수 있는 사항은 매우 까다로워 질것이다. 왜냐하면 그들은 전형적으로 매우 한 이유나 다른 이유 등으로 인해 치료받는 환자들과 매우 바쁜 관계가 될 것이다. 이러한 책임감은 보조 물리치료사에 대한 관심이 적어짐을 뜻한다. 주말과 휴일에 일하는 모든 이들은 아마도 모두 비정규직 근로자들일 것이다. 그들은 서로 잘 모를 것이다. 더욱이 대화나 그들의 특별히 요하는 관계 등에서 상당히 복합함을 느낄 것이다. 특히 치료를 예약하거나 환자 배정이 주말 이전에 이루어질 때 환자치료에 대한 직접적인 개입이 쉬워진다. 그래서 그들은 동료들과 서로 적게 의사소통을 통해서도 치료에 문제를 일으키지 않을 것이다. 경영진들은 이러한 상황을 상당히 유의 깊게 볼 필요가 있다. 이러한 특별한 날과 관련된 특별한 정책과 절차에 대한 오리엔테이션은 아마도 오차를 줄이거나 서비스의 질을 유지하는데 매우 중요한 목록일 것이다.

환자 치료(관리) (Patient Care)

검증되지 않은 사례들은 항상 물리치료나 작업치료를 환자들이 받으면 받을수록 그들의 치료적 결과는 더욱더 좋아질 것이라고 한다. 두 가지의 연구조사는 이들 사이의 관계를 확인하였고 이는 치료의 양과 기간이 치료 서비스와 결과에 또한 치료 종료를 하고 집으로 가는 것과의 상관성을 뜻한다.

이러한 연구는 물리치료가 환자의 움직임과 관련되어 향상됨을, 그리고 병원의 치료종료는 아마도 많은 환자들에게 제한적인 것을 적게 해왔다. 어떤 경영자들은 다른 결정이 이른 치료 중단을 원하는 환자들에게 영향을 미칠 것이다. 그리고 일반적인 가이드라인이 개개인적인 환자의 치료 중단 계획은 대다수 경영과 관련되어 질것이다.

비록 10년부터 행해져 왔지만, Curtis 와 Martin 에 의해 행해진 연구에 따르면, 기존 확립된 물리치료사의 준칙은 초기 치료시행에 영향을 미칠 요소가 잠재되어 있다.

- 환자의 합병증, 행동, 통증과 관련된 불편함
- 환자의 협조나 동기 부족
- 병리학적, 향학적, 방사선학적 진단학적인 통합능력 – 그들 환자에 대한 통합적 접근. 이상적인 프로젝트, 목표 설정에 효율적인 준비(환자의 다음 치료 단계)
- 환자의 요구에 따른 변화 또는 추가, 적절한 환자의 피드백을 받기 어려운 경우
- 다양한 치료적 테스트를 요하는 경우
- 성취되어질 수용력이 있는 환자임에도 불구하고 치료적 시간의 부적절함
- 치료적 시간의 준비와 환자의 시간 소비를 관찰하는데 실패한 경우
- 환자의 가족과 협력할 수 있는 기회 없이 하루나 이틀 내에 환자의 빈번한 치료취소와 절차상 취소를 제공하는 자에 경우
- 너무 높은 레벨의 치료를 요하는 자와 사적인 치료가 보여 지는 경우
- 초기 치료설정에 있어서 효율적인 기능을 발휘할 수 없는 파트타임의 직원과 새로 졸업한 자의 수가 증가되어 있는 경우

바라건대, 향후 10년에는, 초기 치료적용과 현재 복잡한 문제를 다룰 수 있는 근로자의 전문성을 더욱 증가시켜 새로운 졸업자들은 더욱더 준비가 되어 있길 희망한다. 경영진들은 물리치료의 절차와 진단적 테스트에 종종 갈등을 처리하고 물리치료를 선행되어지길 원하는 환자들의 요구를 처리할 수 있는 할당의 기회가 있다. 병원에서 일하는 자들과의 관계를 긍정적으로 발전시킨 경영진들은 아마도 즉시 하는 것보다 적절하게 시행되는 것이 긴장감을 줄일 수 있을 것이다.

경영진들은 또한 정체성에 대한 직업 분석에 대해 자세히 할 필요가 있다. 직접적인 환자의 치료 기술은 치료사들이 반드시 초기에 다루어져야 할 것이다. 비록 간단한 특정적인 항목에 대해서 알기 위해 시행 되는 검사들은 아마도 치료 기간에는 매우 도움이 될 것이다. 특히 새로운 근로자, 졸업생, 비정규직 근로자들은 복잡한 병원 치료 환경을 배우는데 도움이 될 것이다. 새로운 기술에 대한 목록을 새로 올리는 것과 새로운 절차는 경영하는데 책임감을 느끼게 하는데 매우 중요한 항목이다. 환자주의자들에 대한 치료 의무와 책임감을 가지가 하는 교육은 매우 특별히 중요하다. 왜냐하면 물리치료사들은 종종 병원 내에서 각각 서로 독립적으로 일을 하기 때문이다.

비록 물리치료사들이 그들의 하루 일과에 대한 초기 치료 계획 설립 시 경영자들은 환자 치료에 효율적이고 부드러우며 적절하게 시행될 수 있도록, 갈등 시 시행될 수 있도록 도울 수 있다.

경영진들은 또한 Lopopoki valuable을 통해 기구의 발전을 확인할 수 있을 것이다. PROBES는 다섯 가지 역할을 반영한다. 평가, 계획, 생산성, 상호보완, 정보공유, 관리) 그리고 26가지의 물리치료사들이 병원에서 근본적으로 요하는 행위들을 내포한다. 이것은 변화를 결정하는데 이용되어 왔다.

- 환자의 근본적인 필요에 초점을 맞춘다.
- 물리치료의 대표와 감독
- 간병인과 가족, 환자의 대한 교육
- 주요 경로를 이용/ 지시적인 치료를 위한 치료경로
- 활동의 수행에 있어 효율성/생산성에 초점을 맞춘다.
- 다협진 진료
- 상담가, 전문가, 또는 이전 치료사들의 물리치료사적인 역할

- 관리적인 활동
- 병원이나 그 분야에서 한 치료적 분야 이상의 업무
- 주말/휴일의 교대 근무
- 어떻게 일이 행해질지에 대한 계획과 조절 능력
- 환자 치료에 대한 전문적인 접근
- 다른 물리치료사의 환자 치료의 대한 상호 협조 및 도움
- 물리치료사 관리 보다 다른 것에 대한 관리에 시간소비
- 물리치료사에 대한 전무적인 정체성
- 치료적 교육에 대한 선행
- 자기 스스로 교육에 참가하는 것
- 직원 회의에 대한 참가
- 다른 시설에 물리치료사들과의 사회적인 상호 협력
- 업무 밖에서의 전문적인 활동
- 지역사회에 대한 교육
- 특정 관리자에 대한 공식적인 책임감을 부여(가정)
- 환자 치료에 문서화
- 다른 치료 전문가와의 협력/대화
- 프로그램 계획과 환자 평가의 시간 관리
- 직접적인 환자 치료의 시간 관리

물리치료사들과 직원들은 그들의 역할과 생산성, 할당량 등에 대한 가치를 따져 그들의 시간을 어떻게 소비하는지에 대해서 주위를 요하는데 이는 아마도 환자치료에 중요한 영향을 미칠 것이다. 이러한 규정에 따른 관리 결정의 효과에 선행되어지기 위한 기회와 이러한 요소들의 정체성은 아마도 치료의 질과 환자의 치료적 결과에 영향을 받을 것이다. 이는 물리치료사가 아닌 경영진들에게 특히 나타날 것이다.

재정 (Fiscal)

중간 단계의 경영은 병원이나 건강관리 체계에서 아마도 복잡한 예산과 재정 계획 과정을 제외시키기 어려울 것이다. 재정 정보는 조직의 목적을 성취할 수 잇는 중요 정보 중 하나이다. 중간 단계의 경영 관리자 들은 아마도 회계에 많이 의존할 것이다. 이는 아마 그들이 할 수 있는 서비스에 대한 조절과 계획 수립이며 이는 그들의 결정과 노력으로 결과가 보고 되어 질것이다. 왜냐하면 이 단계에 정보는 내부자들만 오직 알 것이며 각각의 조직적인 발전은 그들에 의해 처리되어 지기 때문이다. 업무 트레이닝은 대게 이러한 책임감을 포함하고 있다. 비록 예산 과정, 비용관리, 조사 연구는 도움이 될 수도 있다.

프로그램과 부서 관리자들은 아마도 전형적으로 적어도 한 달에 한번이나 분기별로 설명하는 시간을 가질 것이다. 직원 생산성과 서비스의 비용이 그들 에게 제공되는 것들에 대해서 말이다. 매일 재조사 되는 자료는 아마도 신속하고 바로 응답할 수 있는 경영적 결정을 확신시킬 수 있도록 행해줄 것이다. 그들의 적절한 자원 사용과 조직의 목표가 책임과 의무 관련이 있는지에 대해 보고에 토론되어 질 것이다.

자원에 대한 가치 있는 사용에 대한 구별은 관리자의 조절에 있고 그것은 프로그램과 부서등급의 재정 책임에 구성이 중요하지 않다. 이는 강한 변상 정책에 이해를 포함한다. 조직의 문화에 대한 의존성, 중간 단계의 관리자들의 활동 능력 또는 그들의 책임감의 단위를 수치화 하거나 사실화한 보고는 또 다른 중요한 방안이다. 이는 관리자의 역할을 병원뿐 아니라 다른 곳에서도 달리 구별되는 역할이다.

법적, 윤리적, 그리고 위험 (Legal, Ethical, and Risk)

병원과 보건지료체계에서 아마도 환자의 안전은 가장 큰 위험 문제이다.

- ✦ 감염과 관련된 건강관리의 위험성을 감소시켜라
  WHO 또는 CDC의 위생 지침에 동의하고, 감염과 관련된 사건에 대해 다뤄라.
- ✦ Care의 연속성을 넘어 약물치료를 정확하고 완전하게 조화시켜라.
  병원에서 요구된 현재의 약물 치료를 비교함으로써 처리하고, 완벽한 약물 치료의 리스트는 다음 서비스의 공급자와 환자에게 상호작용 되어 진다.
- ✦ 낙상으로 인한 위험성을 감소시켜라.
  낙상 감소 프로그램의 효율성을 수행하고 평가해라.
- ✦ 그들 스스로의 관리 속에서 환자의 능동적인 참여를 격려해라.
  환자들과 가족들이 그들의 관심을 제출할 수 있도록 수단을 세우고 격려해라.
- ✦ 사람들에게 내재되어 있는 안전 위험성을 확인해라.
  구조화는 환자들의 정서적인 또는 행동적인 장애를 확인하게 한다.
- ✦ 환자의 상태를 변화할 수 있도록 인식과 반응을 증강시켜라
  만약 환자의 상태가 나빠지면 전문적으로 훈련된 개개인으로부터 직접적으로 추가적인 도움을 요청할 수 있도록 하는 방법을 가지도록 해라.

병원 인원의 부족은 적은 사람들이 더욱 나이가 많고, 연약하고, 복잡한 의학 상태를 가지고 있는 환자들을 위해 많은 것을 시도함으로써 위험을 더해간다. 이것은 자연스러운 활동에 대한 위험과 의학적 실수를 증가시킨다. 병원에 있는 모든 매니저들은 각각의 환자를 위한 서비스를 제공함으로써 위험에 대한 주의를 요하는 동안, 끊임없이 환자의 안전성을 증가시키기 위하여 병원의 다양한 기회에 주의를 집중해야 한다.

치료 취소 (Treatment Cancellations)

동시에, 매니저들은 재활 치료를 참가함에 있어, 너무 아프거나 불안정한 사람들을 단순히 치료에 참가하는 것을 선호하지 않는 사람들로부터 분류하기 위해 필요한 가이드라인과 대화 기술을 스텝이 확실히 가질 수 있도록 해야 한다. 환자가 삶을 위협하는 치료를 거절할 수 있는 권리가 있다는 것을 이해하는 것은 그들에게 방문한 사람이 있거나 단순히 방해 받는 것을 원하지 않기 때문에 치료를 거절할 권리가 있다는 것과 같지 않다. 매니저들은 임상적 결정들이 적절한지 결정하기 위해, 특히 환자의 참여를 격려하는데 부주의하게 실패한 스텝들을 위해서, 치료의 취소를 분석해야만 한다.

전염병 (Communicable Diseases)

매니지먼트 문제와 관련된 또 다른 것은 위험상태에 치료사들을 환자에게 배치하는 것이다. 매니저들은 같은 치료사가 전염성의 병을 갖고 있거나, 조절되지 않는 행동을 가진 환자를 치료하기 위해 한결 같이 배정되지 않도록 확실히 결정해야 한다. 그 대신에, 이러한 환자들의 치료의 지속을 통해 증강시키는 동안 그들은 몇몇 스텝의 특별한 도움을 필요로 하는 환자들의 치료를 특화 할 수 있도록 준비해야 한다.

윤리적 문제 (Ethical Issues)

재활 매니저들은 자원들이 제한되었을 때 종종 윤리적 결정의 어려움에 직면하게 된다. 어떠한 환자를 두 번 치료하기 전에 모든 환자를 한번 보는지 아니면 치료를 가장 필요로 하는 환자를 확인하기 위해 우선순위를 가려내는지가 점점 중요해진다. 이 선택은 전형적으로 환자들의 요구를 처음 제공할 수 있는 의사와 간호사에 대한 매니저의 관계와 긴밀히 관련되어 있다.

학문 건강관리 센터에서, 임상적인 연구 실험의 피 실험자인 환자들은 안전 위험성을 가진 환자들이 더욱 많은 관심과 시간을 필요로 함에도 불구하고, 우선순위의 환자가 될지도 모른다. 환자들은 그들이 필요로 하는 치료를 받지 못할 수도 있다. 왜냐하면 그들은 윤리적 딜레마가 존재하는 학문의 피 실험자이기 때문이다.

재활 서비스를 위해 적절한 환자를 제공 받는 것은 또한 매니저들이 환자의 목표에 대해 다른 전문가를 교육하는 것을 필요로 한다. 치료의 부적절한 환자를 감소시키는 것은 효율성과 제한된 자원의 최고 사용을 증가시킨다. 재활 조정으로부터 이익을 얻을 수 있는 환자 치료에 실패하는 것은 동등이 방해 하는 것이다.

윤리적 문제들은 복잡한 건강관리 구조의 매니지먼트 모든 단계에서 일어난다. 조직이 급성병이나 심각하게 다른 환자들의 치료를 위해 책임이 있을 때 법률 상담원, 위험-매니지먼트 스텝, 윤리 위원회 들은 많은 가능성 있는 일이 잘못 되어가는 걸 해결하기 위해 이용할 많은 시간을 가지는 것은 이상한 일이 아니다. 매니저들은 병원이 수동적이기 보다는 법률과 윤리적 문제에 능동적으로 될 수 있기 위한 필요조건에 익숙해져야 함에 틀림없다.

의사소통 (Communication)

어떤 정보가 즉각적으로 보급되어야 하는지, 그리고 어떤 정보가 공유되지 않아야 하는 지 분류하는 것은 종종 상위의 매니지먼트와 스텝, 그리고 조직에서 같은 위치의 매니저들과의 의사소통을 어렵게 한다. 외부와 내부 메시지들 모두의 내용, 분배, 승인을 위한 공식적인 정책과 절차는 종종 조직이 보내길 희망하는 메시지의 지속을 확신시키고, 몇몇의 근심을 줄이게 하도록 하는 큰 조직 속에 놓여 있다.

스텝과의 일대일 의사소통은 병원 내에서의 매니저들의 이동을 필요로 한다. 환자의 bedside에 치료기간을 정하는 스텝과 함께 매니저들은 공식적인 미팅을 위해 그들에게 가야 해야만 한다. 미팅은 종인원이 그들의 임상적 연구로부터 휴식을 취해야 할 때 그들이 더욱 많은 일을 하도록 이끌지 않게 chats를 위한 기회를 제공해야 할 것이다.

결론 (Conclusion)

따르는 활동들은 스텝의 실적과 제공된 치료의 결과에 대한 책임이 있는 병원 서비스의 매니저들로부터 만들어진 복잡한 결정을 볼 수 있는 몇 가지 통찰력을 제공한다. 아마 소실되거나 예측되지 못한 건강관리 셋팅은 이어지지 못할 것이다. 이것 때문에 병원은 전문적 성장과 건강관리 직업에 흥미가 있는 사람들을 위해 증가한 책임성을 위한 많은 기회를 제공한다.

Activity 19.1
PATIENTS OR CLIENTS?

병원에서 의료서비스를 받는 사람들을 환자라고 해야 할지 아니면 미국 물리치료협회에 의해 정의된 클라이언트라 해야 할지 집단 토론을 통해 의견을 말해보세요

Activity 19.2
TRENDS

아래의 각 논제를 가지고 병원 또는 병원 시스템에서 근무하는 중간 수준의 병원 관리자의 이러한 경향이 미치는 효과에 대해 논의하세요.

- 미국에 있는 5756개의 병원 중 2716개의 병원이 건강 시스템 (직접 또는 건강 관리 서비스 공급자 시설 또는 자회사 법인)안에 있으며, 1455개의 병원은 건강 네트워크의 일부에 속해있다. 2005년에 88개의 병원을 포함하는 51개의 거래를 통해 59개의 인수합병이 있었고, 2004년에는 236개의 병원이 추가되었다.
- 60%의 병원 시스템이 가정보건 서비스를 제공하고 또한, 60%가 제공 호스피스 서비스를 제공하고 있다. 45%의 병원 시스템은 숙련된 간호 시설을 보유하고 있다.
- 1981년 평균 입원 기간이 7.6일이었던 것에 비하여 2005년에는 5.6일로 평균 입원 기간이 감소되었다.
- 개인 의료보험에 대한 비용 지출이 130%, 노인의료보험제도에 대한 지출이 95% 그리고 저소득층 의료 보장제도에 대한 지출이 86%이다.
- 병원의 고용에 따른 임금 인상은 연간 4%씩 증가한다.
- 노인 의료보험제도에 관련된 의료비 39%, 개인 의료보험 비용의 37%, 그리고 저소득층 의료 보장에 관련된 병원 비용의 6 %가 보상되지 않는다.
- 병원은 4,000,000 FTEs을 고용하고 병원 비용의 60%가 임금이나 혜택과 관련되어 있다.
- 병원 중 11%가 완전하게 전자 건강 기록을 통합하고 있고, 57%는 부분적으로 시스템을 구현했다. 도시에 있는 500개 이상의 병상을 운영하는 병원들은 전자 건강 기록의 구현에 있어서 최외곽이었다.

Activity 19.3
NEW HOSPITALISTS

벤틀리 의료 재단은 Broadmoor County에 있는 3개의 종합병원을 위해 의사들과 계약했다. Sylvia Tallarino는 벤틀리 의료재단의 재활 담당자로 할당된 3개의 병원 첫모임에 초대되었다. 그들은 그녀에게 5-10분의 시간을 주고 벤틀리의 재활에 관해 발표하도록 했다. 그녀는 의료전문의들에게 질문을 할 수 있는 기회를 갖게 된다. Sylvia는 그녀의 발표에 무엇을 포함해야하나? 그녀는 어떤 질문을 물어봐야 하는가?

Activity 19.4
CLINICAL EDUCATION

밴 휴젠 의료기관의 재활 담당자 Antonio Sorranto는 물리 치료 및 재활 과학 학교의 담당 학장과 학교 임상 교육 감독과 만나기로 했다. 그들의 의제는 밴 휴젠 의과대학의 새로운 학장과 의료기관의 CEO와 함께 공동의 목표를 이루게 할 전략적 계획을 개발하는 것이다. 목표는 다음 학기를 시작으로 물리치료학과 각 학생들이 밴 휴젠 의료기관에서 임상 교육 시간의 50% 이상을 이수하는 것이다.

50 명의 학생 각자가 전일 임상 교육 36주와 1년에 6주, 2년에 12주 그리고 3년에 걸쳐 18주의 임상교육 교과과정을 이수해야한다. Antonio는 12명의 정규 근무 물리치료사와 약 20명의 계약직 직원(주말이나 휴일 근무)과 일하고 있다. 그들은 일반 내과/외과, 정형외과, 신경과, 재활 입원, 외래 재활, 소아과 입원/외래 그리고 위성 외래 센터의 일을 하고 있었다. 그의 직원들은 다른 학교와의 제휴를 포기하는 것이 꺼려졌으며, Antonio도 이 계획이 다른 학교에서 졸업생을 모집하는 것이 줄어들거라고 느꼈다.

그는 또한 직원들이 과중한 부담을 느끼게 될 것을 우려하고 있다. 현재, 임상 강사가 되는 것은 자발적으로 이뤄하고 한 명의 치료사는 1년에 한명의 학생만 감독해 줄 수 있다고 정책적으로 되어 있다. 역할 분담 후 모의 회의를 진행하세요.

Activity 19.5
A CHILDREN'S HOSPITAL

Shriners 병원들 중 한 곳의 재활의학 담당자인 Ron Fleming은 (자세한 내용은 병원의 목록에 있는 http://www.shrinershq.org 참조) 그의 10명으로 구성된 작은 치료그룹 물리치료사와 작업치료사 그리고 언어치료사가 두 가지 방향으로 나눠진다고 생각했다. 병원은 선천성 사지 결손과 사지 절단이 있는 어린이의 치료와 관련된 여러 연구에 관해 보조금을 받았다. 이러한 조건을 가진 아이의 치료는 이 병원의 특성으로 간주되었다.
왜냐하면 자금 및 비용을 조절에 대한 우려가 있었지만 이러한 마케팅 노력이 외래 환자 서비스를 위한 자선기금을 증가시키고 만들어 나가고 있기 때문이다. 그러나 Ron은 이러한 성공이 그들의 치료실을 방문하게 되는 환자들을 더욱 증가시키고 또 더 다양한 진단을 받은 환자들의 증가로 이어진 것을 걱정하게 되었다. 이러한 변화가 그의 직원들에게 어려운 도전이 되었다고 생각한다. 그의 직원들은 더 많은 시간이 환자를 치료하는데 투자되기 때문에 더 많은 보조와 갱신 기한에 대한 확장이 필요하다고 보고하고 있다. Ron은 어떤 행동을 취해야 하는가?

Activity 19.6
OUTCOMES

Osakee 재활 병원에서 재활 매니저로 있는 Rodnet williams는 걱정이 생겼다. 3/4분기에 들어 Osakee 병원을 포함한 미국의 재활 병원 80개가 연계된 환자 회복 측정도 에서 Osakee병원의 환자 회복 측정도가 평균이하로 내려간 것이다. 그는 Osakee 병원의 부이사와 간호부장을 만나 이러한 실망스러운 결과에 대한 원인을 규명하고 향상을 위한 방법을 모색하는 모임을 가졌다. 역할 분담 후 모의 회의를 진행하세요.

Activity 19.7
STAFFING IN SUBACUTE CARE

Jerry Weiss는 국립 병원 공사의 병원 중 최신 아급성 병원 재활 매니저이다. 그의 첫 번째 업무는 재활 서비스에서 직원들의 6개의 새로운 직급을 만들어 내는 것이다. 그는 인력구인과 관련하여 브레인스토밍을 하고 싶어 하는 인적자원부서의 이사와 회의를 하고 있다. Jerry는 어떤 아이디어를 제안해야 하는가?

Activity 19.8
A NEW ASSIGNMENT

지난 2년 동안, Jocelyn Ramos는 250개의 병상을 운영하는 Twin Cities Regional Hospital의 입원 재활 팀 책임자였다. 또한 그녀는 환자 치료뿐만 아니라 직원들의 스케쥴 관리 및 치료의 성과를 모니터링 하는 책임을 지고 있었다. 100개의 병상을 운영하는 동일한 시스템이 있는 재활 병원 재활 관리자 자리가 공석이 되었다. 임상 서비스의 부사장이 이러한 승진을 Jocelyn에게 제안하였다. 그녀는 결정을 위해 어떤 사항들을 고려해야 하는가?

ACTIVITY 19.9
THE BIG OPPORTUNITY

오래된 Carrollville Community 병원에서 art Carrollville 지역 의료 센터로의 변화는 Rosemarie Raddison과 그녀의 재활 팀이 오래토록 기다렸던 것이다. 그러나 전체 미국 병원 주식회사의 기업 사무실에서 새 상단 관리이 내려와 즉시 오래된 병원을 구매하고 새로운 병원을 건설하기 시작하자 20년 이상 Carrollville에서 재활 담당자로 근무한 Rosemarie는 새로운 관리 팀에 대해 많은 불만을 가지고 되고 완성된 새로운 병원으로 이동하자마자 사임을 결정하였다. 그녀의 직원들 역시 그녀의 의견을 따라 한 달도 채 지나지 않아 남아있는 재활팀 직원이 아무도 없었다.

그 이후로, 병원은 지역 사회에 있는 다른 단체에서 일하고 있는 몇몇 물리치료사들에게 의존해 간헐적인 서비스를 제공하였고, 그들은 Carrollville에 새로운 재활팀이 구성될 때까지 저녁시간이나 주말을 이용해 환자들에게 몇 시간이나마 치료를 제공해 주었다.

4 개월 동안의 모집 후에도 최첨단 재활 센터와 국가에서 가장 빠르게 성장하는 지역 사회 중 하나인 Carrollville의 매력에도 불구하고 재활팀의 어떠한 자리도 채용되지 않았다. 직원의 채용이 예상했던 것 보다 길게 문제가 되고 있었다.

인력부서가 다른 지역에서 재활 매니저로 근무하고 잇는 Daniel Steinman에게 재휠 담당자의 자리를 의뢰했다. Daniel이 받는 급여의 두 배를 제공하겠다고 하여 Daniel도 매력적인 도시인 Carrollville과 담당자라는 자리 제안에 관심을 가지게 되었다. Daniel이 이 기회를 고려하여 준비하고 생각해야할 문제들의 목록은 무엇이겠는가? Carrollville 지역 의료 센터의 부이사가 되어 Daniel의 채용면접을 모의수행 해보자.

Activity 19.10
A SHIFT IN MANAGEMENT

Daniel Steinman은 Carrollville에서 새로운 위치를 제안 받아 2년간 일한 Clara Barton Medical Center에 사직서를 제출했다. 재활팀의 직원들에게 clinical services 부이사는 Daniel의 자리를 재활팀에서 선출할 수 있는 기회를 주겠다고 통보했다. Ron Abelson은 호흡전문 치료사로써 입원 환자와 외래 환자 재활 서비스 중 심폐 프로그램을 관리 담당하게 될 것이다. Clara Barton 재활 서비스에 있는 모든 이해관계자를 규명하고 또한 이해관계자들의 결정이 어떠한 효과를 가져 오는지 논의 하시오.

Activity 19.11
INFORMATION MASTERY

작은 그룹을 정하여 규모가 큰 교육 병원에서 재활팀의 직원에 대한 지속적인 정보 습득을 위한 계획을 통합 할 수 있는 정책과 절차를 개발해 보시오. 우선, 정책 및 절차를 개인에게 적용할지 전체 직원에게 적용할지 결정하시오.

Activity 19.12
SAFETY GOALS AND PHYSICAL THERAPY

합동위원회의 안전 목표가 물리치료사에게 적용되는지 토론하시오. 물리치료사가 이러한 목표에 기여할 수 있도록 어떠한 정책과 절차가 필요한가? 이러한 정책 및 절차의 outline을 정하시오.

Activity 19.13
PRODUCTIVITY

Holy Family Health Center의 재활 매니저인 Robyn Latimer는 그녀의 직원들의 평균 성과가 저하돼있다는 것을 알고 괴로웠다. 그녀는 문제점이 어디에 있는지 알아보기 위해, PROBE를 사용하여 그녀의 직원들이 초기 평가와 직접적인 환자 치료에 더 많은 시간을 보낼 수 있도록 조정해 주었다. 어떠한 행동에 Robyn은 초점을 맞췄는가? 그녀의 실천 계획은 무엇일까?

Activity 19.14
SUPERVISON OF A PHYISCAL THERAPIST ASSISTANT

Phyllis Ames는 Dellano Community Hospital에서 20년간 보조 물리치료사로서 근무하고 있고 다른 누구보다도 오래 근무하고 있다. 그녀는 관리자로써의 책임을 지난 몇 년간 성실히 흥미를 가지고 수행하였고 특히 관리자의 자리가 공석이었을 때는 더욱 성실히 근무하였다. 그녀는 최근에 이러한 흥미와 일에 대한 즐거움 때문에 의료 서비스 관리부분에서 석사 학위를 취득했다. 관리자의 자리가 또다시 공석이 되었고 그녀는 이 자리에 지원하였다. 재활 서비스의 이사인 Phyllis의 결정에 따르는 모든 이해관계를 고려해 보아라. 그들에게 미치는 이번 결정의 영향은 어떤 것이 있겠는가?

ACTIVITY 19.15
WEEKENDS

Riverside Rehabilitation Hospital은 토요일과 일요일에도 재활 서비스를 제공하기 위해 Quality Staffing Services와 계약을 맺었다. 이 계약은 정규직원이 주말에는 근무를 하지 않기 때문에 고안된 것이고, 이 계약은 정규직 자리를 채용할 수 있는 훌륭한 채용 도구이다.

그러나, 최근에, Riverside에서 정규직으로 근무하고 있는 몇몇 물리치료사 및 작업치료사가 추가 소득을 위해 Quality Staffing Services와 계약해서 근무하고 있다는 것이 밝혀졌고 이 사실은 Riverside의 재활 매니저인 Debra Watson을 매우 놀라게 하였다. 때때로 그들은 그 지역내의 다른 기관에서 근무하기도 하였고 심지어는 주말에 Quality Staffing Services와 계약되어 Riverside에서 근무하기도 해 Debra를 더욱 놀라게 하였다. 그녀는 이미 Quality Staffing Services와 계약한 Riverside 직원에 대해 그녀의 우려를 표명했다. 그러나 주말에 일하는 Quality Staffing Services와 계약된 직원들은 일관성이 없었고 예측하기도 어려웠다. Debra는 그 문제를 논의하기 위해 주말에도 일하는 것으로 보이는 그녀의 직원 Rhonda Smith와 Riverside의 인력자원부서의 관리자와 만나기로 했다.

회의 중에, Rhonda는 다른 회사에는 동시 고용에 대해 아무 정책이 없다는 것을 Debra에게 언급하였다. 그녀는 Quality Staffing Services와 계약하여 주말에 Riverside에서 근무하는 것 보다 Riverside 직원으로써 주말에 Riverside에서 근무할 때 더 높은 연장 수당을 지급해 줄 것을 요구하였다. 그들은 회의 중에 또 어떤 이야기를 해야하는가?

Activity 19.16
WORKING IN MULTIPLE UNITS

Sanderson Community Hospital은 입원환자를 위해 한 명의 물리치료사와 보조만 남기고 직원을 감소하였다. 얼마 후 예상치 못하게 입원환자의 수가 증가하였고 그들은 24시간 이내에 입원환자의 초기병가를 해줄 물리치료사가 필요하게 되었다. 재활 관리자인 Jonathan Martin의 해결 방법은 외래환자를 보고 있는 세 명의 물리치료사들에게 환자 치료가 취소되거나 혹시 약속이 잡히지 않은 시간에 와서 입원환자들을 봐줄 것을 요청했다. 그러나 그들은 거절했다. 이 문제를 해결하기 위해 Jonathan이 마련한 회의를 모의 토의 하여라.

Activity 19.17
CHARTING AREA

Rajiv Patel는 Roosevelt Medical Center에서 재활 팀 중 관리자이다. 그의 30명 정규직원들의 차트실이 병원의 새로운 건설과 공사로 인해 작년에만 3번이나 이동하였다. 이러한 변화는 직원들의 분열과 사기저하를 가져왔고 마지막으로 이동한 곳은 예전엔 세탁실로 사용되었던 지하공간이었고 30명 직원들의 책상이나 비품을 놓기에도 좁은 공간이었다. 이후 직원들은 소음이나 번잡스러움 때문에 일찍 퇴근하거나 서류작성을 하기도 힘들었다. Rajiv Patel는 이러한 문제들이 직원들이 병원을 퇴사하는 이유될 될까 걱정되어 다음에 있을 병원 공사에서는 재활 부서의 공간을 확보해 달라고 병원 부 이사를 설득시켰다. 병원에서는 의견을 받아들여 결정하고 재활팀 차트실의 설계와 가구에 대한 제안을 제출하도록 했다. 어떠한 문제점들이 상위 경영진들의 결정이 이뤄지도록 제안하였는가? Rajiv Patel은 상위 경영진에게 어떠한 문제점들을 더 건의하여야 하는가?

Activity 19.18
RELUCTANT PT

Annemarie Watson은 지난 20년 동안 병원에서 물리치료사로 일해 왔다. 그녀는 병원 조직의 변화를 잘 받아들이지 못했다. 그녀가 제일 좋아하는 구문이 "태양 아래 새로운 것은 없다"였다. 그녀는 병원의 발전이나 변화에도 별 감흥이 없었고 듣는 사람만 있으면 병원에 대한 불만을 토로하곤 했다. 환자들이 그녀를 좋아하고 또 치료에 대한 결과도 만족스러웠지만 그녀의 실력에 대한 걱정이 이어졌다. 그녀의 서류작성이 미흡했고 또한 새로운 전자 서류 작성 시스템을 배우려 하지도 않았다. 재활 매니저인 Rose Evan은 사직서를 제출하는 Annemarie와 만나 그녀의 행동에 대한 이야기를 나누었다. 사임의 이유로 그녀는 그녀가 지쳤다고 얘기했다. 그러나 그녀는 휴가기간 동안 대체로 근무하거나 한 달에 한두 번 정도 주말에 근무하겠다고 얘기했다. Rose는 어떻게 대답해야 하는가?

Activity 19.19
SUBACUTE CARE TASKFORCE

Eliot Emerson는 8개의 아급성 지역 병원의 재활 매니저가 되기 위해 열심히 일 해왔다. 미국 물리치료 연합에서 그에게 아급성 병원의 프로젝트팀을 맡아 달라고 제안했을 때 그는 매우 기뻤고 또한 동의 하였다. 그는 어떠한 문제제기를 프로젝트팀을 통해 건의 하여야 하는가?

Activity 19.20
WEEKEND COVERAGE

Tom Bradford은 Cramwell 재활 병원에서 주말에 근무하는 계약직 물리치료사다. 그는 재활 매니저인 Mary Strickland를 만났을 때 매우 화가 났다. Tom Bradford는 또 다른 계약직 치료사인 Bette Shannon 에 대해 보고하였는데, 그녀가 치료하기로 되어있었지만 치료하지 않고 환자들에 대해 서류를 작성하고 보고했다는 것이었다. Tom은 어제 지난 몇 주 주말동안 Bette가 보기로 되어있던 환자로부터 왜 자신이 지난 주말동안 치료를 받지 못했는지 Tom에게 물어보면서 Bette가 환자를 치료 하지 않았다는 사실을 알게 되었다. Tom은 환자의 질문에 당황하였고 Bette에 대해 화가 나있다. Mary는 어떻게 해야 하는가?

Activity 19.21
PRODUCTIVITY

주간 직원 회의는 낙담하고 실망스러운 분위기로 마쳤다. 이유는 재활 매니저인 Jean Holmes가 만족스럽지 못한 재활팀의 성과에 대해 얘기했기 때문이다. 그러나 직원들의 반응은 그녀에게 자신들이 조절할 수 없는 상태의 환자들 예들 들면 X-ray촬영을 갔거나 다른 치료를 받거나 또는 아프거나 피곤하여 치료를 거부하는 환자들에 대한 목표를 개정해 달라고 했다. Jean은 환자들이 낮 시간동안 좀 쉴 수 있게 저녁 이후 시간대로 직원들의 근무시간을 교배로 배치하자고 제안했었지만 직원들은 반대하였다. 다음 과정은 어떠한 것인가?

Activity 19.22
PATIENT REFUSAL

재활 매니저인 James Hunter는 Val Morres에 대해 걱정하였다. 그녀는 다른 직원들에 비해 환자들의 불평으로 인한 치료 거절이나 취소가 많았기 때문이다. James가 이러한 문제로 Val을 만났을 때 Val은 학교에서 배운 대로 환자는 누구나 치료를 거부할 권리가 있다고 강하게 믿고 있다고 얘기했다. 또한 환자들의 취소는 그녀에게 더 치료 받기를 원하는 다른 환자들과 시간을 더 보낼 수 있게 한다고 했다. 그래서 그녀는 왜 이것이 문제인지 정말로 이해할 수가 없었다. James는 어떻게 해야 하는가?

Activity 19.23
PRIORITY PATIENTS

James Hunter는 무엇인가를 해야만 했다. 그는 그의 대부분의 시간을 치료를 요청 받았지만 시간을 잡아주지 못한 환자들의 불평을 듣는데 소비하는 것 같았다. 간호부서의 관리자는 환자들이 지시된 치료를 물리치료사들에게 받지도 못하고 퇴원하는 환자들이 생겼다고 화가 나있다. James Hunter는 어떻게 해야 하는가?

Activity 19.24
PATIENT ASSIGNMENT

Bonnie Bradman는 자신이 항상 힘든 환자만 보게 되는 것에 대해 걱정하고 있지만 재활 매니저인 Sid Bleekman가 이러한 점을 무시하고 있다고 느꼈다. 처음에 그녀는 힘든 환자를 보는 것을 즐겁게 생각했지만 결과적으로 성과 점수가 좋지 않게 나타나고 또 이로 인해 그녀가 좋지 않게 보이게 된다고 생각하게 되었다. Sid는 그녀에게 그녀를 화나게 만드는 점수가 적힌 메모를 보냈다. 그녀는 오늘 Sid와 만나고 있다. 역할 분담하여 모의 토론을 하시오.

Activity 19.25
EFFICIENCY

규모가 큰 교육 병원의 재활 매니저인 Helene DuPrise에게 좋은 소식과 나쁜 소식이 있다. 좋은 소식은 물리치료사와 간호사들에게 물리치료를 교육한 그녀의 노력 덕분에 더 많은 물리치료 요청이 들어왔다는 것이다. 나쁜 소식은 물리치료사들에게 오는 환자들이 종종 진단 검사 결과나 의학적 진단이 내려지기도 전에 물리치료사들에 의한 평가나 검사가 완성된다는 것이다. 물리치료사들은 많은 경우에 너무 빨리 중재가 개입되는 것에 대해 우려하고 있다. 그들은 아직 환자들에 대한 진단이 보고가 되지 않은 단계이기 때문에 환자 상태에 대한 금기증이나 예방에 대해 많은 억측을 하게 된다. 이러한 위험들을 우려할 때 Helene은 어떻게 하여야 하는가?

Activity 19.26
TECHNOLOGY

Helene DuPrise은 치료사들을 모집하는 데에 최고의 장비들을 보유한 환경을 채용 도구로 활용한다. 그러나 치료사들은 고용된 후에 병원에선 새로운 기술이 우선이고 자신들은 그 다음에 선택되어 기계를 다루기 위해 고용된 것 같이 느껴진다고 불평을 하게 된다. Helene은 어떻게 해야 하는가?

Activity 19.27
PRIORITY PATIENT LIST

John Butterworth는 선택의 여지가 없다. 병원에서 치료 받을 환자들의 우선순위를 정해야 했다. 마지막 지푸라기였던 다른 물리치료사도 사임을 했다. 간단히 말해 그는 물리치료가 요청된 환자들을 다 치료해줄 치료사가 없었다. 그는 이미 간호사에게 모든 환자들을 1일 1회 밖에 치료해줄 수 없다고 말했다. 그러므로 하루에 두 번 치료가 요청된 환자는 받을 수 없다고 했다. 그러나 그는 다시 증진 시킬 수 없는 요청을 거절하고 싶지는 않았다. 우선순위 목록을 작성하는 분류의 기준은 무엇이 되어야 하는가? 일반 내과나 외과에 있는 환자 보다 정형외과 수술 이후에 물리치료를 필요로 하는 환자? 아니면 다른 의사들 전에 특정 의사의 환자? 처음 오거나 처음 치료를 받는 환자?

참|고|문|헌

1. American Hospital Association. Trendwatch chartbook 2007: Trends affecting hospitals and health systems. Chicago, IL: American Hospital Association; 2007. Available at: http://www.aha.org/aha/trendwatch/2007/cb2007chapter2.pdf. Accessed October 23, 2007.
2. Nowicki M. *The Financial Management of Hospitals and Healthcare Organizations.* 3rd ed. Washington, DC: Health Administration Press; 2004.
3. Van Amerongen D. *Networks and the Future of Medical Practice.* Chicago, IL: Health Administration Press; 1998.
4. Society of Hospital Medicine. Information about SIM. Available at: http://www.hospitalmedicine.org/Content/NavigationMenu/AboutSHM/GeneralInformation/General_Information.htm. Accessed October 31, 2007.
5. Society of Hospital Medicine. Measuring hospitalist performance. Available at: http://www.hospitalmedicine.org/AM/Template.cfm?Section=White_Papers&Template=/CM/ContentDisplay.cfm&ContentID=13595. Accessed October 31, 2007.
6. Institute of Medicine. Academic health centers: Leading change in the 21st century. Washington, DC: Institute of Medicine; 2003. Available at: http://www.ion.edu/Object.File/Master/13/779/AHC8pgFINAL.pdf. Accessed October 31, 2007.
7. Wartman SA, ed. *The Academic Health Center: Evolving Models.* Washington, DC: Association of Academic Health Centers; 2007.
8. Langabeer JR, Napiewocki J. *Competitive Business Strategy for Teaching Hospitals.* Westport, CT: Quorum Books; 2000.
9. Medicare Payment Advisory Commission. Report to congress: Physician owned specialty hospitals. Washington, DC:2005. Available at: http://www.medpac.gov/documents/Mar05_SpecHospitals.pdf. Accessed October 31, 2007.
10. Cram P, Vaughn-Sarrazin M, Rosenthal GE. Hospital characteristics and patient populations served by physician owned and nonphysician owned orthopedic specialty hospitals. *BMC Health Services Research.* 2007;7:1472. Available at: http://www.biomedcentral.com/content/pdf/1472-6963-7-155.pdf. Accessed October 31, 2007.
11. Wisconsin Hospital Association. Summary of final rule on Medicare program: Changes to the criteria for being classified as an inpatient rehabilitation facility. May, 2004. Available at: http://wha.org/financeAndData/pdf/inpatientrehabclass.pdf. Accessed October 31, 2007.
12. American Hospital Association. Utilization trends in inpatient rehabilitation: Update through Q 2: 2007. Available at: http://www.aha.org/aha/content/2007/pdf/2007septmoranreport.pdf American Hospital Association. Accessed October 31, 2007.
13. American Health Care Association. Nursing facility subacute care: The quality and cost-effective alternative to hospital care. 1996. Available at: http://www.rai.to/subacute.thm. Accessed November 1, 2007.
14. De La Cruz P. Subacute nursing: Different stages of development. *MedSurg Nursing.* 1997. Available at: http://findarticles.com/p/articles/mi_m0FSS/is_n4_v6/ai_n18607507. Accessed November 1, 2007.
15. Commission on Accreditation of Rehabilitation Facilities. Who we are. Available at: http://www.carf.org/consumer.aspx?content=content/About/News/boilerplate.htm. Accessed November 1. 2007.
16. Gittell JH. Achieving focus in hospital care: The role of relational coordination. In: Herzlinger RE, ed. *Consumer-driven health care.* San Francisco, CA: John Wiley & Sons; 2004.
17. Miller PA, Solomon P. The influence of a move to program management on physical therapist practice. *Physical Therapy.* 2002;82:449–459.
18. Miller PA, Goddard P, Laschinger Spence HK. Evaluating physical therapists' perception of empowerment using Kanter's theory of structural power in organizations. *Physical Therapy.* 2001;81:1880–1888.
19. AHA Strategic Policy Planning Committee. Workforce supply for hospitals and health systems issues and recommendations. 2001. Available at: http://www.aha.org/aha/issues/Workforce/workforceB0123.html. Accessed November 1, 2007.
20. American Physical Therapy Association. PT demographics: Type of facility. 2007. Available at: http://ww.apte.org/AM/Template.cfm:Section=Demographics&CONTENTID=41549&TEMPLATE=CM/ContentDisplay.cfm. Accessed October 24, 2007.
21. Suddick KM, De Souza L. Therapists' experiences and perceptions of teamwork in neurological rehabilitation: Reasoning behind the team approach, structure and composition of the team and teamworking processes. *Physiotherapy Research International.* 2006;11:72–83.
22. Iles R, Davidson M. Evidence based practice: A survey of physiotherapists' current practice. *Physiotherapy Research International.* 2006;11:93–103.
23. Geyman JP, Deyo RA, Ramsey SD. *Evidence Based Clinical Practice: Concepts and Approaches.* Woburn, MA: Butterworth-Heinemann; 2000.
24. Vreeman DJ, Taggard SL, Rhine MD, et al. Evidence for electronic health record systems in physical therapy. *Physical Therapy.* 2006;86:434–449.
25. Donohoe E, Nawawi A, Wilker L, et al. *Factors associated with burnout of physical therapists in Massachusetts rehabilitation hospitals. Physical Therapy.* 1993;73:750–761.
26. Lopopolo RB. The relationship of role-related variables to job satisfaction and commitment to the organization in a restructured hospital environment. *Physical Therapy.* 2002;82:984–999.
27. Van Breugel G, Van Olffen W, Olie R. Temporary liaisons: The commitment of 'temps' towards their agencies. *Journal of Management Studies.* 2005;42:3.
28. Kirk-Sanchez NJ, Roach KE. Relationship between duration of therapy services in a comprehensive rehabilitation program and mobility at discharge in patients with orthopedic problems. *Physical Therapy.* 2001;81:888–895.
29. Roach KE, Ally D, Finnerty B, et al. The relationship between duration of physical therapy services in the acute care setting and change in functional status in patients with lower-extremity orthopedic problems. *Physical Therapy.* 1998;78:19–24.
30. Curtis KA, Martin T. *Perceptions of acute care physical therapy practice: Issues for physical therapist preparation. Physical Therapy.* 1993;73:581–598.
31. Lopopolo RB. Development of the professional role behaviors survey (PROBES). *Physical Therapy.* 2001;81:1317–1327.
32. The Joint Commission. 2008 national patient safety goals hospital program. Available at: http://www.jointcommission.org/PatientSafety/NationalPatientSafetyGoals/08_hap_npsgs.htm. Accessed January 18, 2008.

제 20 장

관리자로서 물리치료사의 논평

Commentary in the Physical Therapist as Manager

학습목표

우리가 무엇을 알고 있어야 하는가 (what we know)?

물리치료사 실행 지침서(*The guide to physical therapist practice*)와 같은 미국물리치료협회(APTA, American Physical Therapy Association)의 공식 문서와 물리치료사 전문 교육을 위한 표준 모델은 물리치료사 관리(management)의 전통적 견해와 부합하는 일반적인 용어의 행정적이고 관리적인 역할을 나타낸다. 이러한 자료의 발전으로 이끈 일체과정들은 실제 물리치료사의 가장 폭넓은 공통의 문제임을 시사한다. 물리치료를 위한 미국물리치료협회의 실행 기준 또한 이 텍스트에서 나타내온 몇몇의 물리치료 실행의 조직적인 구성요소를 나타낸다. Sidebar 20.1참조

> *Sidebar 20.1*
>
> **APTA 표준(APTA Standards of Practice)**
>
> Practice 물리치료에 대한 APTA 표준 Practice는 다음에서 찾을 수 있습니다
> AM/Template.cfm?Section=Policies_and_Bylaws&CONTENTID=25762&TEMPLATE=/CM/ContentDisplay.cfm.

이러한 자료들이 물리치료사의 관리적인 역할을 포함한 책임감에 관한 필요한 설명을 제공해왔음에도 불구하고 각각의 환경에서의 관리자를 위한 여러 가지 요구의 고려와 특이성이 부족하다. 또한 다른 물리치료사들의 관리자로서의 물리치료사라는 하나의 모델만을 반영하고 있다. 개인 물리치료사의 실상을 제외하고는 이러한 관리 모델은 현재의 다학제 간에 걸친 보건 체계(health care)의 동향을 반영하지 못할 것으로 보인다. 관리자의 임상적 원리는 보건체계의 관리 모델 프로그램 조직에서 상위 단계 관리자보다 중요치 않게 보여진다.

이러한 몇 가지 제한점에 대응하여 최근 연구 노력들은 새로운 물리치료사들에게 요구되는 보건체계 관리 기술을 조금 더 명확하고 정밀하게 정의내리는 것에 방향을 두고 있다. 한 연구에서는 병원을 기반으로 또한 개인적 경험과 학문단체의 물리치료사들에게 75가지의 관리적 활동을 나열하도록 요청했다. 그리고 모든 집단은 의사소통, 재정 관리, 자원 재정, 사업 기획, 그리고 지도자(leader)를 관리적 지위에서의 가장 중요한 물리치료사의 다섯 가지 기술로 꼽았다. 그들은 기술적인 전문가와 명색뿐인 관리자를 가장 중요하지 않은 것으로 선택했다. 그러나 각 집단의 활동들에서 그들의 나열은 중요하게 달랐고 관리적인 기술은 비보건 체계(nonhealth care) 환경의 관리자들의 것과 일치하는 관리자적 기술과 같아보였다.

보다 더 최근에는 행정과 관리의 **재정**(the Finance), **정보 관리**(Information management), **네트워킹**(Networking), **인적 자원 관리**(Human resource management), **경영**(Operations), 그리고 **계획과 예상**(Planning and forecasting)(FINHOP) 모델이 정의되었다. 이 모델은 리더십(the leadership), 경영(administration), 관리(management), 그리고 전문가(professional)(LAMP)라는 모델의 행정적이고 관리의 능력이 물리치료 임상에 중요하다는 이전의 모델로부터 파생되었고, 행정과 관리의 6개의 분류들은 Luedtke–Hoffman에 의하여 분류되었다. 이 FINHOP 모델은 2010년에 새로운 물리치료사 학위소지자들을 위한 121가지의 행정과 관리의 능력의 중요성의 정도를 결정하였다. 응답자들은 임상의 실제와 병원기반의 프로그램 물리치료사들이었다.

그들은 새로운 학위소지자들이 자기 관리, 규범준수, 윤리, 보험 법전화의 FINHOP 기술에서 독립적일 것이라 예상되어졌을 것이라고 결론 내렸다. 2010년의 학위소지자들은 인적 자원의 관리, 정보, 조정, 네트워킹에서 어느 정도 독립적일 것이라고 예상되었다. 마케팅과 전략적 계획, 재정분석과 예산 수립하기, 그리고 환경적 평가는 새로운 학위소지자들로부터 가장 큰 개발이 필요할 것이라고 예측된 관리 능력이었다. 예상된 독립수준은 보다 직접적인 환자/고객 관리 책임감과 관련된 관리능력들에서 더욱 커지고 확대된 환경안에서의 조직 관리에 더욱 더 관련된 관리능력으로 이동되었다.

이 연구는 2010년의 박사를 준비하는(doctoral–prepared) 물리치료사를 위한 그 예상들이 과거의 전형적인 물리치료사로의 직업적 계층을 반영하는 것으로 보인다. 새로운 학위소지자들은 관습적으로 직접적인 환자 관리라는 안전한 범위 안에서의 작은 규모의 관리능력만 훈련되어왔고, 몇몇은 조직의 작은 단위를 위한 책임감과 함께 중–상위 수준의 관리자 지위로 이동했다. 아마도 몇 십 년 이상의 유일한 차이점들이 보건 체계 조직의 변화 결과가 되어 진 것일지도 모른다. 심지어는 관리자 직책들이 더욱 더 학제간의 팀들을 위한 책임감을 포함할 것 같고 비 임상적인 관리자들이 보건체계의 중-상 관리자직책의 계급들을 통해 나온 의료인들에 합류해오고 있다.

비록 그 FINHOP 모델과 계급제도는 다음의 얼마 안 있을 학위소지자들의 예상을 반영할지도 모르지만 그렇거나 그렇지 않다면 그러한 미래상은 전체적으로 전문성을 발전시킬 것인가의 의문이 들것이다. 미국물리치료협회 비전의 초점은 그 전문성의 발전이라는 단계와 함께 놓여있다. 환자 개인과 상호작용하는 개개인의 물리치료사는 그러한 전문성의 핵심이다. 그래서 새로운 물리치료사 학위소지자들의 기대 또한 직접적인 환자 관리와 함께 놓여있는 것이 합당한 것이다. 그러나 1년 이내의 졸업 안에서 또한 나타나지만 새로운 물리치료사들은 보건 체계 안에서 물리치료 실행의 확장된 관점과 넓은 비전이라는 도전에 당면하게 된다.

지식과 이러한 과제들을 당면하기 위한 필수적인 능력 없이는 자신만의 독립적인 실행을 발전시키는 경영자로서의 물리치료사나 모든 조직 수준의 관리자 직책을 유지하는 사람들은 개인적으로 불리할 것이고 그것은 잠재적 불이익에 위치하게 된다. 물리치료사가 조직의 의사결정에 영향을 미칠 수 있는 관리직책을 유지하지 않는다면 보건체계 영역 안에서 물리치료의 전문성은 더 많은 영향력을 잃게 될 것이다.

우리가 무엇을 알아야만 하는가 (what we need to know)?

이러한 연구와 미국물리치료협회의 의도가 올바른 방향이지만, 보건체계 조직에서 현재 관리자인 물리치료사들에 대한 방안은 모른다. 그리고 우리는 심지어 물리치료사가 아닌 물리치료사들의 관리자들에 대해서는 더욱 알지 못한다. FINHOP 모델의 발전과 함께, 새로운 물리치료사들의 능력을 뛰어넘어 갈 수 있는 보건 체계 환경의 범위를 뛰어넘는 보건 체계의 수많은 관리의 수준에서 변화할 수 있는 기회가 있을 것이다.

시작점은 FINHOP 모델의 연구에서 실험대상자로 여겨지는 사실상 그들의 임상의 초기에 관리의 난제에 직면할 신참의 물리치료사들이 나오는 것이다. 그들이 2010년에 필요할 능력들로서 고려하는 것은 많은 경험 있는 물리치료사들이 심사숙고하는 것과는 많이 다를 것이다. 중요한 질문들은 물리치료사 직업과 보건 체계를 도전하는 관리자들의 역동적인 본질로써 해결되지 않은 채 남아있다. 예를 들어 :

- 물리치료사들이 어떤 점에서 그들의 의료적 역할보다 그들의 관리 역할을 더욱 생각해 야 하는가?
- 어떤 수단이 물리치료사들의 관리의 책임감을 준비하는 데에 있어서 가장 효과적인가?
- 언제 물리치료사들이 관리의 책임감을 준비해야 하는가?
- 물리치료사들의 전문적인 의무에 있어서 비 물리치료사 관리자가 있는 것이 미치는 영향은 무엇인가?
- 그 직업의 조직에서 비 물리치료사들 관리자들의 영향은 무엇인가?
- 다른 보건 체계 조직의 관리자로써의 역할을 추구하는 물리치료사들과 경영인으로써 의 물리치료사들을 준비하는 것이 병행해야 하는 것인가?

- 다른 보건 체계 조직과 개인 임상의 관리자들 사이의 무슨 관계가 있어야 하는가?
- 어떻게 물리치료사들의 관리자로써의 역할이 직업의 비전에 영향을 미치는가?
- 어떠한 기술, 경제, 사회, 윤리적인 경향들이 물리치료 서비스의 관리에 영향을 미치는 가?

이러한 잠재적으로 심각한 이슈들이 물리치료 임상의 관리 기대를 넓힐 수 있는 전문성을 요구할 것이고 이러한 직책들을 위한 물리치료사들을 준비하는 것을 보다 밀접하게 볼 수 있을 것이다.

직업 경력 발전 (Career Development)

일반적인 규범으로써 물리치료사들은 체계를 알게 되는 것과 임상적인 능력을 정교히 하는 것에 초점을 맞추며 간부 직책에서 그들의 경력을 시작한다. 이러한 입문 시기 이후에 물리치료사들은 종종 새로운 책임감으로 이동하기 시작할 준비를 한다. 몇몇은 전문가로써 인정할 수 있도록 이끄는 경력의 경력 개별의 임상적인 길을 선택할 것이다. 또한 몇몇은 학문적 연구의 길을 선택할 것이다. 또 다른 사람들은 관리자의 길을 갈 것이다. 더욱이 많은 사람들은 이러한 역할들의 결합을 선택할 것이다. 왜냐하면 임상적이고 학문적인 성장을 위한 진전의 통로가 더욱 공식화되어있고 직업적인 선택으로써 넓은 수용을 발견할 수 있기 때문이다. 두 선택 모두가 물리치료사를 더욱 세밀한 직업의 관점을 갖고 돌진할 수 있도록 이끌어준다.

물리치료사들 또한 이러한 진전의 통로들을 그들이 직접적으로 환자를 관리하는 것 보다 더욱 쉽게 직접적인 환자 관리와 연관 짓는다. 더욱 종종 그들은 관리자가 의료 서비스를 위한 지원이라기보다는 방해로써 간주한다. 많은 동료들은 물리치료사들이 관리 역할을 추구하기 위해 환자의 관리를 내버려둘 때 약간의 배신감을 느낀다.

관리의 부정적인 인상은 고용주/피고용주 관계가 서로 경쟁관계인 조직에서 더욱 현저하다. 이러한 직책을 채우기 위해 마지못해 고용된 물리치료사들은 가능하면 언제나 피해가기를 바라는 원치 않는 허드렛일로 여겨지는 것을 수행하기 위해 환자관리로부터 떨어져야하는 것에 불만을 갖고 있을 것이다. 개인 임상 물리치료사들은 그들이 사업관리를 위한 시간과 환자관리를 위한 시간들 사이의 분열에 죄책감을 느낄 것이다.

그러므로 많은 학생들과 졸업생들은 긍정적인 면보다 적게 관리자로써의 진로를 보게 된다. 특히 만약 그들이 이미 사업을 위한 마음을 가지지 않는다는 확신에 차 있을 경우에 그러하다. 물리치료사를 위한 관리자의 진로에 대한 확실한 그림이 부족과 함께 더불어 이러한 기회들은 적어지고 많은 이들이 호감을 갖지 않는다. 학문적이고 의료 전문가적 진로에 있어서 기회가 더 적은 몇몇의 물리치료사 보조사들은 이러한 직책을 채울 물리치료사의 결핍으로 그들이 관리자로써의 기회들을 발견하고 있다.

물리치료사 보조사들이 물리치료사를 관리하는 것이 우스운 것처럼 보이지만 만약 전문가들이 그들의 의료적인 의사결정에 있어 보조사인 관리자에게 의존하지 않는다면 꼭 그렇지만은 않다. 그리고 만약 물리치료사가 아닌 사람들이 물리치료사를 감독할지도 모른다는 논쟁이 종종 만들어진다. 만약 이러한 직책에 있는 물리치료사 보조사들은 물리치료사들의 감독이 필요한 직접적인 환자관리를 제공하지 않을 것이고 의료적인 결정들의 책임이 누구인가에 대한 혼동은 자명하다.

관리라는 것이 물리치료사 관리자의 눈을 통하여 그 전문성의 관점을 넓히는 전문적인 통로이기 때문에 관리에 대한 명백한 관심 부족은 불행한 일이다. 이것은 보건 체계 조직에의 중요한 의사결정을 위한 관리지침에 참여하는 물리치료사로써의 전문성의 시야를 증가시키는 것이다. 많은 조직에서 그 전문성은 물리치료 서비스가 생존 가능할 수 있도록 하기위한 강한 목소리가 필요하다. 그 전문성이 전문임상의 자동적 의사결정관리와 증거기반의 임상을 향하는 것만큼이나 관리자로써의 직책에서의 물리치료사의 중요성에 대한 많은 관심을 갖게 할 필요가 있다.

경력 진로의 관리
(Management as a Career Track)

보건 체계 조직이나 개인임상에 있는 관리직의 진로에 관심 있는 물리치료사들은 반드시 초기의 일치하는 졸업프로그램을 이수해야한다. 큰 단체의 홈 트레이닝 프로그램, 멘토, 계속적인 교육프로그램 등 그들의 관리직의 책임감을 위해 준비해야한다. 이런 준비는 그들이 이미 관리직에서 준비되지 않다고 느끼는 사실 이후에 일어난다.

이러한 공식적 교육기회들의 다수는 보편적인 관리능력을 나타낸다. 그들은 종종 극도로 잘 되어있고 그들은 새로운 역할을 실행하는 능력과 지식을 가진 물리치료사들을 제공한다. 다. 다른 이들은 물리치료사들이 재활 서비스나 물리치료 관리의 유일무이한 요구에 기꺼이 맞설 수 있는 맞춤과정을 요구할 수도 있다. 예를 들면, 보건 체계의 MBA 학위는 전형적으로 학위를 위한 기초로써 불구모델보다는 의료의 강조점에 초점을 둔다. 초년생들을 위한 프로그램들은 서비스보다는 생산에 초점을 맞추고 거의 보건 체계 사업을 나타내지 않는다.

이 직업에서의 관리자의 발전을 위한 현재의 접근이 가지는 문제점중의 하나는 지침을 위한 직급 관리 모델에 없다는 것이다. 이 직위는 그들에게 낯선 상황에서 모든 것을 함께 이끌어낼 개개인의 물리치료사들에게 의지한다. 많은 사람에게 있어서 이러한 연관들이 스스로 형성 되어야하기 때문에 통합적인 새로운 관리 능력을 그들의 직위에 넣기보다는 물리치료에서 다른 비 물리치료의 관리 기회로의 이전이 더 쉬워진다.

전문화로의 성장
(The Growth of the Profession)

물리치료사는 임상전문가 만큼 학술적으로 전문화 될 전망이고 보건에 있어 관리자로서의 종사할 수도 있다. 더 명확하게, 직업관리 계획에 대한 정교한 구조는 전문화에서 이들 세가지 직업의 길을 조화롭게 해줄 것이다. 다른 직업들과 비교해서 더 쉽다고 여겨질수 있으므로 물리치료에 있어 공식적인 관리자의 길이 더 많이 열리게 된다면, 지금 학업을 마친 졸업자들은 다르게 느낄수 있을 것이다. 대학졸업자들이 임상전문가가 된다면, 어떤 일을 해야 하는지를 안다. 혹은, 연구원이 된다면, 어떤 것을 조사해야 하는지 안다. 관리는 발생할 가능성을 고려한다 하더라도, 어디에서 시작해야 하는지를 안다는 것은 더 어려운 일이다.

APTA는 흔히 관리자인 임상치료사의 책임과 기대로 만들어진 공식적인 서류로 단지 피장적인 관심일 뿐이다. 관심의 부족은 보건이 변화하는 만큼 관리적인 모델에서 변화를 역설하는 것이 실패했다는 증거이다. 중간단계의 관리위치의 수가 감소함으로써 시스템이 무너져서 많은 물리치료사들이 보건관리를 담당하지 못하게 된다. 이들 조직의 변화는 모든 보건 기구에 새로운 관리 모델에 중요한 역할을 보장하는 물리치료사들에게 기회를 놓치게 했다. 불행히, 환자와 물리치료사의 관계에 대해 초점이 맞추어지고 개인적인 치료가 많이 이루어지고 있어서 전문화는 물리치료사의 관리적인 역할에 기회를 부여할 부분들이 많이 없어지고 있다. 더 광범위한 관점을 취하고 다른 목표가 있는 관리에 같은 수준의 재원을 헌신적으로 투자함으로써, 전체로 전문화된 것과 민간 물리치료사는 오늘날의 보건에 영향을 미치며 중요한 장점을 취하게 될지도 모른다. APTA는 관리의 길을 향상시키기 위해 가능한 커리큘럼 모델에 대한 추천을 발달시켰고 이중 사업/물리치료 학위, 대학관리자들은 더 커리큘럼 모델을 더 시행하려 할 것이다.

물리치료 교육에 대한 추천 (Recommendations for Physical Therapy Education)

전문교육 (Professional Education)

FINHOP연구에서 제안된 것처럼, 물리치료사의 관리적인 기술을 말하는데 있어 시작은 전문화된 교육이 함께 한다. 전통적으로, 물리치료사의 교육과정은 교육과정의 시작과 공부의 마지막 과정에 걸쳐 있는 전문화된 과정을 포함하고 있다. 관리가 무엇인지에 대한 이러한 제안은 물리치료사를 임상적인 역할로 이끌게 된다. 통합화에 대한 구조적인 전략을 결정하는 데 있어, 독립적인 것 보다는 환자/고객관리로의 입문 관리기술이 시작이 될 수 있다. 예를 들면, 자기관리의 관리 기술목록, 준수되는 규칙, 윤리, 문화와 보험, 암호가 초기 교과과정에 소개된다면, 이런 내용은 사례연구와 환자/고객관리 과정에서 발생하는 다른 문제들을 해결하는 것을 계속적으로 강화시켜 줄 것이다. 임상결정의 관리적인 양상을 강화하도록 환자/고객 관리 과정과 동시에 진행되는 과정은 전문화와 관리과정의 하나의 내용이 될 수 있다. 예를 들면, 물리치료사로서 학생들은 지금 임상기술을 배우고 있다. 그것은 관리기술로 목표를 확장시켜나가는 것에 접근할 수 있다. 치료의 계획을 어떻게 구성할지 결정하는 것은 특별한 치료시기, 시간관리, 가능한 윤리적이고 법적인 문제에 결부되는 물리치료사의 도움, 책임으로 이루어질 수 있다. 수행에 대한 자기평가는 임상결정과정과 임상기술을 배우는 과정으로 모두 통합될 수 있다. 모든 대학교수들이 전문적인 내용을 다 가지고 있지는 않다는 데에 문제가 있다. 전문성과 관리내용은 별개의 과정으로 되어가고 있다. 이러한 구분은 인식과 관련되어, 환자치료는 물리치료사의 일과 환자치료에서 관리의 영역을 구분하는 것이 중심이다. 아마도 비 임상적인 교수들은 필요로 되는 과정, 초청강연과 중요한 관리기술을 동등하게 발달시키려 하기 보다는 침체시키려는 활동들을 발전시키기 위해 환자/고객 관리과정에 대한 상담자로서의 임무를 담당할 필요가 있다. 물리치료사의 연구와 교육에 미치는 역할처럼, 관리도 기술의 단계가 있다. 일부는 시작단계의 초보적인 실행부분인 기술의 모음이 있고 다른 부분은 환자치료를 넘어서 물리치료사의 진정한 다른 역할이 있다. 학생들은 이러한 책임의 수준과 결과로서 얻어지는 직업선택에 대한 강한 방향을 필요로 한다. 환자를 치료하는 관리능력의 범위를 명확히 하는 것은 많은 졸업생들이 종종 이러한 책임에 많이 불편해하는 것을 줄일 수 있을 것이다.

임상교육 (Clinical Education)

관리능력을 더 잘 가르쳐주는 전문교육의 다른 요소는 임상교육이다. 관리능력에 대한 표준화된 수행요구사항을 줄이거나 수행사항을 개별목록으로 분리시켜 독립시키기 보다는, 발생하는 모든 환자들로 통합을 해야만 한다. 임상강사는 수행을 측정하는 비 임상적인 능력과 임상적인 능력을 발달시키기 위해 학습기회를 만드는 데에 정교해야 할 필요가 있다. 관리책임에 초점을 둔 임상교육의 마지막 단계에 있어 학습기회는 다른 가능성이다. 다른 학생들이 관리능력에 초점을 두는 동안에, 어떤 학생들은 임상의 세분화와 연구 분야에 초점을 둘 수 있다. 학생들이 환자치료를 하지 않는 관리임무를 감독하는 비 물리적인 치료사가 될 수 있도록, 학생들이 가지고 있는 일부 감독에 대한 고정관념을 깰 필요가 있다. 확장된 학습경험을 제공하는 관리자와 임무수행을 평가하는 도구와 FINHOP 모델을 사용한 관리결정을 준비하는 것은 올바른 방향으로 나아가는 길이 될 수 있다. 임상교육을 시행하는 방법이 종종 깊게 자리를 잡고 있기 때문에, 임상과 관리능력의 학습을 균형있게 하는 것은 더 많은 노력이 요구된다.

관리 트랙 (A Management Track)

더 통합된 교과과정으로의 이동은 교과과정에서 전형적인 관리과정의 개정을 요구하며 관리능력에 접근한다. 어떻게 해야만 할까? 프리스탠딩 관리과정은 초보단계의 기대를 넘어서 한 단계 더 진입할 수 있도록 학생들을 흥미롭게 하는 교과과정을 계획하기 위한 기회이다. 아마도 독립적인 연구로서 혹은 선택과목으로, 학생들은 인적자원의, 정보, 운영과 네트워킹, 마케팅, 전략기획, 재무분석, 예산, 환경평가에 다른 확인된 FINHOP 기술을 추구할 수도 있다. 이러한 트랙은 이중 물리치료/ 비지니스 또는 물리치료/공중보건학위를 절정에 이르게 할수 있는 가능성이 있다. 오랜 시간 동안 매니저와 함께 직접 일할 기회를 학생들에게 제공하는 선택적인 인턴쉽 과정은 임상교육과정을 넘어서 이러한 연구에 시간을 할애할 수 있는 다른 가능성이 될 수 있다.

모집과 입학 (Recruitment and Admissions)

입학을 위해 기초과학요구조건을 충족하기 위한 트랙을 포함하는 일에서 특정 대학 학위프로그램으로의 링크는 임상실행과 관리 모두에 잠재성을 가지고 있는 지원자를 식별하기 위한 모집전략이 될 수 있다. 많은 사람들이 양쪽 모두에 뛰어난 능력이 있다. 그래서, 입학결정에 대한 기초로서 과학 면에서만 뛰어난 지원자 쪽으로 치우치는 성향을 극복하는 것이 중요할 수 있다. 접객업이나 소매업 같은 다른 직업군에서는 이전의 관리경험의 고려가 받아들이게 되는 다른 전략이 될 수 있다.

특히 전문대학이나 대학이 학위수여의 오랜 역사를 가지고 있다면, 물리치료프로그램은 비지니스와 공중보건의 과정이 있는 대학과 협력하여 상호 전문화된 모델을 촉진하는 흥미로운 학위프로그램을 발달시키는 기회가 되고 있다.

직업에 대한 추천 (Recommedndations for the Profession)

물리치료사의 관리능력에 대한 가치를 공식화하고 증가시키기 위해 전문화의 중요성에 노력하도록 추천하는 것은 의료기관을 발전시키는 데에 중요할 수 있다. 많은 고도로 숙련되고 효과적인 관리자는 다양한 조직에 있는 물리치료사이다.

이러한 전문지식을 받아들이는 노력은 APTA가 협회의 회원이 아닌 사람들에게 나타나야한다는 것을 요구할 수 있다. 많은 보건관리자들은 일선에서 직접 뛰지 않는 물리치료사일 수 있다. 어떤 관리자는 물리치료사가 아닐 수도 있다.

보건관리에서 광범위한 변화의 관점과 물리치료사의 흐름을 지키는 것은 물리치료사가 일을 하는데 있어 충돌과 불만족을 감소시키며 중요한 영향을 끼칠 수 있다. 모든 보건기구에 걸쳐 물리치료서비스의 관리를 누가 결정하고 어떻게 이루어지는지를 살피는 환경을 책임지는 전문연구단을 형성하는 것이 바람직한 첫 단계처럼 보인다. 이들 관리직을 확보하기 위해 관리모델과 조건을 확인하는 것은 아주 폭로적일 수 있다. 게다가, 지역사회에서 의료기관과 민간이 실행하는 물리치료의 현재위치를 설립하는 것은 전문화의 중요한 다른 목표이다. 물리치료의 가치와 힘의 일부 측정은 조직이나 지역사회에 미치는 영향을 결정하는 것에 규정된다. 위치는 환자치료에 중점을 두는 것과 영향력 있는 결과를 증명하는 것과 같지 않다. 그것은 총체적으로 보건시스템을 변화하는 데에 물리치료서비스와 전문화의 측면과 중요성에 관한 것이다. 전문화로 최근 초점을 두는 것은 자율적인 실행을 보장하기 위한 노력이 되고 있다. 더 많은 전문적인 자율성에 대한 파생은 개인적인 물리치료사가 담당할 수 있다. 보건에 있어 전략적으로 더 전문화된 위치로 가기 위해 상당한 노력이 필요할 수 있다. 전문적인 위치로 가는 데에 기여하는 과정에 필요한 조직에서 물리치료기술을 확인하는 것은 그러한 조직에서 자율적으로 실행하는 능력만큼이나 중요하다. 조직에서 전문위치를 확보하기 위해 관리자의 발달에 APTA로 시작되어 진행 중인 프로그램이 필요로 되고 있다. 임상적인 구분과 증거에 기반한 실행모델로의 성공에 기초하여, APTA는 건강조직과 전문화의 요구에 부응할 경영전문성을 가진 물리치료사를 나오도록 잘 준비되고 있다.

결론 (Conclusion)

물리치료의 전문화는 현대의 모든 보건 양상에서 물리치료사의 관리기회를 되살리기 위한 중요한 시점에 있다. 현재의 연구와 미국물리치료협회의 임상실천목표에 관리를 포함하고 전문교과과정에 관리적인 내용을 깊이 고려하는 것은 환자와 고객의 요구에 응하며 만나야만 하는 조직의 요구를 충족시키는 전문위치 자체로서 적절한 고려이다.

참|고|문|헌

1. Schaefer DS. Three perspectives on physical therapist managerial work. *Physical Therapy*. 2002;82:228–236.
2. Lopopolo RB, Schaefer DS, Nosse LJ. Leadership, administration, management, and professional (LAMP) processes in physical therapy: A Delphi study. *Physical Therapy*. 2004;21. 137–150.
3. Luedtke-Hoffman KA. *Identification of essential managerial work activities and competencies of physical therapist managers employed in hospital settings* [doctoral]. Denton, TX: Texas Women's University; 2002.
4. Schaefer DS, Lopopolo RB, Luedtke-Hoffman KA. Administration and management skills needed by physical therapist graduates in 2010: A national survey. *Physical Therapy*. 2007;87:261–281.

찾아보기

ㄹ

ㅁ

ㅂ

ㅅ

ㅊ

ㅋ

ㅌ

ㅍ

ㅎ